高等医药院校药学主要课程复习指南丛书

药物化学复习指南

主　编　张万金

天津出版传媒集团

天津科技翻译出版有限公司

图书在版编目(CIP)数据

药物化学复习指南 / 张万金主编 .—天津:天津科技翻译出版有限公司,2014. 1(2021. 3重印)

(高等医药院校药学主要课程复习指南丛书)

ISBN 978-7-5433-3314-7

Ⅰ.①药… Ⅱ.①张… Ⅲ.①药物化学—高等学校—教学参考资料 Ⅳ.①R914

中国版本图书馆 CIP 数据核字(2013)第 242723 号

出　　版: 天津科技翻译出版有限公司
出 版 人: 刘 庆
地　　址: 天津市南开区白堤路 244 号
邮政编码: 300192
电　　话: 022-87894896
传　　真: 022-87895650
网　　址: www. tsttpc. com
印　　刷: 天津新华印务有限公司
发　　行: 全国新华书店
版本记录: 787×1092　16 开本　16. 25 印张　200 千字
2014 年 1 月第 1 版　2021 年 3 月第 2 次印刷
定价:29. 80 元

《高等医药院校药学主要课程复习指南丛书》

编委会名单

《药物化学复习指南》

编 者 名 单

主　　编　张万金

副 主 编　张燕梅

编者名单　张万金　张燕梅　卢丽霞　刘　畅

前　　言

药物化学是药学专业的主干课程，是一门涉及化学和生命科学的综合性交叉学科。药物化学课程讲授的主要内容包括药物发现及发展过程、药物的构效关系以及一些代表药物的主要知识介绍等。其中，对代表药物的介绍主要包括药物的化学结构式、化学名、理化性质、体内代谢、合成路线、作用机制及临床用途等。

多年教学实践表明，学生普遍反映药物化学这门课程难度深、不易理解。这主要是由于药物化学涵盖的知识面较广，要想学好本课程，需要具有一定的有机化学、生物化学、分子生物学、生理学、药理学等化学学科和生命学科的基础。

为了方便广大学生学好药物化学，我们编写了这本书，希望通过此书能有效帮助广大学子较好地理解和掌握药物化学的主要知识点。本书每一章主要包括三部分内容，第一部分是对每一章的主要知识点进行概括总结，第二部分为大量习题，第三部分为习题答案。通过第一部分，希望能够帮助学生理顺本章的知识点和重点；第二部分习题内容则涵盖了本章的主要知识点，通过题目的深入浅出的问答，引导学生如何通过习题来掌握重点。

由于编者水平有限，书中难免存在错误、疏漏之处，恳请读者在使用过程中提出宝贵意见，供修订时参考。

编　者

2013 年 10 月

目　　录

第一章　绪　　论

药物化学是一门发现与发明新药、合成化学药物、阐明药物的化学性质、研究药物分子与机体(生物大分子)之间相互作用的综合性学科,是化学与生命科学的交叉学科。它的研究内容包括:

(1) 发现和设计新药,是药物化学的首要任务;

(2) 合成化学药物,寻找最佳的生产工艺;

(3) 研究药物的化学结构特征、理化性质、稳定性,为其他学科提供服务;

(4) 研究药物的药理作用、毒副作用和体内代谢过程 (生命科学);

(5) 研究药物的构效关系、药物与靶点的作用,为新药研究提供更合理的信息。

第一节　药物化学的起源与发展

一、现代药物化学的发展过程

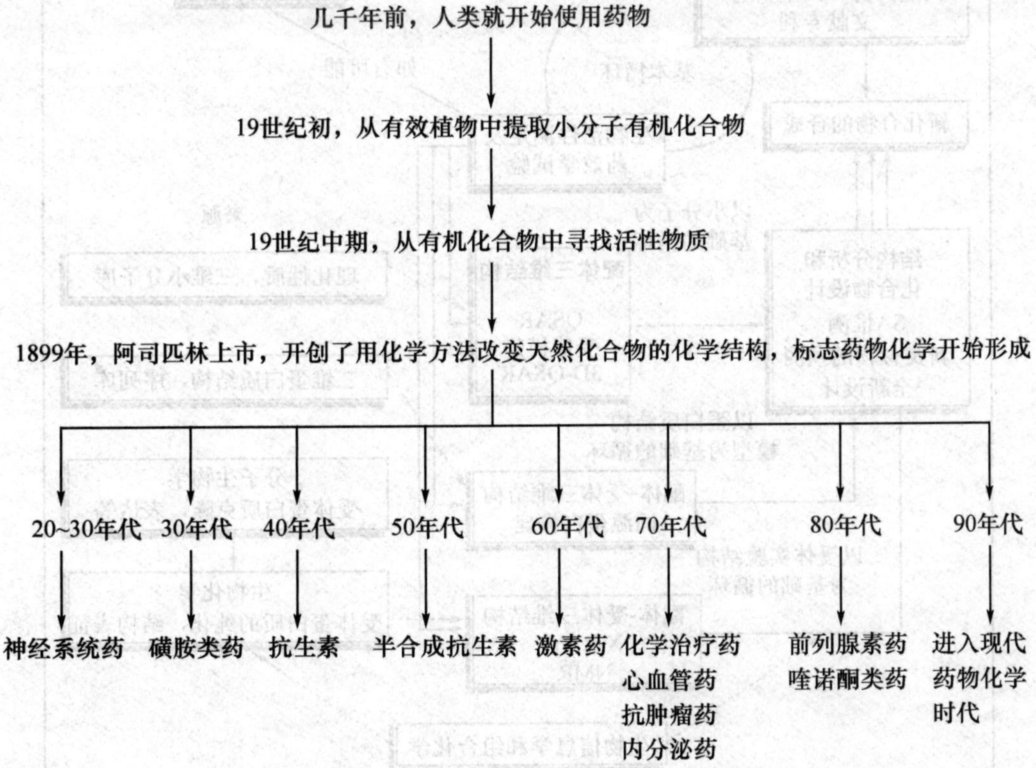

二、传统与现代新药研究模式

1. 传统新药研究模式图

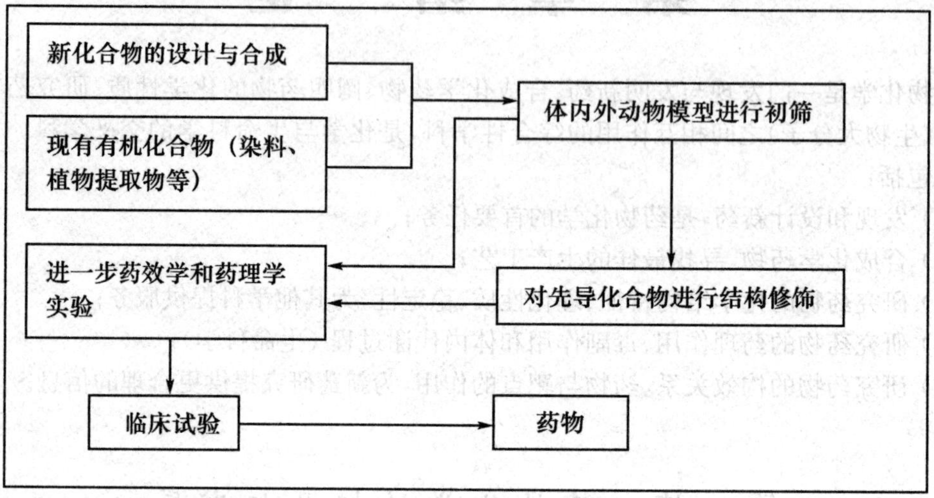

2. 现代新药研究模式图

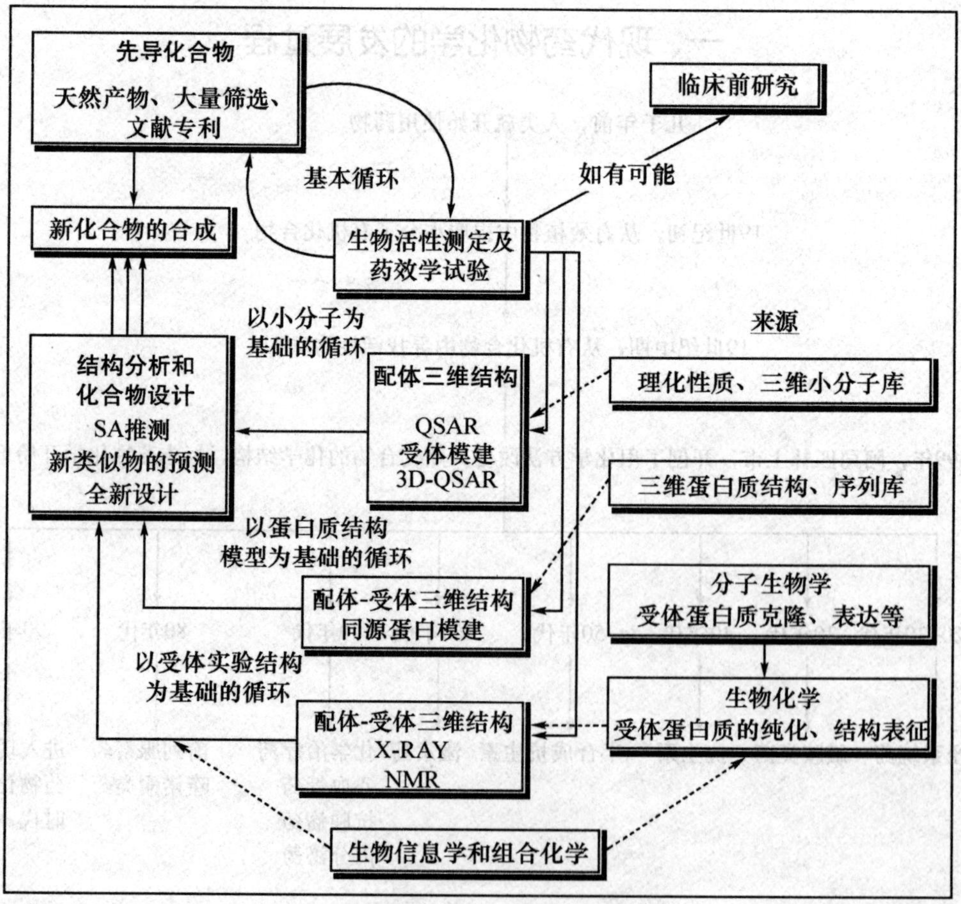

三、药物作用靶点

受体：普萘洛尔、氯丙嗪、麻黄碱等。
酶：卡托普利、环丙沙星、阿司匹林等。
离子通道：胺碘酮、硝苯地平、奎尼丁等。
核酸：环磷酰胺、顺铂等。

第二节　药 物 命 名

化学名：国际通用。
通用名：不受保护，全世界都可以使用。
商品名：受保护。

知 识 地 图

研究内容*
↑
药物化学──→药物命名──→化学名*
↓
起源与发展──→现代新药研究模式*

习 题 精 选

选择题

A 型题

1. 哪一个药物的上市，标志着人们开创了使用化学方法改造天然产物结构，使之成为更理想药物的历史（　　）？
   A. 吗啡　　B. 阿司匹林　　C. 青霉素　　D. 磺胺类抗菌药
2. 对天然化合物进行结构改造寻找新药，这一工作的起点是先寻找（　　）。
   A. 药效团　　B. 药动团　　C. 毒性基团　　D. 载体基团
3. 20 世纪 60 年代，沙利度胺用于孕妇止吐引起的海豹儿事件，说明了（　　）。
   A. 具有手性中心药物的光学异构体之间在药效、毒性等问题上会存在差异
   B. 顺反异构体之间可能存在毒性大小的差异
   C. 脂水分配系数大小会导致药物毒性
   D. 解离度直接影响药效和毒性的差异
4. 受法律保护的药物名是（　　）。
   A. 化学名　　B. 通用名　　C. 商品名　　D. 别名
5. 能够反映药物结构本质，具有系统性、规律性、准确性的药物名是（　　）。

A. 化学名　　B. 通用名　　C. 商品名　　D. 国际非专有名

X 型题

6. 药物化学学科的研究内容包括(　　)。

A. 设计开发新药　　B. 阐明药物化学性质　　C. 合成化学药物

D. 研究药物合理剂型　　E. 研究药物分子与机体细胞之间的相互作用规律

7. 到目前为止发现的药物作用靶点包括(　　)。

A. 酶　　B. 受体　　C. 离子通道

D. DNA　　E. RNA

参考答案

一、选择题

1. B　2. A　3. A　4. C　5. A　6. ABCE　7. ABCDE

第二章　中枢神经系统药物

中枢神经系统药物主要包括镇静催眠药、抗癫痫药、抗精神病药、抗抑郁药、镇痛药及神经退行性疾病治疗药。

第一节　镇静催眠药

分类：
- 苯二氮䓬类。
- 巴比妥类。
- 非苯并二氮䓬类 $GABA_A$ 受体激动剂。
- 其他类。

一、苯二氮䓬类

1. 药物发现与发展

Roche 公司合成镇静化合物苯并庚氧二嗪目标物

↓

副产物氯氮䓬(利眠宁):有镇静催眠活性,而主产物(喹唑啉 N-氧化产物)无镇静催眠活性,1 位引入甲基,2 位引入羰基,4 位去掉氧

↓

地西泮(安定) —代谢产物→ 奥沙西泮、替马西泮

↓ 主要结构改造方法

(1) 5 位取代基苯环,邻位引入吸电子基团-F、-Cl(如氟西泮、氟硝西泮、劳拉西泮)
(2) 7 位引入吸电子基团,硝基代替-Cl(如硝西泮、氟硝西泮)
(3) 1,2 位并入三氮唑环(如溴替唑仑、三唑仑、艾司唑仑、阿普唑仑)
(4) 4,5 位并入噁唑环(如卤噁唑仑、氯沙唑仑、美沙唑仑、氟他唑仑)
(5) 1 位引入长链烃基(如氟西泮)

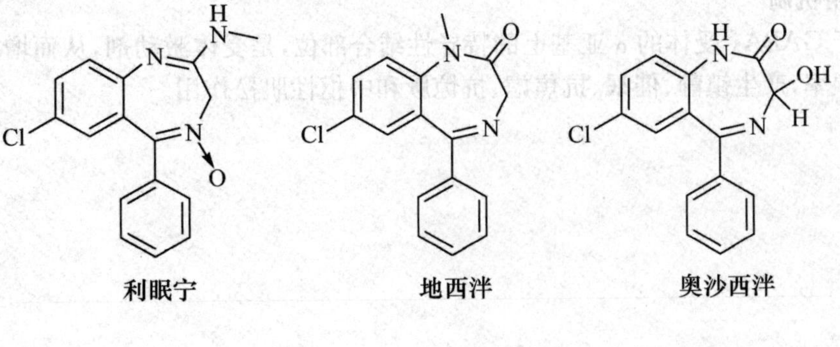

利眠宁　　地西泮　　奥沙西泮

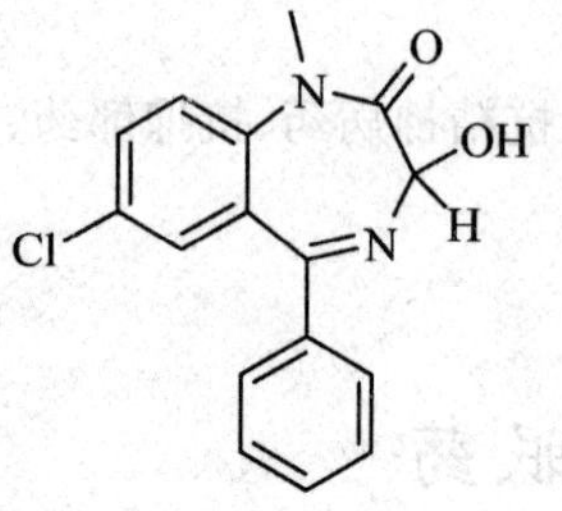

替马西泮

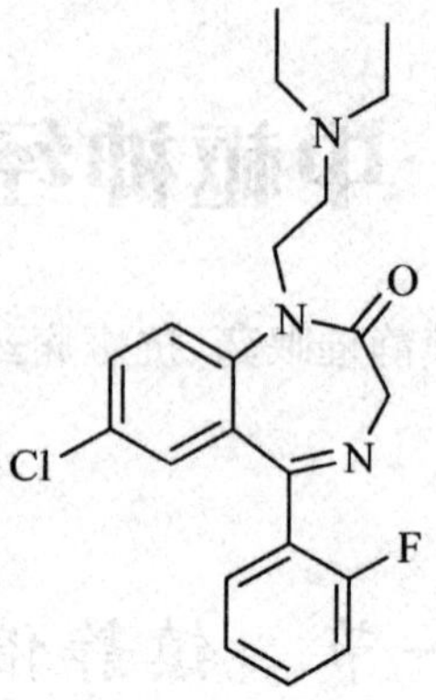

氟西泮

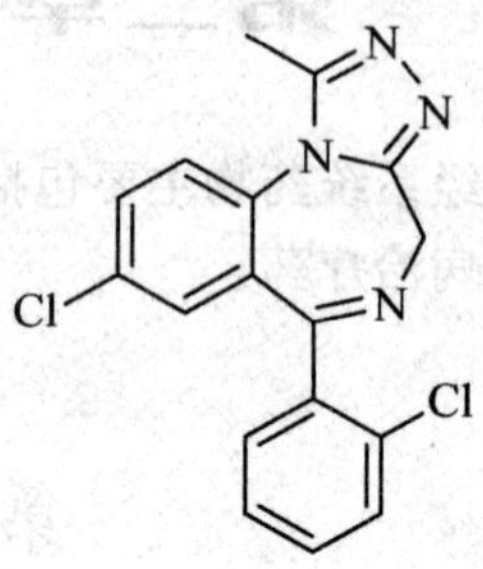

三唑仑

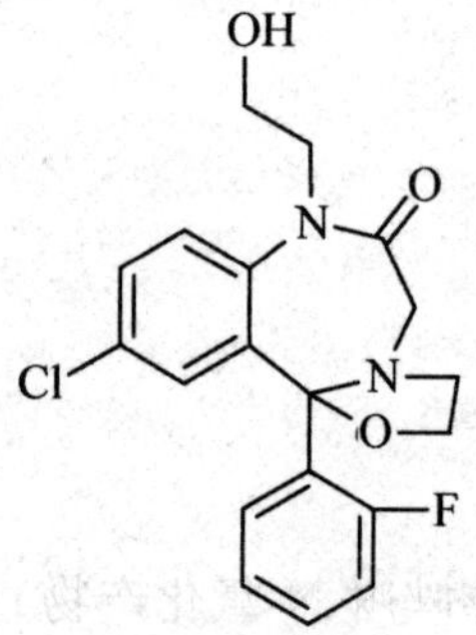

氟他唑仑

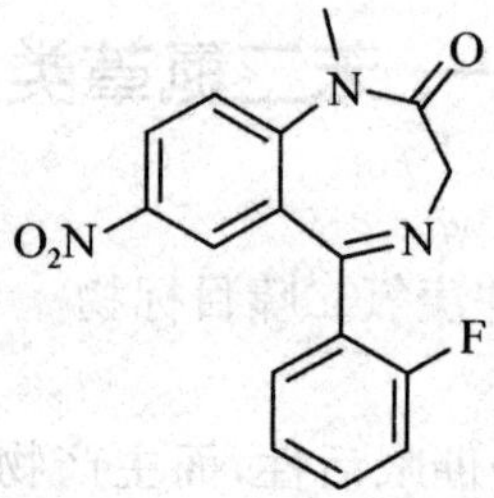

氟硝西泮

2. 构效关系

(1) 七元亚胺内酰胺环是活性必需结构。

(2) 4,5 位双键被饱和或并入四氢噁唑环,可增加镇静和抗抑郁作用。

(3) 5 位苯环邻位为吸电子基团,如-F,可明显增强活性。

(4) 1 位取代基以长链烃基取代,如环氧甲基,作用延长。

(5) 7 位为吸电子基如-Cl、-NO_2,活性明显增强。

(6) 1,2 位并入三氮唑环,水解稳定性增加,且增强了与受体亲和力。

3. 作用机制

作用于 $GABA_A$ 受体的 α 亚基上的特异性结合部位,是受体激动剂,从而增加氯离子通道的开放频率,产生镇静、催眠、抗焦虑、抗惊厥和中枢性肌松作用。

4. 代表药物

【地西泮】

化学名：1-甲基-5-苯基-7-氯-1,3-二氢-2H-1,4-苯并二氮杂䓬-2-酮

结构特点：苯并二氮䓬母核

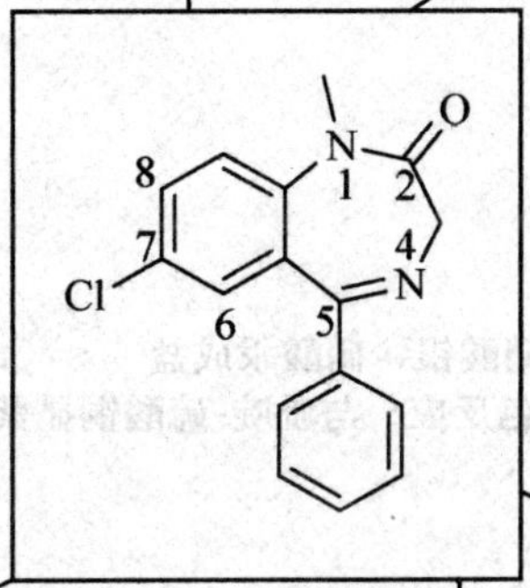

理化性质：

1,2位酰胺：水解；

4,5位烯胺：酸性下水解开环，碱性下缩合关环

叔胺：生物碱沉淀显色反应

代谢：N-1去甲基、C-3羟基化，代谢物仍有活性

用途：神经官能症

合成路线：

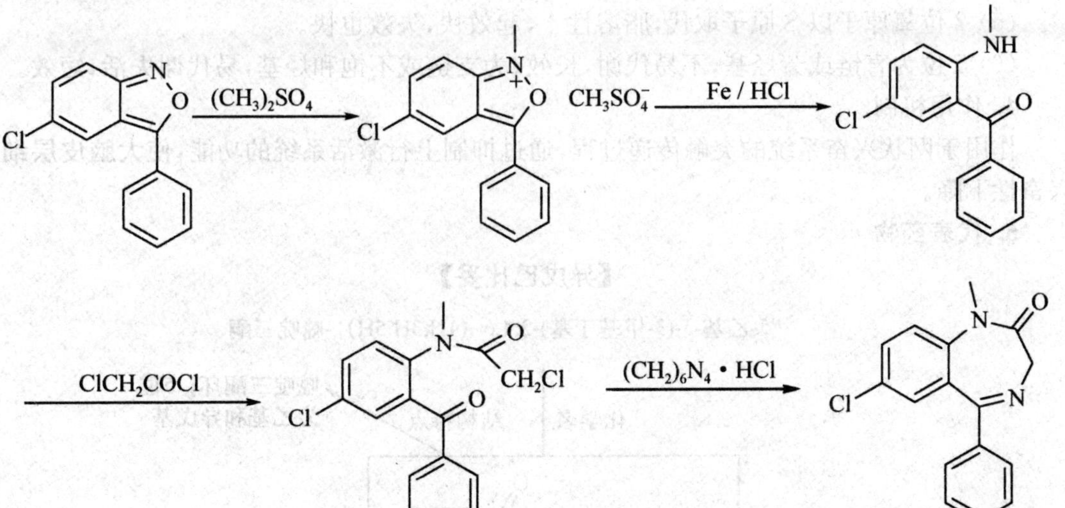

二、巴比妥类

1. 分类

5位取代基在体内的代谢快慢决定了药物的作用时间。

长时效类：6～12h，5 位通常是不易代谢的直连烃基、苯环（巴比妥、苯巴比妥）。
中时效类：4～6h，5 位通常是支链烃基、烯烃取代基之一（异戊巴比妥、环己烯巴比妥）。
短时效类：2～3h，5 位通常两个取代基都易代谢（司可巴比妥、戊巴比妥）。
超短时效类：1h 左右，通常是 N 原子被甲基取代或羰基氧原子被 S 取代增加脂溶性引起（海索比妥、硫喷妥钠）。

2. 理化通性

内酰胺 → 烯醇互变显酸性
双内酰亚胺 → 易水解开环失效
双缩脲 → 与金属离子成盐：与硝酸银、硝酸汞成盐
颜色反应：与吡啶-硫酸铜显紫色，含硫巴比妥显绿色

3. 构效关系

（1）结构非特异性药物，药效主要受理化性质影响。

（2）解离常数（pKa）：pKa↑→药物的分子形式↑→药效↑。

（3）脂水分配系数：5 位取代基碳原子总数在 4～8 之间，脂水分配系数合适，超过 8 引起惊厥。

（4）N 上引入甲基，酸性↓，脂溶性↑，起效快，失效也快；2 个 N 上均引入甲基，脂溶性过强，引起惊厥。

（5）2 位氧原子以 S 原子取代，脂溶性↑，起效快，失效也快。

（6）5 位为直链或芳烃基，不易代谢，长效；为支链或不饱和烃基，易代谢失活，短效。

4. 作用机制

作用于网状兴奋系统的突触传递过程，通过抑制上行激活系统的功能，使大脑皮层细胞兴奋性下降。

5. 代表药物

【异戊巴比妥】

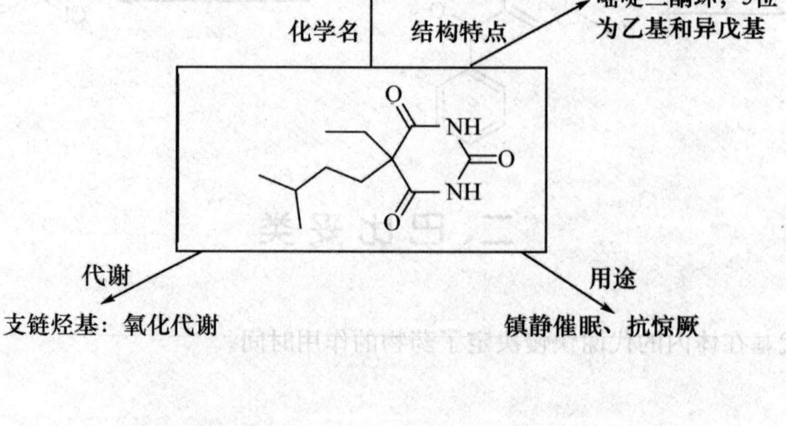

合成路线：

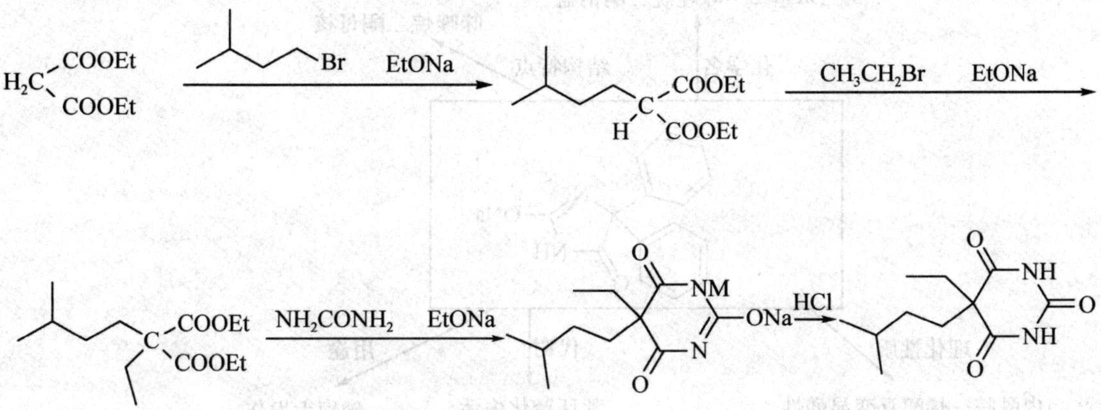

三、非苯并二氮䓬类 $GABA_A$ 受体激动剂

(1) 特点：苯二氮䓬类药物对受体具有高度亲和力，而该类药物则是具有高度选择性。

(2) 分类：主要有咪唑并吡啶类（如酒石酸唑吡坦、阿吡坦）、吡唑并嘧啶类（如扎来普隆）、吡咯酮类（如佐匹克隆）。

第二节　抗癫痫药物

1. 结构分类

- 酰脲类
  - 巴比妥类　苯巴比妥（大发作及局限性发作首选药）
    甲苯比妥（亲脂性增加，作用时间延长）
    扑米酮（对大发作及精神运动性发作效果好，代谢物也具有活性）
  - 乙内酰脲类　苯妥英、乙苯妥英、磷苯妥英
  - 噁唑烷酮类　三甲双酮（对癫痫失神性小发作效果显著）
  - 二甲双酮（为三甲双酮的活性代谢物）
  - 丁二酰亚胺类　苯琥胺、甲琥胺、乙琥胺（失神性发作首选药）
  - 2,6-哌啶二酮类
- 苯二氮䓬类　氯硝西泮（1,4-苯二氮䓬类，可用于长期治疗癫痫）
  氯巴占（1,5-苯二氮䓬类，主要用于其他药无效的难治性癫痫）
- 二苯并氮䓬类　卡马西平、奥卡西平
- GABA 衍生物　普洛加胺（拟 GABA 药）、加巴喷丁、氨己烯酸（GABA 类似物）
- 脂肪羧酸类及其他类　丙戊酰胺、舒噻嗪、唑尼沙胺、托吡酯、非尔氨酯、拉莫三嗪

2. 代表药物

【苯妥英钠】

化学名：5,5-二苯基-2,4-咪唑烷二酮钠盐

结构特点：咪唑烷二酮母核

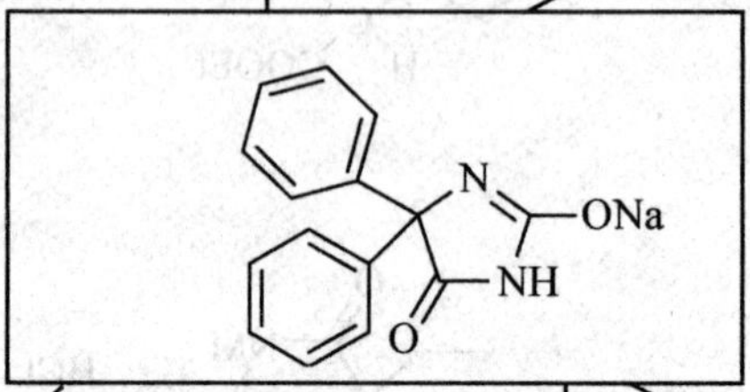

理化性质：内酰胺：烯醇互变显酸性；水解开环；N上氢显示酸性：与金属离子成盐

代谢：苯环羟化失活；肝药酶诱导剂；饱和代谢动力学

用途：癫痫大发作；局限性发作

【卡马西平】

化学名：5H-二苯并[b，f]氮杂䓬-5-甲酰胺

结构特点：二苯并氮杂䓬环

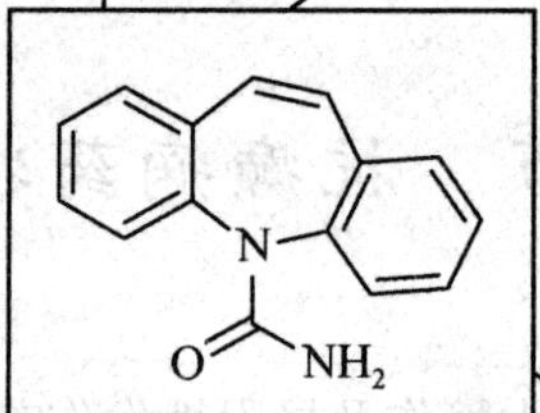

理化性质：共轭体系：紫外285nm有特征吸收峰；片剂：吸潮生成二水化合物；10,11-双键：光照生成二聚体和10,11-环氧化物

代谢：生成10,11-环氧化物，仍有活性，进一步羟化成10,11-二羟基卡马西平则失活

用途：癫痫大发作

第四节　抗精神病药

按结构分类：
- 吩噻嗪类（三环类）
- 噻吨类（硫杂蒽类）（三环类）
- 苯二氮䓬类（三环类）
- 丁酰苯类
- 取代苯甲酰胺类

一、吩噻嗪类

1. 药物发现与发展

研究抗组胺药物异丙嗪时，发现其具有很强的中枢抑制作用

↓对其构效关系进行研究

吩噻嗪环与侧链氨基之间间隔三个碳原子时，安定作用增强；苯环引入氯原子，抗精神病作用增强

↓

发现了抗精神病药物氯丙嗪

↓结构改造

侧链：
- 2 位引入其他吸电基：乙酰基、三氟甲基、N,N-二甲基磺酰胺基、亚磺酰甲基、硫甲基、硫乙基等
- 10 位引入环状胺：哌嗪基、哌啶基
- 10 位羟基做成长链脂肪酸酯：延长药效

母核：
- S 原子用-CH_2CH_2-或-CH＝CH-代替：二苯并氮䓬类
- N 原子用-CH_2-取代，并通过双键与环外侧链相连：硫杂蒽类
- S 和 N 同时用上述手段改造：二苯并环庚烯类

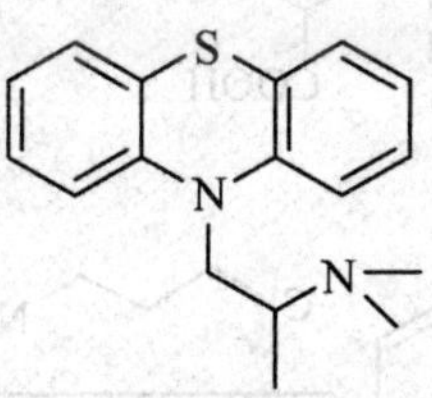
异丙嗪

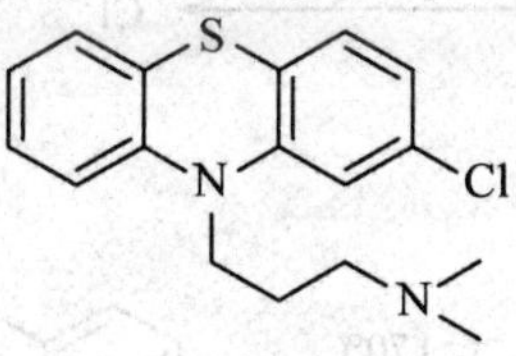
氯丙嗪

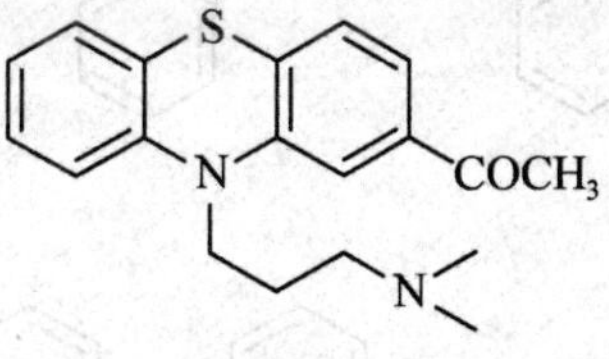
乙酰丙嗪

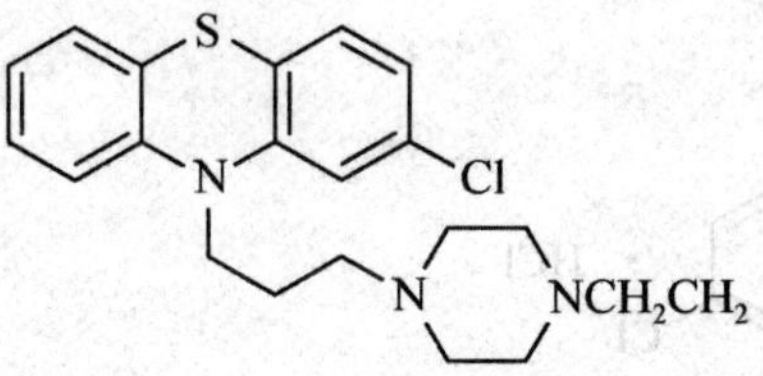
奋乃静

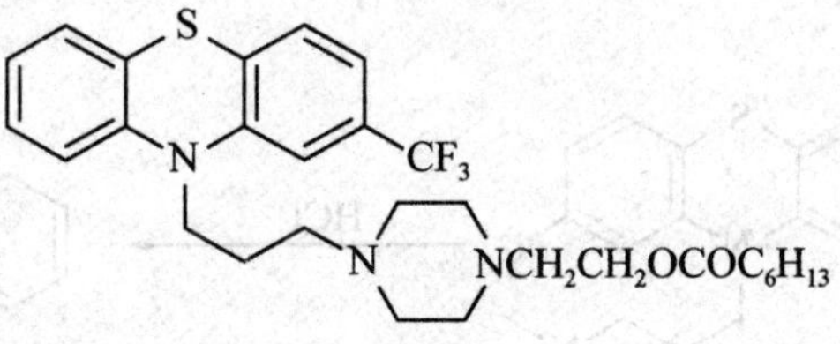
氟奋乃静庚酸酯

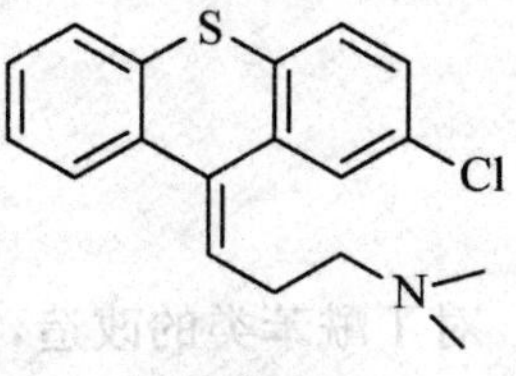
氯普噻吨

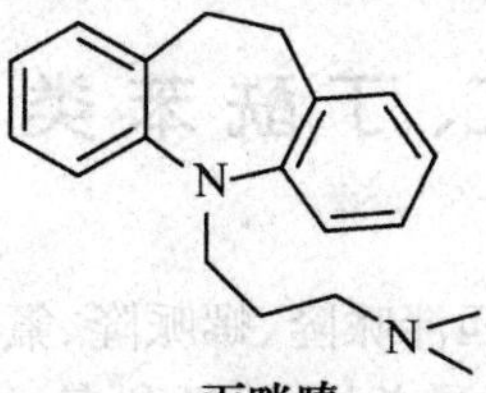
丙咪嗪

2. 代表药物

【盐酸氯丙嗪(冬眠灵)】

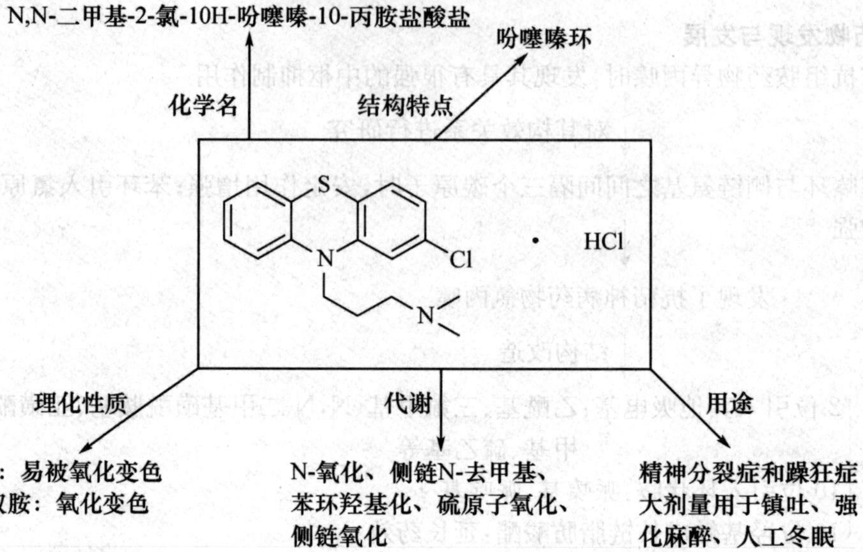

合成路线：

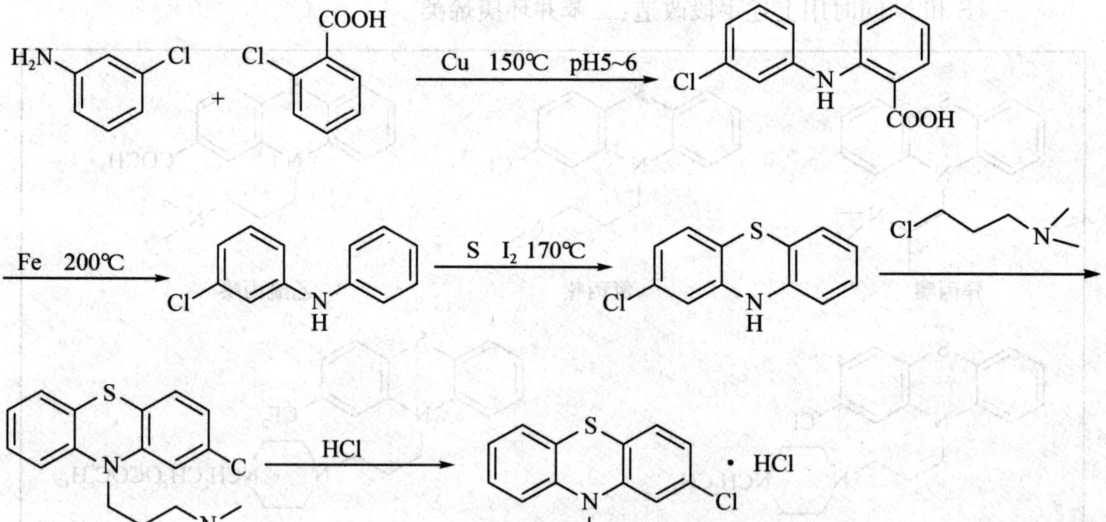

二、丁酰苯类

1. 常见药物

氟哌啶醇、三氟哌多、苯哌利多、匹泮哌隆、螺哌隆、氟阿尼酮。对丁酰苯类的改造，又得到了二苯丁基哌啶类，如匹莫齐特、氟司必林、五氟利多。

2. 代表药物

【氟哌啶醇】

1-(4-氟苯基)-4-[4-(4-氯苯基)-4-羟基-1-哌啶基]-1-丁酮

化学名

结构特点：哌啶环、丁酰苯基、手性碳原子

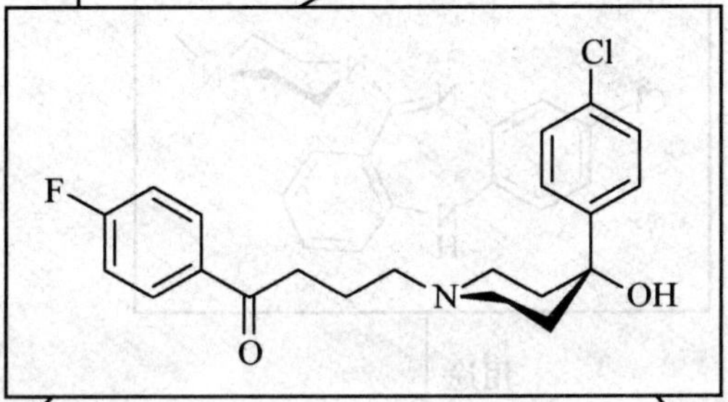

理化性质：自然光照射下，颜色变深；在105℃干燥发生部分降解

用途：急、慢性精神分裂症和其他兴奋躁狂状态

三、二苯并二氮䓬类及其衍生物

1. 结构改造

六元吩噻嗪环

↓ 扩环，环上引入 N 原子

七元二苯二氮䓬环，如氯氮平，较少产生锥体外系副作用

↓ 对氯氮平 2，5，8 位改造

二苯并氧氮杂䓬类：洛沙平；阿莫沙平（5 位用 O 取代 N）

↓

二苯并硫氮杂䓬类：氯噻平，喹硫平（5 位用 S 取代 N）

其他非典型抗精神病药：利培酮、奥氮平、佐替平。

2. 代表药物

【氯氮平】

8-氯-11-（4-甲基-1-哌嗪基）-5H-二苯并[b，e][1,4]二氮杂䓬

↑ **化学名**

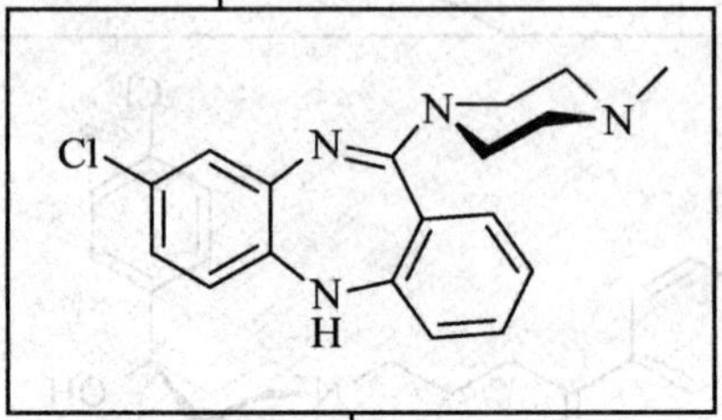

↓ **用途**

非典型的抗精神病药物，锥体外系副作用和迟发性运动障碍轻是其优点

四、取代苯甲酰胺类

常见药物：甲氧氯普胺、舒必利、硫必利、奈莫必利。

第五节　抗 抑 郁 药

按作用机制分类：
- 去甲肾上腺素重摄取抑制剂（三环类抗抑郁药，TCA）
- 单胺氧化酶抑制剂（MAOI）：毒性大，现已少用
- 选择性 5-羟色胺再摄取抑制剂（SSRI）

一、单胺氧化酶抑制剂

药物发现和发展

异烟肼在治疗结核病时，发现患者出现情绪升高，抑制单胺氧化酶（MAO）所致

↓ 结构改造

苯乙肼、异卡波肼、反苯环丙胺：不可逆抑制，引起高压危象，肝和心脏毒性大，多用于恐惧症

↓ 寻找专一性 MAO-A 抑制剂

吗氯贝胺、托洛沙酮

二、选择性5-羟色胺再摄取抑制剂

代表药物

【氟西汀】

(±)N-甲基-[3-苯基-3-(4-三氟甲基苯氧基)]丙胺盐酸盐

化学名

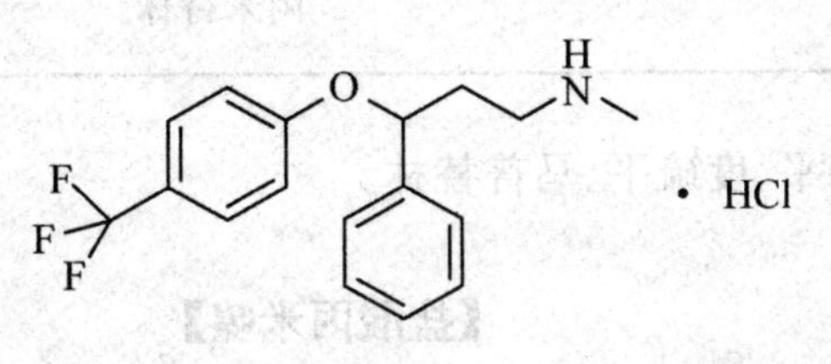

代谢：N-去甲基，仍有活性；S异构体消除较慢。

用途：抗抑郁

三、去甲肾上腺素重摄取抑制剂

1. 药物发现与发展

吩噻嗪类抗精神病药

↓ 结构改造

- 二苯并氮䓬类：S原子用-CH_2CH_2-置换（丙米嗪、地昔帕明、曲米帕明、氯米帕明）
  S原子用-CH= CH-置换（奥匹哌醇、普罗替林）
- 二苯并氧氮杂䓬类：将氯氮䓬5位N用O原子取代（阿莫沙平）
- 二苯并环庚烯类：将S原子用-CH_2-CH_2-置换，环上N原子用C置换，并通过双键与环外相连（阿米替林、去甲替林）

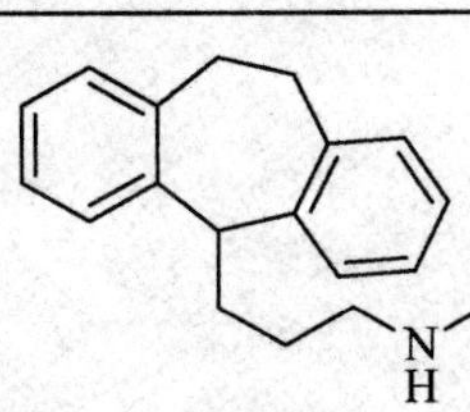

地昔帕明

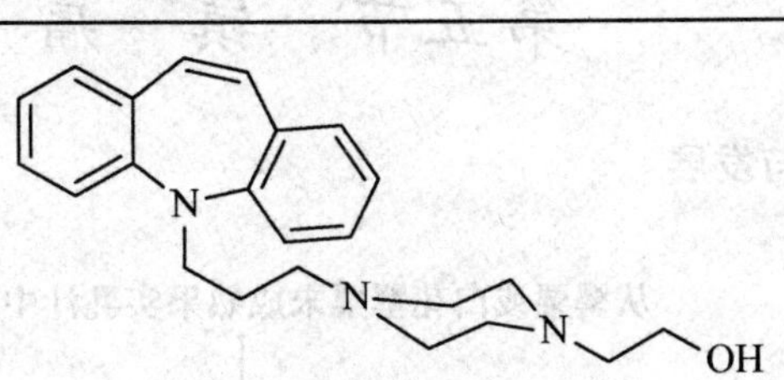

奥匹哌醇

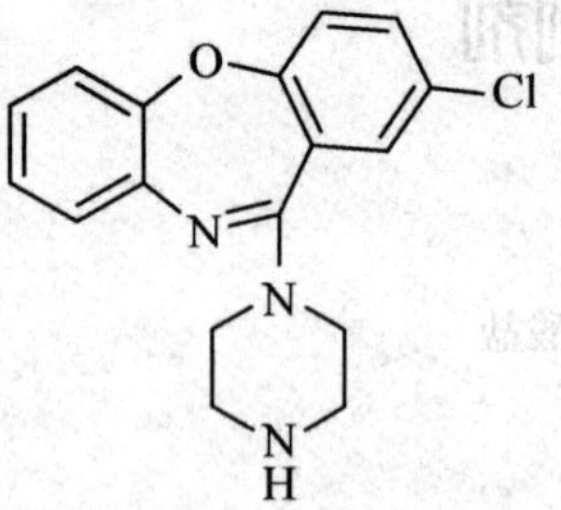

阿莫沙平

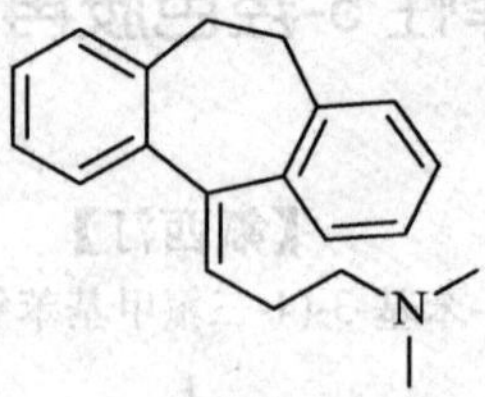

阿米替林

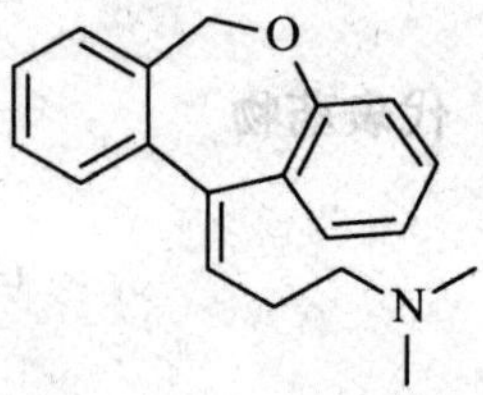

多塞平

其他类似物:多塞平、度硫平、马普替林。

2. 代表药物

【盐酸丙米嗪】

化学名：N,N-二甲基-10，11-二氢-5H-二苯并[b，f]氮杂䓬-5-丙胺盐酸盐

结构特点：二苯并氮杂䓬类

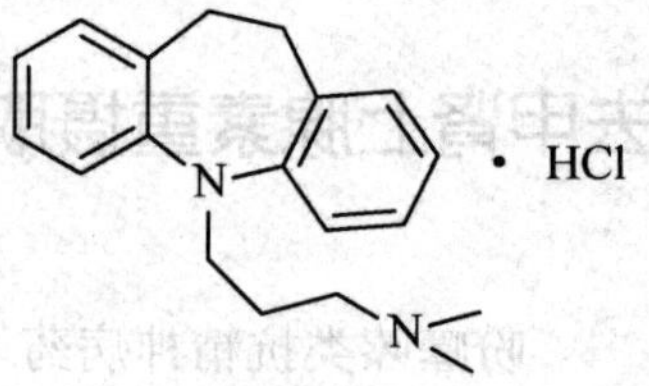

理化性质：固体及水溶液通常稳定，在稳定性加速实验中发生分解；遇硝酸显示深蓝色

代谢：活性代谢物去甲丙米嗪和丙米嗪经2-羟基化后失活

用途：内源性抑郁症、反应性抑郁症、更年期抑郁症、小儿遗尿

第五节　镇　痛　药

1. 药物发现与发展

从罂粟或白花罂粟未成熟果实乳汁中提取到吗啡

↓

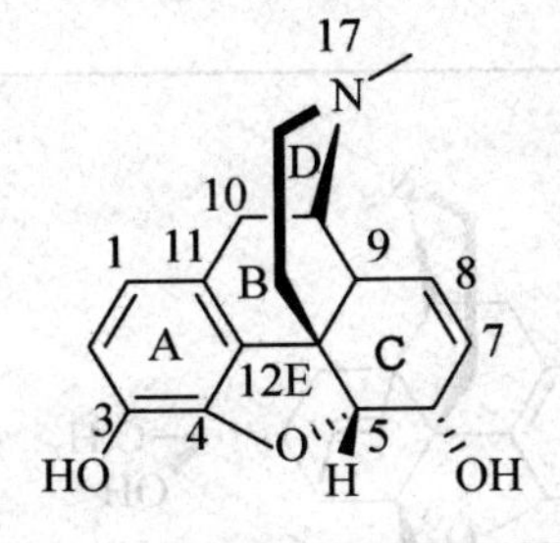

半合成改造

（1）3,6,17位：
可待因、狄奥宁、海洛因、
苯乙基吗啡、纳洛啡（吗啡受体拮抗剂）

（2）6位氧化，7,8位还原，5,14位取代：
氢可酮、羟考酮、氢吗啡酮、
羟吗啡酮、美托酮

（3）6，14位成桥，7位取代：
埃托啡、二氢埃托啡、烯丙基降依托啡、
二丙诺啡（专一性拮抗剂）、丁丙诺啡

（4）其他取代：
纳布啡、纳洛酮（吗啡拮抗剂）

全合成改造

（1）吗啡喃类：
N-甲基吗啡喃、左啡诺、布托啡诺（拮抗性镇痛药）

（2）苯并吗喃类：
非那佐辛、喷他佐新、氟痛新

（3）哌啶类：
4-苯基哌啶类：哌替啶、阿尼利定
4-苯氨基哌啶类：芬太尼

（4）氨基酮类：美沙酮、右吗拉胺、右丙氧芬

（5）其他类：地佐辛、曲马多、依他佐辛、西拉马多、苯噻啶、奈福泮（该类药物作用靶点不是阿片受体）

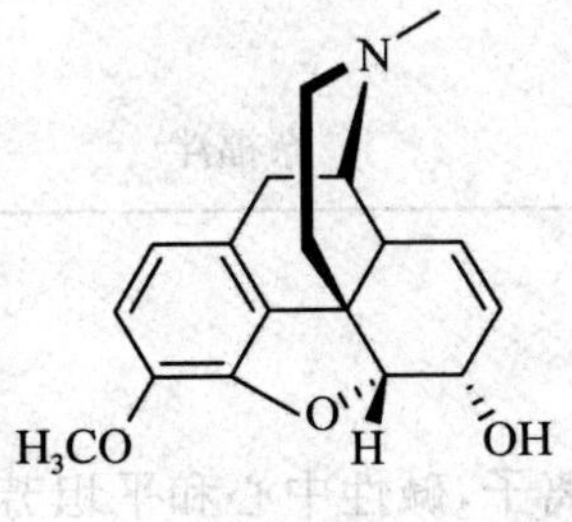

可待因

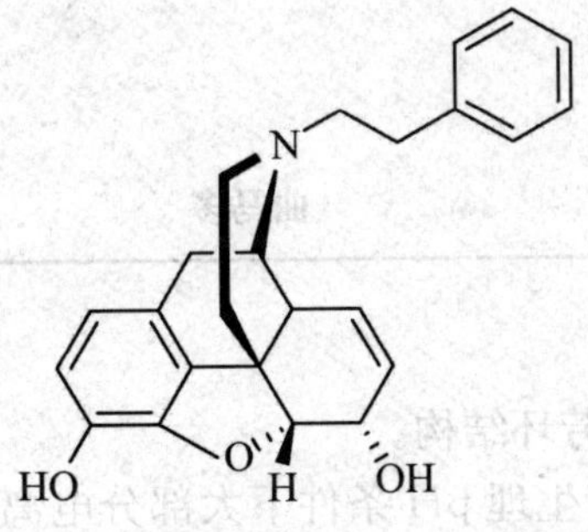

苯乙基吗啡

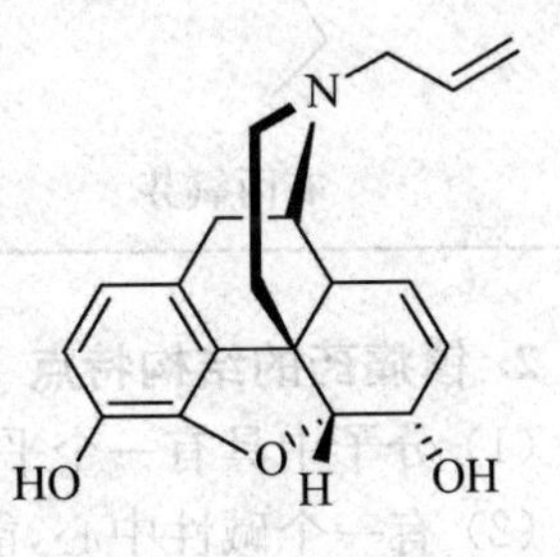

纳洛啡

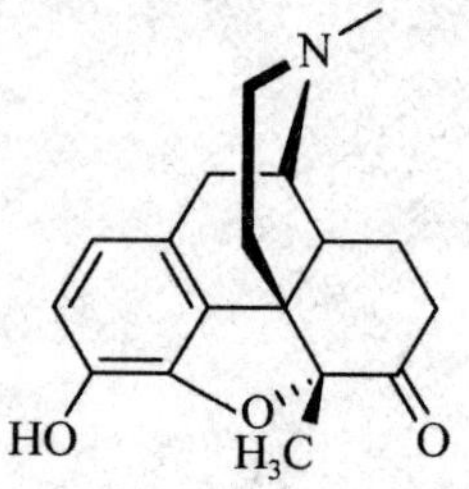

美托酮

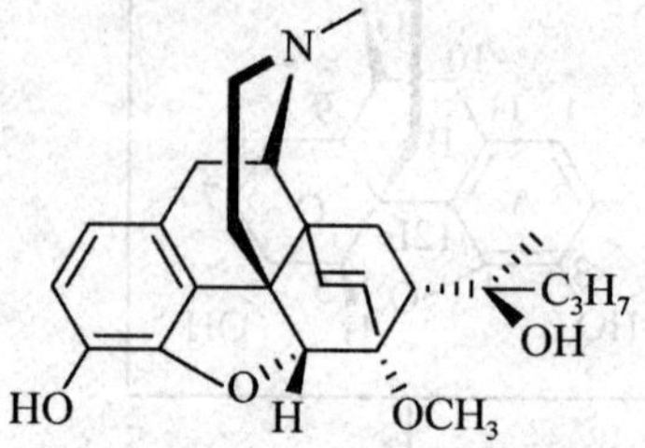

埃托啡

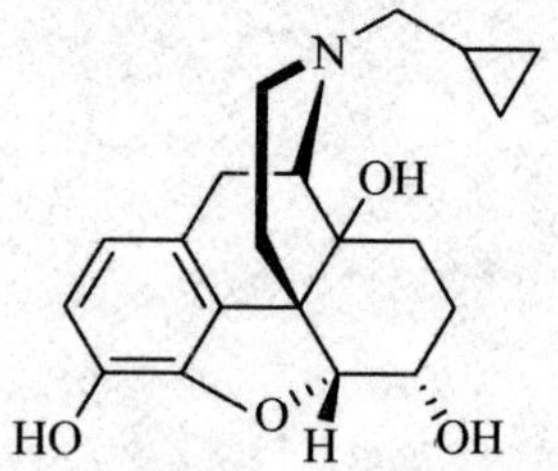

纳布啡

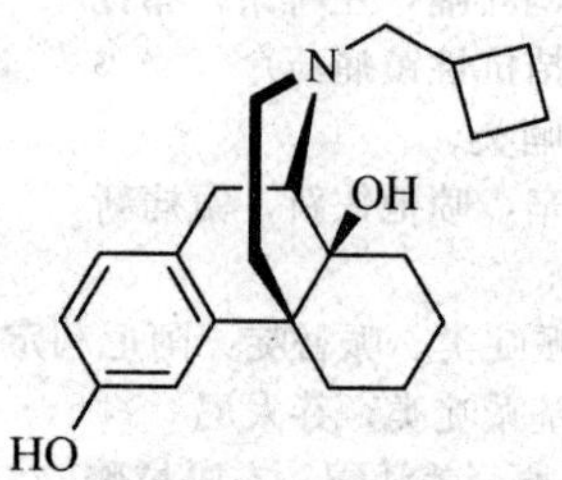

布托啡诺

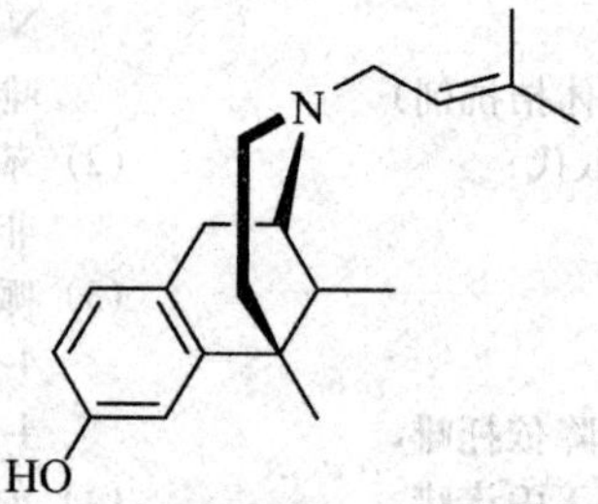

喷他佐辛

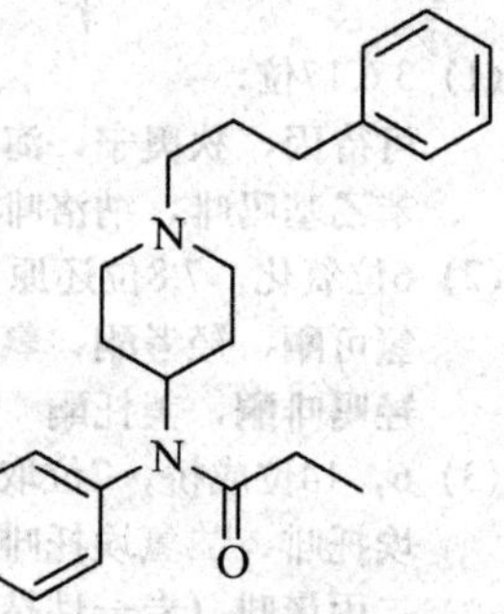

芬太尼

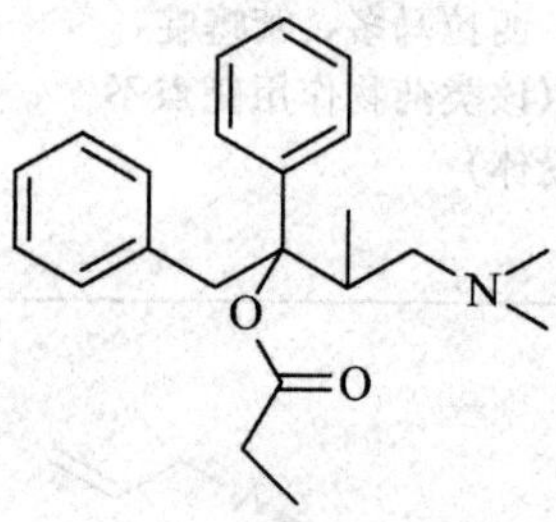

右丙氧芬

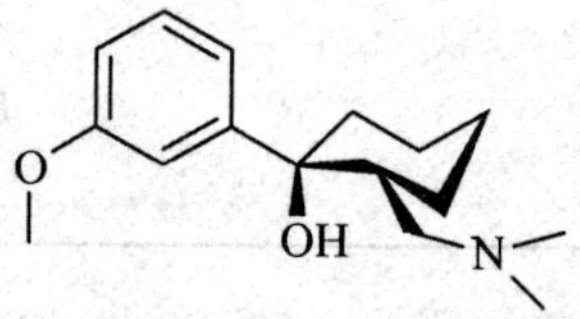

曲马多

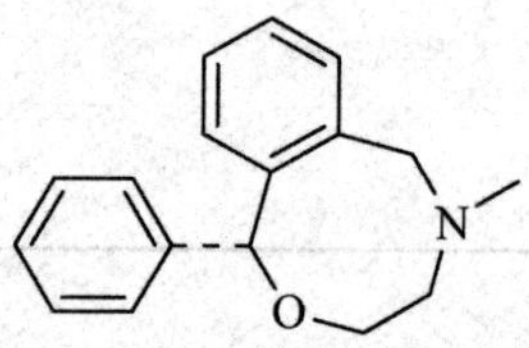

奈福泮

2. 镇痛药的结构特点

（1）分子中具有一个平坦芳环结构。

（2）有一个碱性中心，能在生理 pH 条件下大部分电离为阳离子，碱性中心和平坦芳环在同一个平面。

（3）含有哌啶或类哌啶空间结构，烃基部分在立体构型中应突出于平面前方。

（4）活性构象为哌啶环为椅式构象，苯基以直立键取代在哌啶环的 4 位。

3. 代表药物

【盐酸吗啡】

化学名：17-甲基-3-羟基-4，5α-环氧-7，8-二脱氢吗啡喃-6α-醇盐酸盐三水合物

结构特点：氢化菲环，5个手性中心，天然品是左旋体

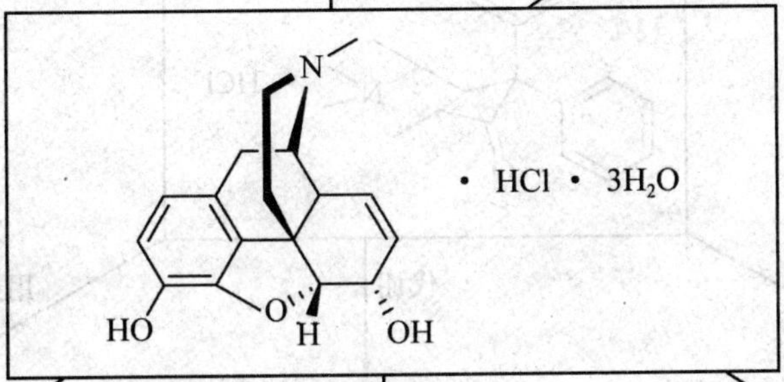

理化性质：
酸碱两性：酚羟基、叔胺；
还原性：被氧化为伪吗啡和N-氧化吗啡；
脱水重排：生成阿扑吗啡；
生物碱反应：Marquis反应和Frohde反应

代谢：N-去甲基、首过效应明显

用途：抑制剧烈疼痛、麻醉前给药；
副作用：呼吸抑制、成瘾、便秘

【盐酸哌替啶(度冷丁)】

化学名：1-甲基-4苯基-4-哌啶甲酸乙酯盐酸盐

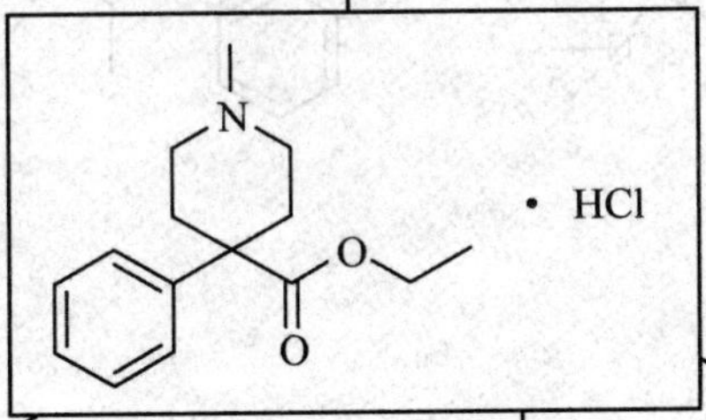

理化性质：
叔胺：遇光氧化变质；
酯基：水解，pH=4稳定，短时煮沸不致分解

代谢：酯水解、N-去甲基

用途：分娩镇痛

【盐酸美沙酮】

化学名：4，4-二苯基-6-(二甲氨基)-3-庚酮盐酸盐

结构特点：类哌啶环

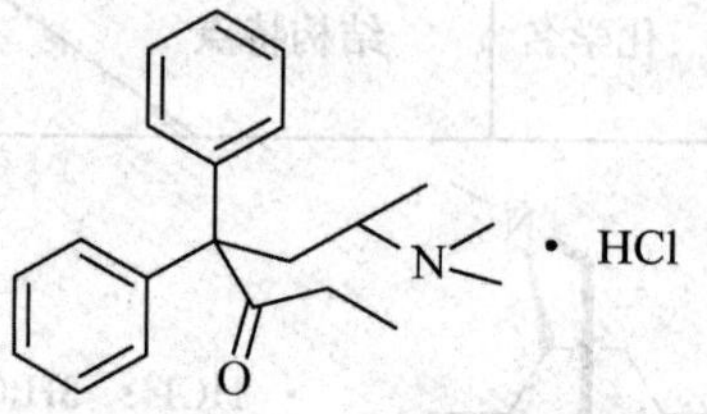

理化性质：

羰基：空间位阻大，无一般羰基反应；
叔胺：生物碱反应；水溶液光照分解

代谢：

N-氧化、N-去甲基化、
苯环羟化、羰基氧化还原

用途：

各种剧烈疼痛、
吗啡类药物成瘾性
的替代疗法

合成路线：

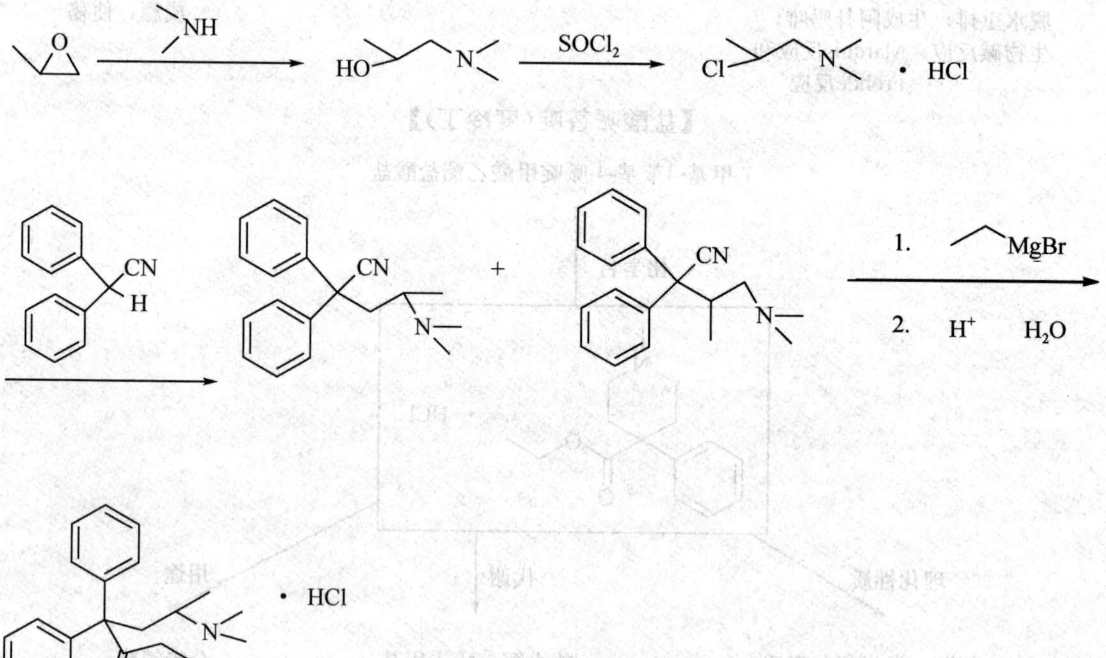

第六节　神经退行性疾病治疗药物

一、抗帕金森病药

分类：
- 拟多巴胺药：左旋多巴（为多巴胺的生物前体，可穿透血脑屏障，转化为多巴胺）。
- 外周脱羧酶抑制剂：卡比多巴、苄丝肼（阻止左旋多巴降解，增加左旋多巴进入中枢）。
- 多巴胺受体激动剂：溴隐亭、培高利特、阿扑吗啡、罗匹尼罗、普拉克素、吡贝地尔。
- 多巴胺加强剂及其他药物：司来吉林、雷沙吉兰、恩他卡朋、托卡朋（主要抑制单胺氧化酶、多巴胺 β-羟基化酶、儿茶酚-O-甲基转移酶，降低多巴胺代谢）。

二、抗阿尔茨海默病药

分类：
- 乙酰胆碱酯酶抑制剂：他克林、多奈哌齐、卡巴斯汀、加兰他敏、(-)石杉碱甲、美曲膦酯。
- 其他药物：占诺美林、吡拉西坦、丙戊茶碱、美金刚、司来吉林、维生素 E。

复 习 地 图

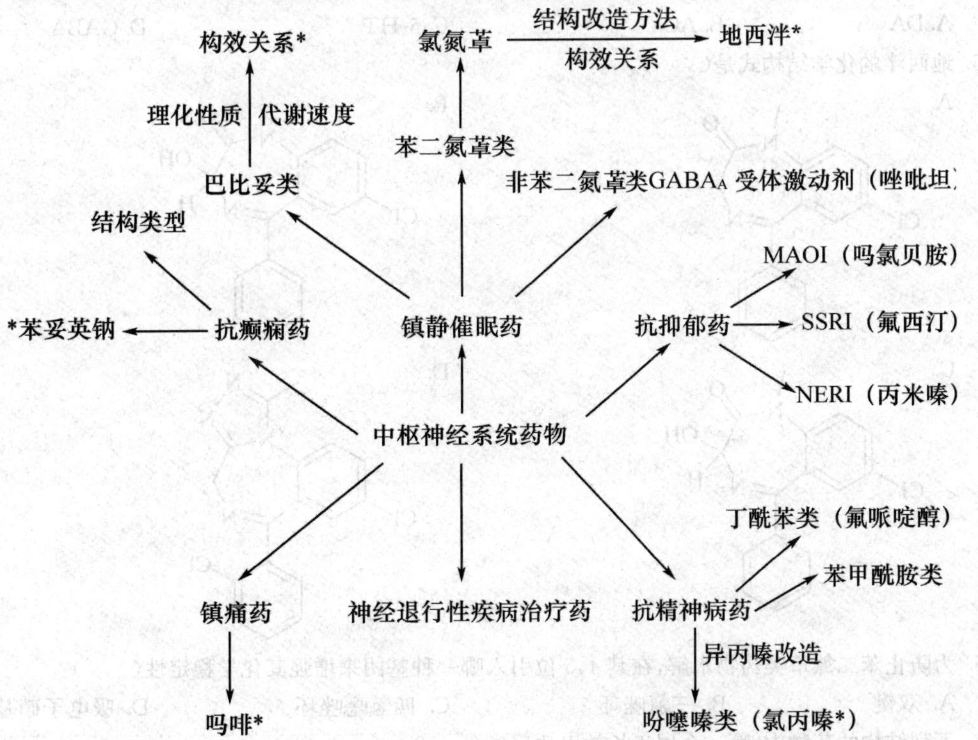

母核及取代基改造 | 构效关系

半合成改造 | 全合成改造

↓

嗪吨类、二苯并氮䓬类、二苯并环庚烯类

二苯并二氮䓬类

结构类型

↓

吗啡喃类

苯吗喃类

哌啶类（哌替啶*）

氨基酮类（美沙酮*）

精选习题

一、选择题

A 型题

1. 三唑仑的结构中具有下列哪一种母核（　　）？
   A. 乙内酰脲环　　B. 苯二氮䓬环　　C. 嘧啶三酮环　　D. 二苯并氮䓬环
2. 下列哪一个药物是地西泮的代谢产物（　　）？
   A. 奥沙西泮　　B. 氟硝西泮　　C. 三唑仑　　D. 氯氮䓬
3. 替马西泮是地西泮在体内发生了哪些代谢以后生成的产物（　　）？
   A. 3 位羟基化　　B. 1 位去甲基　　C. 1 位去甲基，3 位羟基化　　D. 1，2 位开环
4. 苯二氮䓬类药物的作用机制与大脑内的哪一种神经递质关系最密切（　　）？
   A. DA　　B. ACh　　C. 5-HT　　D. GABA
5. 地西泮的化学结构式是（　　）。

A.

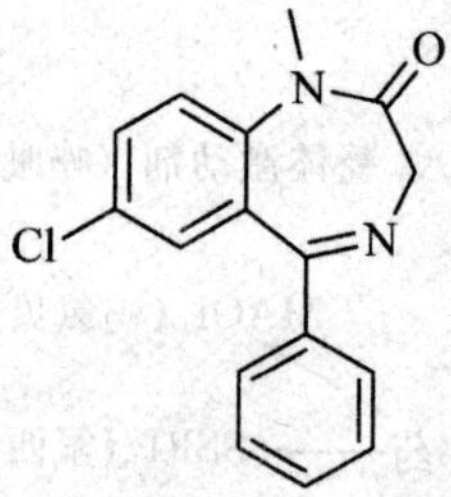

B.

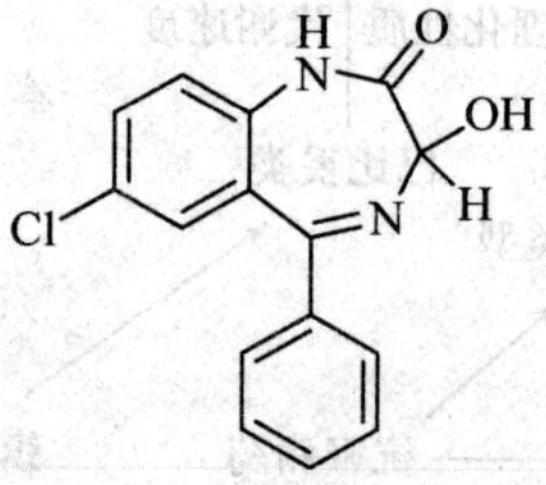

C.

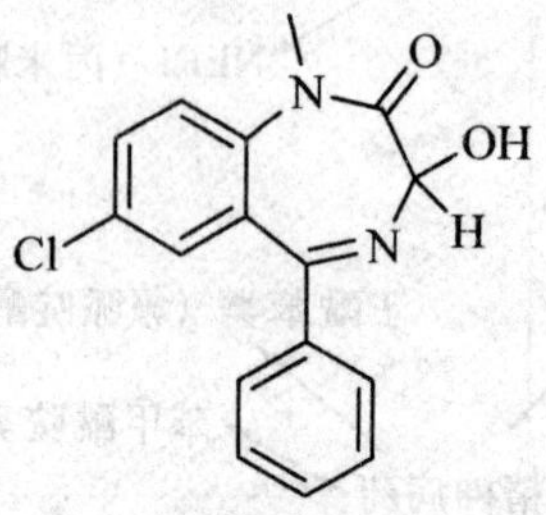

D.

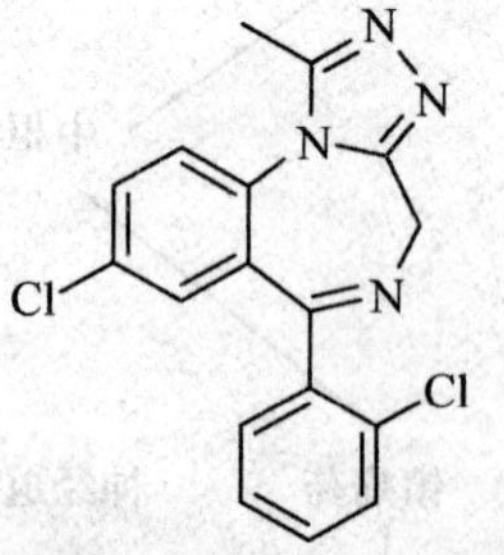

6. 为防止苯二氮䓬类药物水解，在其 4，5 位引入哪一种基团来增强其化学稳定性（　　）？
   A. 双键　　B. 三氮唑环　　C. 四氢噁唑环　　D. 吸电子硝基
7. 下列结构的药物中，哪一个属于长效巴比妥类（　　）？

A.
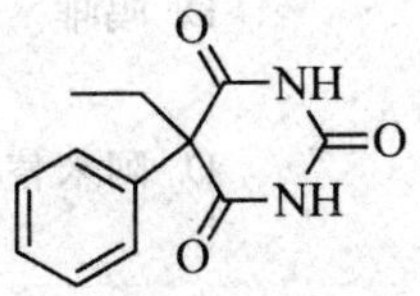
B.
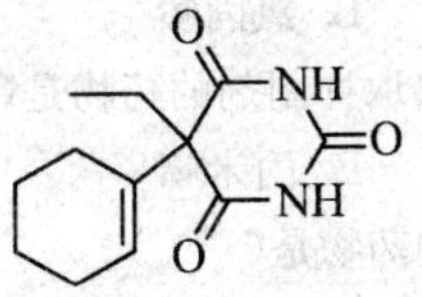
C.
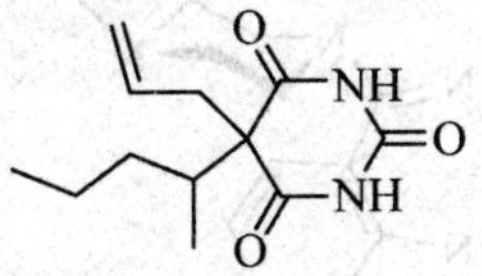
D.
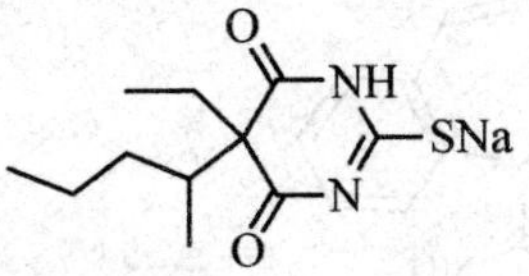

8. 下列结构的药物，哪一个不具有镇静催眠作用(　　)?

A.
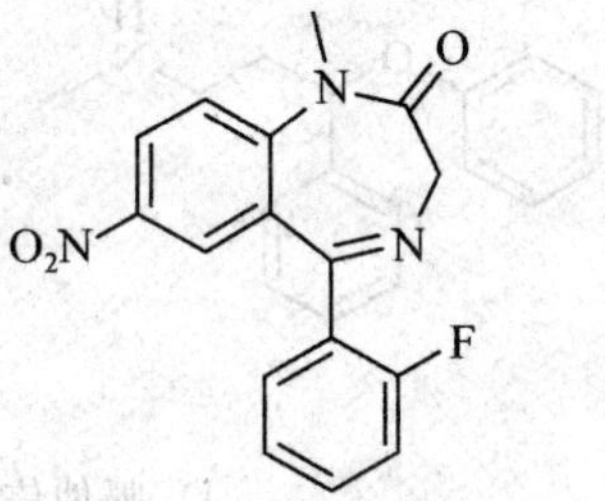
B.
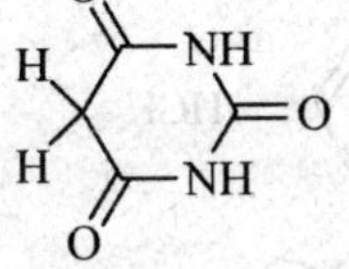
C.
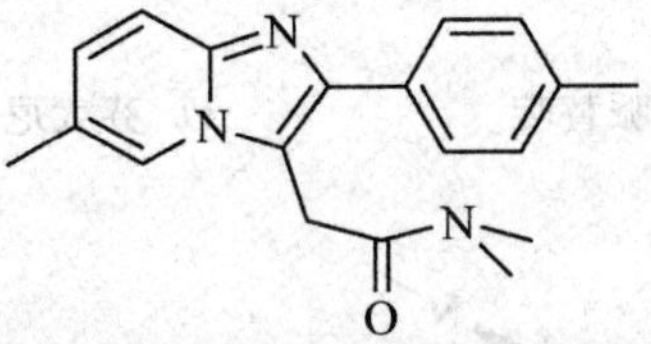
D.
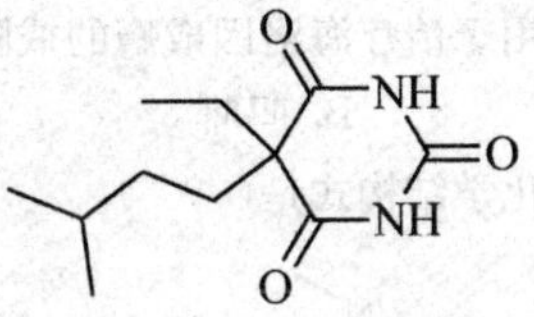

9. 具有咪唑并吡啶结构母核的药物是(　　)。

A. 地西泮　B. 异戊巴比妥　C. 酒石酸唑吡坦　D. 苯妥英钠

10. 苯妥英钠的化学名是(　　)。

A. 5-乙基-5-(3-甲基丁基)-2,4,6(1H,3H,5H)-嘧啶三酮

B. 1-甲基-5-苯基-7-氯-1,3-二氢-2H-1,4-苯并二氮杂䓬-2-酮

C. N,N,6-三甲基-2-(4-甲基苯基)咪唑[1,2-a]并嘧啶-3-乙酰胺半酒石酸盐

D. 5,5-二苯基-2,4-咪唑烷二酮钠盐

11. 下列药物水溶液中，吸收空气中二氧化碳可以析出沉淀的是(　　)。

A. 异戊巴比妥　B. 吗啡盐酸盐　C. 苯妥英钠　D. 卡马西平

12. 化学名 5*H*-二苯并[b,f] 氮杂䓬-5-甲酰胺，该药的临床主要用途是(　　)。

A. 抗抑郁药　B. 抗癫痫药　C. 镇静催眠药　D. 抗精神病药

13. 抗精神病药氯丙嗪的发现，是基于哪个先导化合物(　　)?

A. 异丙嗪　B. 氯氮䓬　C. 苯巴比妥　D. 奋乃静

14. 下列药物中，哪一个是通过其他药物副作用而发现的(　　)?

A. 奥沙西泮　B. 地西泮　C. 氯丙嗪　D. 哌替啶

15. 某种药物水溶液加入硝酸后显示稳定的红色，该药可能是下列的哪一个(　　)?

A. 苯巴比妥　B. 酒石酸唑吡坦　C. 苯妥英钠　D. 氯丙嗪

16. 氟哌啶醇属于哪一种结构类型的抗精神病药(　　)?

A. 丁酰苯类　B. 吩噻嗪类　C. 二苯并二氮䓬类　D. 取代苯甲酰胺类

17. 服用下列哪一种药物的患者最可能出现光化毒副反应(　　)?

A. 舒必利　　B. 氯丙嗪　　C. 氟哌啶醇　　D. 吗啡

18. 属于5-羟色胺重摄取抑制剂的药物是(　　)。

A. 氟西汀　　B. 丙米嗪　　C. 吗氯贝胺　　D. 阿米替林

19. 可用于小儿遗尿的药物是(　　)。

A.

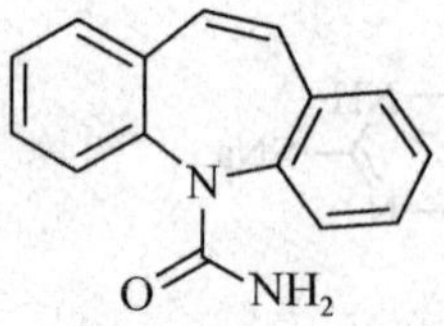

B.

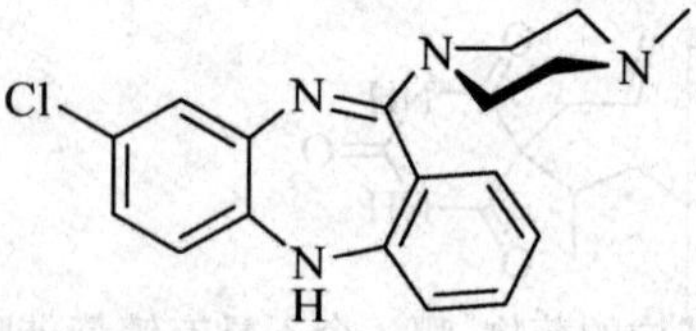

C.

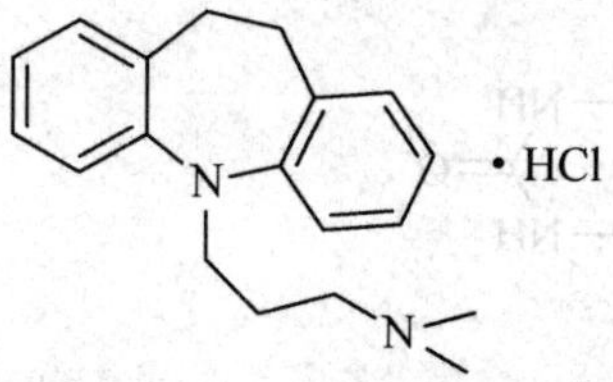

D.

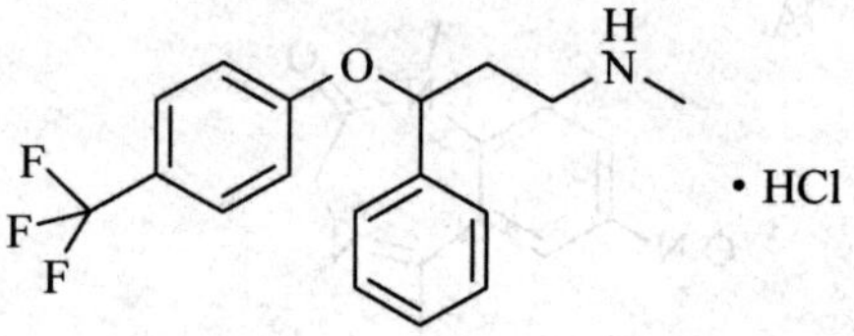

20. 具有氨基酮结构的镇痛药是(　　)。

A. 吗啡　　B. 哌替啶　　C. 美沙酮　　D. 喷他佐辛

21. 临床上主要用于治疗海洛因成瘾的戒除治疗药物是(　　)。

A. 美沙酮　　B. 吗啡　　C. 盐酸哌替啶　　D. 芬太尼

22. 吗啡的正确化学结构式是(　　)。

A.

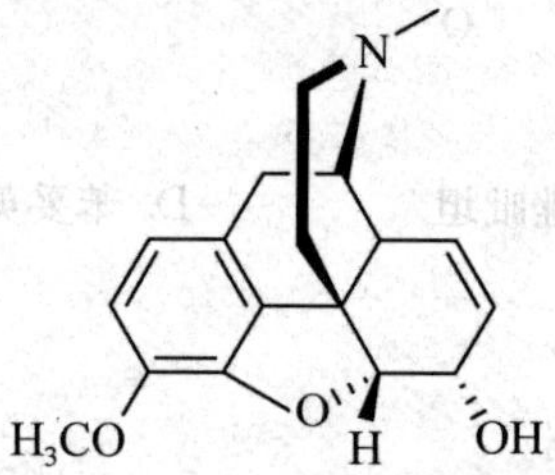

B.

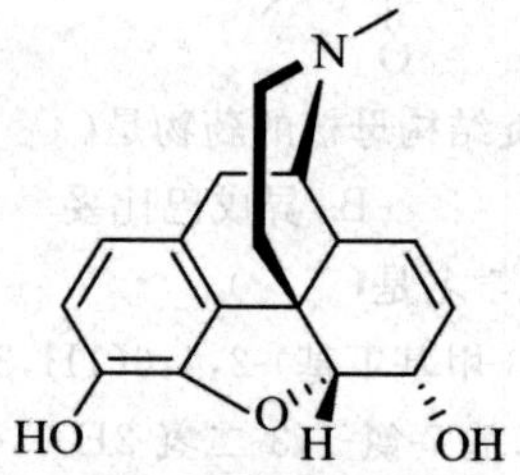

C.

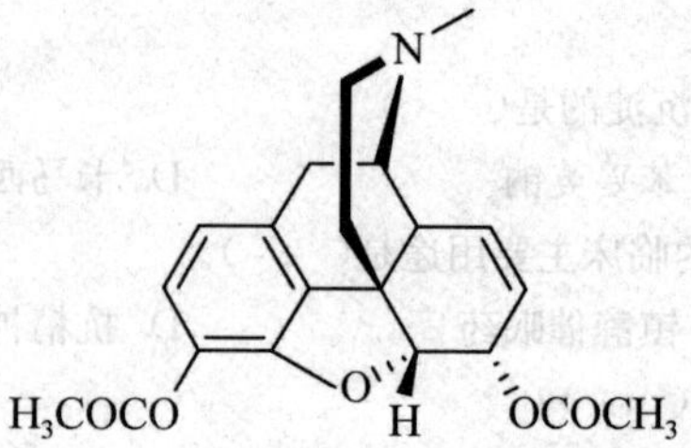

D.

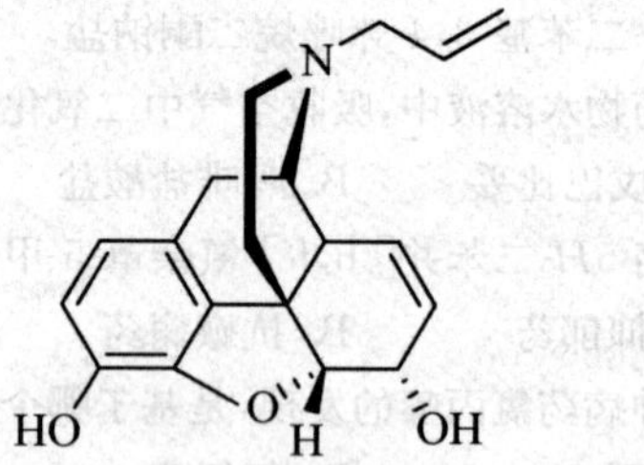

23. 盐酸哌替啶的结构中具有下列哪一种基团(　　)?

A. 哌啶环　　B. 五元呋喃环　　C. 酚羟基　　D. 开链氨基

24. 属于外周脱羧酶抑制剂的帕金森病治疗药是(　　)。

A. 左旋多巴　　B. 卡比多巴　　C. 溴隐亭　　D. 阿扑吗啡

25. 多奈哌齐治疗阿尔茨海默病的作用机制是(　　)。

A. 乙酰胆碱受体激动剂　　B. 乙酰胆碱酯酶抑制剂

C. 单胺氧化酶抑制剂　　D. 儿茶酚O-位甲基转移酶抑制剂

B 型题

A. 镇静催眠药　　B. 抗癫痫药　　C. 抗精神病药　　D. 抗抑郁药　　E. 镇痛药

26. 芬太尼是(　　)。
27. 氯氮平是(　　)。
28. 普洛加胺是(　　)。
29. 氟西汀是(　　)。
30. 艾司唑仑是(　　)。

A.
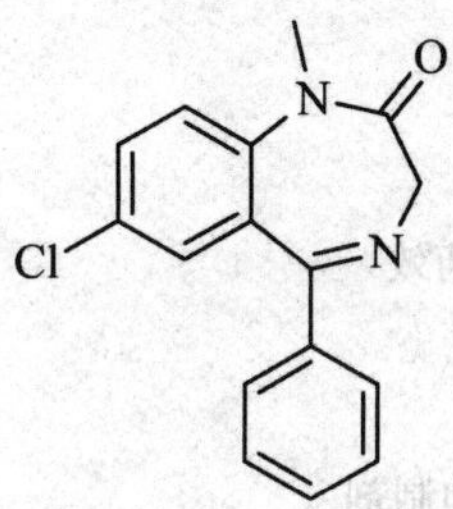

B.
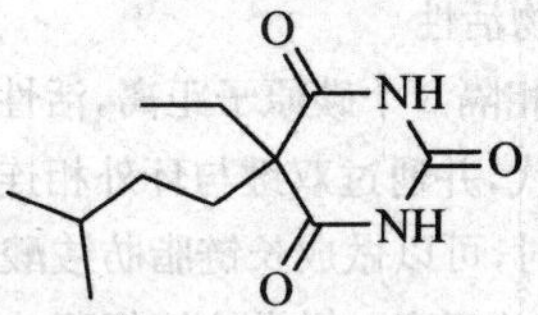

C.
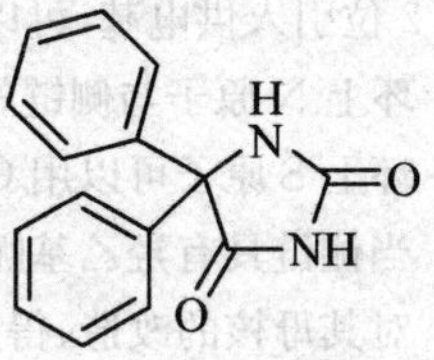

D.
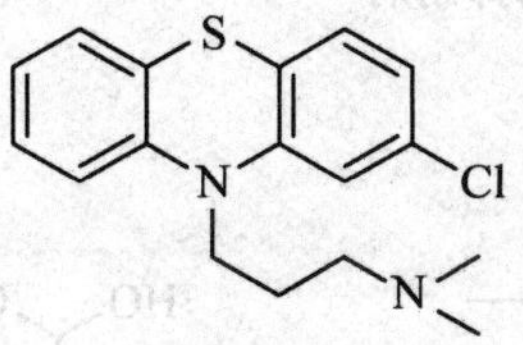

E.
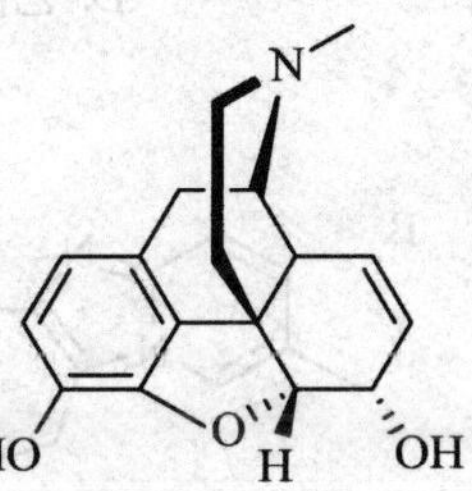

31. 属于抗精神病药的是(　　)。
32. 具有酸碱两性的药物是(　　)。
33. 与氯化汞生成沉淀且不溶于氨水的是(　　)。
34. 在酸性条件下水解,又可在碱性下关环变回原药的是(　　)。
35. 属于巴比妥类药物的是(　　)。

A. 奈福泮　　B. 吗啡　　C. 哌替啶　　D. 喷他佐辛　　E. 芬太尼

36. 属于天然生物碱的镇痛药是(　　)。
37. 具有 4-苯氨基哌啶结构的是(　　)。
38. 研究阿托品类似物时意外发现的药物是(　　)。
39. 第一个用于临床的非成瘾性阿片类合成镇痛药是(　　)。
40. 具有八元环的镇痛药是(　　)。

A. 氯氮平　　B. 苯妥英钠　　C. 氯丙嗪　　D. 卡马西平　　E. 吗啡

41. 具有二苯并二氮䓬结构的是(　　)。
42. 具有乙内酰脲结构的是(　　)。
43. 具有二苯并氮䓬结构的是(　　)。
44. 具有 N-甲基哌啶环结构的是(　　)。
45. 具有吩噻嗪环结构的是(　　)。

X 型题

46. 有关地西泮的叙述，正确的是(　　)。

A. 遇碘化铋钾试液，可产生橙红色沉淀

B. 4，5 位亚胺开环对药物的口服生物利用度没什么影响

C. 在体内发生 N-1 去甲基、C-3 羟基化代谢，代谢物仍有活性

D. 其作用机制主要是作用于 $GABA_A$ 受体的 α 亚基，从而增强氯离子通道的开放

E. 临床主要用于治疗神经官能症

47. 有关氯丙嗪的构效关系，叙述正确的是(　　)。

A. 2 位引入供电基，可以增强药物活性

B. 环上 N 原子与侧链氨基之间相隔 3 个碳原子距离，活性最佳

C. 环上 S 原子可以用 C 原子取代，并通过双键与环外相连

D. 当侧链具有羟乙基哌嗪结构时，可以做成长链脂肪羧酸酯，延长药效

E. 对其母核的改造，得到了二苯并环庚二烯类抗抑郁药

48. 抗抑郁药按照作用机理分类，包括(　　)。

A. 单胺氧化酶抑制剂　　B. 5-羟色胺再摄取抑制剂

C. 去甲肾上腺素再摄取抑制剂　　D. 乙酰胆碱酯酶抑制剂

E. 多巴胺受体拮抗剂

49. 属于镇静催眠药的是(　　)。

A.

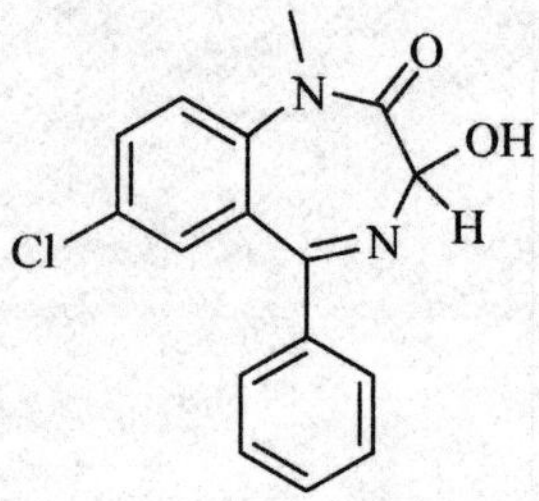

B.

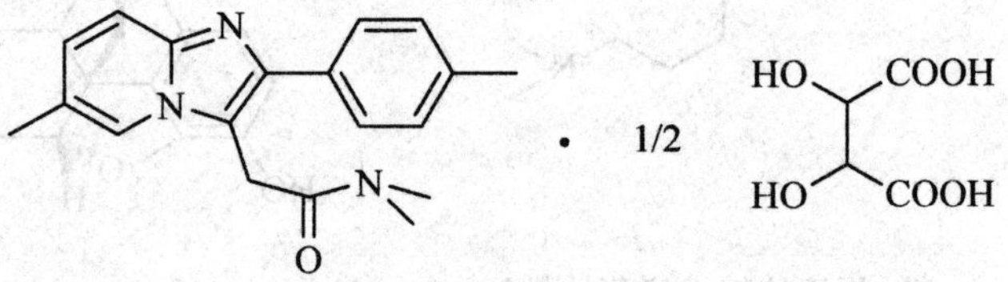

C.

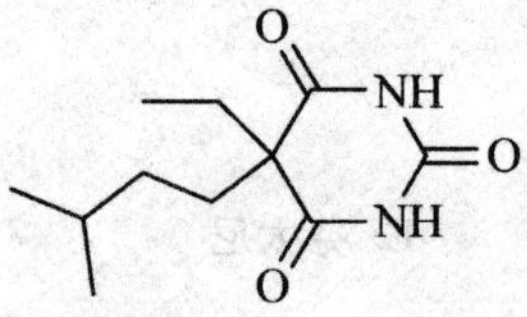

D.

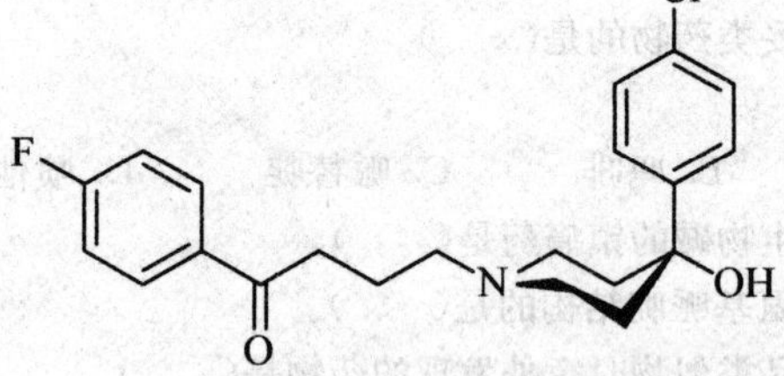

E.

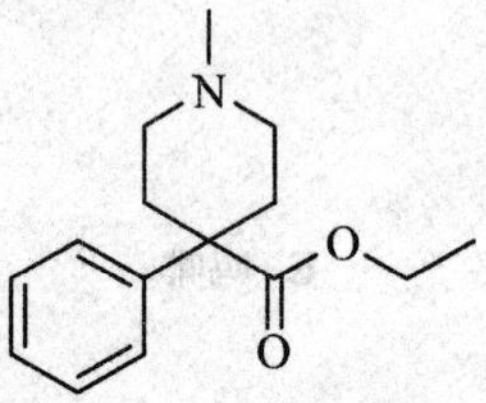

50. 具有手性碳原子的药物包括(　　)。

A. 地西泮　　B. 吗啡　　C. 氟西汀

D. 美沙酮　　E. 异戊巴比妥

二、填空题

1. 对吗啡进行全合成改造，得到了（　　　　）、（　　　　）、（　　　　）、（　　　　）及其他类等多种结构类型的合成镇痛药物。

2. 苯巴比妥的 p*K*a 值为 7.4，若人体生理 pH 以 7.4 计算，服用该药后，该药在人体内未解离百分率是（　　　　）。

3. 美沙酮在体内可以发生的代谢反应有（　　　　）、（　　　　）、（　　　　）、（　　　　）、（　　　　）等至少 5 种。

4.

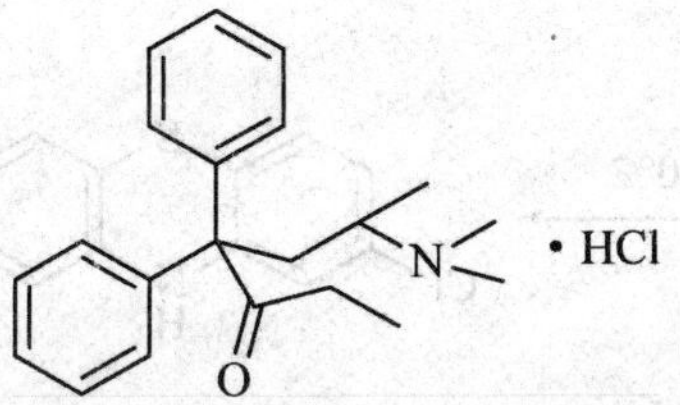

该结构药物的通用名是（　　　　），由于（　　　　）原因，其结构中的羰基并不具有一般羰基的理化性质；因其氨基酮侧链在空间构象上类似（　　　　）基团，所以该药具有镇痛作用。

5. 氯氮平属于非经典抗精神病药，（　　　　）和（　　　　）副作用较轻，适用于治疗难治性精神病。

三、合成题

1. 以邻氯苯甲酸和间氯苯胺为起始原料，合成氯丙嗪，写出合成路线图并注明反应条件。

2. 以环氧丙烷和二甲胺为起始原料，合成美沙酮，写出合成路线图并注明反应条件。

四、写出下列药物的化学结构式，并说明该药的临床分类

1. chlorpromazine hydrochloride

2. morphine hydrochloride

3. pethidine hydrochloride

五、问答题

1. 简述苯二氮䓬类药物的结构改造方法。

2. 简述巴比妥类药物的构效关系。

3. 简述吗啡的化学稳定性和理化性质。

参考答案

一、选择题

1. B　2. A　3. A　4. D　5. A　6. C　7. A　8. B　9. C　10. D　11. C　12. B　13. A　14. C　15. D　16. A　17. B　18. A　19. C　20. C　21. A　22. B　23. A　24. B　25. B　26. E　27. C　28. B　29. D　30. A　31. D　32. E　33. C　34. A　35. B　36. B　37. E　38. C　39. D　40. A　41. A　42. B　43. D　44. E　45. C　46. ABCDE　47. BDE　48. ABC　49. ABC　50. BCD

二、填空题

(1) 吗啡喃类　苯并吗喃类　哌啶类　氨基酮类

(2) 50%

(3) N-氧化　N-去甲基化　苯环羟化　羰基氧化　羰基还原

(4) 美沙酮　空间位阻大　哌啶环

(5) 锥体外系反应　　迟发型运动障碍

三、合成题

(1)

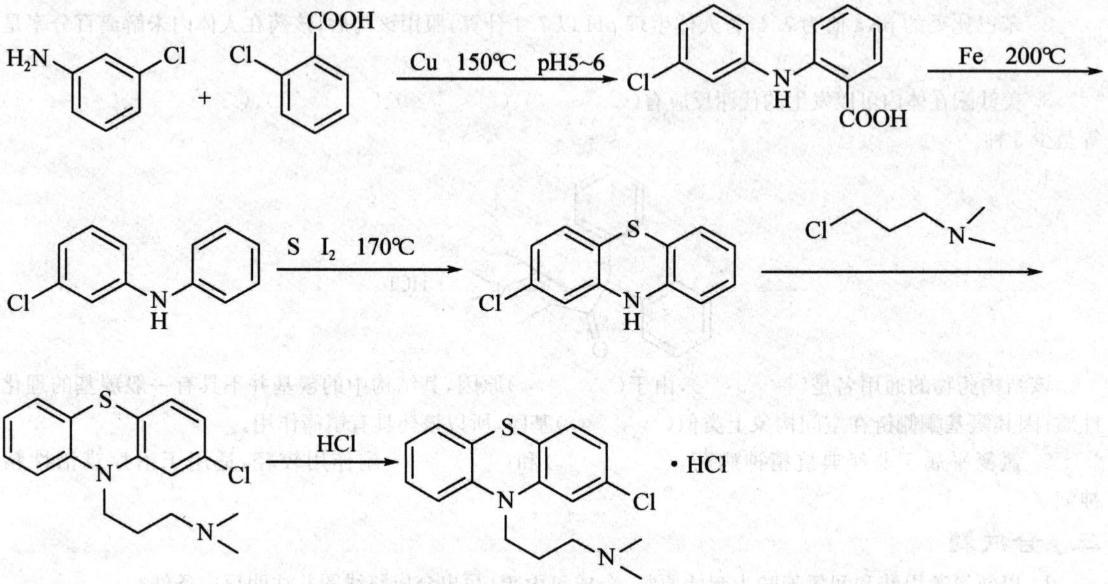

(2)

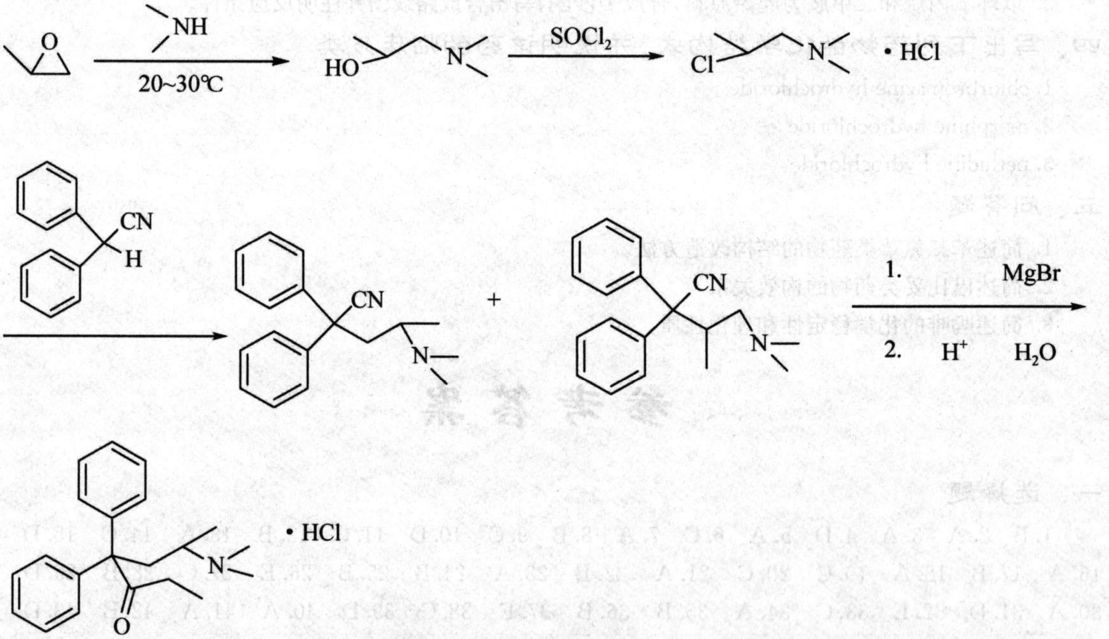

四、写出下列药物的化学结构式，并说明该药的临床分类

(1)　　抗精神病药

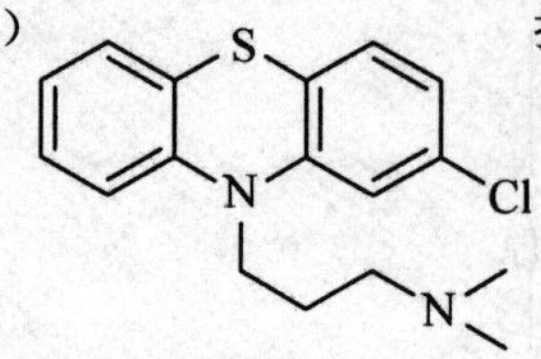

(2) 镇痛药

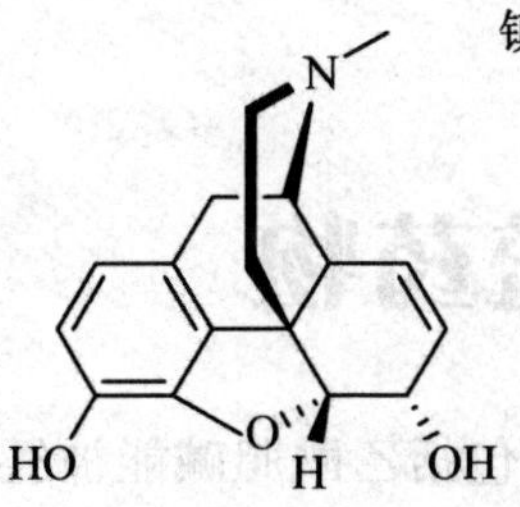

(3) 镇痛药

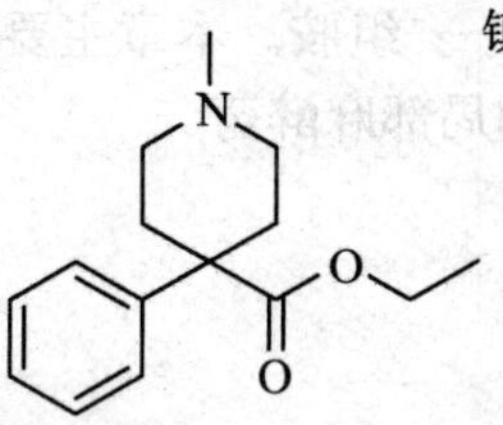

五、问答题

1.

(1) 5位取代基苯环上邻位引入吸电子基团F、Cl

(2) 7位引入吸电子基团硝基代替Cl

(3) 1,2位并入三氮唑环

(4) 4,5位并入噁唑环

(5) 1位引入长链烃基

2.

(1) 属于结构非特异性药物，药效主要受理化性质影响

(2) 解离常数(p*K*a)：p*K*a↑→药物的分子形式↑→药效↑

(3) 脂水分配系数：5位取代基碳原子总数在4～8之间，脂水分配系数合适，超过8作用过强

(4) N上引入甲基，酸性↓，脂溶性↑，起效快，失效也快；2个N上均引入甲基，脂溶性过强，引起惊厥

(5) 2位氧原子以S原子取代，脂溶性↑，起效快，失效也快。5位为直链或芳烃基，不易代谢，长效；为支链或不饱和烃基，易代谢失活，短效

3.

(1) 酸碱两性：酚羟基呈酸性，叔胺呈碱性，临床主要用盐酸盐

(2) 还原性：光照下被空气氧化为伪吗啡和N-氧化吗啡，前者毒性较大，需避光保存；在酸性下相对稳定，在中性和碱性下容易被氧化，注射液需充入氮气、调pH3～5、加抗氧剂

(3) 脱水重排 在酸性下加热，生成阿扑吗啡

(4) 生物碱反应：遇三氯化铁试液显蓝色；遇甲醛硫酸显蓝紫色；遇钼硫酸试液显紫色，继而变蓝，最后变绿

第三章　外周神经系统药物

外周神经系统包括传入神经和传出神经。其中,传出神经包括乙酰胆碱能神经和肾上腺素素能神经。此外,在外周组织中还存在着重要的神经递质——组胺。本章主要介绍拟胆碱药物、抗胆碱药物、拟肾上腺素药物、组胺 H_1 受体拮抗剂和局部麻醉药

第一节　拟 胆 碱 药

药物分类:
- 胆碱受体激动剂
  - M 受体激动剂
  - N 受体激动剂
- 胆碱酯酶抑制剂

一、胆碱受体激动剂

分类:
- 胆碱酯类受体激动剂
- 生物碱类受体激动剂

1. 胆碱能类受体激动剂

(1) 构效关系

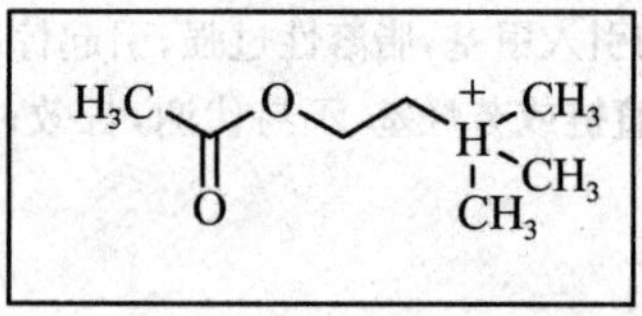

①乙酰氧基部分:被乙基或苯基取代,活性下降;被氨甲酰基取代,酯基稳定性提高,活性增强。

②季铵基部分:带正电性的 N^+ 是活性必需的,若被 P^+、As^+、S^+、Se^+ 取代,活性下降;N 上以甲基取代,活性最好,若被氢或乙基取代,活性下降,若为三个乙基则为抗胆碱活性。

③亚乙桥基:氧原子与氮原子相隔两个碳原子距离,符合五原子规则,活性最好,与氧相邻的碳原子上引入甲基,N 样作用下降;与氮相邻的碳原子上引入甲基,N 样作用增强。

(2) 代表药物

【氯贝胆碱】

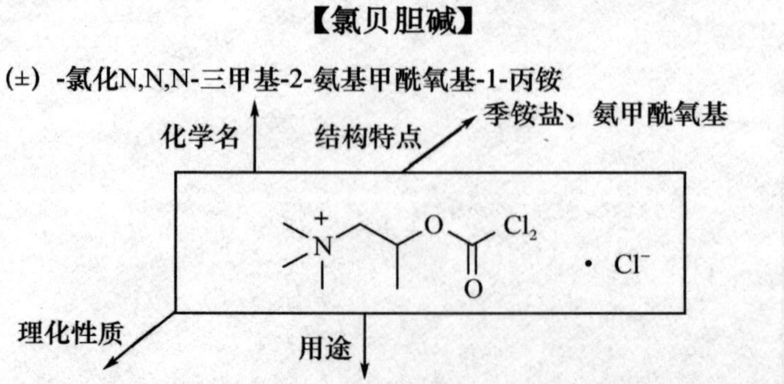

2. 生物碱类受体激动剂

代表药物

【毛果芸香碱】

结构特点 → 咪唑环、叔胺生物碱、内酯环

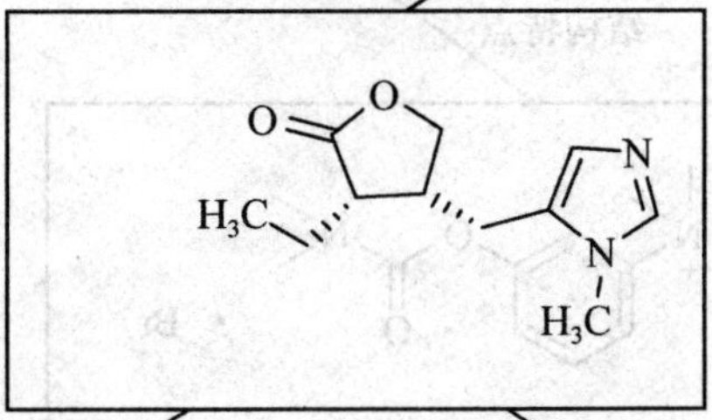

理化性质 →
内酯：水解
C3：碱性下发生差向异构化失活
叔胺：遇光易变质

用途 → 治疗原发性青光眼

3. 选择性作用于 M 受体亚型的激动剂

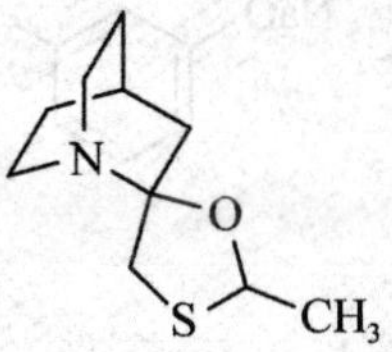

西维美林：选择作用于M_1/M_3受体，用于斯耶格伦综合征（口腔干燥症）。

二、乙酰胆碱酯酶抑制剂

1. 药物发现与发展

毒扁豆碱（脂溶性大，现在主要治疗中枢抗胆碱药中毒的解救）

↓ 采用芳香胺代替三环结构、引入季铵盐、N,N-二甲基氨基甲酸酯取代*N*-甲基氨基甲酸酯

溴吡斯的明、苄吡溴铵（活性增强，中枢副作用下降）

↓ 将季铵盐设计在环外

溴新斯的明

2. 代表药物

【溴新斯的明】

- 化学名：溴化-N，N，N-三甲基-3-[(二甲氨基)甲酰氧基]苯铵
- 结构特点：季铵盐、氨甲酰氧基

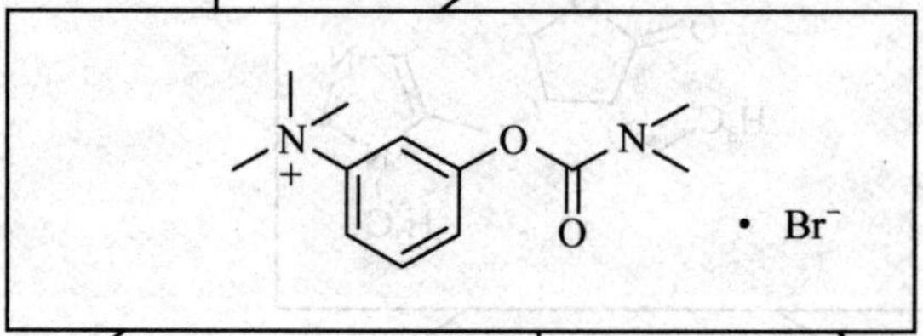

- 理化性质：酯、酰胺：碱性下水解；水解产物与重氮盐可以偶合显色
- 代谢：酯水解
- 用途：重症肌无力、术后腹气胀、尿潴留

合成路线:

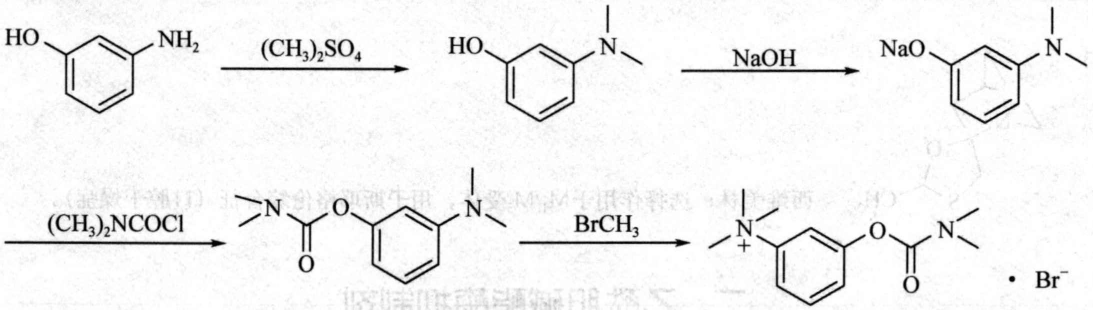

第二节 抗胆碱药

分类
- M-受体拮抗剂
  - 颠茄生物碱类
  - 合成类药物
- N-受体拮抗剂
  - N_1-阻断剂：作用于神经节，用作降压药
  - N_2-阻断剂：作用于神经肌肉接头，松弛骨骼肌，用作肌松药

一、生物碱类M受体拮抗剂

1. 药物发现与发展

茄科植物颠茄、曼陀罗、莨菪

↓ 提取天然生物碱

阿托品 —半合成改造→ 甲溴阿托品、异丙托溴铵（用于消化和呼吸系统疾病）
后马托品（用于眼科散瞳）

东莨菪碱 —半合成改造，成季铵盐→ 甲溴东莨菪碱（用于溃疡、胃肠道痉挛）
氧托溴铵（慢性支气管炎、支气管哮喘）
丁溴东莨菪碱（内脏痛、内镜检查前用药）
噻托溴铵（选择性 M_1、M_3 受体拮抗剂，用于慢性阻塞性肺疾病维持治疗，每日一次）

山莨菪碱　抢救感染中毒性休克、治疗血栓和各种神经痛

樟柳碱：治疗血管性头痛、眼底疾病、震颤麻痹、支气管哮喘、晕动症、有机磷中毒

2. 中枢作用与取代基关系

东莨菪碱	＞	阿托品	＞	樟柳碱	＞	山莨菪碱
（6，7 位氧桥）		（6，7 位无取代基）		（6，7 位氧桥，酸部分有羟基）		（6 位羟基）

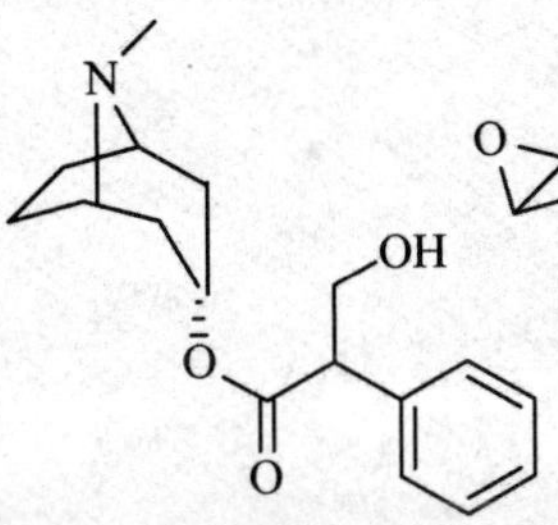
阿托品

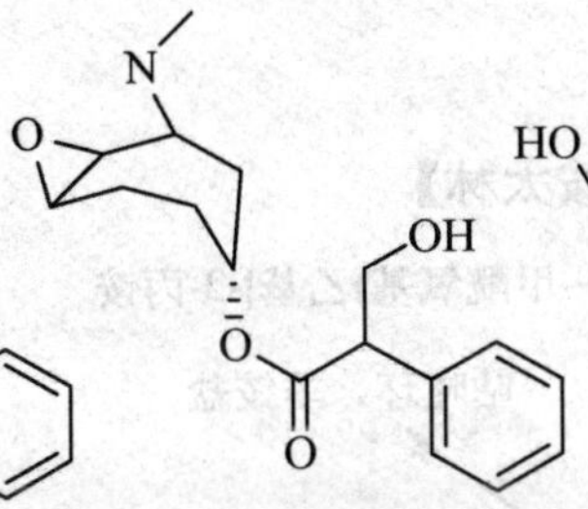
东莨菪碱

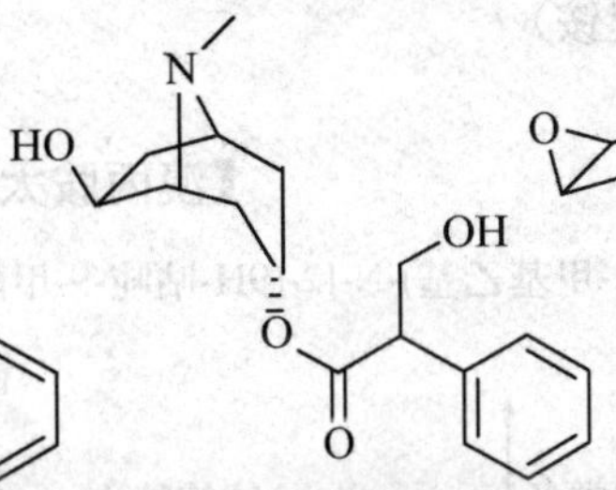
山莨菪碱

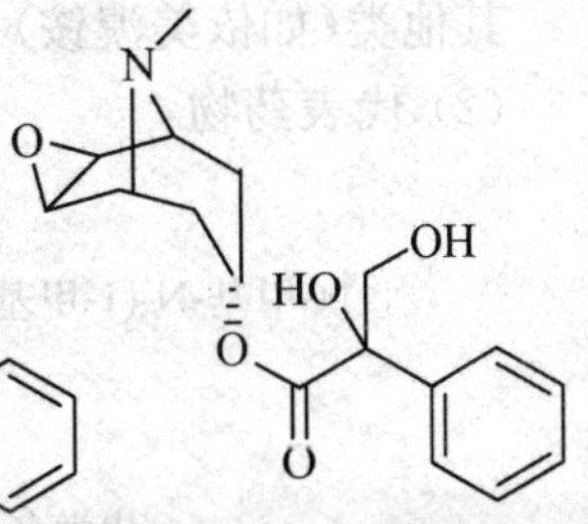
樟柳碱

3. 代表药物

【阿托品】

化学名：α-(羟甲基)苯乙酸-8-甲基-8-氮杂双环[3.2.1]-3-辛酯硫酸盐一水合物

结构特点：莨菪烷骨架、酯

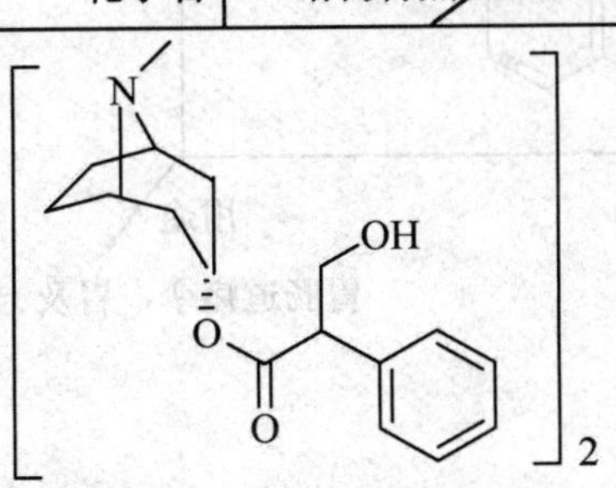
$\cdot H_2SO_4 \cdot H_2O$

理化性质：
叔胺：强碱性
酯：水解，pH3.5～4.0时最稳定
托品酸：Vitali反应
托品酸：氧化反应，苯甲醛气味；
生物碱沉淀反应和显色反应

代谢：酯水解

用途：内脏绞痛、麻醉前给药、盗汗、心动过缓、感染性休克、睫状肌炎、散瞳、有机磷中毒季铵盐用于外周的消化道和呼吸道；痉挛

二、合成 M 受体拮抗剂

1. M 受体亚型非选择性拮抗剂

(1) 药物发现和发展

阿托品结构分析

↓ 氨基乙醇酯为药效基本结构，苯环空间位阻起到拮抗受体作用，基于此进行结构改造

氨基醇酯类（如格隆溴铵、奥芬溴铵、溴丙胺太林、贝那替嗪、克利溴铵、羟苄利明）

氨基醚类（如奥芬那君）

氨基醇类（如盐酸苯海索、丙环定、比哌立登）

氨基酰胺类（如异丙碘铵、托吡卡胺）

氨基酚类（如托特罗定）

其他类（如依美溴铵）

(2) 代表药物

【溴丙胺太林】

N-甲基-N-(1-甲基乙基)-N-[2-(9H-呫吨-9-甲酰氧基)乙基]-2-丙铵

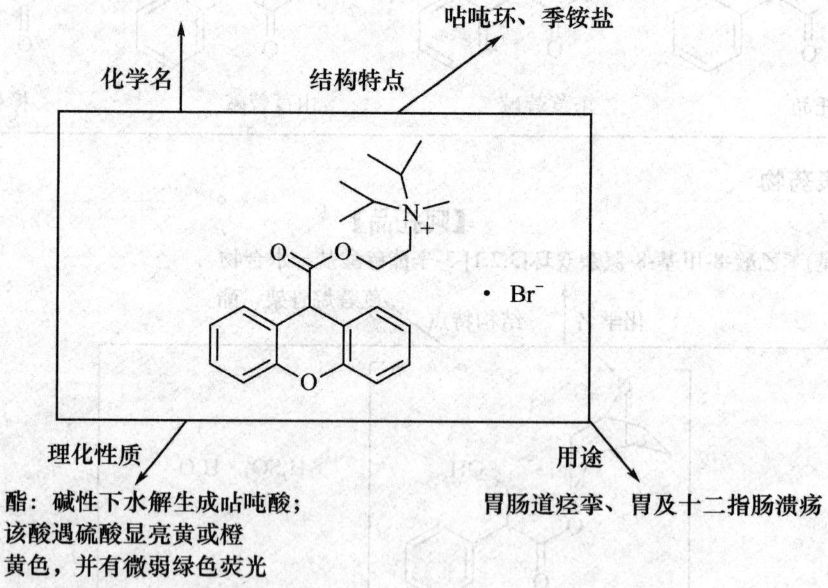

2. M 受体亚型选择性拮抗剂

(1) M_1 受体拮抗剂：哌仑西平、替仑西平（选择作用于胃肠道，治疗胃及十二指肠溃疡）。

(2) M_2 受体拮抗剂：奥腾折帕、喜巴辛、美索曲明（选择作用于心脏，用于窦性心动过缓和心传导阻滞）。

(3) M_3 受体拮抗剂：索利那辛、达非那辛、咪达那辛（治疗尿频和尿失禁）。

3. N 受体拮抗剂

按作用机制分类
- 非去极化型肌松药：与 Ach 竞争和 N_2 受体结合，给予抗胆碱酯酶药，药物作用消失
- 去极化型肌松药：激动 N_2 受体，药物不易被胆碱酯酶分解破坏，过量时不能采用抗胆碱酯酶药解救（氯琥珀胆碱）
- 兼并上述两种作用机制的药物：溴己氨胆碱

按结构分类
- 甾类
- 四氢异喹啉类

注：氯唑沙宗属于中枢性肌松药

(1) 四氢异喹啉类药物发展

防己科天然生物碱类肌松药（非去极化型肌松药）

↓ 具有苄基四氢异喹啉、双季铵盐结构，N 原子位于杂环中，采用 Hofmann 消除反应设计药物

四氢异喹啉类肌松药（软药原理成功设计的典范）
- 苯磺酸阿曲库铵：经 Hoffman 消除代谢失活，代谢减少了对肝肾的依赖性
- 顺苯磺阿曲库铵：1R-cis，1'R-cis 异构体，活性最强的异构体
- 多库氯铵：起效快，长效
- 米库氯铵：起效快，短效药物

(2) 甾类药物发展

具有雄甾烷母核的季铵生物碱类肌松药

↓ 结构改造，得到一系列非去极化型肌松药

泮库溴铵、维库溴铵、罗库溴铵、哌库溴铵、雷库溴铵

第三节 肾上腺素受体激动剂

分类
- 直接作用药：即受体激动剂，直接作用于 α 或 β 受体
  - α_1 受体激动剂：用于升压和抗休克
  - α_2 受体激动剂：用于鼻黏膜出血和降低眼压，兴奋中枢 α_2 受体药物用于降压
  - β_1 受体激动剂：用于强心和抗休克
  - β_2 受体激动剂：用于平喘和改善微循环，防止早产
  - β_3 受体激动剂：调节人体内热量平衡、葡萄糖代谢、能量消耗，有望治疗糖尿病和肥胖症
- 间接作用药：不与受体结合，能促进神经末梢递质释放，增加受体周围 NA 浓度
- 混合作用药：兼有直接和间接作用的药物

一、拟肾上腺素药物

1. 常见药物

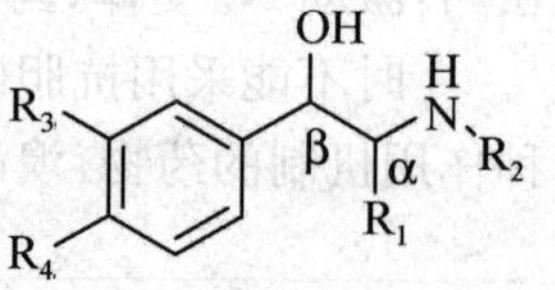

去甲肾上腺素：R_1 =- H，R_2 =- H，R_3 =- OH，R_4 =- OH

对α受体有激动作用，对β受体作用弱。

肾 上 腺 素：R_1 =- H，R_2 =- CH_3，R_3 =- OH，R_4 =- OH

对α受体和β受体均有激动作用。

异丙肾上腺素：R_1 =- H，R_2 =- $CH(CH_3)_2$，R_3 =- OH，R_4 =- OH

对β受体有激动作用，对α受体作用弱。

麻 黄 碱：R_1 =- CH_3，R_2 =- CH_3，R_3 =- H，R_4 =- H

对α受体和β受体均有激动作用。

具有 2 个手性碳原子，四个异构体中，(1R，2S)异构体活性最强，为临床主要药用异构体，属于混合型作用药物，(＋)－(1S，2S)伪麻黄碱只有间接作用，但中枢副作用也小，用于复方感冒药中的鼻充血减轻剂。

多 巴 胺：R_1 =- H，R_2 =- H，R_3 =- OH，R_4 =- OH，β碳原子上没有羟基，

对α受体和β受体均有激动作用。

间 羟 胺：R_1 =- CH_3，R_2 =- H，R_3 =- OH，R_4 =- H

α_1 受体和 α_2 受体激动剂。

甲 氧 明：R_1 =- CH_3，R_2 =- H，R_3 =- OCH_3，R_4 =- H

α_1 受体激动剂。

去氧肾上腺素：R_1 =- H，R_2 =- CH_3，R_3 =- OH，R_4 =- H

α_1 受体激动剂。

2. 构效关系

构效关系总结：

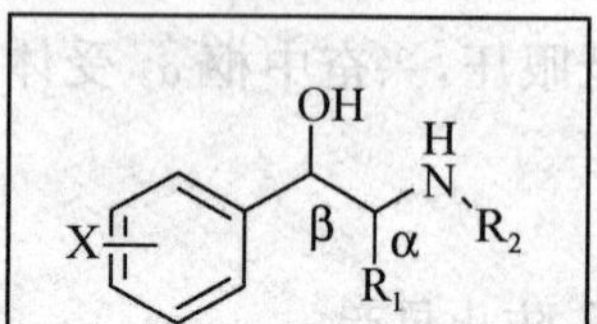

(1) β-苯乙胺是药效基本结构。

(2) 酚羟基使作用增强，尤以 3，4 位羟基最明显。但羟基的存在也使药物容易被代谢，作用时间缩短，毒性也降低。

(3) 苯环被其他环取代，外周作用保留，中枢作用降低。

(4) 苯环与侧链 N 原子之间相隔 2 个碳原子距离最佳，延长或缩短碳链，作用均会降低。

(5) β-碳上带有羟基，产生手性中心，R 异构体活性强。

(6) N上取代基体积大小影响药物对α和β受体的选择性，体积增大，α作用减弱，β作用增强。为叔丁基时，对β_2受体的选择性明显增强。

(7) α碳上带有甲基时，空间位阻增大，外周作用下降，中枢作用增强，作用时间延长，毒性加大。

3. 代表药物

【肾上腺素】

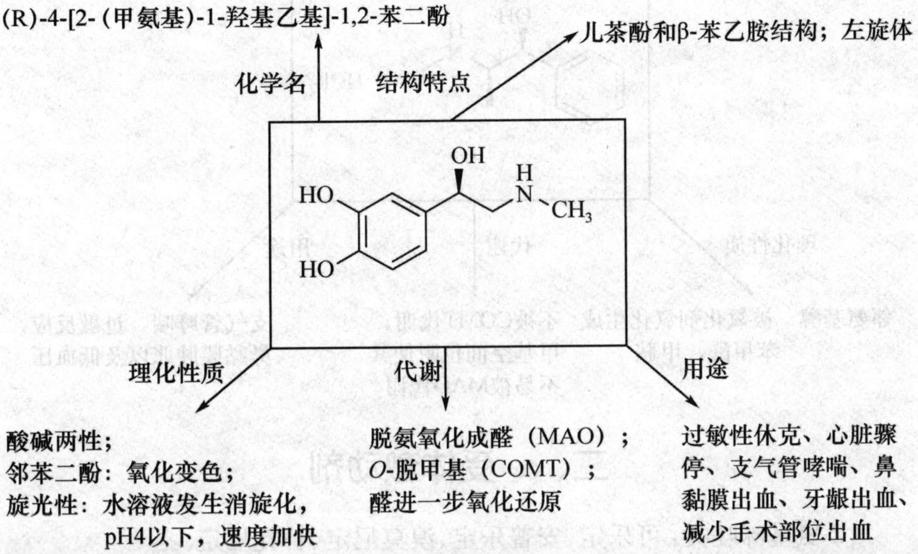

合成路线：

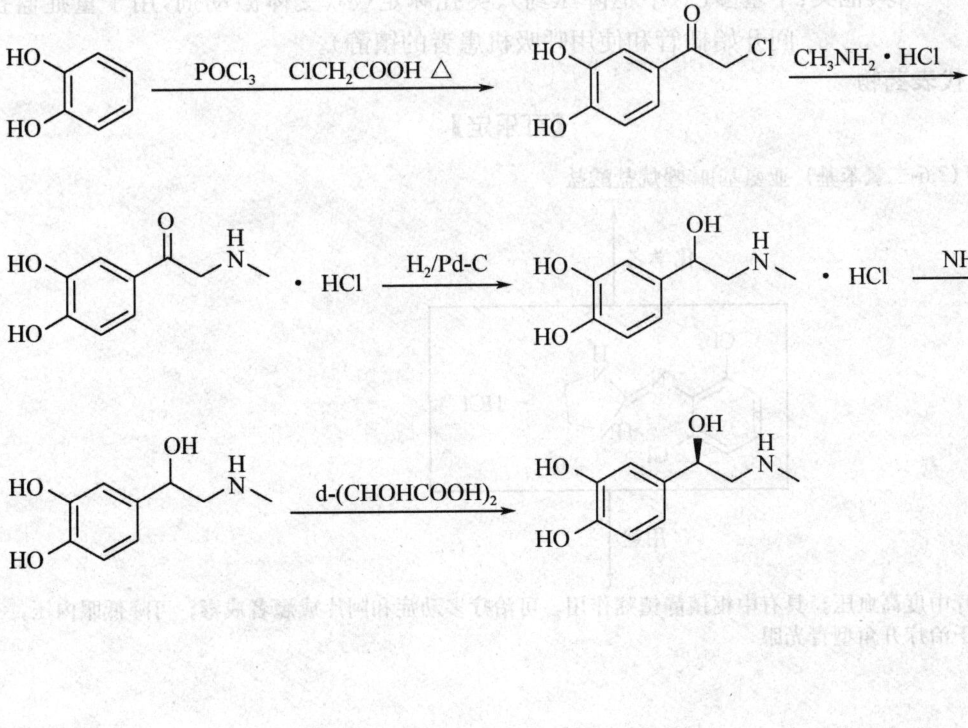

【麻黄碱】

化学名：(1R，2S)-2-甲氨基-苯丙烷-1-醇盐酸盐

结构特点：无酚羟基、α-碳上存在甲基、2个手性碳

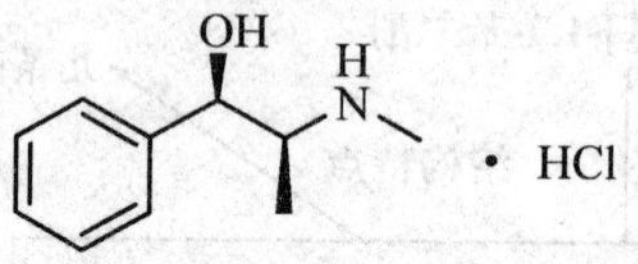

理化性质：邻氨基醇：被氧化剂氧化生成苯甲醛、甲胺

代谢：不被COMT代谢；甲基空间位阻使其不易被MAO代谢

用途：支气管哮喘、过敏反应、鼻黏膜肿胀以及低血压

二、α_2受体激动剂

1. 分类

- 2-氨基咪唑类：可乐定、安普乐定、溴莫尼定、替扎尼定。
- 胍类：胍法辛、胍那苄。
- 其他类：甲基多巴（中枢降压药）、美托咪定（α_{2A}受体激动剂，用于重症监护期间开始插管和使用呼吸机患者的镇静）。

2. 代表药物

【可乐定】

化学名：2-[（2,6-二氯苯基）亚氨基]咪唑烷盐酸盐

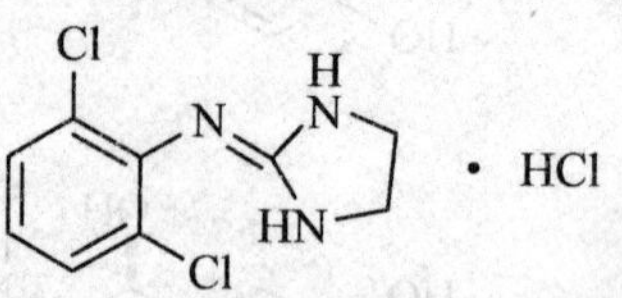

用途：治疗中度高血压；具有中枢镇静镇痛作用，可治疗多动症和阿片成瘾者戒毒；可降低眼内压，用于治疗开角型青光眼

三、选择性β受体激动剂

1. 选择性 β_1 受体激动剂

多巴酚丁胺：对心肌选择性好，增强心肌收缩力，用于治疗器质性心脏病引发的心力衰竭、心肌梗死所致的心源性休克及术后低血压。

普瑞特罗：对肺和血管 β_1 受体无明显作用，适用于急慢性心力衰竭。

扎莫特罗：选择作用于心肌 β_1 受体，用于伴有心肌梗死的心力衰竭的治疗。

2. 选择性 β_2 受体激动剂

氯丙那林、沙丁胺醇、丙卡特罗、吡布特罗：对气管 β_2 受体选择性高，用于舒张支气管平滑肌。

特布他林：对气管 β_2 受体选择性高，治疗支气管哮喘、喘息性支气管炎、肺气肿；连续静脉滴注可抑制子宫平滑肌 β_2 受体，抑制子宫收缩，预防早产。

班布特罗：为特布他林的前药。

利托君：对子宫平滑肌 β_2 受体选择性强，预防早产。

克伦特罗：对支气管 β_2 受体选择性强，治疗支气管痉挛；心律失常、高血压、甲状腺功能亢进患者慎用；可增强蛋白合成，俗称"瘦肉精"。

福莫特罗：长效 β_2 受体激动剂，适用于哮喘夜间发作患者，预防运动性哮喘；还具有抗炎作用。

3. 代表药物

【沙丁胺醇】

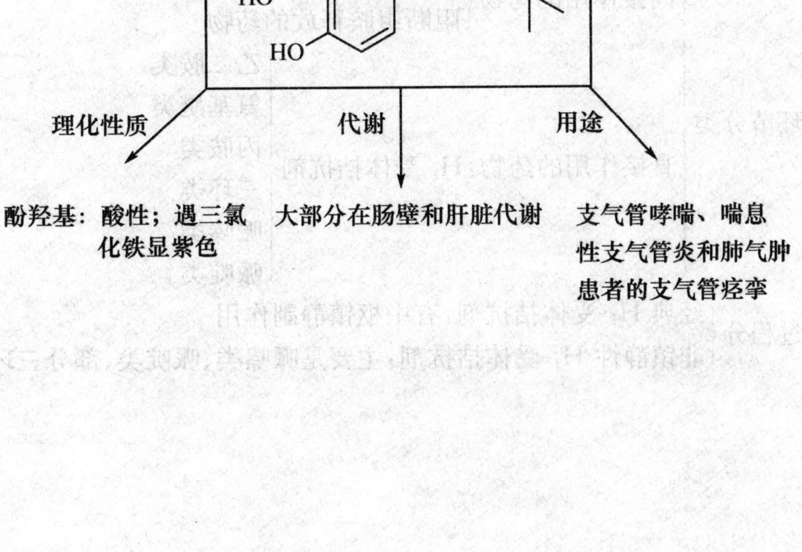

合成路线:

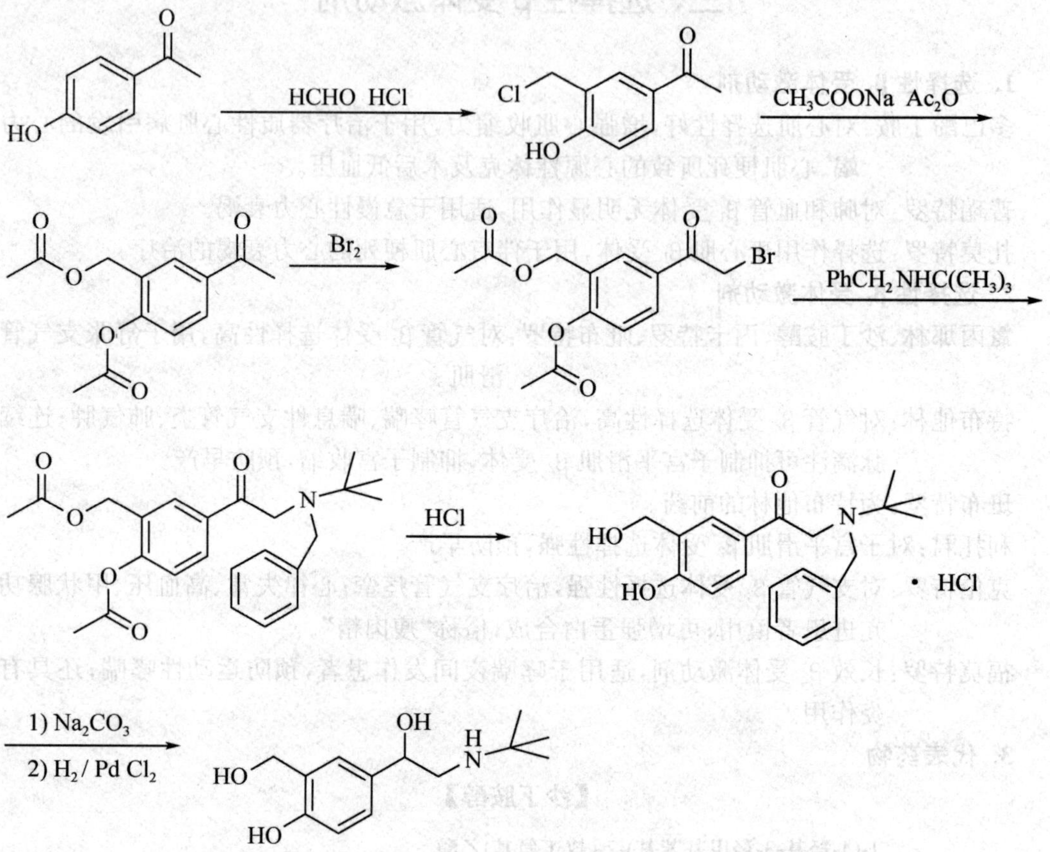

第四节　组胺 H_1 受体拮抗剂

- 按作用环节分类
  - 间接作用的药物
    - 组氨酸脱羧酶抑制剂
    - 阻断组胺释放的药物
  - 直接作用的药物：H_1 受体拮抗剂
    - 乙二胺类
    - 氨基醚类
    - 丙胺类
    - 三环类
    - 哌嗪类
    - 哌啶类
- 按发展过程分
  - 经典 H_1-受体拮抗剂：有中枢镇静副作用
  - 非镇静性 H_1-受体拮抗剂：主要是哌嗪类、哌啶类、部分三环类药物

一、药物发现与发展

哌罗克生(抗疟药,对组胺引起的支气管痉挛有保护作用)

↓ 作为先导化合物,保留氨基醚结构

氨基醚类 H_1 受体拮抗剂

↓ 采用生物电子等排体原理,用-CH_2-、-NH-置换 O

乙二胺类(哌嗪类)、丙胺类(哌啶类)、三环类

1. 氨基醚类

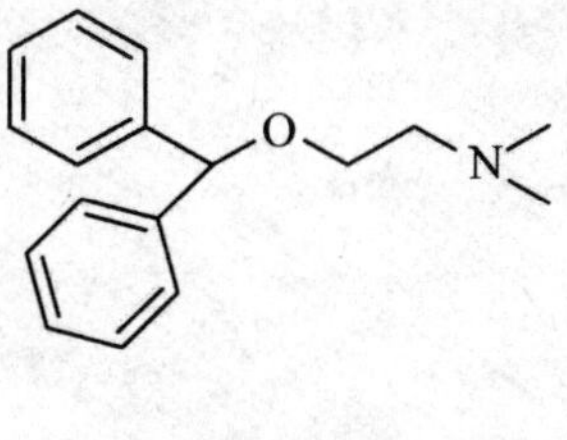

苯海拉明

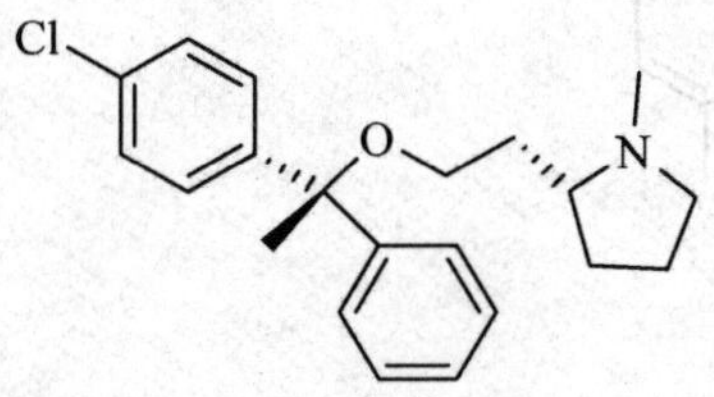

氯马斯汀
(非镇静性)

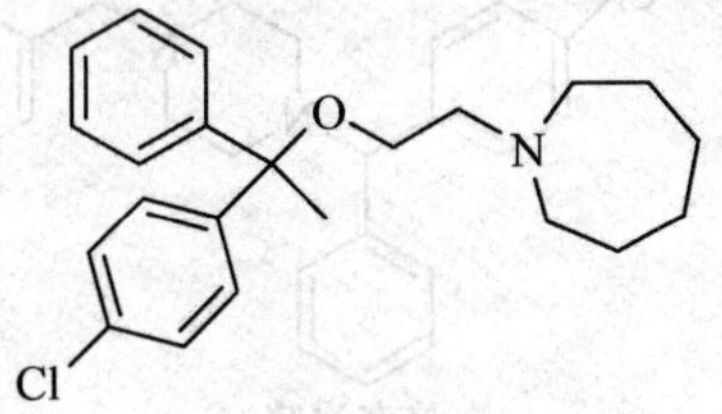

司他斯汀
(非镇静性)

2. 乙二胺类

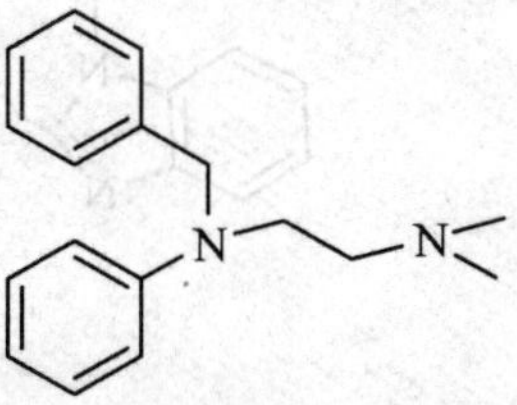

芬苯扎胺

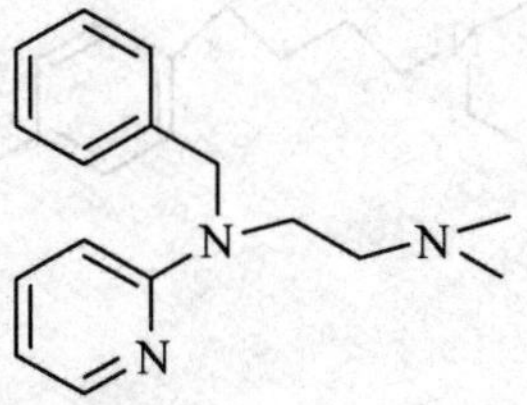

曲吡那敏

3. 丙胺类

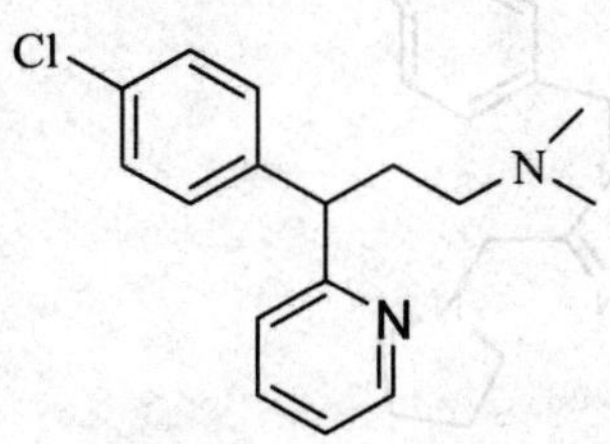

氯苯那敏

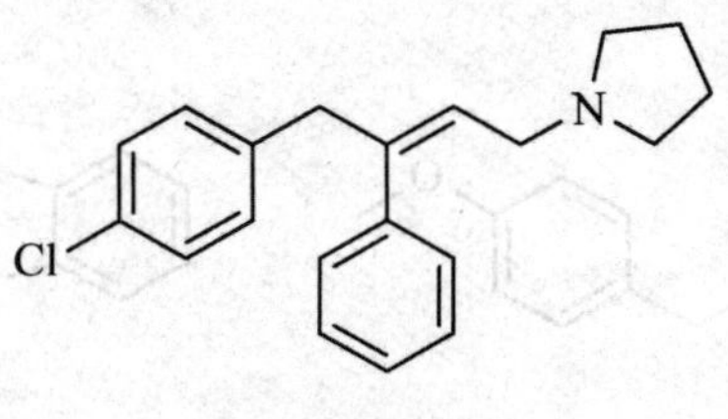

吡咯他敏

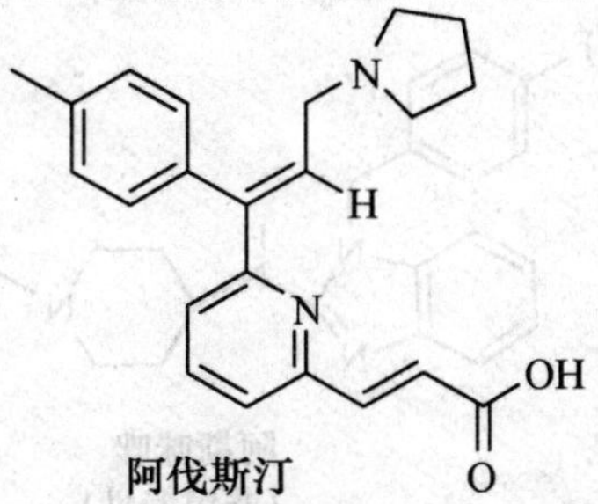

阿伐斯汀
(非镇静性)

4. 哌嗪类

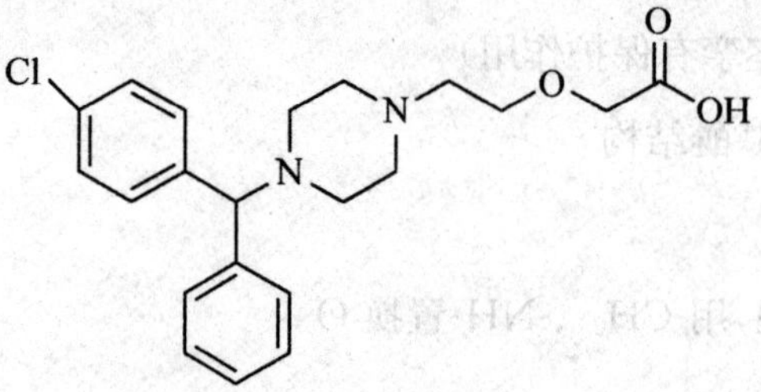

西替利嗪
(非镇静性)

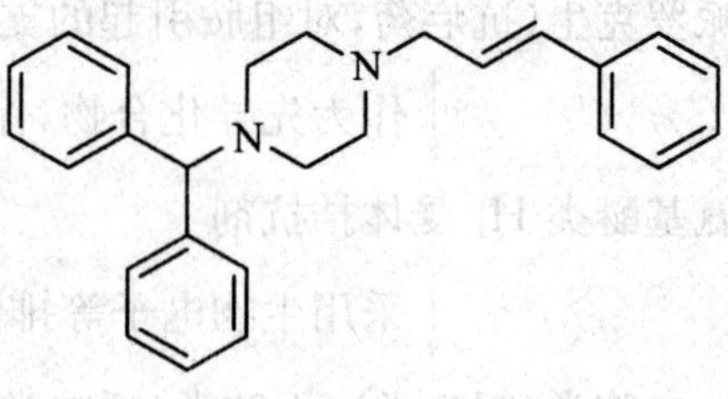

桂利嗪

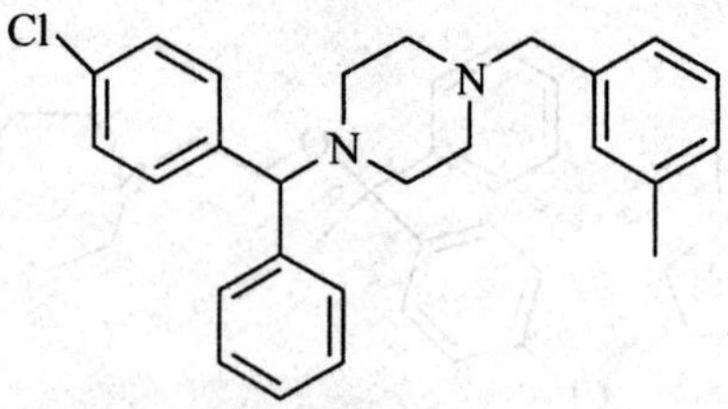

美克洛嗪

5. 哌啶类

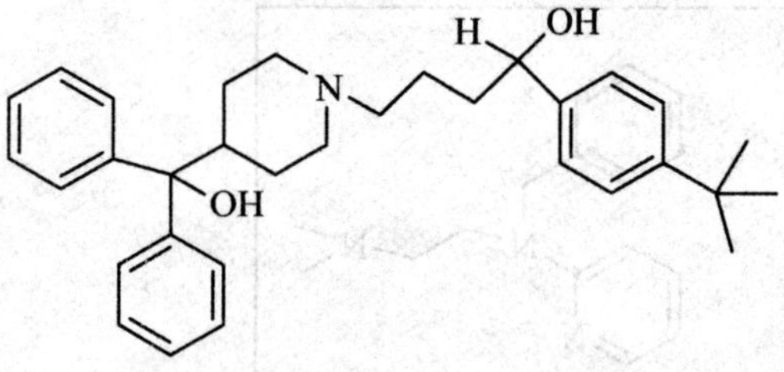

特非那定
(非镇静性)

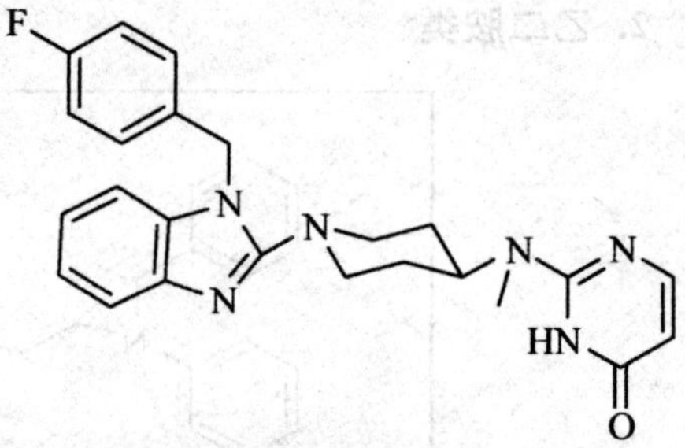

咪唑斯汀
(非镇静性)

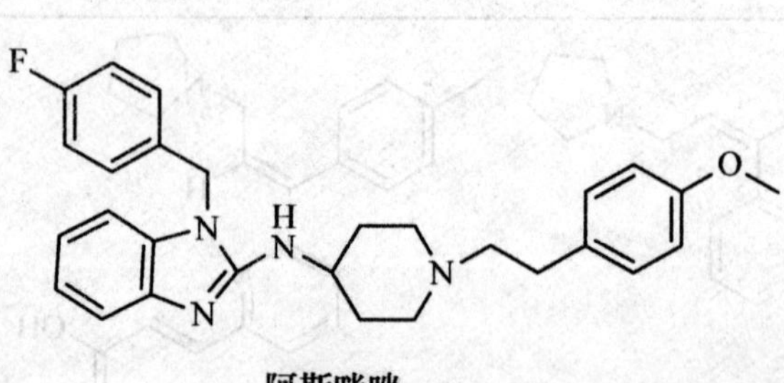

阿斯咪唑
(非镇静性)

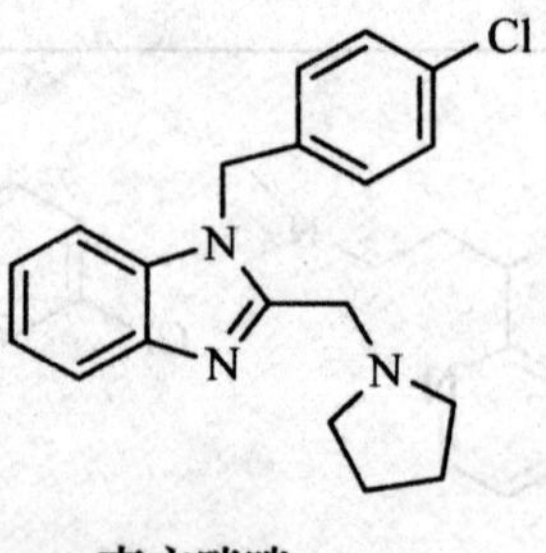

克立咪唑
(非镇静性)

6. 三环类

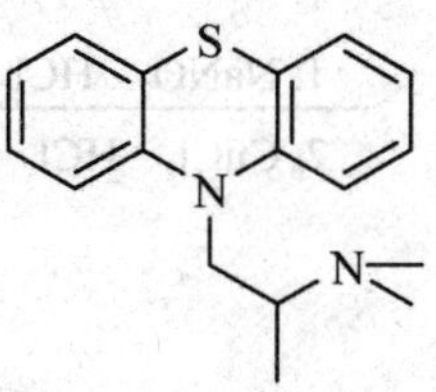

异丙嗪
(镇静副作用)

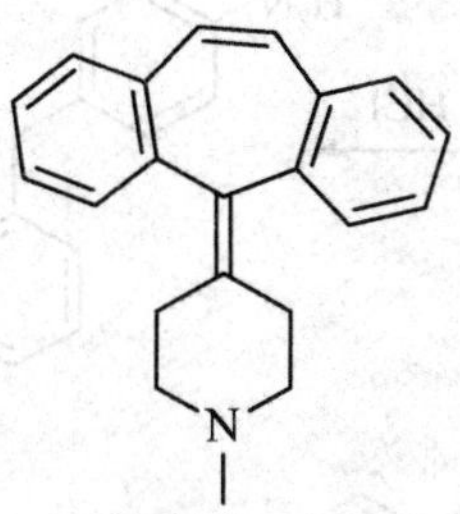

赛庚啶
(镇静副作用)

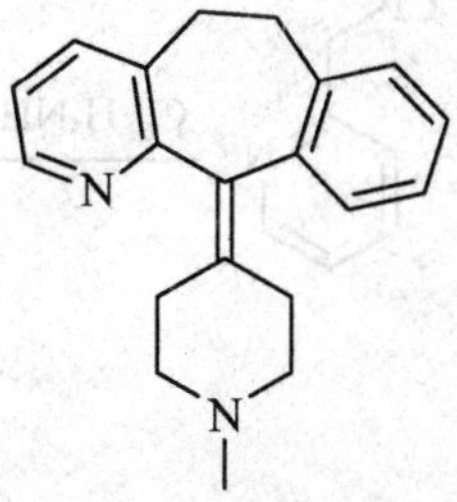

阿扎他定
(镇静副作用)

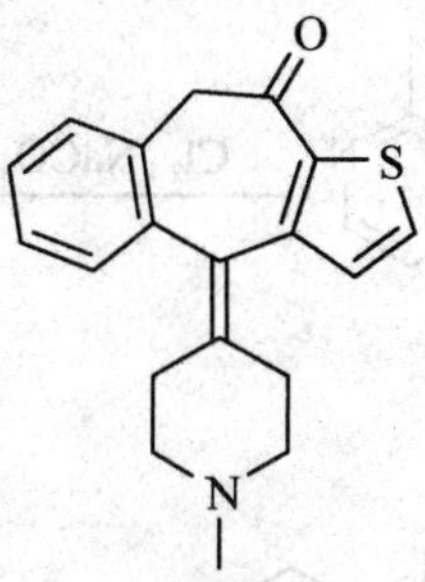

酮替芬
(镇静副作用)

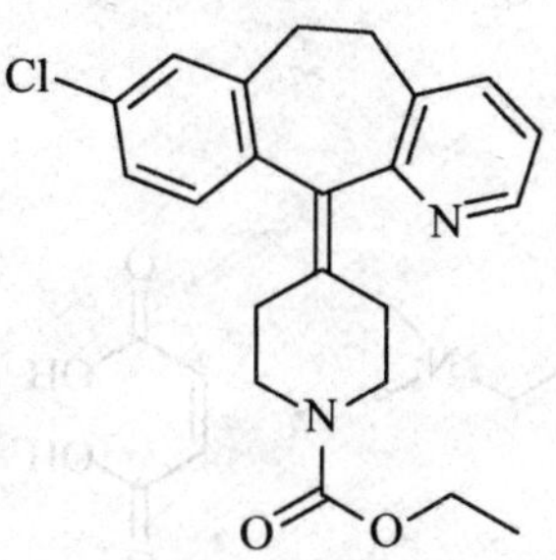

氯雷他定
(非镇静性)

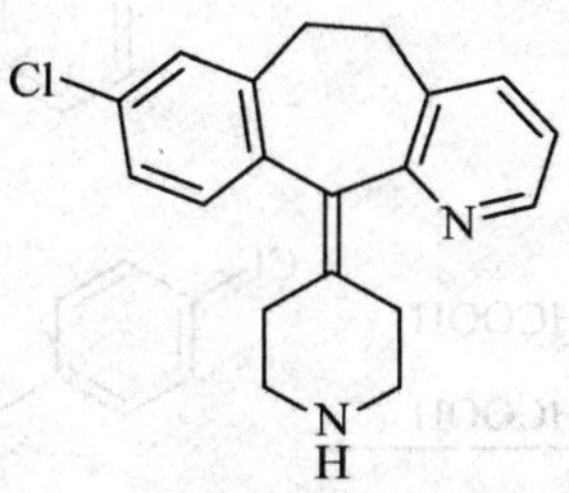

地氯雷他定
(非镇静性)

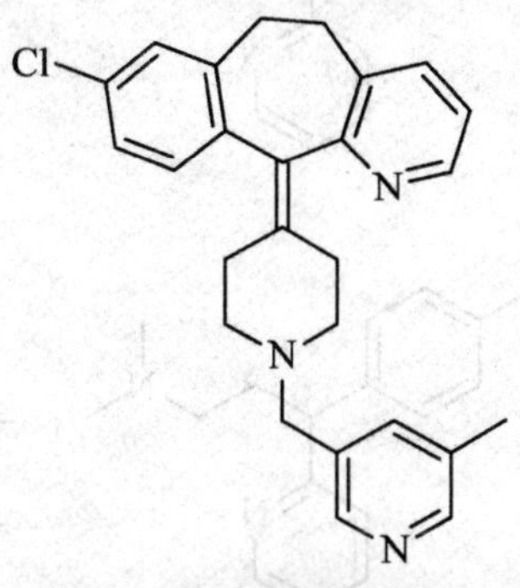

卢帕他定
(非镇静性)

二、代表药物

1. 马来酸氯苯那敏

化学名：N,N-二甲基 – γ - (4-氯苯基) –2-吡啶丙胺顺丁烯二酸盐

结构特点：丙胺类，S-(+)异构体活性高且毒性小

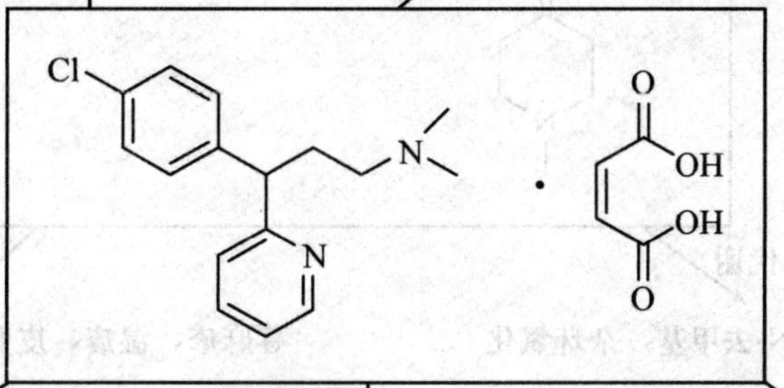

理化性质：叔胺：与枸橼酸醋酐试液显红色；马来酸：被高锰酸钾氧化

代谢：N-去一甲基、N-去二甲基、N-氧化、马来酸羟化为酒石酸

用途：过敏性鼻炎、皮肤黏膜过敏

合成路线:

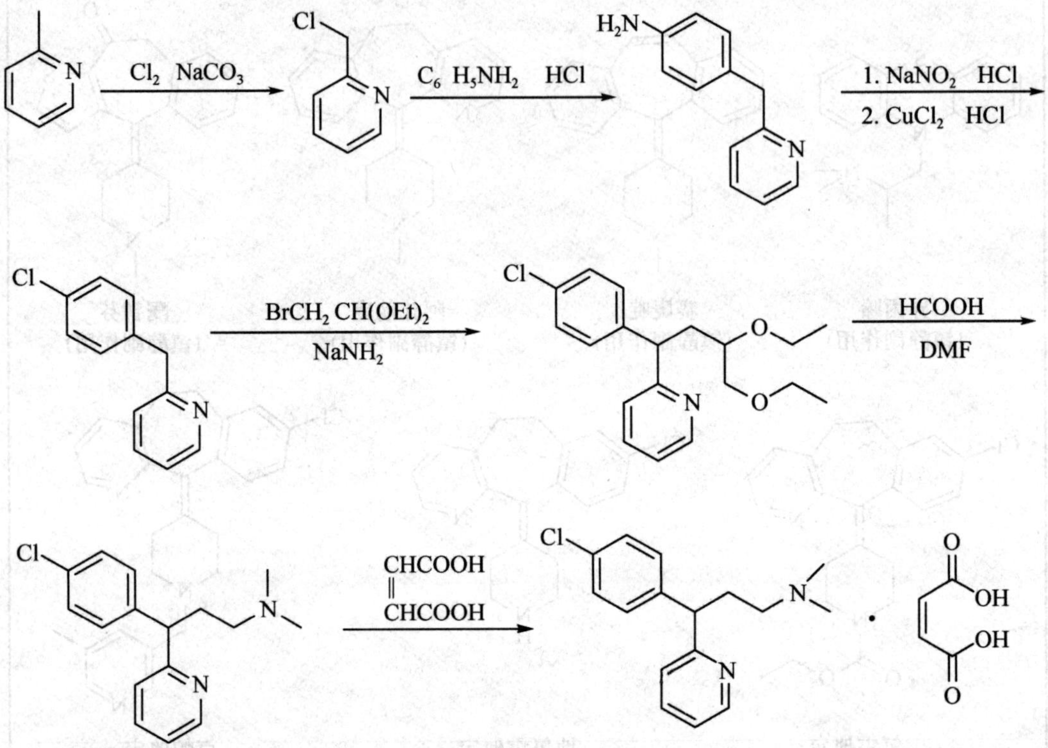
N
Cl_2 $NaCO_3$
Cl
$C_6H_5NH_2$ HCl
H_2N
1. $NaNO_2$ HCl
2. $CuCl_2$ HCl
$BrCH_2CH(OEt)_2$
$NaNH_2$
O
HCOOH
DMF
CHCOOH
CHCOOH
OH

2. 盐酸赛庚啶

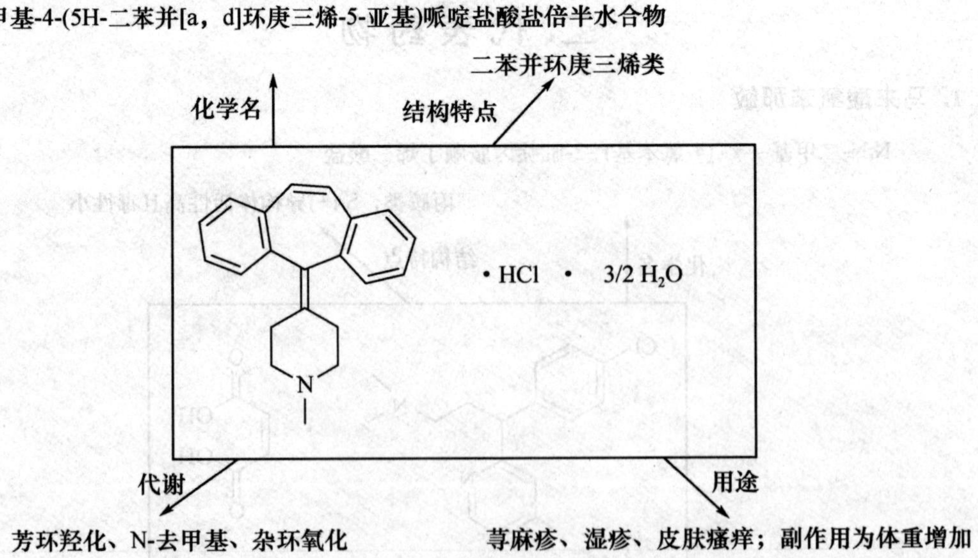
1-甲基-4-(5H-二苯并[a，d]环庚三烯-5-亚基)哌啶盐酸盐倍半水合物
二苯并环庚三烯类
化学名
结构特点
· HCl · 3/2 H_2O
N
代谢
用途
芳环羟化、N-去甲基、杂环氧化
荨麻疹、湿疹、皮肤瘙痒；副作用为体重增加

3. 氯雷他定

4-(8-氯-5,6-二氢-11*H*-苯并[5,6]-环庚烷[1,2-b]吡啶-11-亚基-1-羧酸乙酯

三环类

化学名　结构特点

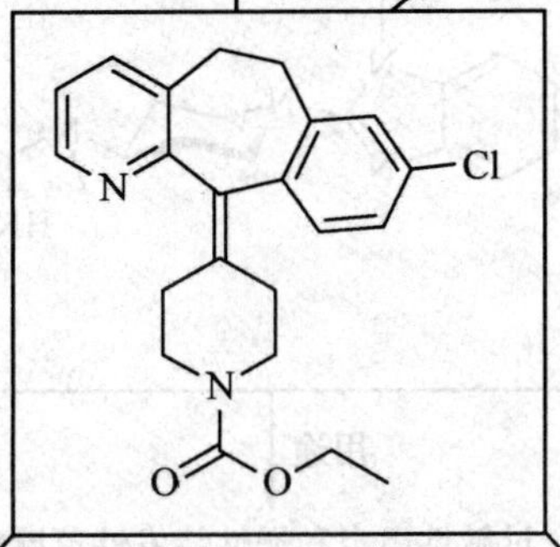

代谢　用途

水解脱羧，代谢物地氯雷他定仍有药效　　过敏性鼻炎、荨麻疹、过敏性关节炎

4. 盐酸西替利嗪

2-[4-[(4-氯苯基)-苯基甲基]-1-哌嗪基]乙氧基乙酸二盐酸盐

哌嗪类、醚

化学名　结构特点

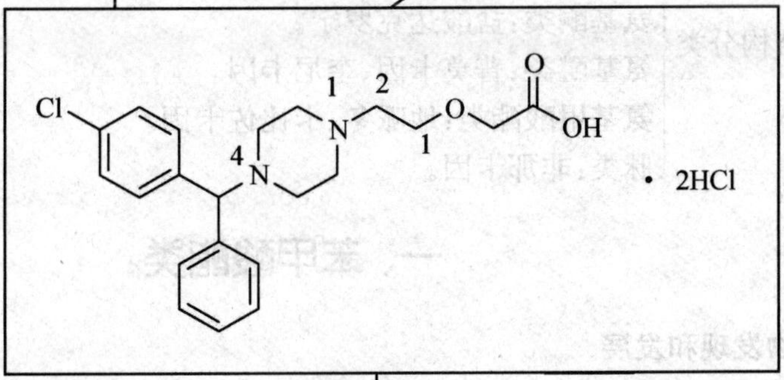

用途

非镇静性抗组胺药

5. 咪唑斯汀

2-((1-(1-((4-氟苯基)甲基)-1H-苯并咪唑-2-基)哌啶基-4-基)甲基氨基)嘧啶-4(3H)-酮

哌啶类、苯并咪唑环、嘧啶环

化学名　结构特点

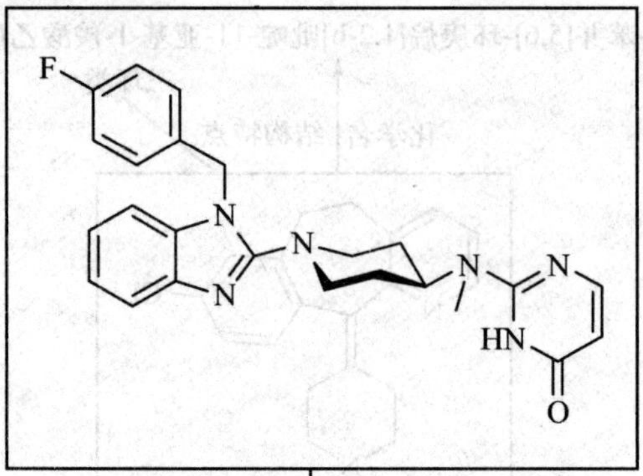

用途

过敏性鼻炎和慢性特发性荨麻疹

第五节 局部麻醉药

按照结构分类：
- 苯甲酸酯类：盐酸普鲁卡因、丁卡因、布他卡因。
- 酰胺类：盐酸利多卡因、吡咯卡因。
- 氨基酮类：盐酸达克罗宁。
- 氨基醚类：普莫卡因、奎尼卡因。
- 氨基甲酸酯类：地哌冬、卡比佐卡因。
- 脒类：非那卡因。

一、苯甲酸酯类

1. 药物发现和发展

1860 年，从古柯树叶中提取到一种生物碱，命名为可卡因。1884 年，可卡因作为局麻药正式应用于临床。

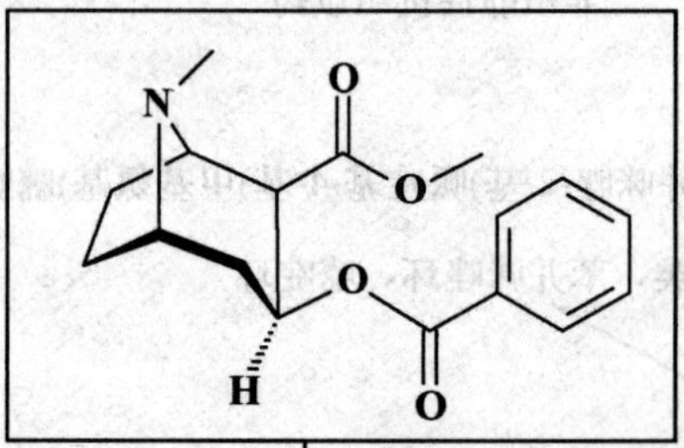

有成瘾性、水溶液不稳定、变态反应性疾病等副作用，结构简化寻找药效团

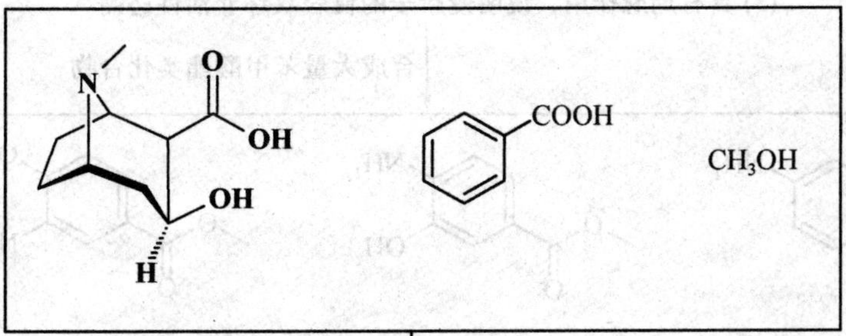

三者均无局麻作用

保留爱康宁，改变苯甲酸酯部分，
作用下降或消失

(1) 说明苯甲酸酯在局麻作用中具有重要地位

测试托哌可卡因活性

有局麻作用

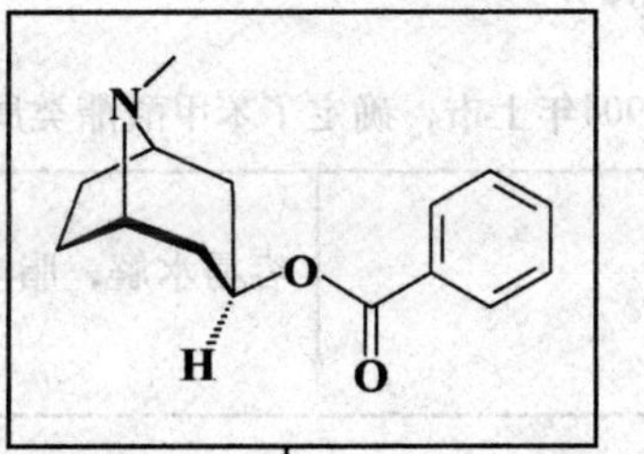

(2) 说明可卡因的甲氧羰基非活性必需

打开四氢吡咯环，简化爱康宁

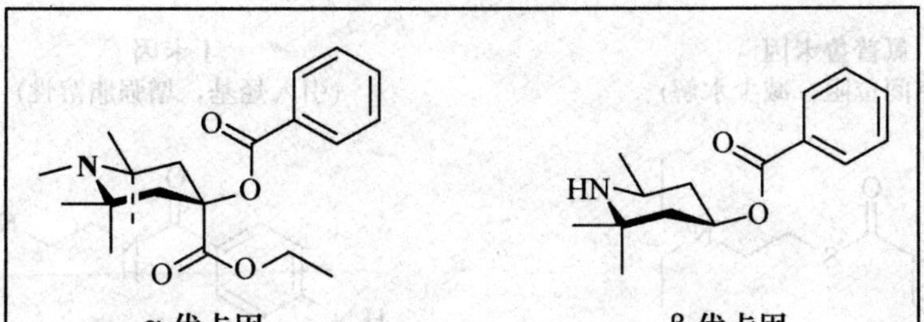

α-优卡因　　　　β-优卡因

(3) 具有局麻作用，说明爱康宁的莨菪双环非活性必需

合成大量苯甲酸酯类化合物

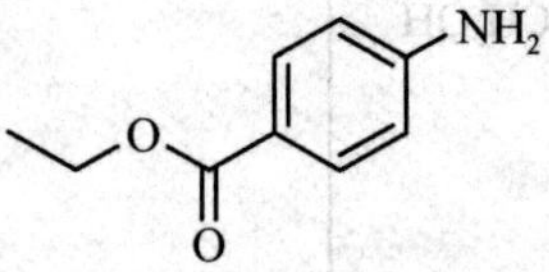

苯佐卡因

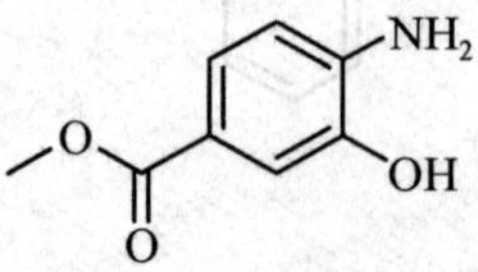

奥索卡因

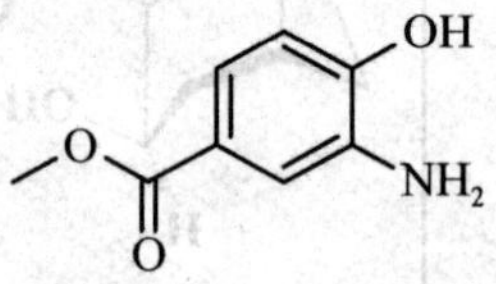

新奥索仿

1890年，证明了对氨基苯甲酸酯类化合物的局麻作用，但上述三者溶解性小，不能注射

引入碱性侧链，类似爱康宁杂环上的N原子

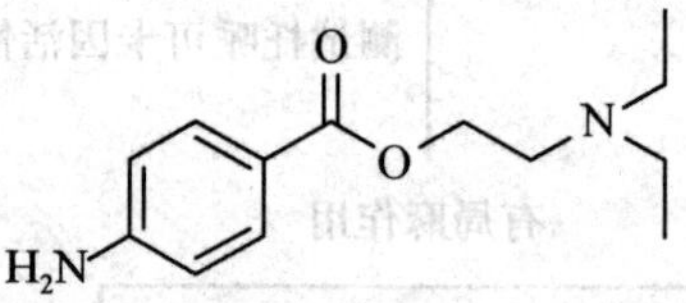

普鲁卡因，1904年上市，确定了苯甲酸酯类局麻药的诞生

容易水解，脂溶性不强，进行改造

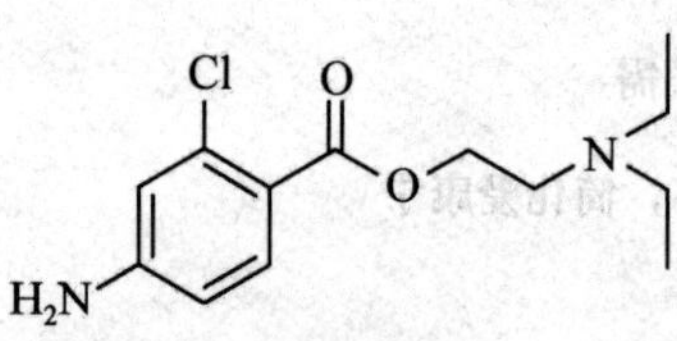

氯普鲁卡因
(增大空间位阻，减少水解)

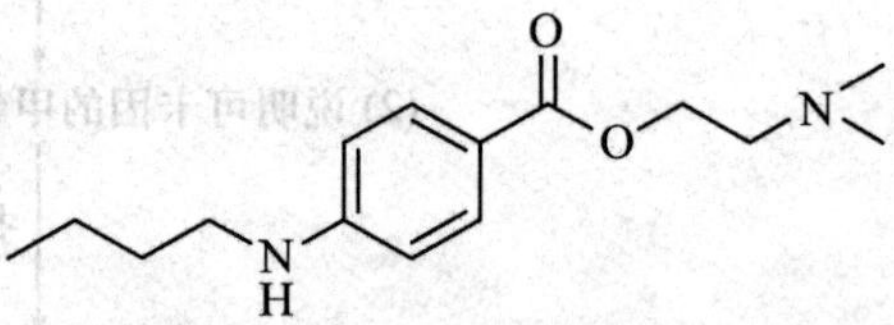

丁卡因
(引入烃基，增强脂溶性)

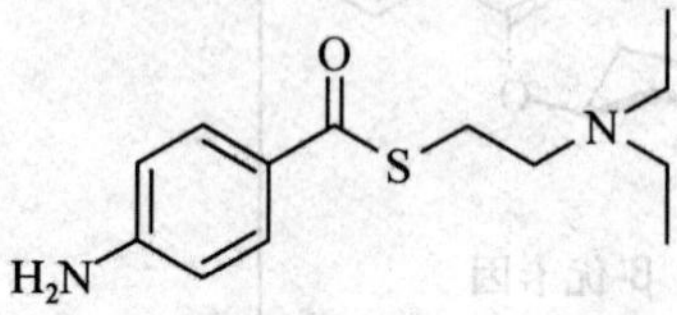

硫卡因
(脂溶性增大，起效快，作用时间短，毒性加大)

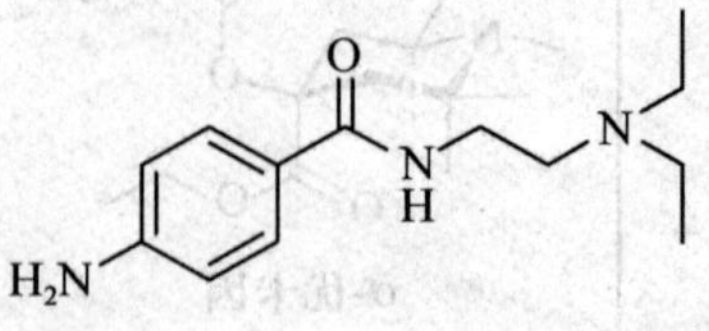

普鲁卡因胺
(局麻作用微弱，但可抗心律失常)

2. 代表药物

【普鲁卡因】

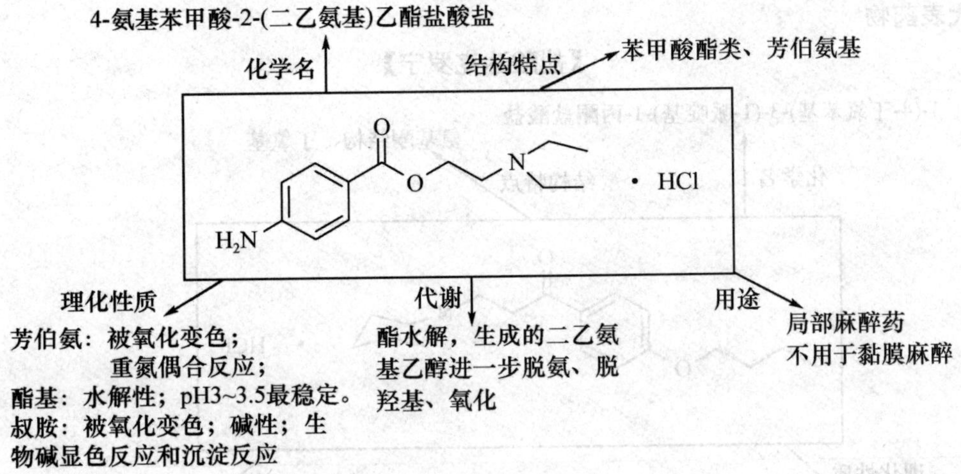

合成路线：

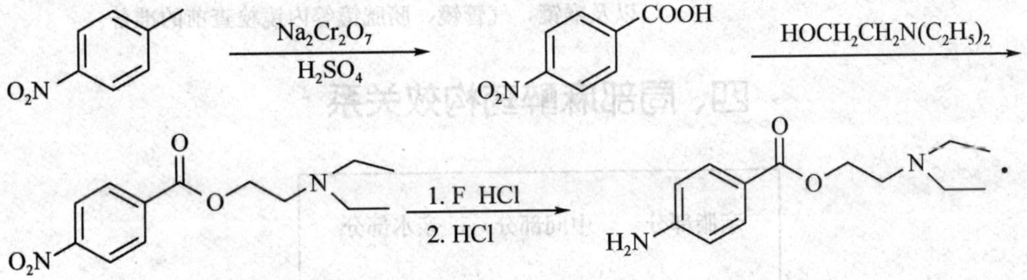

二、酰 胺 类

代表药物

【盐酸利多卡因】

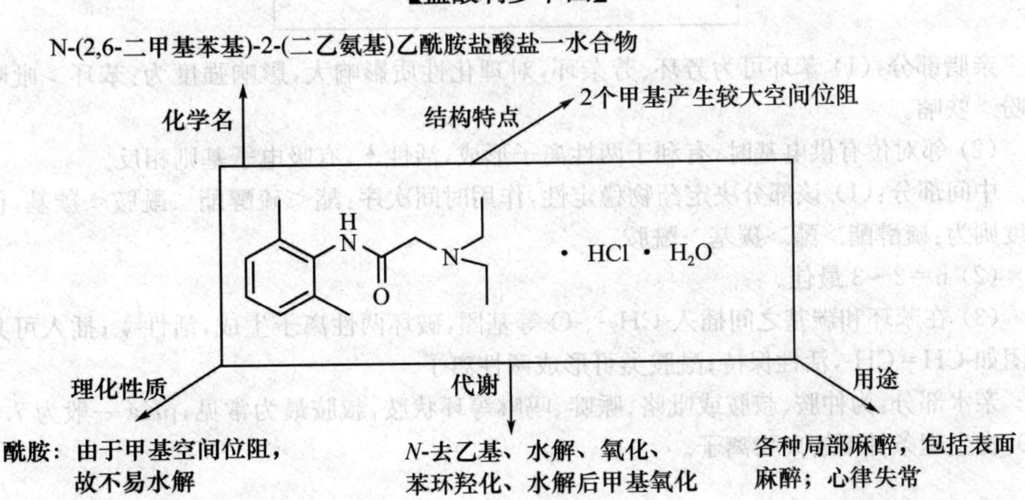

三、氨基酮类

代表药物

【盐酸达克罗宁】

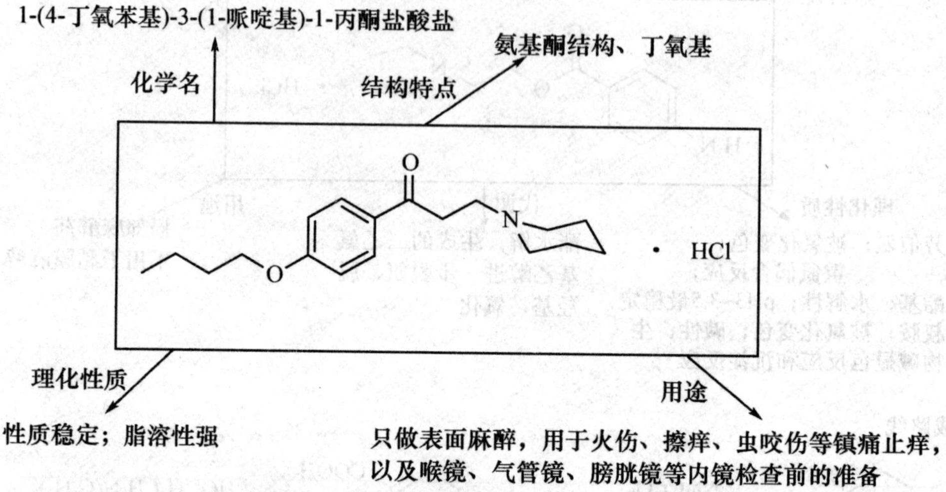

四、局部麻醉药构效关系

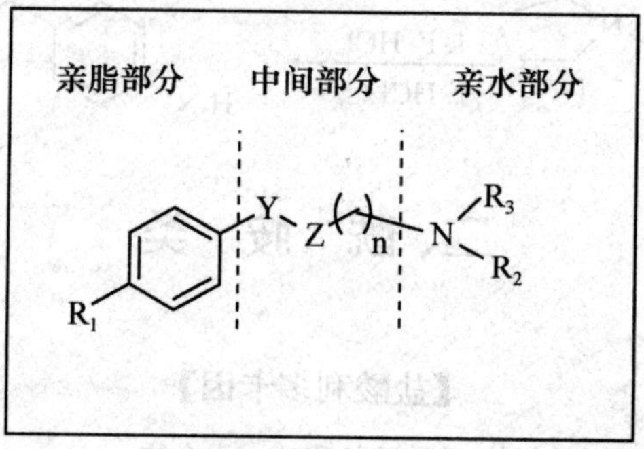

亲脂部分：(1) 苯环可为芳环、芳杂环，对理化性质影响大，影响强度为：苯环＞吡咯＞噻吩＞呋喃。

(2) 邻对位有供电基时，有利于两性离子形成，活性↑，有吸电子基则相反。

中间部分：(1) 该部分决定药物稳定性，作用时间次序：酯＜硫醇酯＜酰胺＜羰基，作用强度则为：硫醇酯＞酯＞羰基＞酰胺。

(2) n＝2～3 最佳。

(3) 在苯环和羰基之间插入-CH_2-、-O-等基团，破坏两性离子生成，活性↓；插入可共轭基团如-CH＝CH-，活性保持；酰胺类可形成两性离子。

亲水部分：为仲胺、叔胺或吡咯、哌啶、吗啉等环状胺，叔胺最为常见，p*K*a 一般为 7.5～7.9，在生理条件下解离为离子。

知识地图

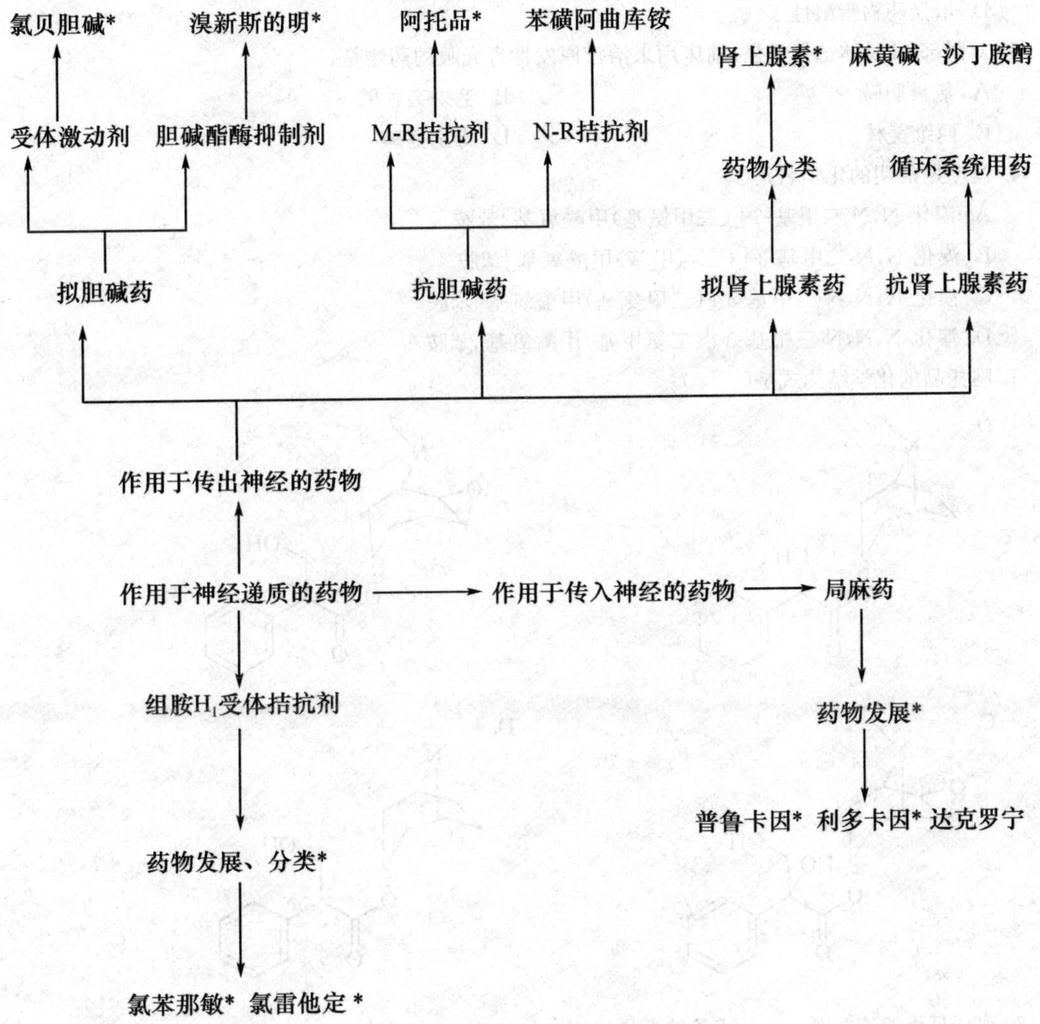

精选习题

一、选择题

A 型题

1. 属于胆碱酯酶抑制剂的药物是(　　)。

A. 氯贝胆碱　　B. 溴新斯的明　　C. 阿托品　　D. 溴丙胺太林

2. 下列化学结构式为乙酰胆碱，将其酯基上的甲基用氨基取代，目的是(　　)。

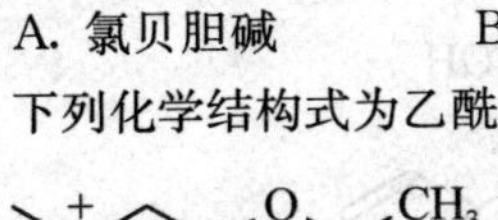

A. 降低羰基极性，增强酯基的稳定性

B. 增加空间位阻，增强酯基稳定性

C. 增强药物水溶性

D. 增强药物脂溶性

3. 对眼部 M 受体选择性强，临床用来治疗原发性青光眼的药物是（　　）。

A. 氯贝胆碱　　B. 毛果芸香碱

C. 西维美林　　D. 毒扁豆碱

4. 溴新斯的明的化学名是（　　）。

A. 溴化-N,N-二甲基-3-[（二甲氨基）甲酰氧基]苯胺

B. 溴化-N,N-二甲基-3-[（二氨甲基）甲酰氧基]苯胺

C. 溴化-N,N,N-三甲基-3-[（二甲氨基）甲酰氧基]苯胺

D. 溴化-N,N,N-三甲基-3-[（二氨甲基）甲酰氧基]苯胺

5. 阿托品的化学结构式是（　　）。

A.

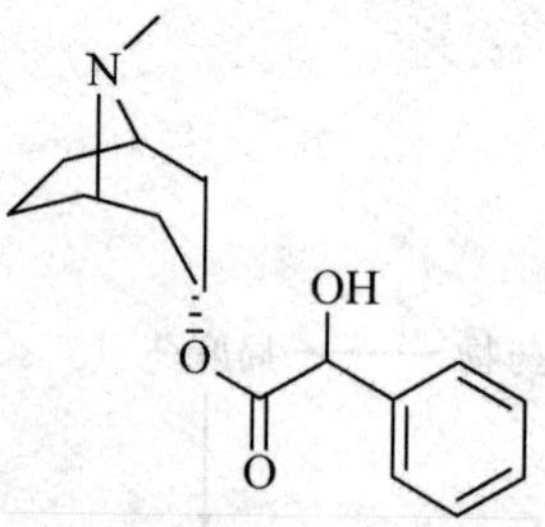

B.

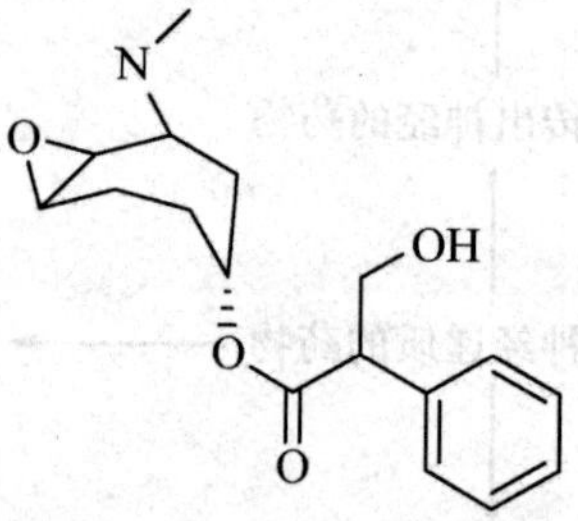

C.

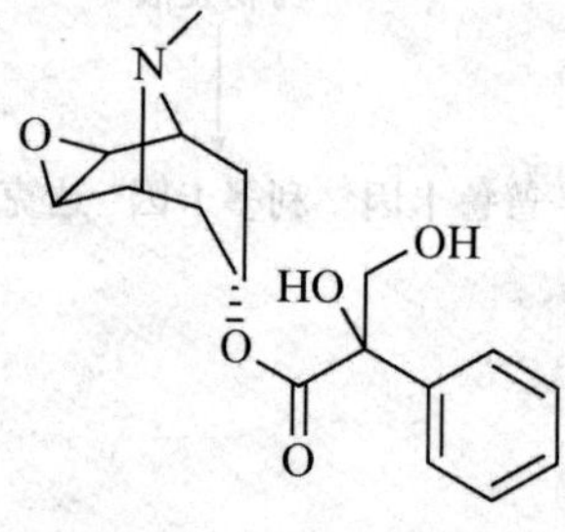

D.

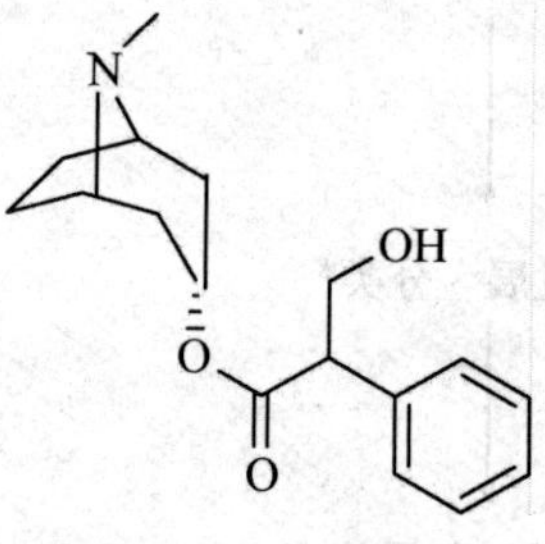

6. 阿托品水溶液在哪一种 pH 条件下最稳定（　　）？

A. 2.0～3.0　　B. 3.5～4.0

C. 8.0～9.0　　D. 10.0～10.5

7. 下列抗胆碱药物中，中枢作用最强的是（　　）。

A.

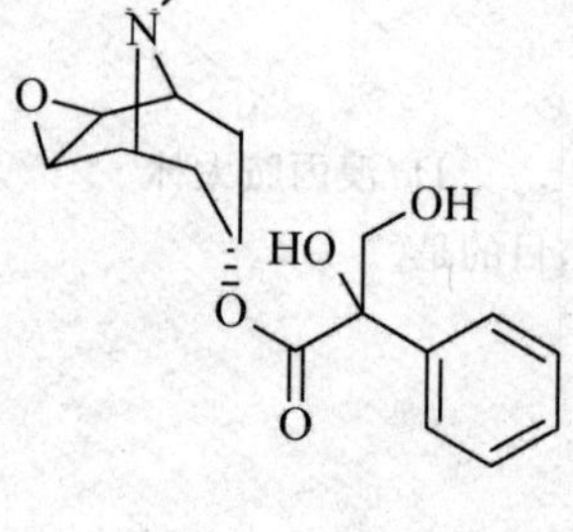

B.

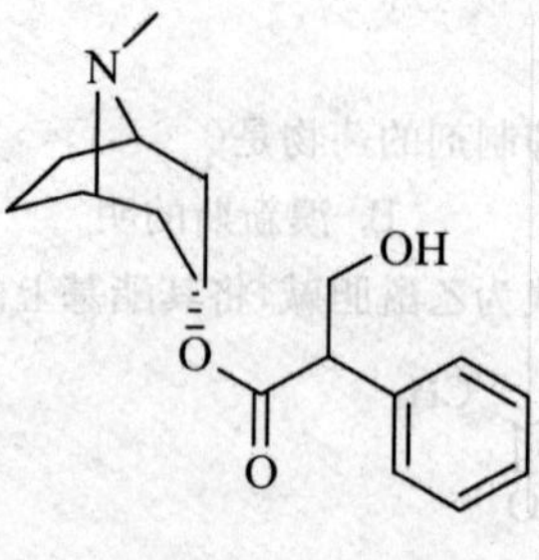

C.

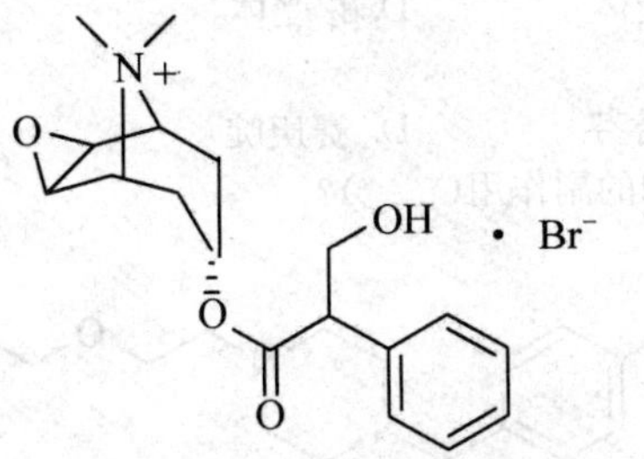

D.

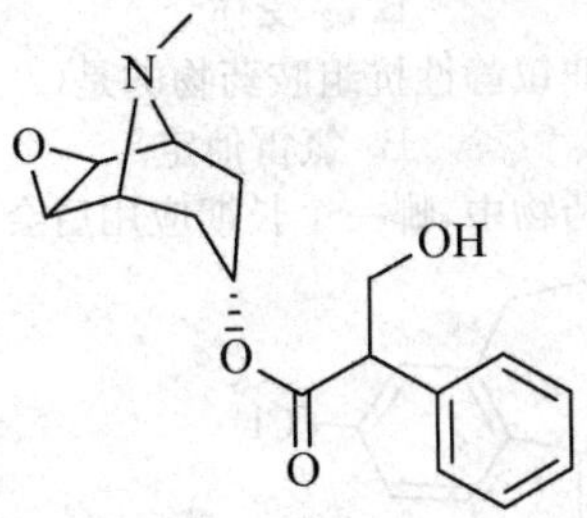

8. 将某一药物用发烟硝酸加热处理，再加入氢氧化钾醇溶液和一小粒固体氢氧化钾，初显深紫色，后转为暗红色，最后颜色消失，那么该药应该是下列中的哪一个(　　)?

A. 阿托品　B. 吗啡　C. 溴新斯的明　D. 氯丙嗪

9. 阿托品作为 M 受体拮抗剂，其产生药效的基本结构是(　　)。

A. 氨基醇酯基团　B. 七元含氮杂环

C. α-羟甲基苯乙酸酯基团　D. 氨基酰胺基团

10. 运用软药原理设计成功的药物是(　　)。

A. 苯磺阿曲库铵　B. 氯唑沙宗　C. 泮库溴铵　D. 溴己氨胆碱

11. 人体生物合成肾上腺素的原料是(　　)。

A. 色氨酸　B. 精氨酸　C. 酪氨酸　D. 缬氨酸

12. 关于肾上腺素的描述，错误的是(　　)。

A. 临床使用 *R* 异构体

B. 遇空气中的氧或氧化剂，会被氧化变色

C. 在中性或碱性水溶液中稳定

D. 水溶液在室温放置后，会发生消旋化而致活性降低

13. 麻黄碱分子结构中具有 2 个手性碳原子，临床上使用的麻黄碱是采用了哪一种光学异构体(　　)?

A. 1R,2R　B. 1R,2S　C. 1S,2S　D. 1S,2R

14. 下列药物中，哪一个药物因为其有强大的中枢副作用，且是制备冰毒的中间体而被列为国家第一类易制毒化学品(　　)?

A.

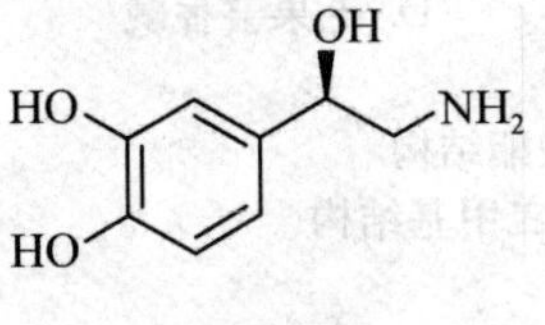

B.

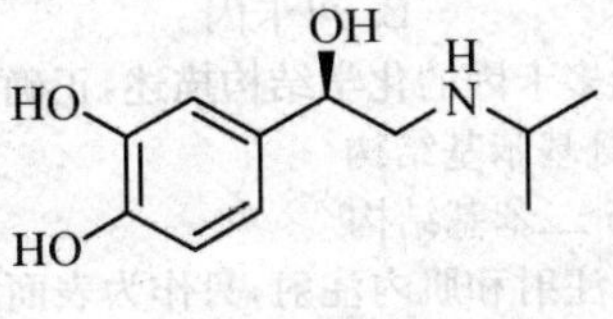

C.

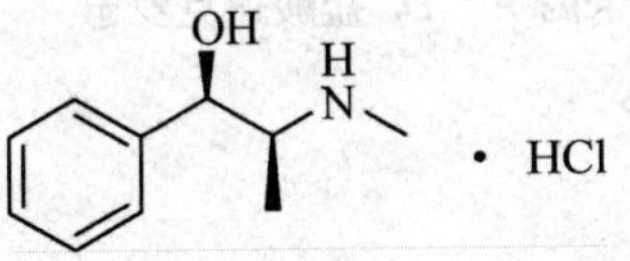

D.

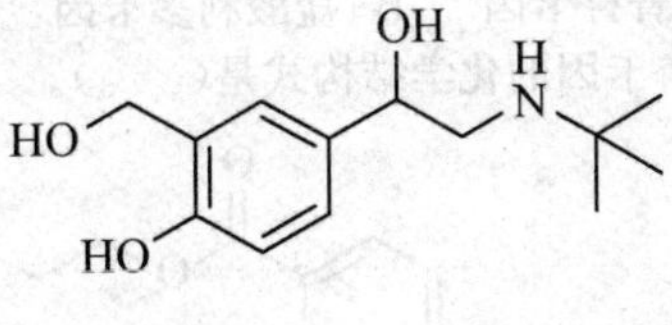

15. 具有亚氨基咪唑烷结构的药物是(　　)。

A. 盐酸可乐定　B. 沙丁胺醇　C. 盐酸麻黄碱　D. 多巴酚丁胺

16. 下列结构的药物，选择作用于哪一种受体(　　)?

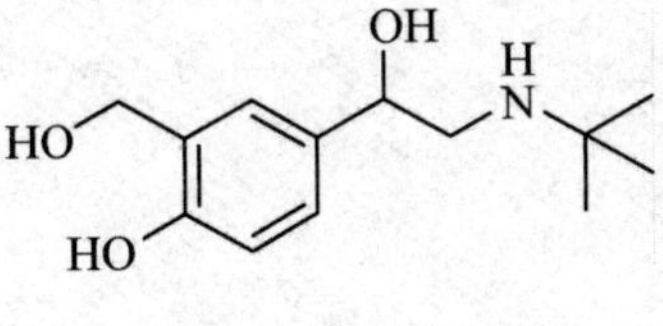

A. α_1 受体　　B. α_2 受体　　C. β_1 受体　　D. β_2 受体

17. 属于三环类非镇静性抗组胺药物的是(　　)。

A. 异丙嗪　　B. 氯雷他定　　C. 酮替芬　　D. 赛庚啶

18. 下列抗组胺药物中,哪一个长期应用后会有体重增加的副作用(　　)?

A.

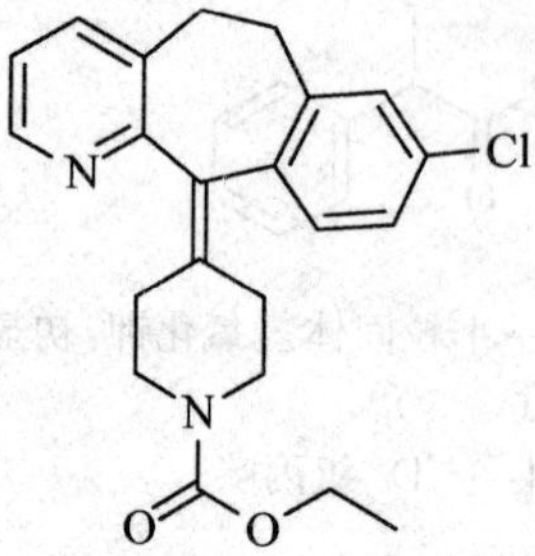

B.

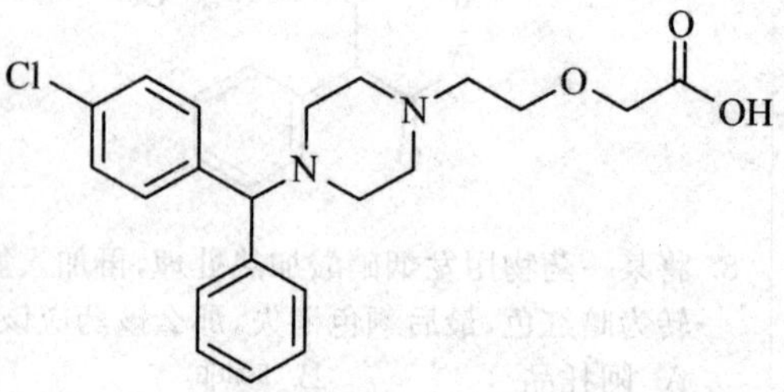

C.

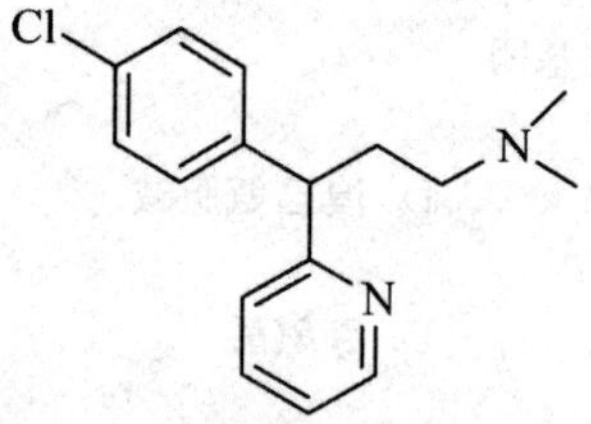

D.

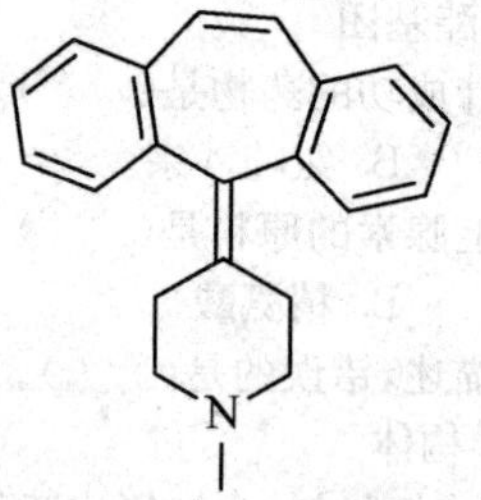

19. 下列药物中,哪一个药物的主要代谢物也因具有抗组胺活性而被开发上市(　　)?

A. 咪唑斯汀　　B. 氯雷他定　　C. 氯苯那敏　　D. 盐酸赛庚啶

20. 马来酸氯苯那敏水溶液在 pH3～4 的缓冲液中与溴化氰试剂反应,再与苯胺生成橙黄色缩合物,该反应基于氯苯那敏具有哪一个结构基团(　　)?

A. 吡啶环　　B. 马来酸　　C. 叔胺　　D. 对氯苯基

21. 苯甲酸酯类局部麻醉药的发展,是在哪一个先导化合物的基础上进行改造得到的(　　)?

A. 吗啡　　B. 可卡因　　C. 芦竹碱　　D. 毛果芸香碱

22. 有关盐酸利多卡因的化学结构描述,正确的是(　　)。

A. 含有对氨基苯基结构　　B. 含有苯甲酸酯结构

C. 含有 2,6-二苯基结构　　D. 含有 N,N-二甲基结构

23. 不宜做静脉注射和肌内注射,只作为表面麻醉药的是(　　)。

A. 盐酸普鲁卡因　　B. 盐酸利多卡因　　C. 盐酸丁卡因　　D. 盐酸达克罗宁

24. 盐酸普鲁卡因的化学结构式是(　　)。

A.

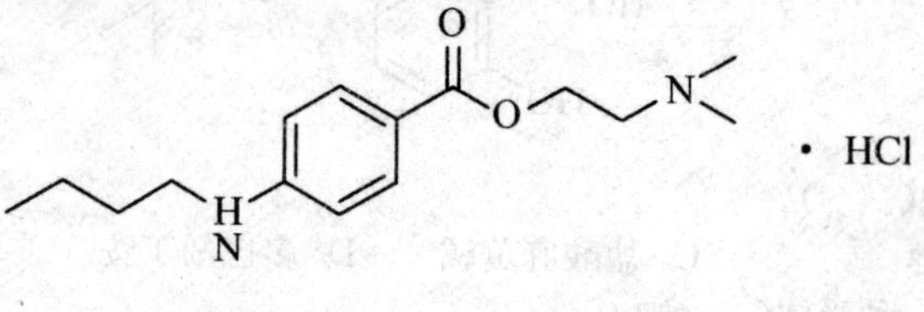

B.

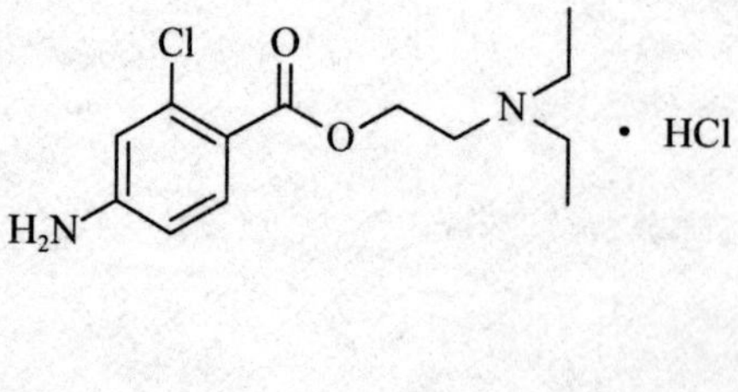

C.

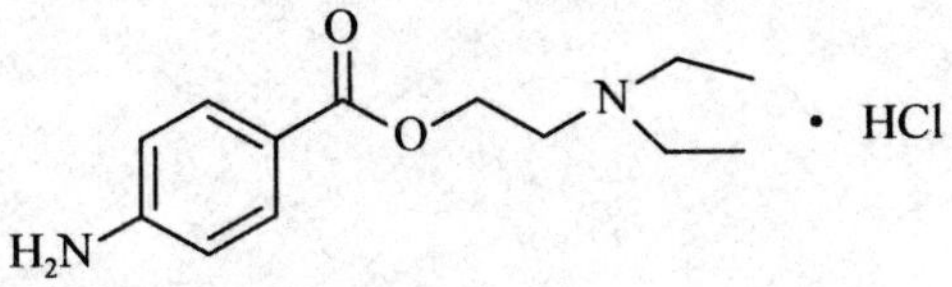

D.

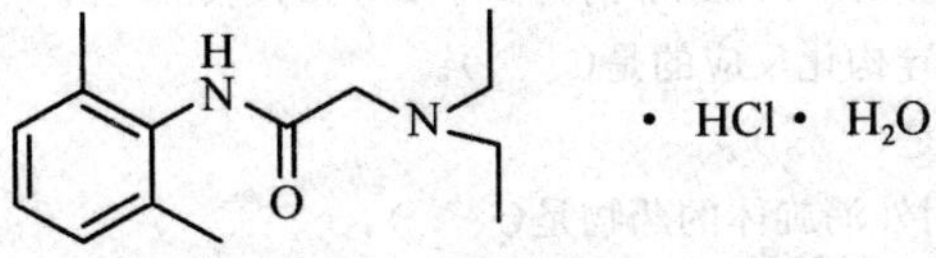

25. 对于局部麻醉药的构效关系，描述正确的是(　　)。

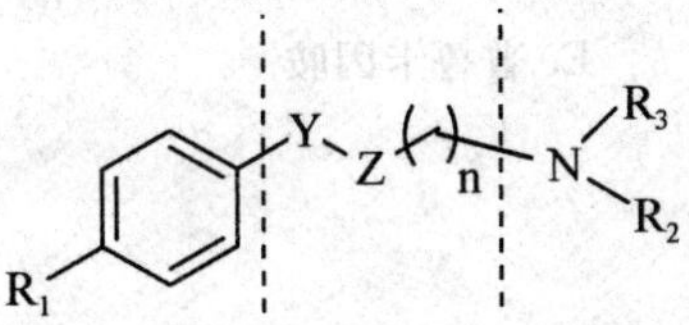

A. R_1 为供电子基团，活性增强

B. n 值越大，活性越强

C. 药物作用时间长短依次为 —C(=O)—O— ＞ —C(=O)—S— ＞ —C(=O)—NH— ＞ —C(=O)—CH_2—

D. 药物作用强度顺序依次为 —C(=O)—S— ＞ —C(=O)—NH— ＞ —C(=O)—CH_2— ＞ —C(=O)—O—

B 型题

A. 曲吡那敏　　B. 苯海拉明　　C. 氯苯那敏　　D. 氯雷他定　　E. 西替利嗪

26. 具有氨基醚结构的是(　　)。

27. 具有丙胺结构的是(　　)。

28. 具有三环结构的是(　　)。

29. 具有乙二胺结构的是(　　)。

30. 具有哌嗪基结构的是(　　)。

A.

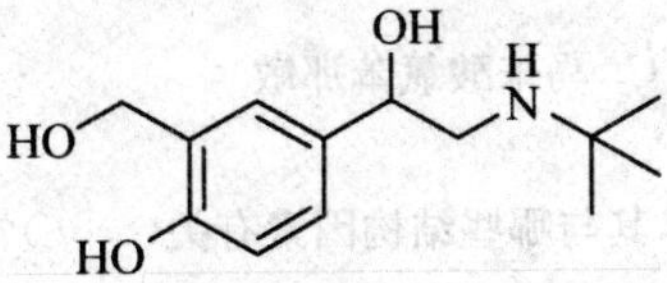

B.

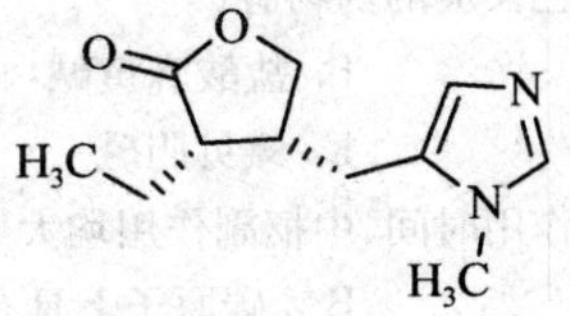

C.

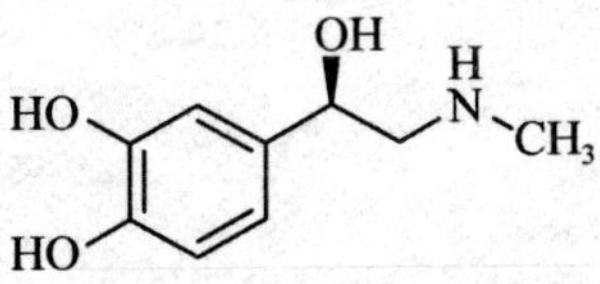

D.

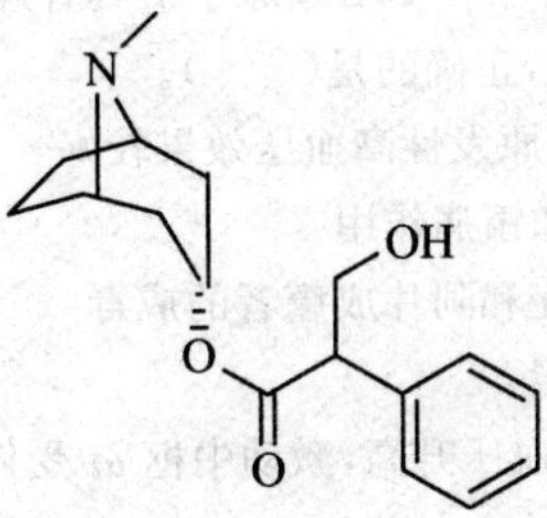

E.

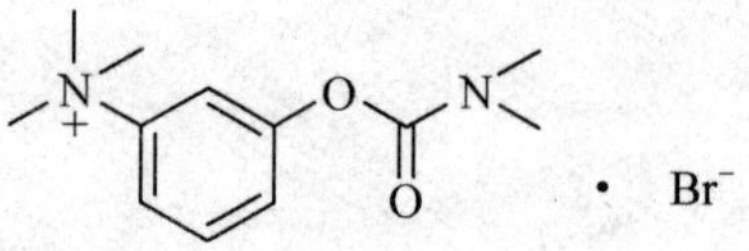

31. 从胃肠道吸收，大部分在肠壁和肝代谢，进入循环的原形药物少于20%的是（　　）。
32. 在碱性条件下，可以发生开环反应和差向异构化反应的是（　　）。
33. 可以口服，但口服剂量远大于注射剂量的是（　　）。
34. 在提取分离过程中，发生消旋化，临床使用外消旋体的药物是（　　）。
35. 属于人体神经递质的药物是（　　）。

A. 普鲁卡因　B. 利多卡因　C. 丁卡因　D. 可卡因　E. 普鲁卡因胺
36. 属于天然生物碱的局部麻醉药是（　　）。
37. 属于酰胺类局部麻醉药的是（　　）。
38. 局部麻醉效果差，主要作为抗心律失常的药物是（　　）。
39. 具有芳伯氨基的苯甲酸酯类局部麻醉药是（　　）。
40. 可以用于表面麻醉的苯甲酸酯类局部麻醉药是（　　）。

A.（±）-氯化N,N,N-三甲基-2-氨基甲酰氧基-1-丙铵
B. α-(羟甲基)苯乙酸-8-甲基-8-氮杂双环[3.2.1]-3-辛酯硫酸盐一水合物
C. N,N-二甲基-γ-(4-氯苯基)-2-吡啶丙胺顺丁烯二酸盐
D. 4-(8-氯-5,6-二氢-11H-苯并[5,6]-环庚烷[1,2-b]吡啶-11-亚基)-1-羧酸乙酯
E. 4-氨基苯甲酸-2-(二乙氨基)乙酯盐酸盐
41. 可发生重氮偶合反应的药物是（　　）。
42. 具有嗜睡副作用的 H_1 受体拮抗剂是（　　）。
43. 具有桥环结构的药物是（　　）。
44. 主要用于手术后腹胀气、尿潴留治疗的药物是（　　）。
45. 在体内主要发生去氧羧基代谢的是（　　）。

X 型题

46. 具有生物碱沉淀显色反应的药物有（　　）。
    A. 硫酸阿托品　B. 盐酸麻黄碱　C. 马来酸氯苯那敏
    D. 盐酸普鲁卡因　E. 氯贝胆碱
47. 盐酸麻黄碱在体内作用时间、中枢副作用均大于肾上腺素，其与哪些结构因素有关（　　）？
    A. 缺少酚羟基　B. α碳原子上具有甲基　C. 具有仲胺结构
    D. 具有两个手性碳原子　E. β碳原子上具有羟基
48. 有关盐酸可乐定的描述，正确的是（　　）。
    A. 治疗中度高血压，对原发性高血压效果较好
    B. 具有中枢镇静作用和镇痛作用
    C. 可以用于治疗多动症和阿片成瘾者的戒毒
    D. 可治疗开角型青光眼
    E. 激动外周 α_2 受体使血压升高，激动中枢 α_2 受体和咪唑啉 I_1 受体，使血压持久下降
49. 属于受体拮抗剂的药物是（　　）。

A.

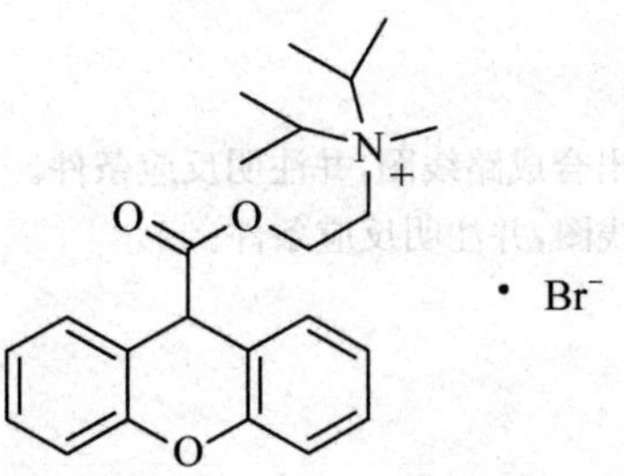

B.

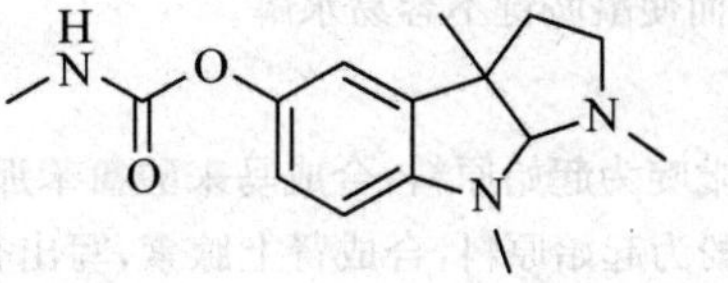

C.

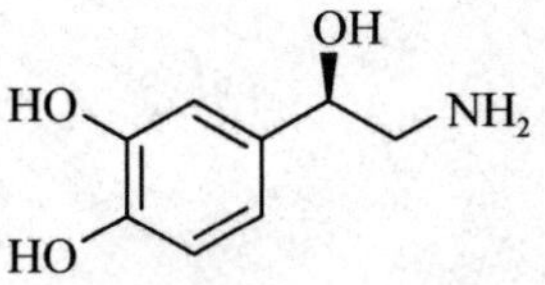

D.

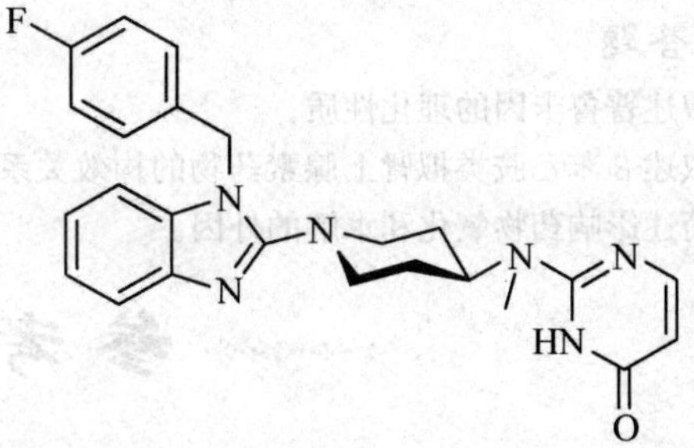

E.

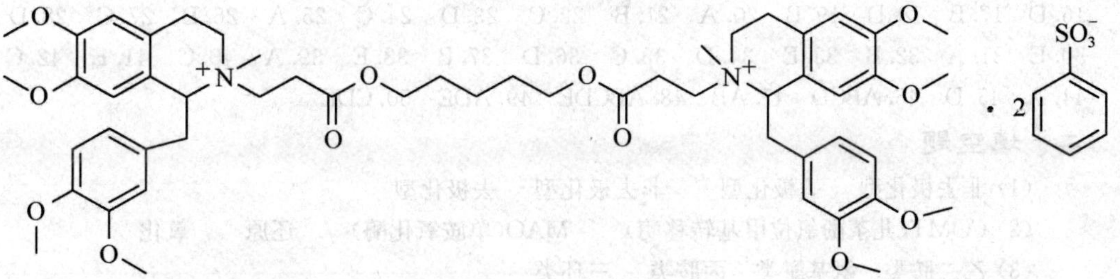

50. 具有β-苯乙胺结构的药物有（　　）。

A. 盐酸可乐定　　B. 硫酸阿托品　　C. 去甲肾上腺素

D. 盐酸麻黄碱　　E. 克伦特罗

二、填空题

1. 神经肌肉阻断剂按照作用机制可以分为（　　　）、（　　　）两类。其中，给药过量后可以用胆碱酯酶抑制剂解救的是（　　　）；能够激动 N_2 受体的是（　　　）。

2. 肾上腺素在体内代谢，主要先由（　　　）和（　　　）酶代谢，生成 O-脱甲基和侧链氨基脱氨氧化中间体。所生成的代谢中间体醛基化合物可以进一步发生（　　　）和（　　　）代谢。

3. 经典 H_1 受体拮抗剂按照结构可以分为（　　　）、（　　　）、（　　　）、（　　　）四类。

4. 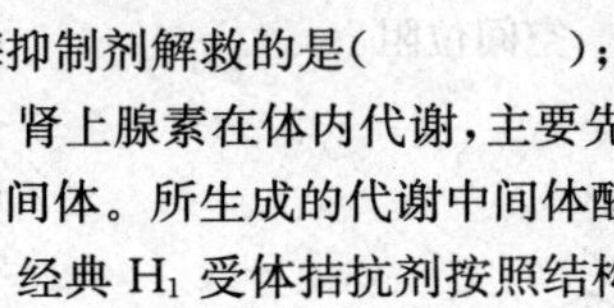

该结构药物的通用名是（　　　），若将 N 原子上甲基用 H 原子取代，则药物对（　　　）受体的选择性增强；若改为异丙基，则药物对（　　　）受体的选择性增强。

5. 盐酸利多卡因的化学结构式是（　　　）；化学名是（　　　）；由于苯环上甲基的

(　　　)效应，而使酰胺键不容易水解。

三、合成题

1. 以2-甲基吡啶为起始原料，合成马来酸氯苯那敏，写出合成路线图，并注明反应条件。

2. 以邻苯二酚为起始原料，合成肾上腺素，写出合成路线图，并注明反应条件。

四、写出下列药物的通用名

1. neostigmine bromide

2. chlorphenamine maleate

3. ephedrine hydrochloride

五、问答题

1. 叙述普鲁卡因的理化性质。

2. 叙述β-苯乙胺类拟肾上腺素药物的构效关系。

3. 简述影响药物氧化和水解的外因。

参考答案

一、选择题

1. B 2. A 3. B 4. C 5. D 6. B 7. D 8. A 9. A 10. A 11. C 12. C 13. B 14. C 15. A 16. D 17. B 18. D 19. B 20. A 21. B 22. C 23. D 24. C 25. A 26. B 27. C 28. D 29. A 30. E 31. A 32. B 33. E 34. D 35. C 36. D 37. B 38. E 39. A 40. C 41. E 42. C 43. B 44. A 45. D 46. ABCD 47. AB 48. ABCDE 49. ADE 50. CDE

二、填空题

(1) 非去极化型　去极化型　非去极化型　去极化型

(2) COMT(儿茶酚氧位甲基转移酶)　MAO(单胺氧化酶)　还原　氧化

(3) 乙二胺类　氨基醚类　丙胺类　三环类

(4) 肾上腺素　α　β

(5)

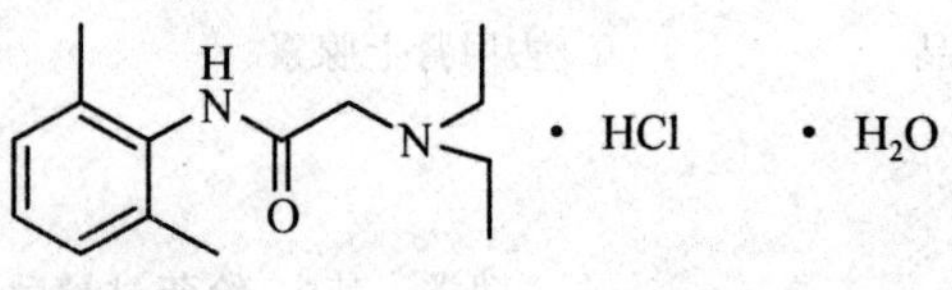

N-(2,6-二甲基苯基)-2-(二乙氨基)乙酰胺盐酸盐一水合物　空间位阻

三、合成题

(1)

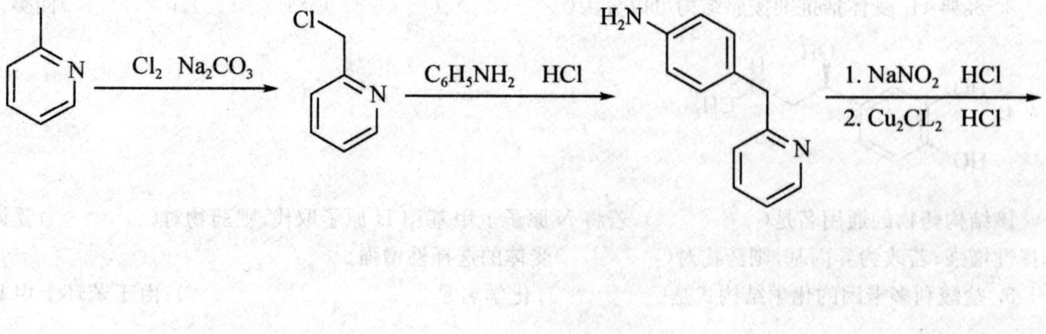

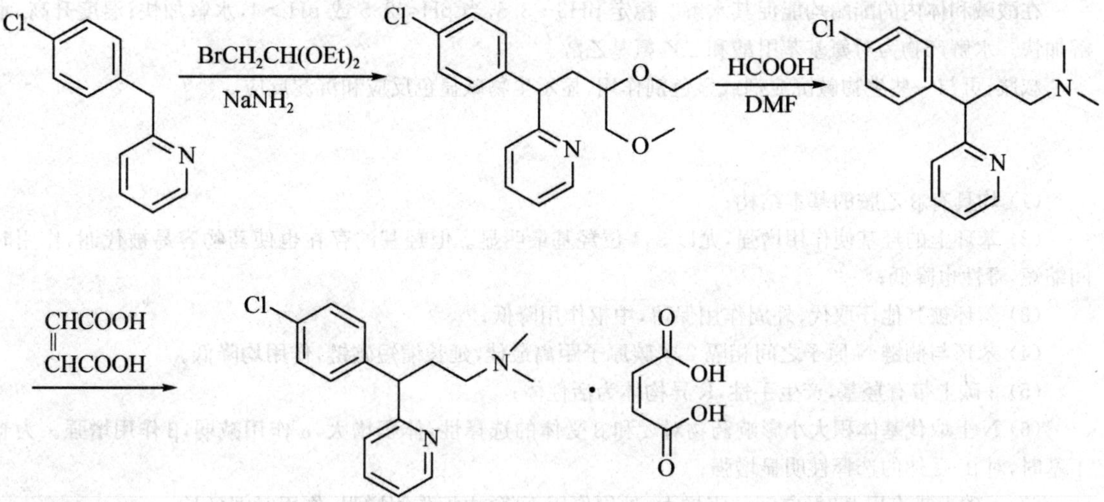

（2）

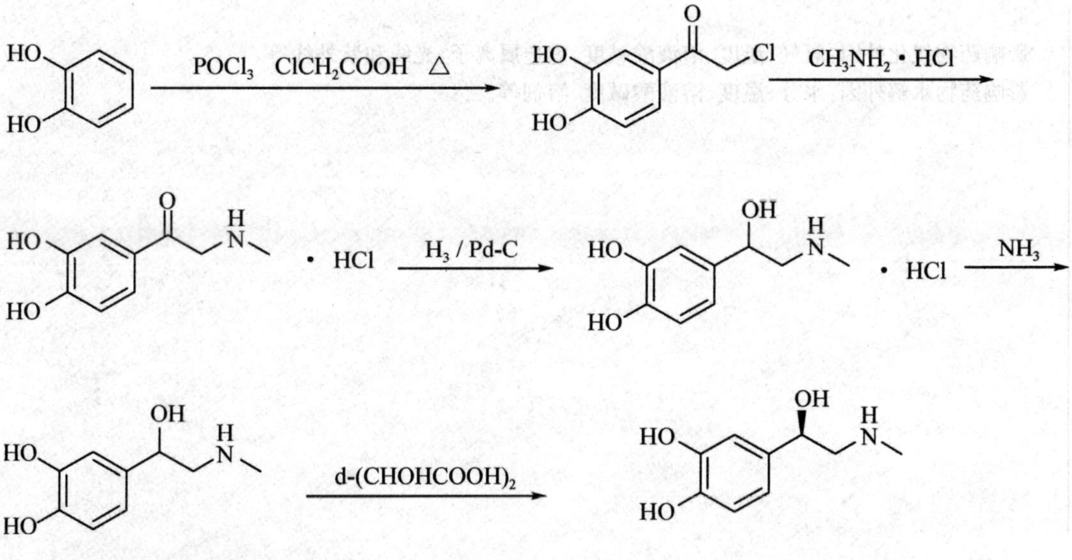

四、写出下列药物的通用名

（1）溴新斯的明

（2）马来酸氯苯那敏

（3）盐酸麻黄碱

五、问答题

1.

芳伯胺基：①具有还原性，容易被氧化变色，在空气中稳定，对光敏感。pH 及温度升高、紫外线、氧、重金属离子等均可加速氧化。注射剂制备中要控制 pH 及温度，通入惰性气体，加入抗氧剂及金属离子掩蔽剂等稳定剂。

②重氮偶合反应：与亚硝酸钠/稀盐酸生成重氮盐，再在 OH- 条件下与 β- 萘酚偶合，生成红色偶氮染料。

酯基：水解性。

在酸碱和体内的酯酶均能促其水解。稳定 pH3～3.5，当 pH＜2.5 或 pH＞4，水解加快；温度升高，水解加快。水解产物为对氨基苯甲酸和二乙氨基乙醇。

叔胺：可与一些生物碱沉淀剂或显色剂作用，显示生物碱显色反应和沉淀反应。

2.

(1) 均具有 β-乙胺的基本结构；

(2) 苯环上的羟基使作用增强，尤以 3,4 位羟基最明显。但羟基的存在也使药物容易被代谢，作用时间缩短，毒性也降低；

(3) 苯环被其他环取代，外周作用保留，中枢作用降低；

(4) 苯环与侧链 N 原子之间相隔 2 个碳原子距离最佳，延长缩短碳链，作用均降低。

(5) β-碳上带有羟基，产生手性，R 异构体为活性体；

(6) N 上取代基体积大小影响药物对 α 和 β 受体的选择性，体积增大，α 作用减弱，β 作用增强。为叔丁基时，对 β_2 受体的选择性明显增强；

(7) α 碳上带有甲基时，空间位阻增大，外周作用下降，中枢作用增强，作用时间延长。

3.

影响药物氧化外因：氧气、温度、溶液酸碱度、重金属离子、光线和紫外线等。

影响药物水解外因：水分、温度、溶液酸碱度、溶剂等。

第四章　循环系统药物

心脏和心脑血管疾病是发达国家人群的第一死因，也是中国人病死的首位原因。循环系统药物包括心脏、血管及血液系统疾病治疗药物。

本章内容主要按照药物的作用机制和临床用途来进行分类介绍，包括β受体阻滞剂、钙通道阻滞剂、钠钾通道阻滞剂、血管紧张素转化酶抑制剂及血管紧张素Ⅱ受体拮抗剂、NO供体药物、强心药、调血脂药、抗血栓药及其他心血管系统药物。

由于心脏和血管之间的相互关系非常密切，因此，一种治疗药物往往具有多种药理作用、临床治疗用途及副作用。反之，一种作用机制的药物往往可以治疗多种疾病，这也是本章学习的难点。

第一节　β受体阻滞剂

一、药物分类及发展

β受体包括 β_1 和 β_2 受体两种亚型，由于两个受体主要分布位置有所区别，它们的生理作用也有所不同，药物可以按照下列方法分类：

- 非选择性β受体阻滞剂　同剂量对 β_1 和 β_2 受体产生相似程度的拮抗作用
- 选择性 β_1 受体阻滞剂　对 β_1 受体具有高度选择性
- 非典型的β受体阻滞剂　对α、β受体都有阻滞作用

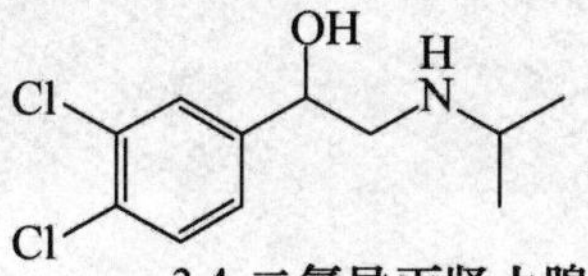

3,4-二氯异丙肾上腺素，β-受体阻滞剂，有内源拟交感活性

碳环取代氯原子，得芳基乙醇胺类

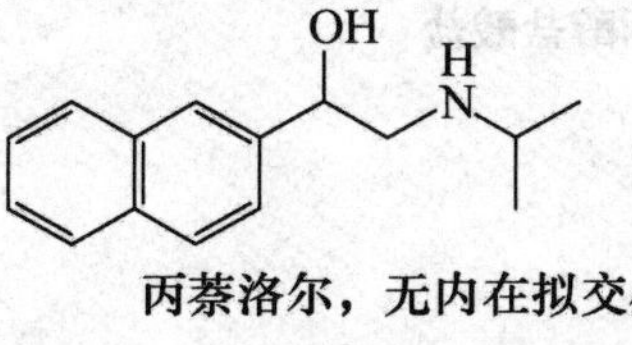

丙萘洛尔，无内在拟交感活性，有致癌倾向

插入氧亚甲基（$-OCH_2-$），得芳氧丙醇胺类

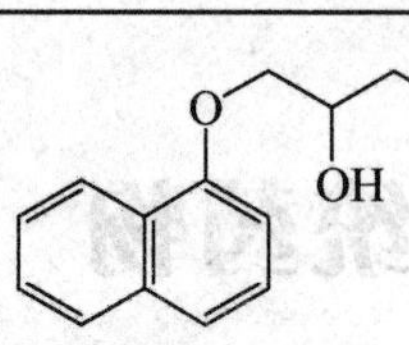

普萘洛尔

非选择性β受体阻滞剂，有诱发支气管哮喘的缺点，已作为开发模式药物

- 非选择性β受体阻滞剂：阿普洛尔、氧烯洛尔、噻吗洛尔、超短效药（艾司洛尔、氟司洛尔）、长效药（纳多洛尔、吲哚洛尔、波吲洛尔）
- 选择性β_1受体阻滞剂：普拉洛尔、美托洛尔、倍他洛尔、比索洛尔、阿替洛尔、醋丁洛尔（主要降低支气管哮喘、延缓低血糖）
- 非典型β受体阻滞剂：拉贝洛尔、卡维地洛（增强降压的协同作用）

二、构效关系

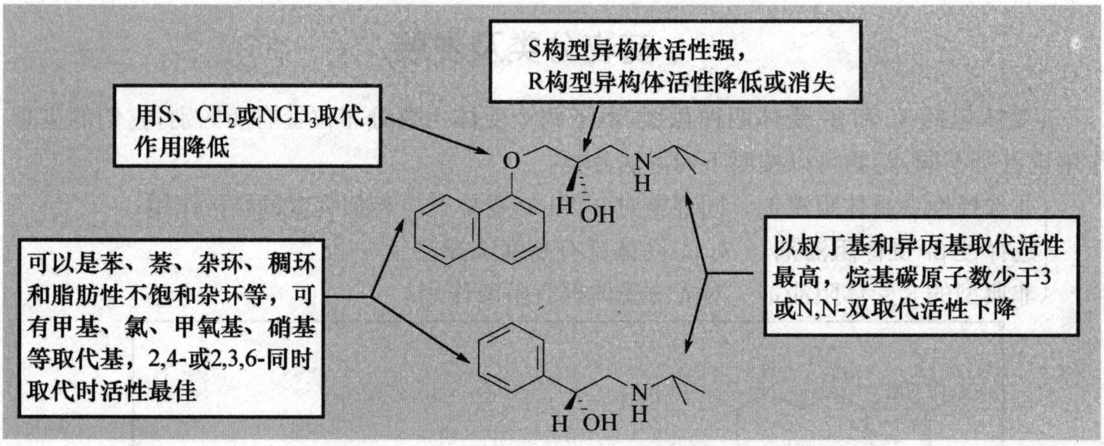

三、代表药物

1. 普萘洛尔

1-异丙氨基-3-(1-萘氧基)-2-丙醇盐酸盐

↑ 化学名

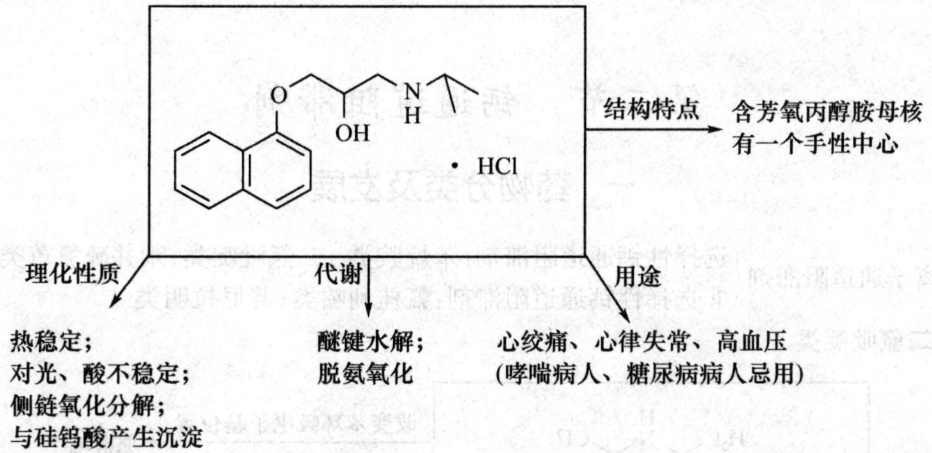

合成路线：

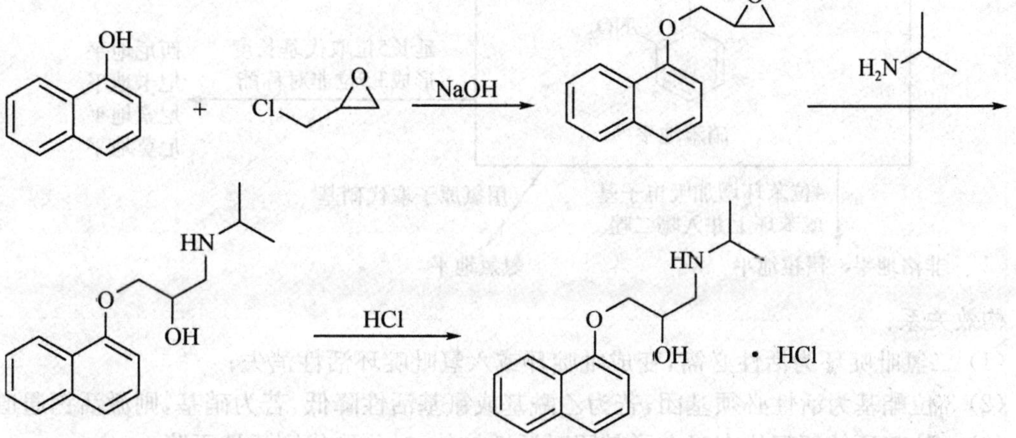

2. 酒石酸美托洛尔

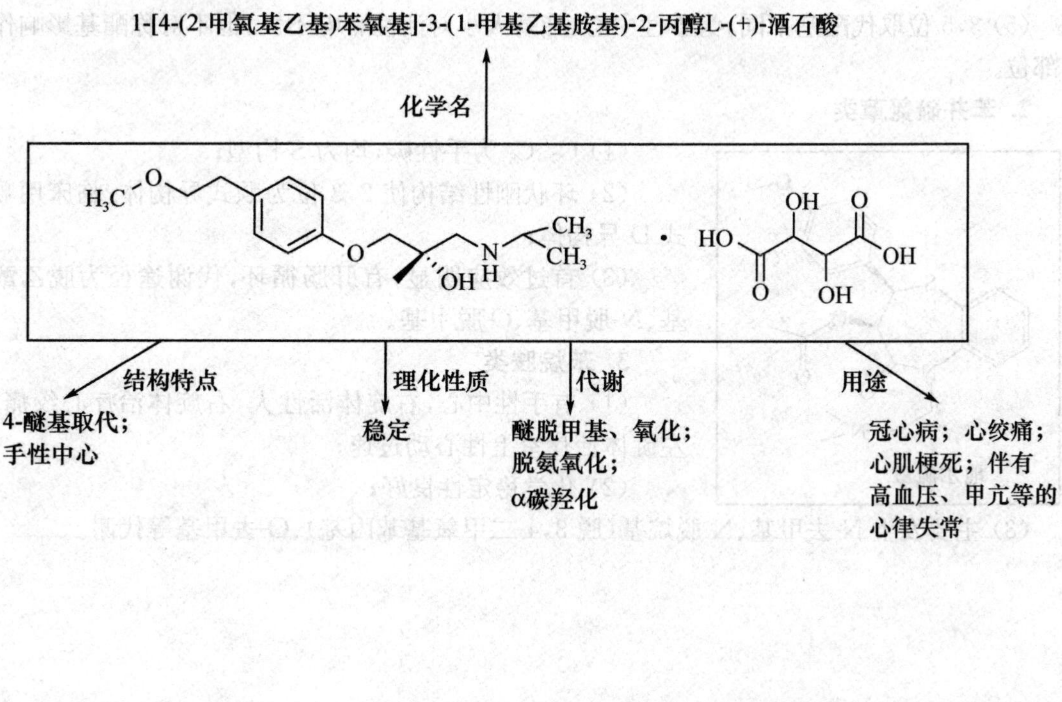

第二节　钙通道阻滞剂

一、药物分类及发展

钙离子通道阻滞剂 { 选择性钙通道阻滞剂：苯烷胺类；二氢吡啶类；苯并硫氮䓬类
非选择性钙通道阻滞剂：氟桂利嗪类；普尼拉明类

1. 二氢吡啶类

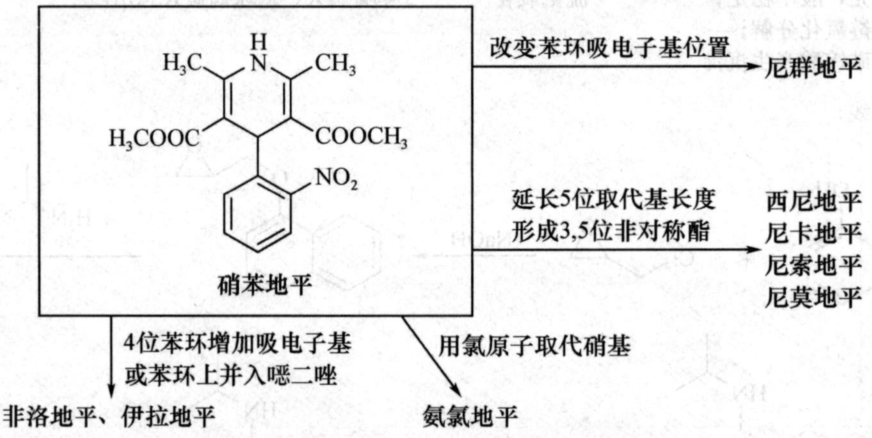

构效关系：

(1) 二氢吡啶环为活性必需，变成吡啶环或六氢吡啶环活性消失；

(2) 3 位酯基为活性必须基团，若为乙酰基或氰基活性降低，若为硝基，则激活钙通道；

(3) 4 位苯环的邻间位有吸电子基团时活性较佳，对位取代则活性下降；

(4) 4 位一般为苯环或取代苯环，作用强于氢取代、甲基取代和环烷基取代化合物；

(5) 3,5 位取代酯基不同，为手性中心，酯基大小对活性影响不大，但不对称酯基影响作用部位。

2. 苯并硫氮䓬类

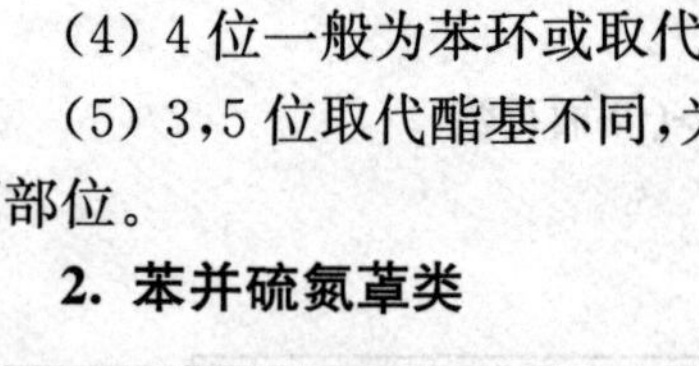

地尔硫䓬

(1) C_2、C_3 为手性碳，均为 *S* 构型；

(2) 环状刚性结构使 2,3 位为顺式异构体，临床用顺式 D-异构体；

(3) 首过效应明显，有肝肠循环，代谢途径为脱乙酰基、*N*-脱甲基、*O*-脱甲基。

3. 苯烷胺类

(1) 有手性中心，右旋体活性大，右旋体治疗心绞痛，左旋体治疗室上性心动过速；

(2) 化学稳定性良好；

(3) 主要发生 N-去甲基、N-脱烷基(脱 3,4-二甲氧基苯丙基)、O-去甲基等代谢。

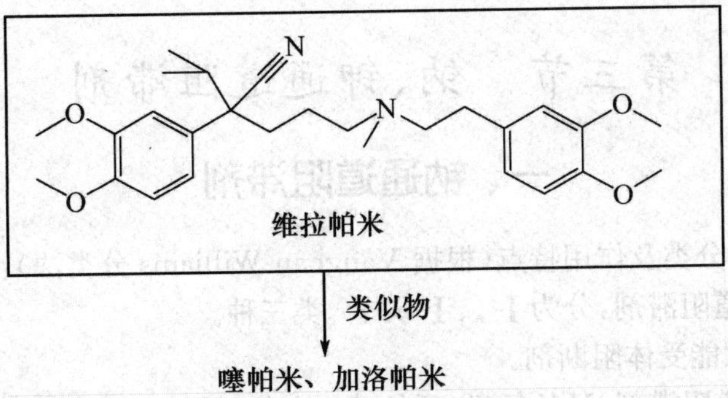

4. 其他类

除对钙通道有微弱阻滞作用外，还能阻滞钠、钾通道。

氟桂利嗪、桂利嗪、利多氟嗪：二苯基哌啶类，主要作用于脑细胞和脑血管，减轻脑缺氧，增加脑血流量。

普尼拉明、芬地林：二苯基烷胺类，用于心绞痛、心肌梗死、心律失常。

哌克昔林：二环已基哌啶类，用于心绞痛、心肌梗死、心律失常。

二、代表药物

硝苯地平

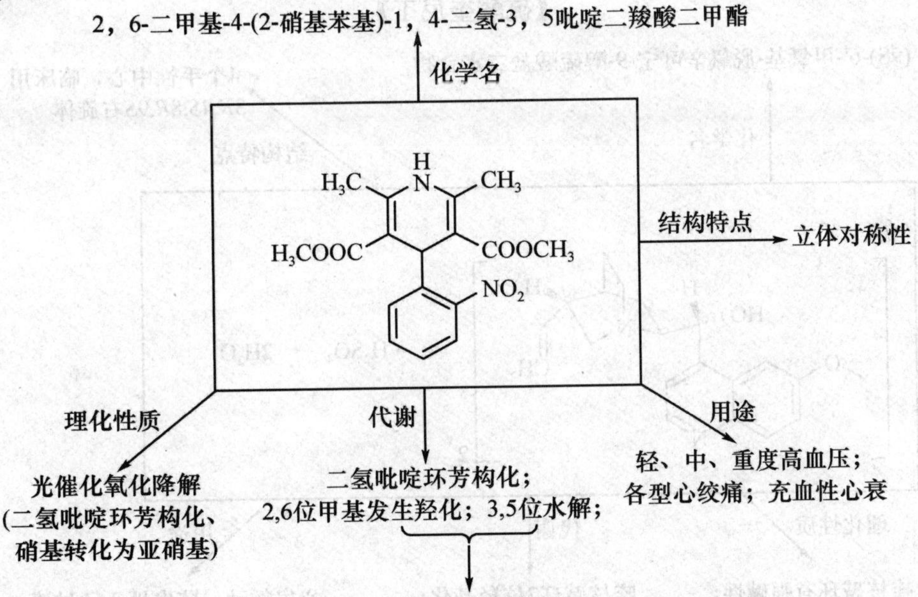

合成路线：

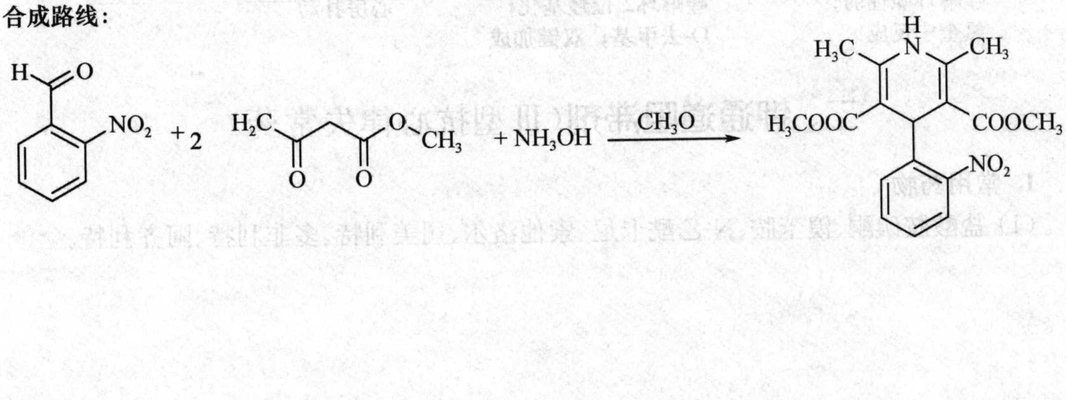

第三节　钠、钾通道阻滞剂

一、钠通道阻滞剂

抗心律失常药物分类及作用特点(根据 Vaughan Williams 分类法)：

Ⅰ类：钠离子通道阻滞剂：分为Ⅰ$_a$、Ⅰ$_b$、Ⅰ$_c$类三种。

Ⅱ类：β 肾上腺素能受体阻断剂。

Ⅲ类：钾离子通道阻滞剂，延长复极(延长动作电位时限)。

Ⅳ类：钙离子通道阻滞剂。

1. Ⅰ$_a$类　抑制钠通道，也能抑制钾通道，延长所有的心肌细胞的不应期，抑制传导速度，为广谱抗心律失常药，如奎尼丁、普鲁卡因胺、丙吡胺等。

2. Ⅰ$_b$类　Na^+内流抑制较弱，促K^+外流作用大，不影响心肌复极，由于只作用于普肯耶纤维，属窄谱药，如美西律、苯妥英钠、利多卡因等。

3. Ⅰ$_c$类　Na^+通道抑制能力强，明显延长有效不应期，属于广谱抗心律失常药，如氟卡尼、恩卡尼、普罗帕酮等。

4. 代表药物

【硫酸奎尼丁】

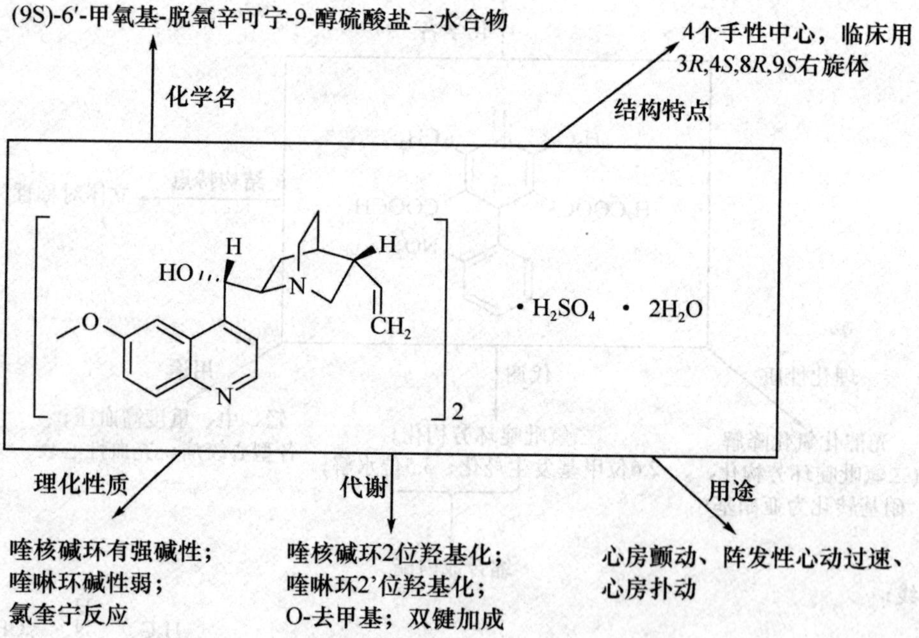

二、钾通道阻滞剂(Ⅲ型抗心律失常药)

1. 常用药物

(1) 盐酸胺碘酮、溴苄胺、N-乙酰卡尼、索他洛尔、司美利特、多非利特、阿齐利特。

（2）纯 III 型抗心律失常药的最大缺陷是致心律失常副作用，目前发现盐酸胺碘酮兼有 I、II、IV 型作用机制，所以寻找复合型 III 型抗心律失常药是新的研究方向。

2. 代表药物

【盐酸胺碘酮】

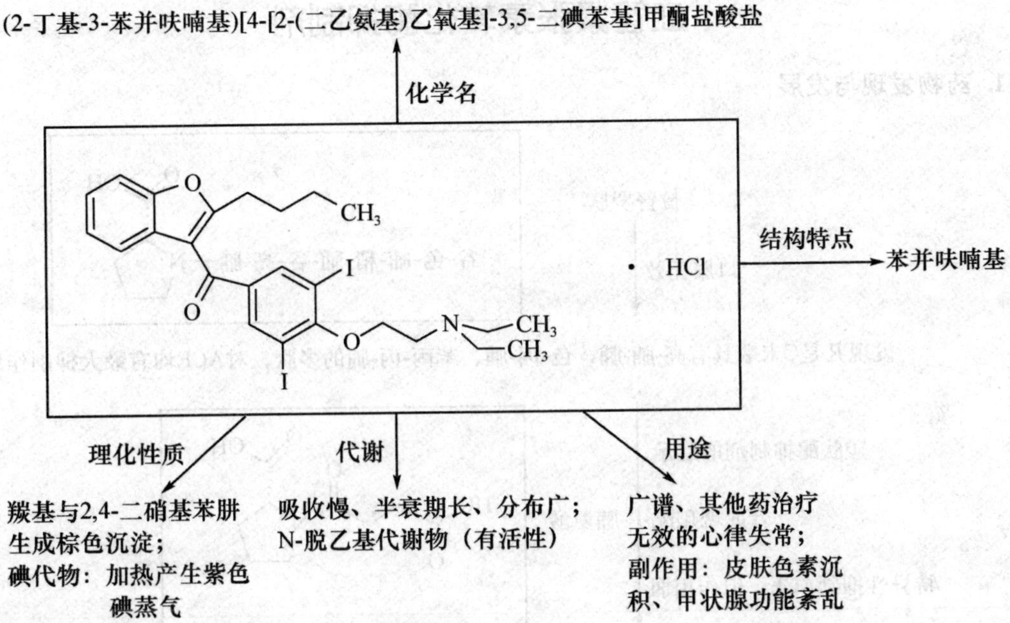

合成路线：

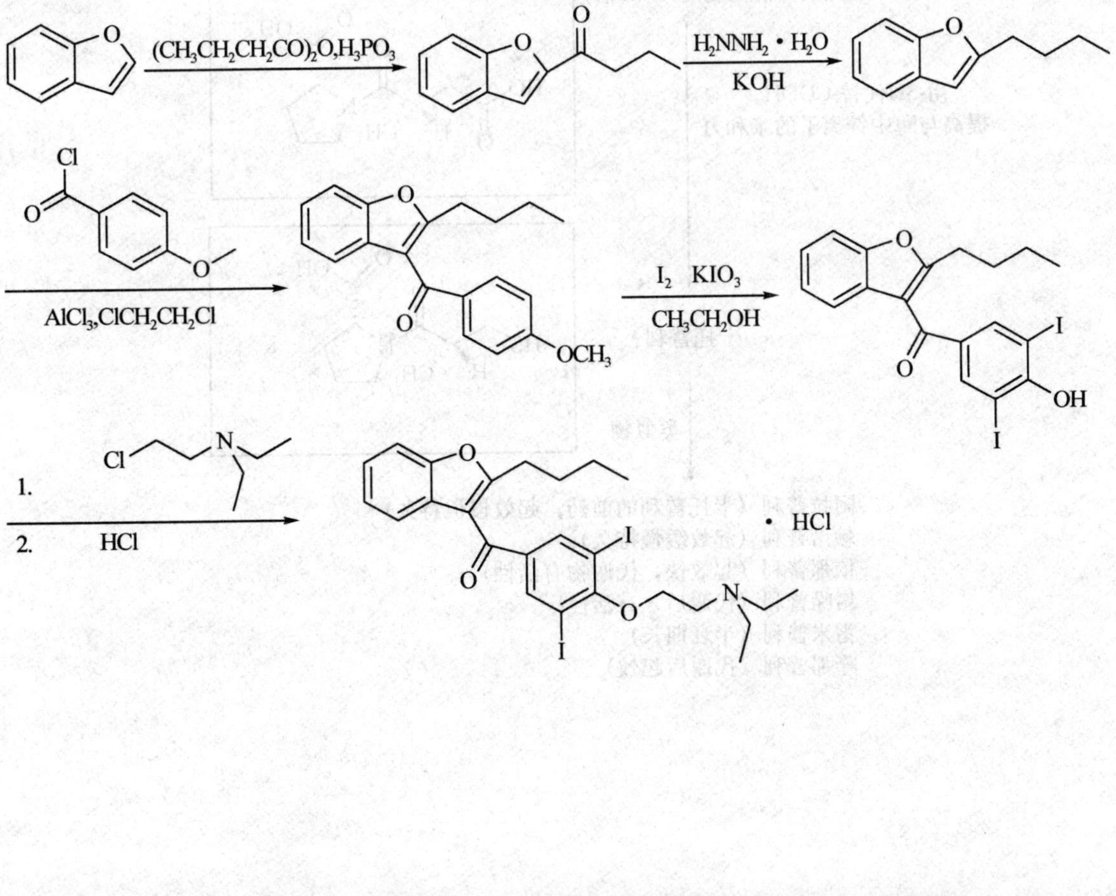

第四节 血管紧张素转化酶(ACE)抑制剂及血管紧张素Ⅱ受体拮抗剂

一、血管紧张素转化酶抑制剂

1. 药物发现与发展

替普罗肽

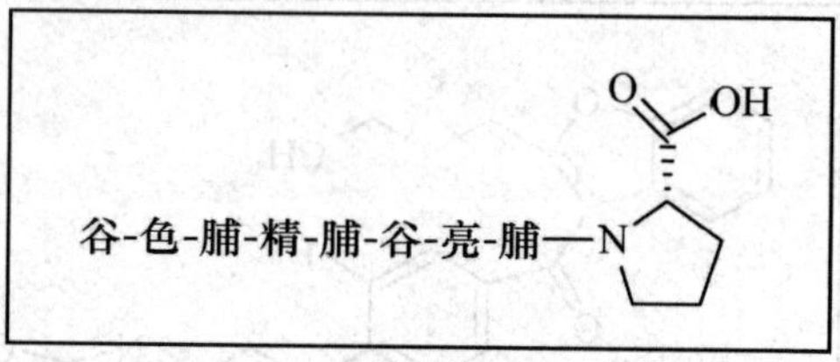

↓ 口服无效

发现凡是C末端具有亮-脯-脯、色-丙-脯、苯丙-丙-脯的多肽，对ACE均有最大抑制作用

↓ 羧肽酶抑制剂的启示

合成琥珀酰-L-脯氨酸

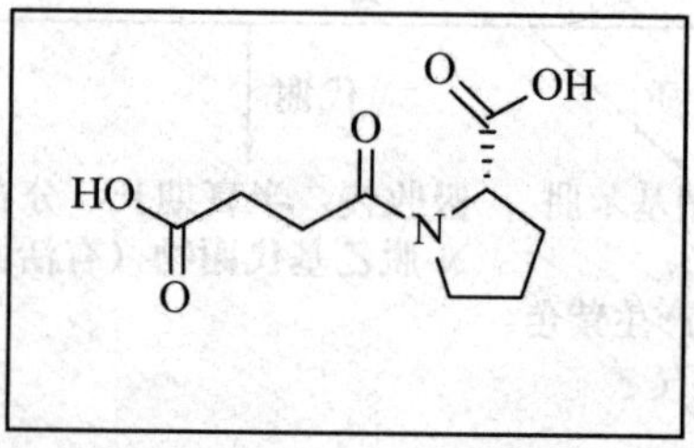

↓ 特异性抑制ACE，但作用弱

合成D-甲基琥珀酰-L-脯氨酸（活性提高15~20倍）

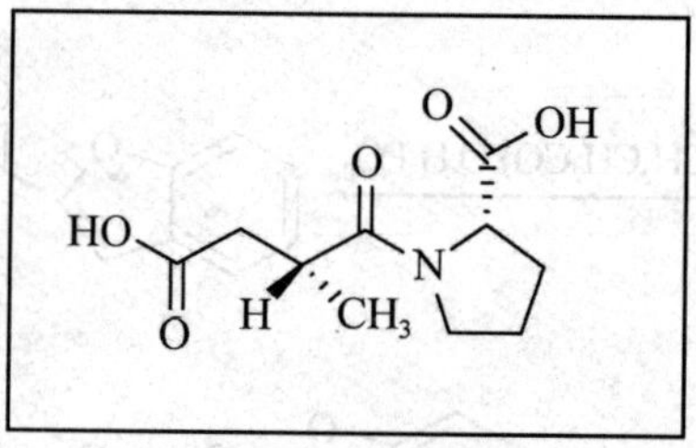

↓ 用-SH代替-COOH，提高与酶中锌离子的亲和力

卡托普利

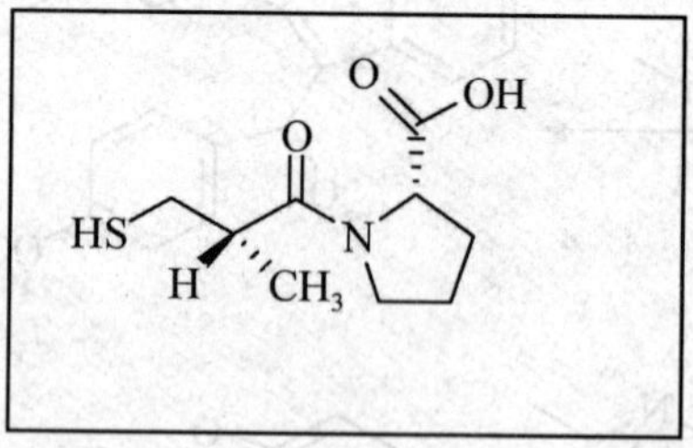

↓ 类似物

阿拉普利（卡托普利的前药，起效慢但持久）
赖诺普利（起效缓慢持久）
依那普利（起效快，代谢物有活性）
培哚普利（代谢后才有活性）
雷米普利（半衰期长）
喹那普利（代谢后起效）

2. 构效关系

（1）L-型氨基酸活性高，替换为丙氨酸或者苯丙氨酸活性可能更佳。

（2）脯氨酸羧基替换为其他酸性基团，活性下降；但酯化后脂溶性增加，生物利用度增加，副作用下降。

（3）脯氨酸吡咯环引入双键活性保持；引入亲脂基，活性增加，作用时间延长。

（4）支链-SH酯化后活性增强，也可以羧基替代。

（5）吡咯环引入双键，增强平面性，保持活性。

3. 代表药物

【卡托普利】

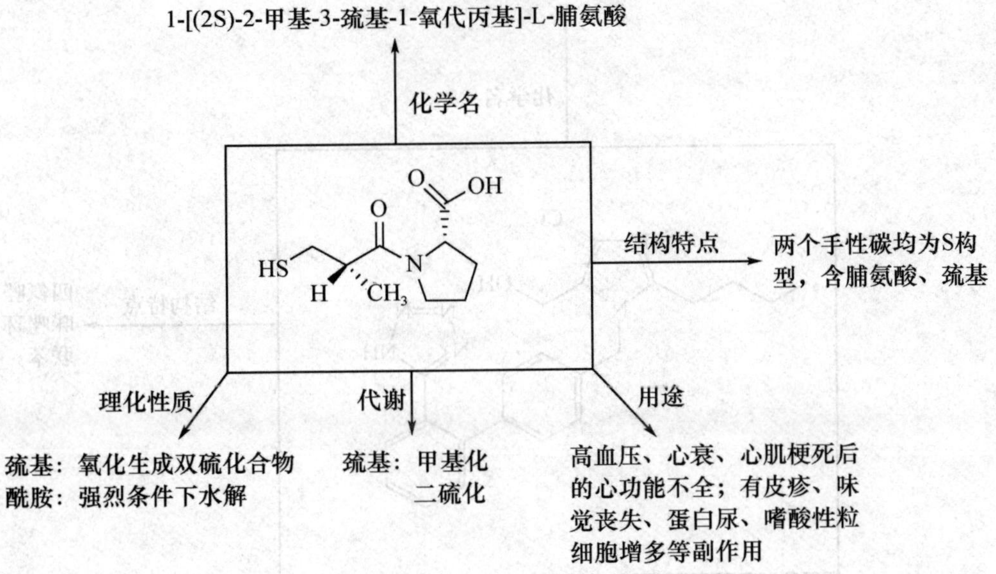

合成路线：

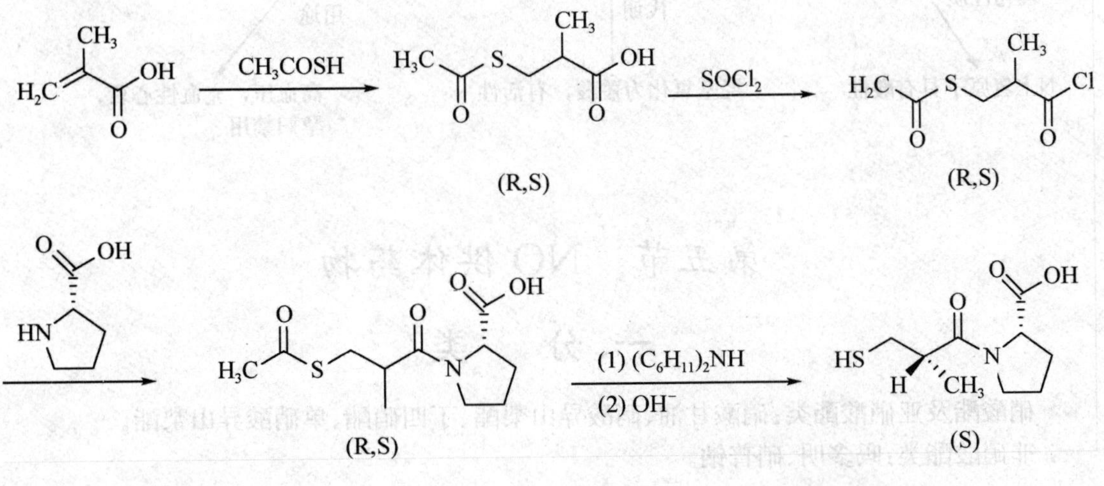

二、血管紧张素转化酶抑制剂

1. 分类

联苯四唑类：氯沙坦、坎地沙坦、厄贝沙坦、奥美沙坦、缬沙坦。
非联苯四唑类：依普沙坦、替米沙坦。

2. 代表药物

【氯沙坦】

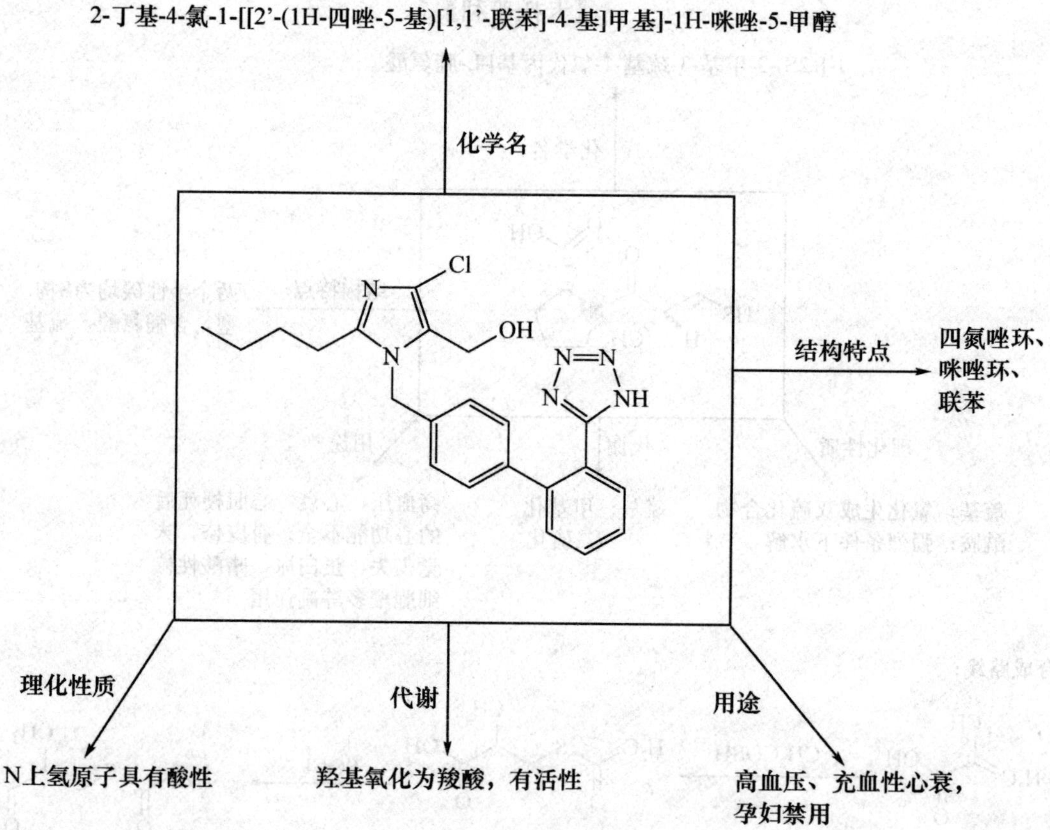

第五节　NO供体药物

一、分　类

硝酸酯及亚硝酸酯类：硝酸甘油、硝酸异山梨酯、丁四硝酯、单硝酸异山梨酯。
非硝酸酯类：吗多明、硝普钠。

二、代表药物

1. 硝酸异山梨酯

化学名：1,4：3,6-二脱水-D-山梨醇-2,5-二硝酸酯

结构特点：对称性

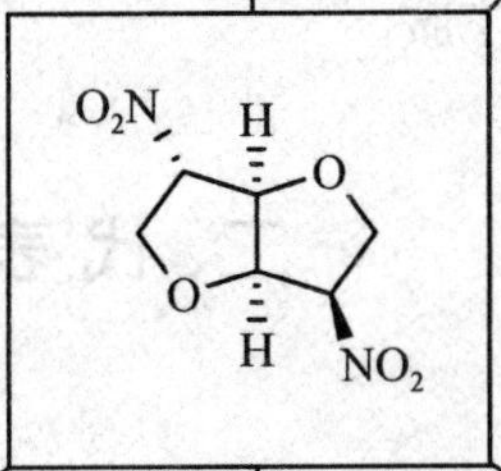

理化性质：
两种晶型，药用稳定型；
硝酸酯：爆炸性、水解性；
水解生成硝酸：与硫酸亚铁生成棕色；
与苯酚二黄酸生成苦味酸；
水解生成亚硝酸：与儿茶酚-硫酸显暗绿色

代谢：
酯水解：单硝酸异山梨酯仍有活性，且无首过效应（硝酸异山梨酯有首过效应）

用途：
冠心病；
心绞痛；
急性心肌梗死；
充血性心衰

2. 硝酸甘油

化学名：1,2,3-丙三醇三硝酸酯

结构特点：丙三醇的三硝酸酯衍生物

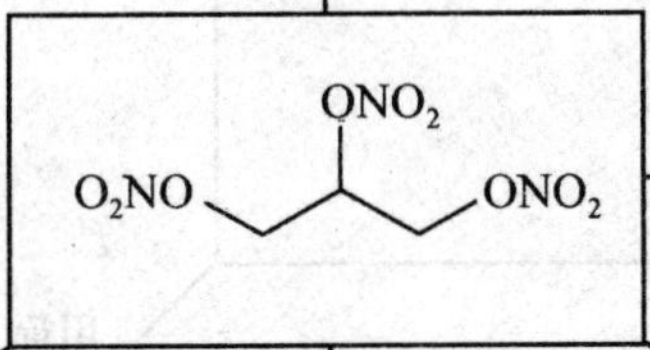

理化性质：
两种晶型：双菱形稳定，三斜形不稳定；
挥发性、吸水成塑胶状；
酯水解：可生成醇、烯烃、醛等多种产物；
水解生成甘油：与硫酸氢钾产生恶臭丙烯醛

代谢：
酯水解；
甘油转化为糖原、蛋白质、脂质、核苷、二氧化碳

用途：
心绞痛；
充血性心衰；
局部浅表性静脉炎；
脂溶性强，引起头痛和体位性低血压

第六节 强 心 药

一、药物分类

- 强心苷类：地高辛。
- 磷酸二酯酶抑制剂类：氨力农、米力农。
- 儿茶酚胺类：多巴酚丁胺。
- 钙敏化剂类：匹莫苯。

二、代表药物

地高辛

3β-[[O-2,6-二脱氧-β-D-核-己吡喃糖基-(1→4)-O-2,6-二脱氧-β-D-核-己吡喃糖基-(1→4)-O-2, 6-二脱氧-β-D-核-己吡喃糖基]氧代]-12β,14β-二羟基-5β-心甾-20(22)烯内酯

↑ 化学名

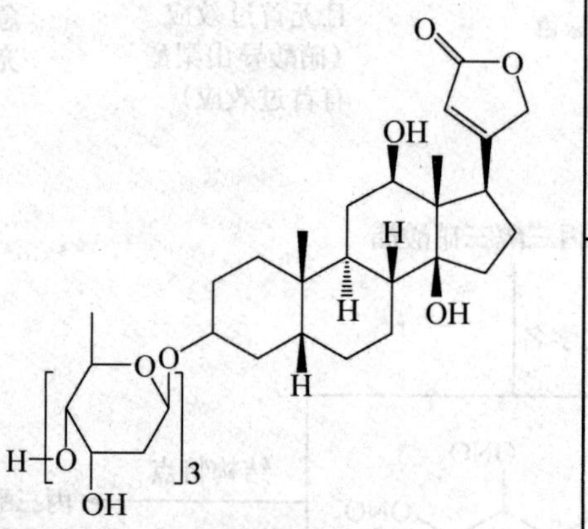

结构特点 → 甾烯类（17位连有5元不饱和内酯环）；A、B环顺式，C、D环顺式，B、C环反式；洋地黄毒糖；1,4糖苷键

理化性质 → 内酯α-H：Bajet反应（与苦味酸反应显色）

代谢 → 双键氢化；水解；脱糖

用途 → 抑制Na^+/K^+-ATP酶；充血性心衰；房颤、心律不齐；安全范围小需临床血药浓度监测，也引起心律失常

第七节 调 血 脂 药

高脂血症：人体血浆总胆固醇 ＞5. 7mmol/L 或甘油三酯 ＞ 1. 7 mmol/L。

根据作用效果分类：
- 羟甲戊二酰辅酶 A(HMG-CoA)还原酶抑制剂。
- 影响胆固醇和甘油三酯代谢的药物。

一、羟甲戊二酰辅酶 A 还原酶抑制剂

1. 药物发现和发展

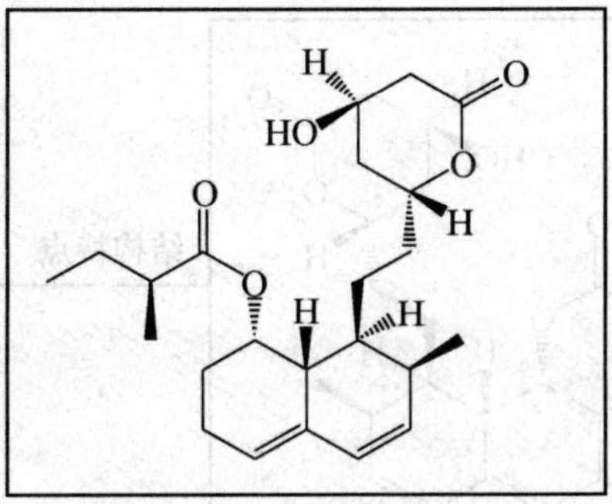

美伐他汀（桔青霉的真菌代谢物中发现，有HMG-CoA抑制作用）

作为先导物

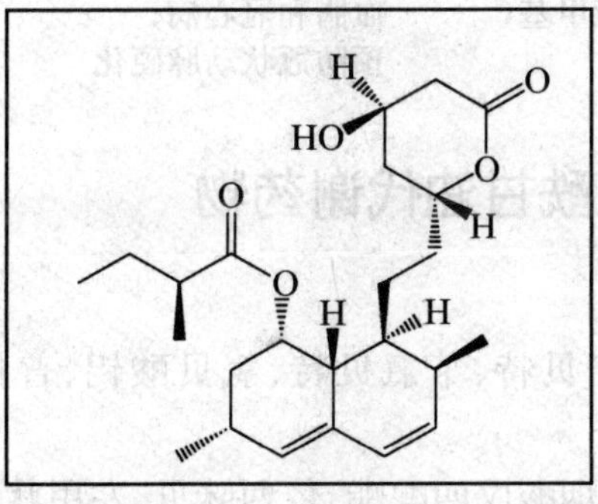

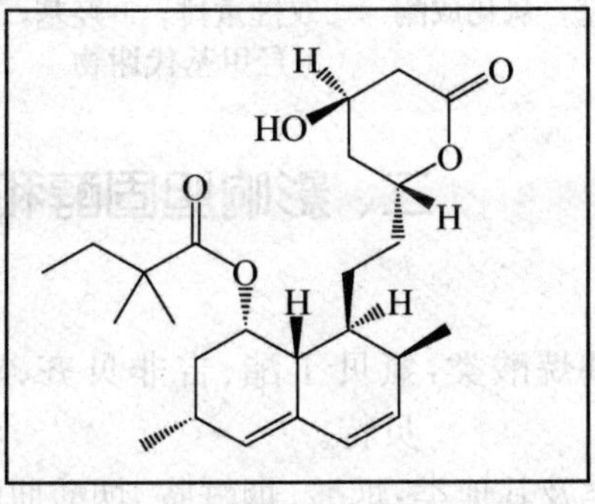

洛伐他汀（第一个上市的该类药物）辛伐他汀（洛伐他汀侧链甲基化产物）

三个药物均需要内酯环水解生成β-羟基羧酸才有活性

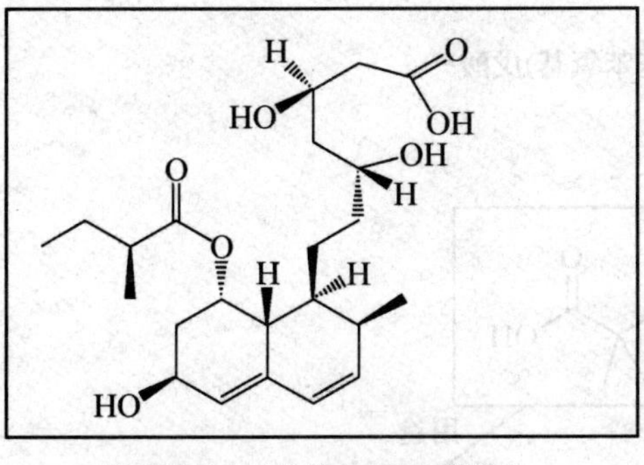

普伐他汀（美伐他汀代谢物）

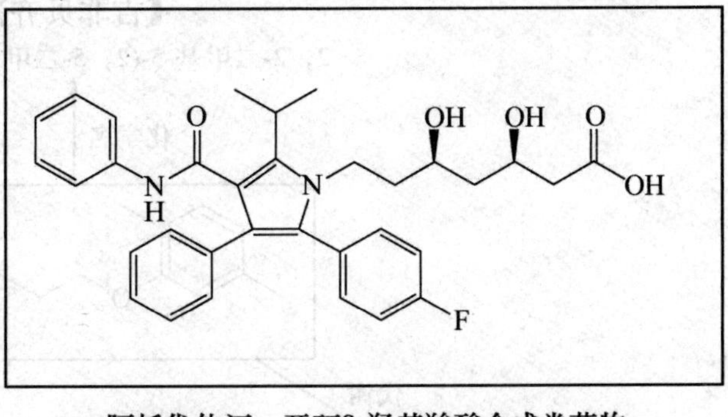

阿托伐他汀，开环β-羟基羧酸合成类药物

此外，开环 β-羟基羧酸类药物还有氟伐他汀、匹伐他汀、瑞舒伐他汀。

2. 代表药物

【洛伐他汀】

(2S)-2-甲基丁酸（1S, 3R, 7S, 8S, 8aR)-1,2,3,7,8,8a -六氢-3,7-二甲基-8-[2-[(2R,4R)-四氢-4-羟基-6-氧-2H-吡喃-2-基]乙基]-1-萘酯

化学名

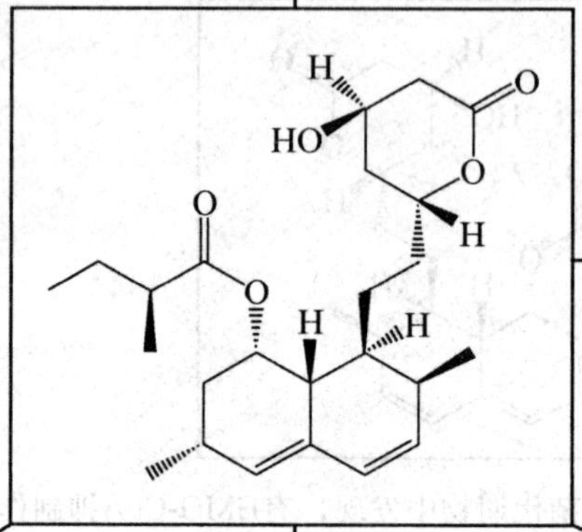

结构特点 → 六元内酯环、5个手性中心

理化性质：
内酯环：水解
内酯环β羟基：氧化成酮

代谢：
水解开环生成β-羟基羧酸显活性；
双键重排；3-羟基、3-亚甲基、
3-羟甲基代谢物

用途：
原发性高胆固醇
血脂和冠心病；
预防冠状动脉硬化

二、影响胆固醇和三酰甘油代谢药物

1. 分类

- 苯氧基烷酸类：氯贝丁酯、吉非贝齐、非诺贝特、苄氯贝特、氯贝酸铝、普拉贝脲、双贝特。
- 烟酸类及其他类：烟酸、烟酰胺、烟酸肌醇、烟酸戊四醇酯、依西咪贝、左甲状腺素、考来烯胺。

2. 代表药物

【吉非贝齐】

2，2-二甲基-5-(2，5-二甲基苯氧基)戊酸

化学名

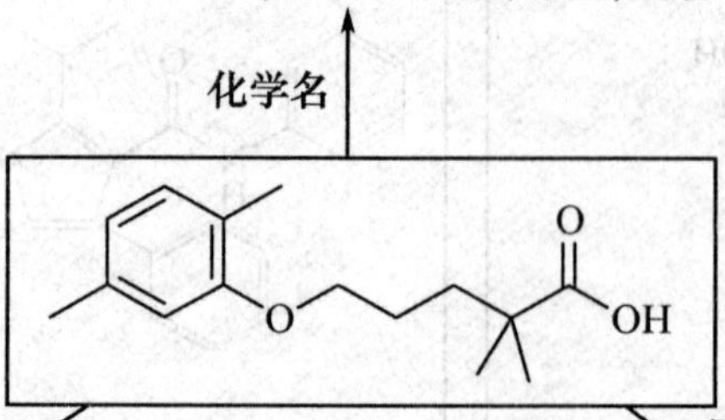

代谢：
苯环羟基化、苯环上甲基羟化、
苯环甲基氧化为羧酸

用途：
高三酰甘油血症、合并有高血
压、冠心病的高血脂症

第八节　抗 血 栓 药

分类：

抗血小板药：阿司匹林、奥扎格雷、噻氯匹定、氯吡格雷、普拉格雷、替罗非班、西洛他唑。

抗凝血药：华法林、双香豆素、醋硝香豆素、戊聚糖钠、阿加曲班、利伐沙班、达比加群酯。

溶栓药：尿激酶、链激酶。

一、抗血小板药

代表药物

【氯吡格雷】

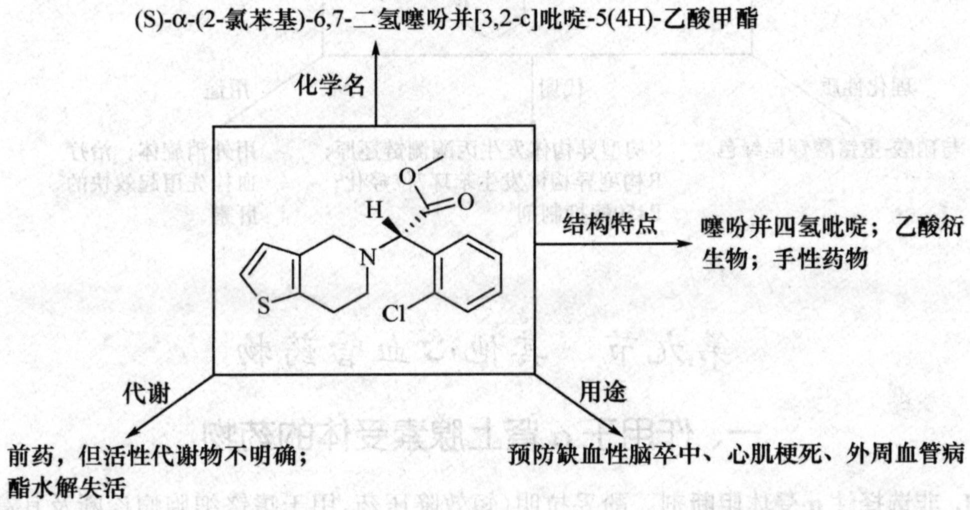

合成路线：

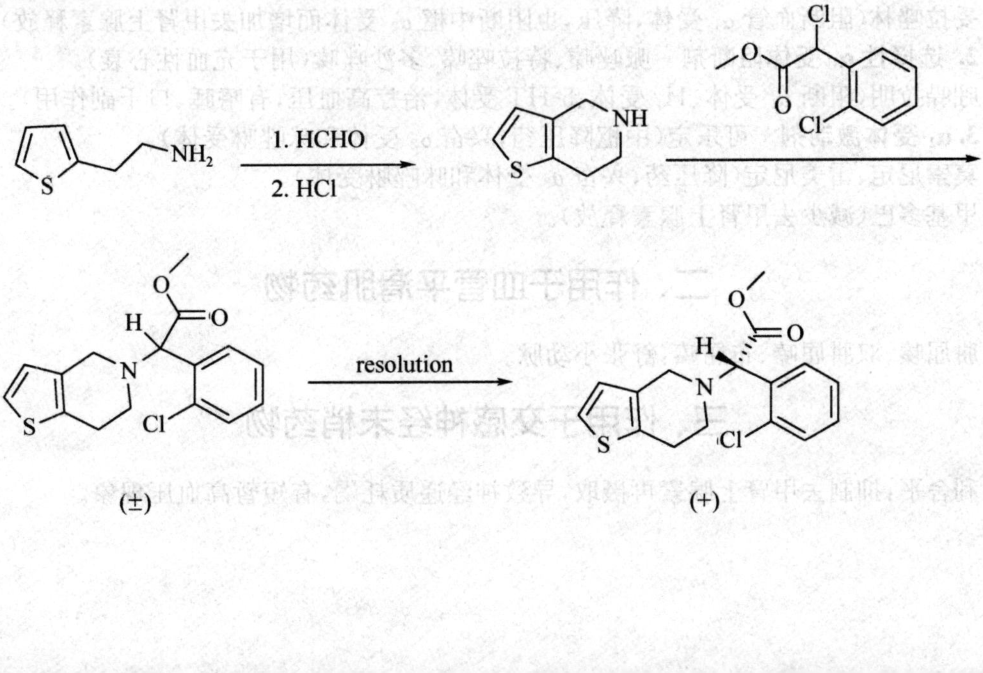

二、抗凝血药

代表药物

【华法林】

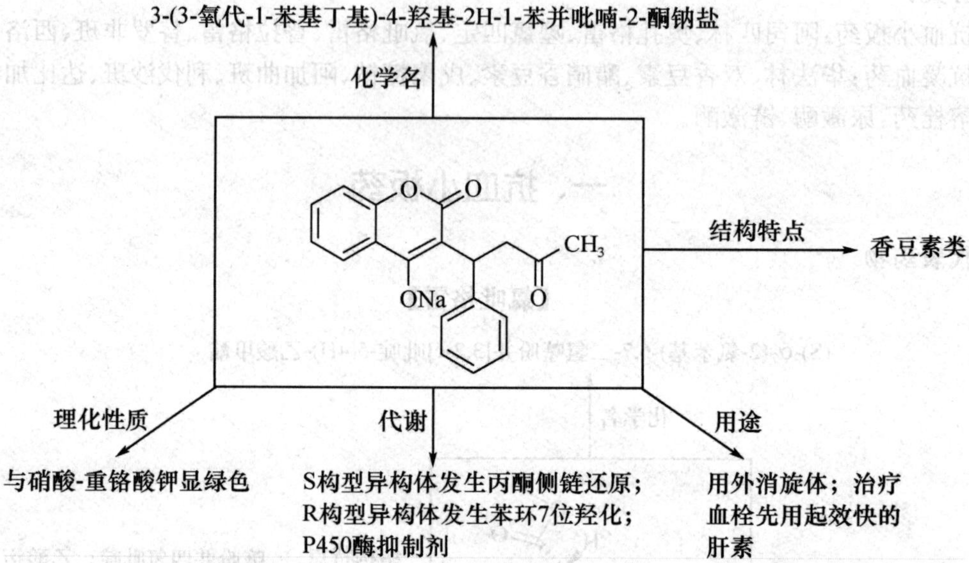

第九节 其他心血管药物

一、作用于α肾上腺素受体的药物

1. 非选择性α受体阻断剂 酚妥拉明(短效降压药,用于嗜铬细胞瘤诊断及其高血压危象和充血性心衰)。

妥拉唑林(阻断血管 α_1 受体,降压,也阻断中枢 α_2 受体而增加去甲肾上腺素释放)。

2. 选择性 α_1 受体阻断剂 哌唑嗪、特拉唑嗪、多沙唑嗪(用于充血性心衰)。

吲哚拉明(阻断 α_1 受体、H_1 受体、5-HT 受体,治疗高血压,有嗜睡、口干副作用)。

3. α_2 受体激动剂 可乐定(中枢降压药,兴奋 α_2 受体和咪唑啉受体)。

莫索尼定、雷美尼定(降压药,兴奋 α_2 受体和咪唑啉受体)。

甲基多巴(减少去甲肾上腺素释放)。

二、作用于血管平滑肌药物

肼屈嗪、双肼屈嗪、布屈嗪:舒张小动脉。

三、作用于交感神经末梢药物

利舍平:抑制去甲肾上腺素再摄取,导致神经递质耗竭,有短暂高血压现象。

胍乙啶:促进去甲肾上腺素从囊泡释放,导致神经递质耗竭,有短暂高血压现象。

知 识 地 图

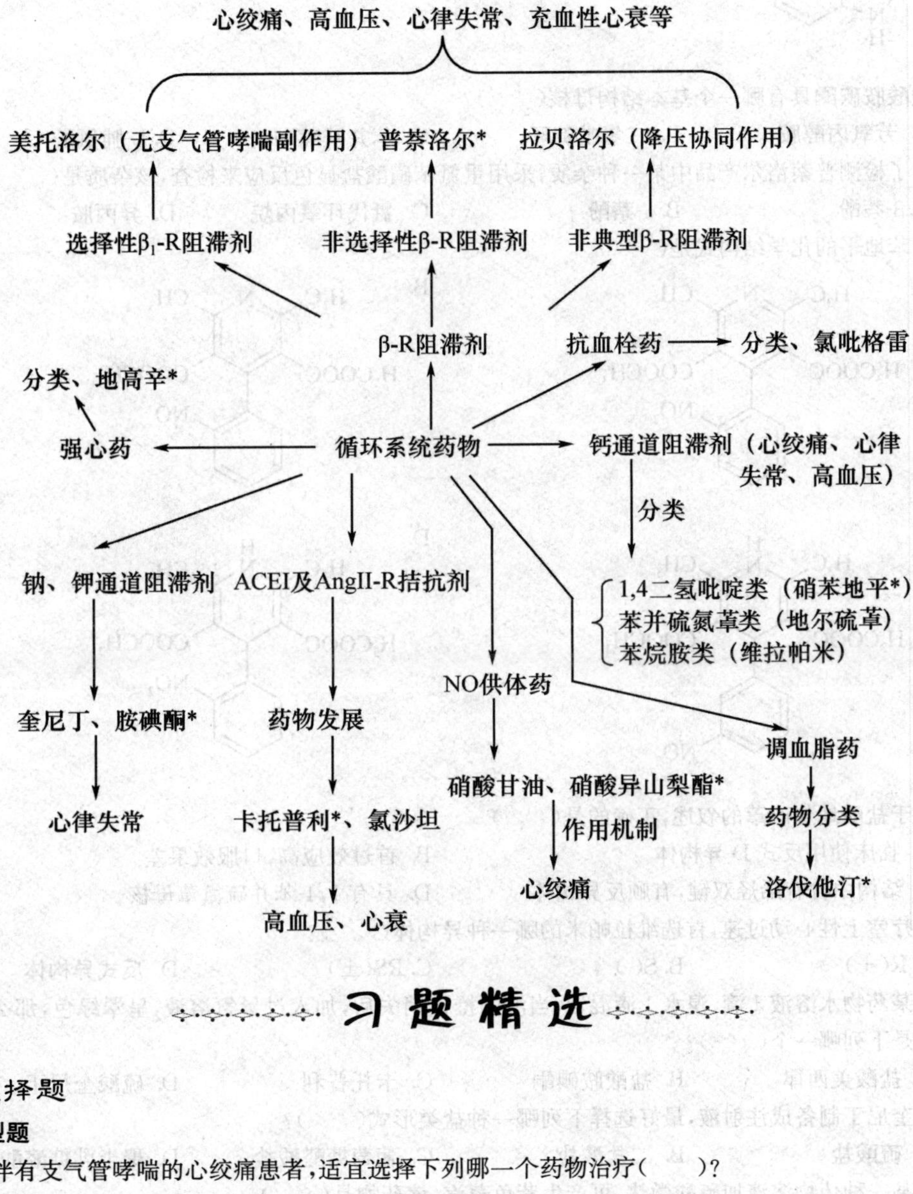

习 题 精 选

一、选择题

A 型题

1. 伴有支气管哮喘的心绞痛患者,适宜选择下列哪一个药物治疗(　　)?

A.

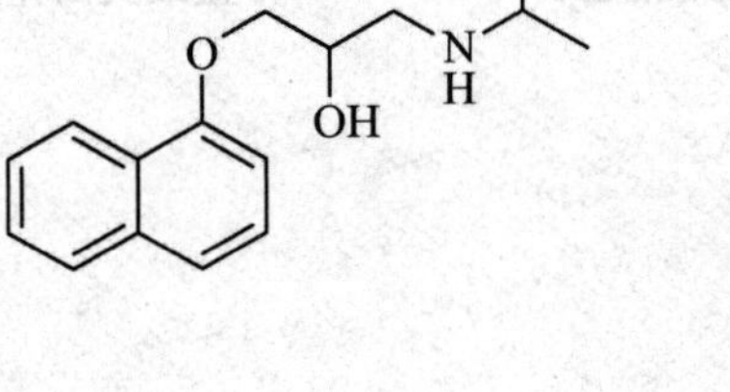

B.

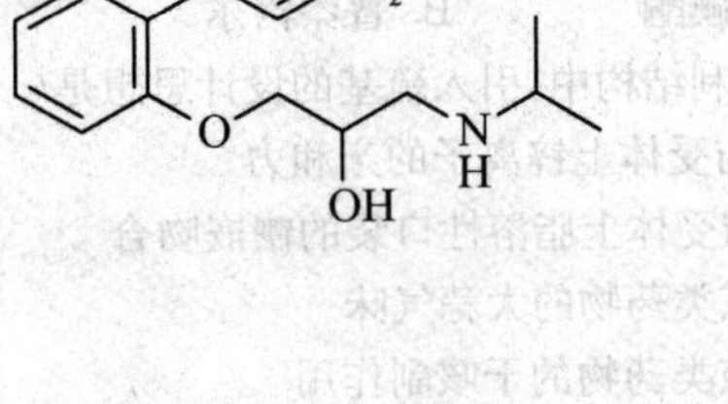

C.

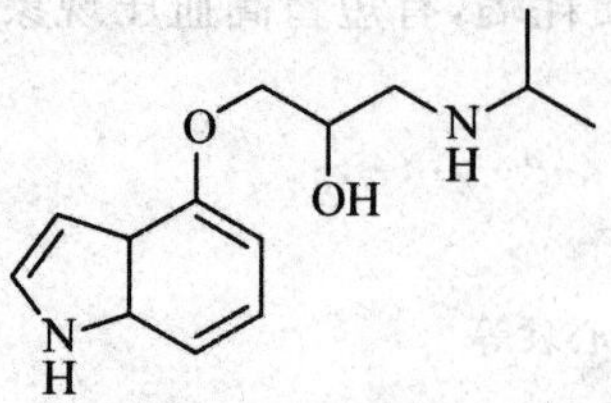

D.

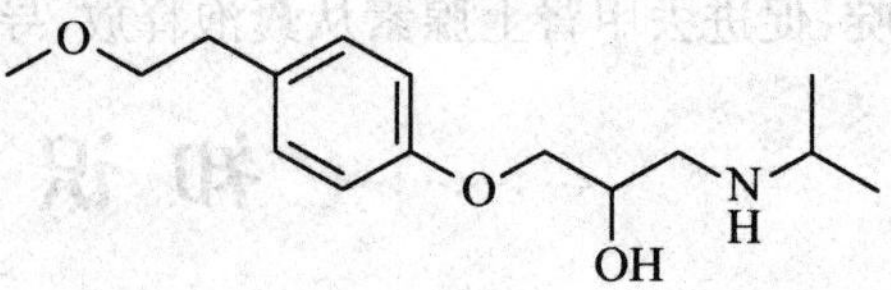

2. 盐酸胺碘酮具有哪一个基本结构母核(　　)?

A. 芳氧丙醇胺　　B. 二氢吡啶环　　C. 苯并呋喃酮　　D. L-脯氨酸

3. 为了检测普萘洛尔产品中某一种杂质,采用重氮苯磺酸盐显色反应来检查,该杂质是(　　)。

A. β-萘酚　　B. α-萘酚　　C. 氯代环氧丙烷　　D. 异丙胺

4. 硝苯地平的化学结构式是(　　)。

A.

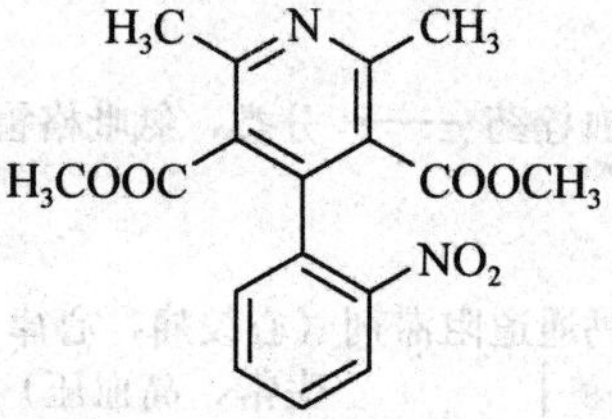

B.

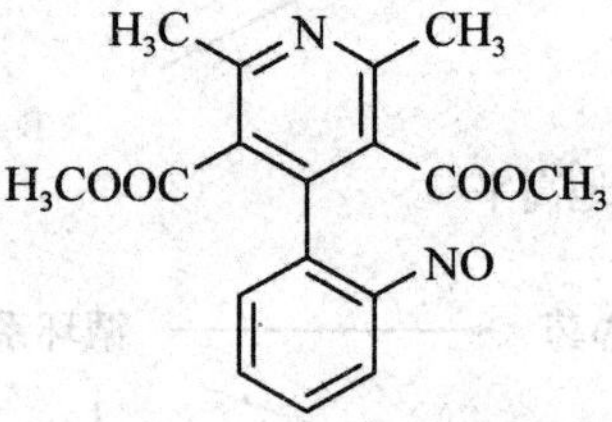

C.

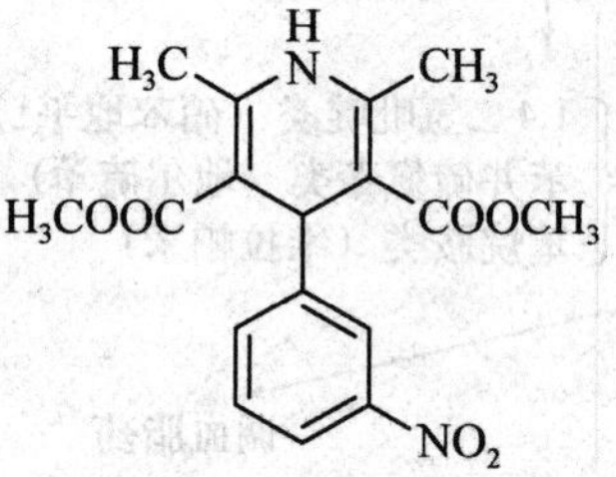

D.

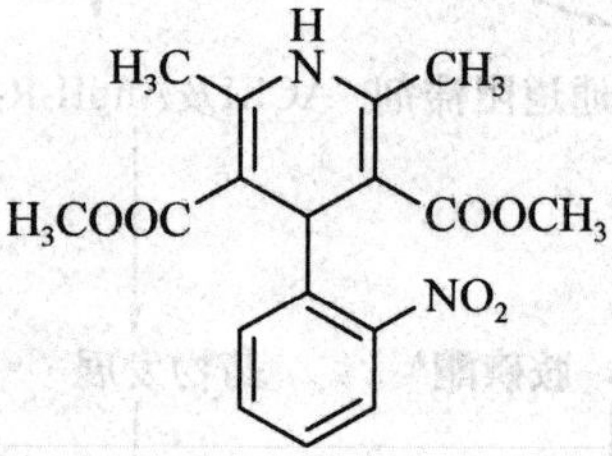

5. 关于盐酸地尔硫䓬的叙述,正确的是(　　)。

A. 临床使用反式 D-异构体　　B. 首过效应高,口服效果差

C. 结构中含有烯烃双键,有顺反异构体　　D. 具有 1,4-苯并硫氮䓬母核

6. 治疗室上性心动过速,首选维拉帕米的哪一种异构体(　　)?

A. R(+)　　B. S(-)　　C. RS(±)　　D. 反式异构体

7. 将某药物水溶液 1 滴、溴水 1 滴混匀,当溴的橙色消失后,加入过量氨溶液,呈翠绿色,那么该药应该是下列哪一个(　　)?

A. 盐酸美西律　　B. 盐酸胺碘酮　　C. 卡托普利　　D. 硫酸奎尼丁

8. 将奎尼丁制备成注射液,最好选择下列哪一种盐类形式(　　)?

A. 硫酸盐　　B. 二盐酸盐　　C. 葡萄糖醛酸盐　　D. 聚半乳糖醛酸盐

9. 将某一种药物溶液加硫酸微热,可产生紫色蒸汽,该药物是(　　)。

A. 盐酸胺碘酮　　B. 普萘洛尔　　C. 氨氯地平　　D. 盐酸美西律

10. 在卡托普利结构中,引入巯基的设计思想是(　　)。

A. 增强与受体上锌离子的亲和力

B. 增强与受体上脂溶性口袋的镶嵌吻合

C. 减轻该类药物的大蒜气味

D. 消除该类药物的干咳副作用

11. 有关卡托普利的叙述，正确的是(　　)。

A. 结构中含有酰胺基团，在中性条件下很容易水解

B. 结构中的巯基使药物容易被氧化

C. 用药后很少出现味觉丧失、蛋白尿等同类药物常见的不良反应

D. 拮抗血管紧张素Ⅱ受体，可治疗高血压、心力衰竭等心血管疾病

12. 既含有四氮唑环，又含有咪唑环结构的药物是(　　)。

A. 依普沙坦　B. 替米沙坦　C. 氯沙坦　D. 缬沙坦

13. 硝酸甘油治疗心绞痛，作用机制是(　　)。

A. 钙通道阻滞剂　B. 血管紧张素Ⅱ受体拮抗剂

C. 释放内皮舒张因子　D. β受体阻滞剂

14. 关于硝酸异山梨酯的代谢描述，错误的是(　　)。

A. 首过效应高，适合舌下给药，起效也快

B. 代谢后产生单硝酸异山梨酯，代谢物有活性且生物利用度高

C. 被还原代谢为亚硝酸异戊酯后而失活

D. 脂溶性高，进入血液后很快进入中枢神经系统，有头痛、体位性低血压副作用

15. 对硝酸甘油理化性质的描述，错误的是(　　)。

A. 为浅黄色无臭、带甜味的油状液体

B. 具有两种晶体形式，为稳定的双菱形和不稳定的三斜晶形

C. 易溶于水，吸水后成塑胶状

D. 与氢氧化钾和硫酸氢钾试液反应，生成恶臭的丙烯醛气体

16. 属于钙敏化剂类型的强心药是(　　)。

A. 氨力农　B. 地高辛　C. 多巴酚丁胺　D. 匹莫苯

17. 有关地高辛的叙述，正确的是(　　)。

A. 属于蟾蜍二烯类结构化合物

B. 安全范围大，有效剂量与中毒剂量差距大，用药安全

C. 用于治疗房颤、心律不齐，但可引起心律失常副作用

D. 不饱和内酯上的 α-H 不活泼，所以不产生 Bajet 反应

18. 第一个上市的羟甲戊二酰辅酶 A 还原酶抑制剂是(　　)。

A. 美伐他汀　B. 洛伐他汀　C. 辛伐他汀　D. 阿托伐他汀

19. 具有开环 β-羟基羧酸结构的 HMG-CoA 抑制剂是(　　)。

A. 美伐他汀　B. 洛伐他汀　C. 辛伐他汀　D. 阿托伐他汀

20. 下列药物中，属于前药的是(　　)。

A. 普伐他汀　B. 洛伐他汀　C. 氟伐他汀　D. 阿托伐他汀

21. 属于苯氧基烷酸结构的降血脂药物是(　　)。

A. 吉非贝齐　B. 洛伐他汀　C. 烟酸　D. 左甲状腺素

22. 关于氯吡格雷的叙述，错误的是(　　)。

A. 临床使用 *S* 构型右旋体　B. 前药，代谢后产生活性代谢物

C. 含有噻吩并四氢吡啶结构　D. 属于抗凝血药机制的抗血栓药

23. 采用华法林治疗血栓栓塞性疾病，为什么先使用肝素再用华法林维持治疗(　　)?

A. 华法林与血浆蛋白结合率高，起效慢

B. 肝素可以快速溶解生成的血栓

C. 肝素是肝药酶抑制剂，先抑制肝药酶，从而可减少华法林的代谢

D. 肝素兼具B和C两点作用

24. 属于中枢降压药的是(　　)。

A.

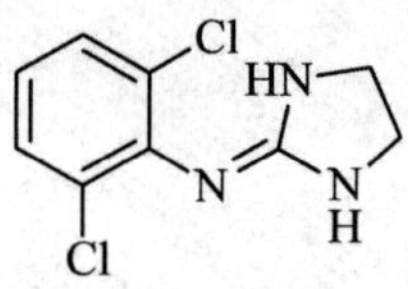

B.

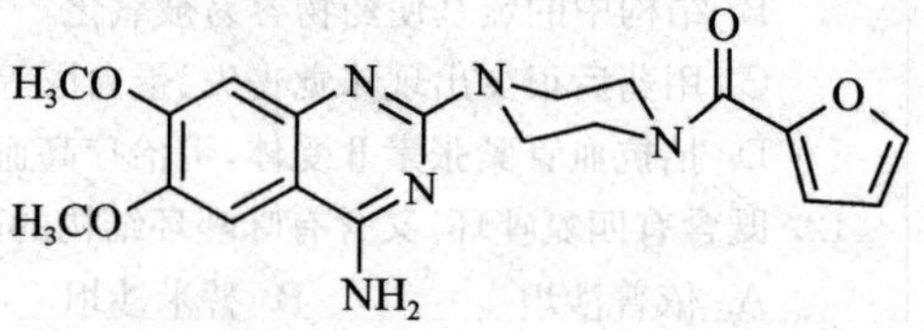

C.

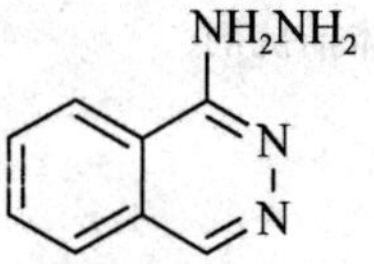

D.

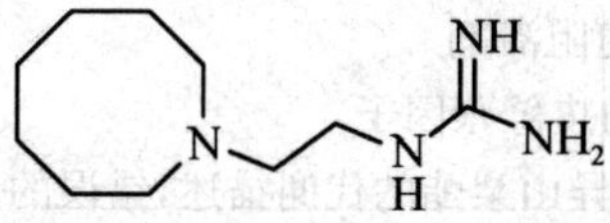

25. 下列降压药中,哪一个在使用初期会有短暂的高血压现象(　　)?

A. 酚妥拉明　　B. 硝苯地平　　C. 利舍平　　D. 普萘洛尔

B 型题

A.

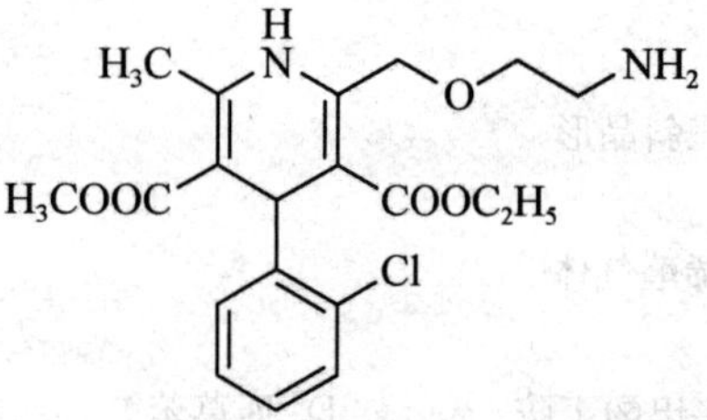

B.

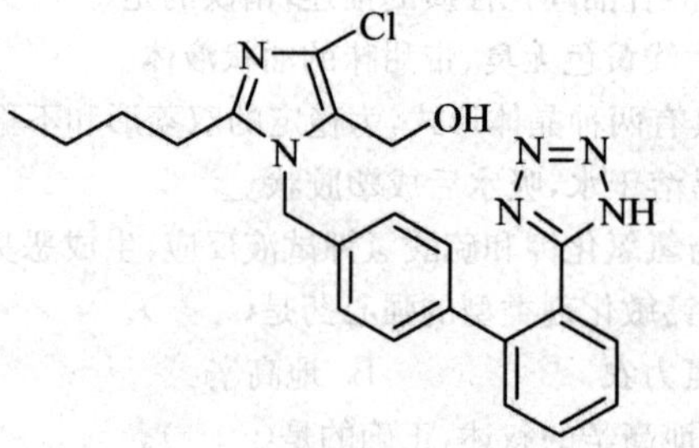

C.

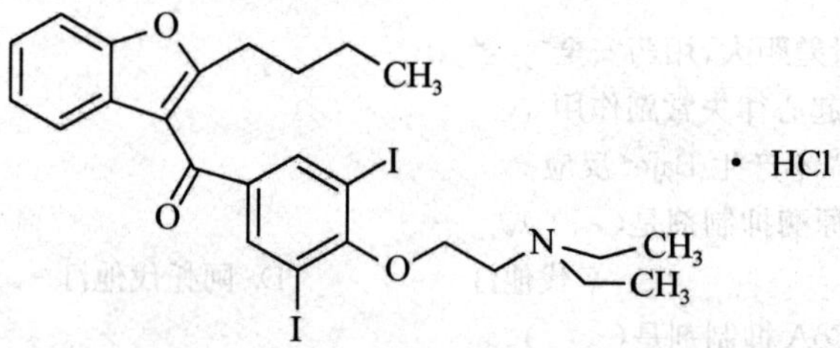

D.

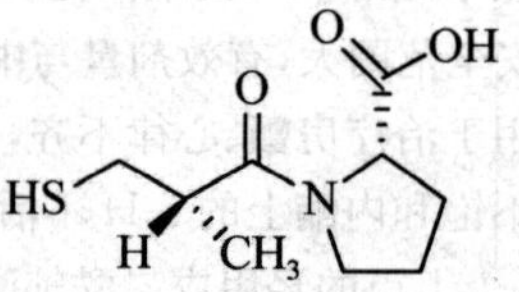

E.

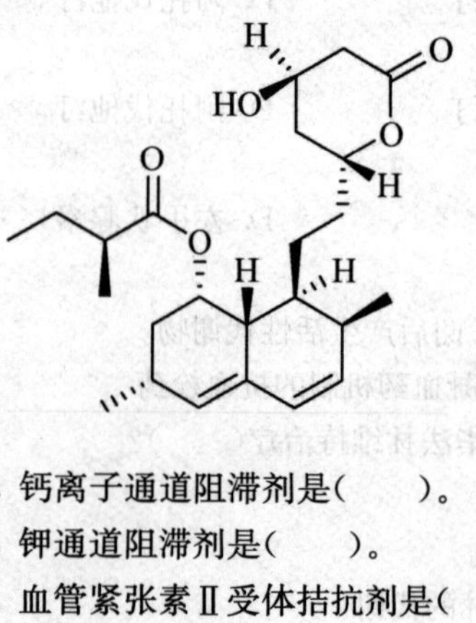

26. 钙离子通道阻滞剂是(　　)。

27. 钾通道阻滞剂是(　　)。

28. 血管紧张素Ⅱ受体拮抗剂是(　　)。

29. HMG-CoA 还原酶抑制剂是(　　)。
30. 血管紧张素转化酶抑制剂是(　　)。

A. 普萘洛尔　　B. 硝苯地平　　C. 维拉帕米　　D. 盐酸胺碘酮　　E. 洛伐他汀

31. 在光照下可以发生芳构化变质反应的是(　　)。
32. 与 2,4-二硝基苯肼的高氯酸试液生成黄色沉淀的是(　　)。
33. 对热稳定,对光、酸不稳定,在酸性溶液中可以发生侧链氧化分解的是(　　)。
34. 化学稳定性良好,对热、光、酸碱均能不变的是(　　)。
35. 在酸碱条件下,内酯环迅速水解的是(　　)。

A.
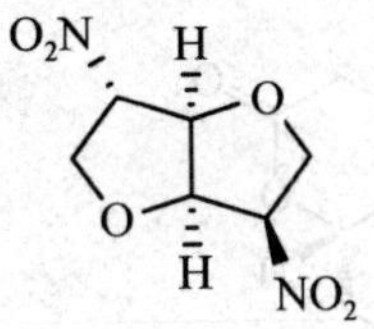

B.
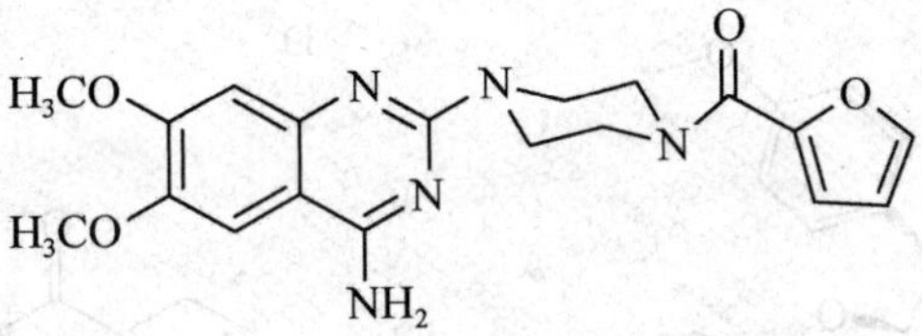

C.
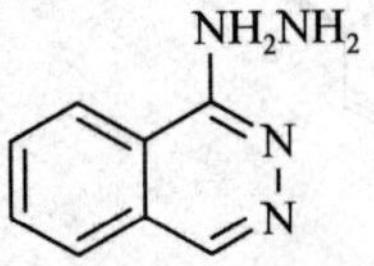

D.
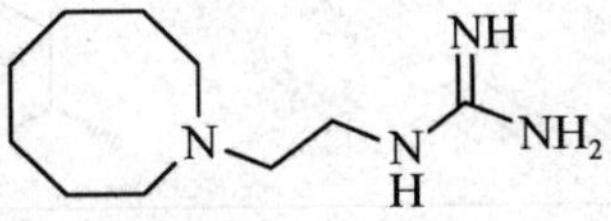

E.
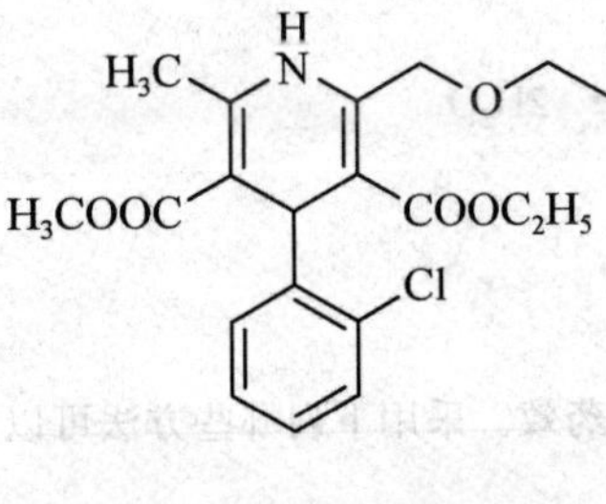

36. 属于氧化亚氮供体药物的是(　　)。
37. 使用后可能造成缓激肽积聚而出现干咳副作用的是(　　)。
38. 影响胆固醇和三酰甘油代谢的是(　　)。
39. 抑制血小板聚集,可以用于预防缺血性脑卒中、心肌梗死及外周血管病的是(　　)。
40. 维生素 K 拮抗剂是(　　)。

A. 1-异丙氨基-3-(1-萘氧基)-2-丙醇盐酸盐
B. (2-丁基-3-苯并呋喃基)[4-[2-(二乙氨基)乙氧基]-3,5-二碘苯基]甲酮盐酸盐
C. (9S)-6′-甲氧基-脱氧辛可宁-9-醇硫酸盐二水合物
D. 1-[(2S)-2-甲基-3-巯基-1-氧代丙基]-L-脯氨酸
E. 1,4;3,6-二脱水-D-山梨醇-2,5-二硝酸酯

41. 长期使用有皮肤色素沉积、甲状腺功能紊乱副作用的是(　　)。
42. 在强热或撞击下,可能发生爆炸的是(　　)。
43. 通过研究蛇毒成分,并进行结构改造得到的药物是(　　)。
44. 从植物中提取得到的生物碱,其光学异构体被用作抗疟药的是(　　)。

45. 用来研究β受体阻滞剂的模式药物是(　　)。

X 型题

46. 下列结构药物,作用靶点是离子通道的包括(　　)。

A.

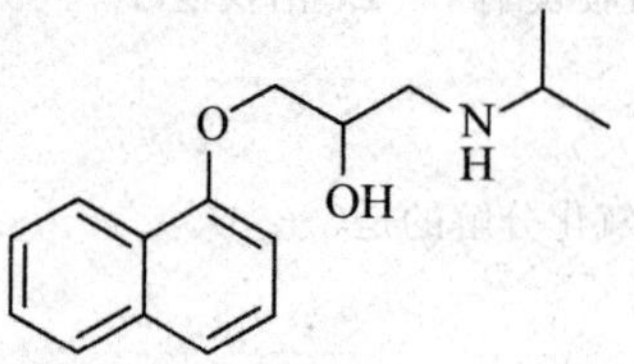

B.

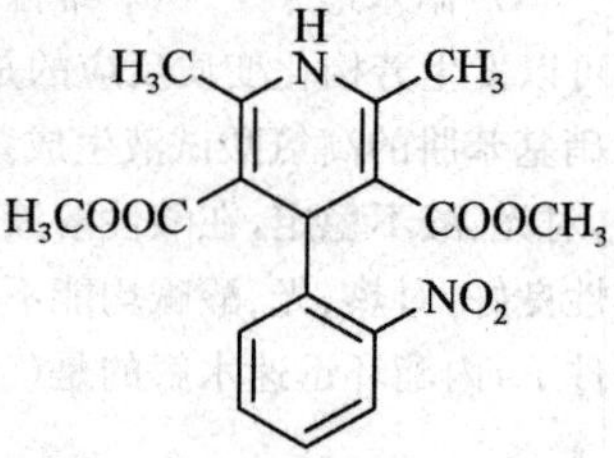

C.

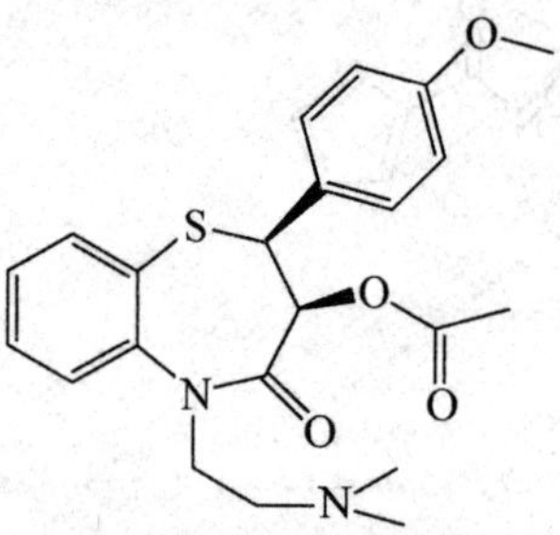

D.

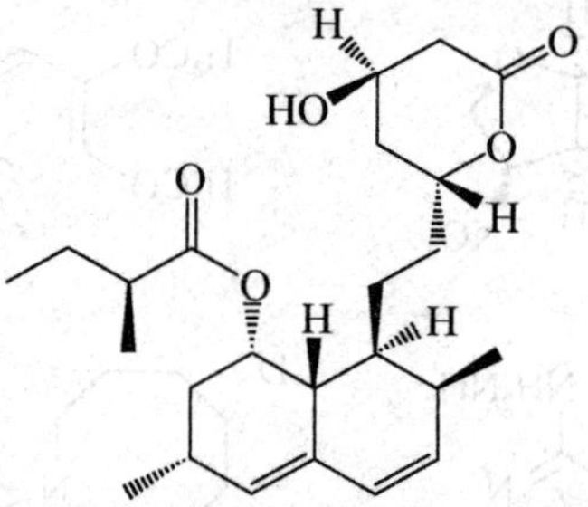

E.

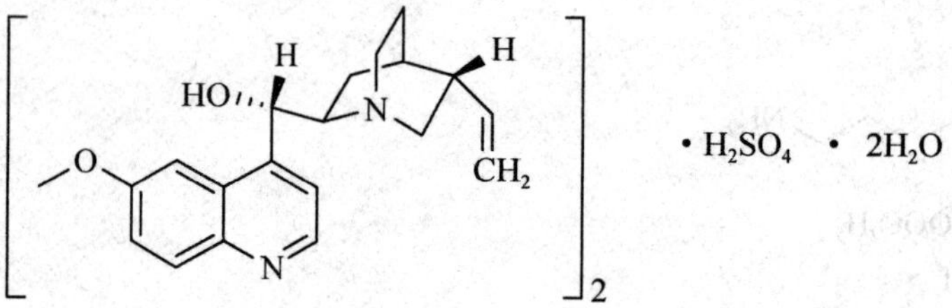

47. 连续舌下含服硝酸酯类抗心绞痛药,容易出现耐受性而失去药效。采用下列哪些方法可以解决这一问题(　　)?

A. 改用亚硝酸酯类药物　　B. 给用硫化物还原剂

C. 同时服用1,4-二巯基-2,3-丁二醇　　D. 停用一段硝酸酯类药物后,再服用

E. 改用注射给药方法

48. 关于苯磺酸氨氯地平的叙述,正确的有(　　)。

A. 左旋体活性强,右旋体几乎无活性

B. 右旋体是药物毒性的主要来源

C. 目前临床上仍有外消旋体在使用

D. 二氢吡啶环可发生芳构化代谢失活

E. 本品对光稳定

49. 地尔硫䓬的主要代谢途径有(　　)。

A. N-脱甲基　　B. O-脱甲基　　C. 酯基水解

D. S-脱甲基　　E. 硝基还原

50. 强心药包括下列哪些类(　　)?

A. 强心苷类　　B. 磷酸二酯酶抑制剂　　C. 儿茶酚胺类

D. 钙敏化剂　　　　　　　　　　　　E. 羟甲戊二酰辅酶A还原酶抑制剂

二、填空题

1. 按照药物的作用机制，抗血栓药物可以分为(　　　　)、(　　　　)、(　　　　)三类。

2. 从结构上看，目前使用的β受体阻滞剂的药效团是(　　　　　　)；对于伴有哮喘和糖尿病的心脏病患者，最好使用(　　　　　　)类阻滞剂药物，这样可以避免支气管哮喘和延缓低血糖的发生；单纯性β受体阻滞剂因为可能产生支端循环障碍造成降压拮抗，所以人们设计了(　　　　　　)类药物，在降压时可发生协同效应。

3. 选择性钙通道阻滞剂按照结构可以分为(　　　　)、(　　　　)、(　　　　)三类。

4. 盐酸美西律的化学结构式为(　　　　　)，按照 Vaughan Williams 分类法，该药属于(　　　　　)类抗心律失常药；其结构中含有(　　　　)基团，所以可以与碘试液反应生成棕红色沉淀。

5. "他汀"类调血脂药主要通过抑制(　　　　　　　　)酶的活性，从而降低体内(　　　　　)的合成；该类药物普遍的毒副作用是(　　　　　)。

三、写出下列英文药物的通用名，并说明它们的结构类型

1. propranolol hydrochlorid

2. amiodarone hydrochlorid

3. nitroglycerin

四、合成题

1. 以α-萘酚为起始原料，合成普萘洛尔，并注明反应条件。

2. 以苯并呋喃为起始原料，合成盐酸胺碘酮，并注明反应条件。

五、问答题

1. 简述卡托普利发现的过程(主要描述结构改造过程中的设计思想)。

2. 从结构上分析洛伐他汀的降血脂机制。

参考答案

一、选择题

1. D　2. C　3. B　4. D　5. B　6. B　7. D　8. C　9. A　10. A　11. B　12. C　13. C　14. C　15. C　16. D　17. C　18. B　19. D　20. B　21. A　22. D　23. A　24. A　25. C　26. A　27. C　28. B　29. E　30. D　31. B　32. D　33. A　34. C　35. E　36. A　37. E　38. D　39. B　40. C　41. B　42. E　43. D　44. C　45. A　46. BCE　47. ABCD　48. ABCD　49. ABC　50. ABCD

二、填空题

1. 抗凝血药　　抗血小板聚集药　　溶血栓药

2. 芳氧丙醇胺　　选择性β_1受体　　非典型β受体阻滞剂

3. 二氢吡啶类　　苯并硫氮䓬类　　苯烷胺类

4. 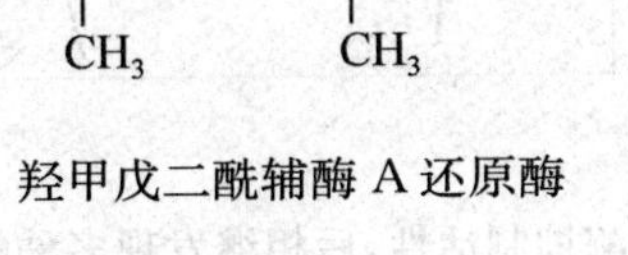

I_b类　　烃胺

5. 羟甲戊二酰辅酶A还原酶　　胆固醇　　肌毒性

三、写出下列英文药物的通用名，并说明它们的结构类型

1. 盐酸普萘洛尔　　芳氧丙醇胺类
2. 盐酸胺碘酮　　苯并呋喃酮类
3. 硝酸甘油　　硝酸酯类

四、合成题

1.

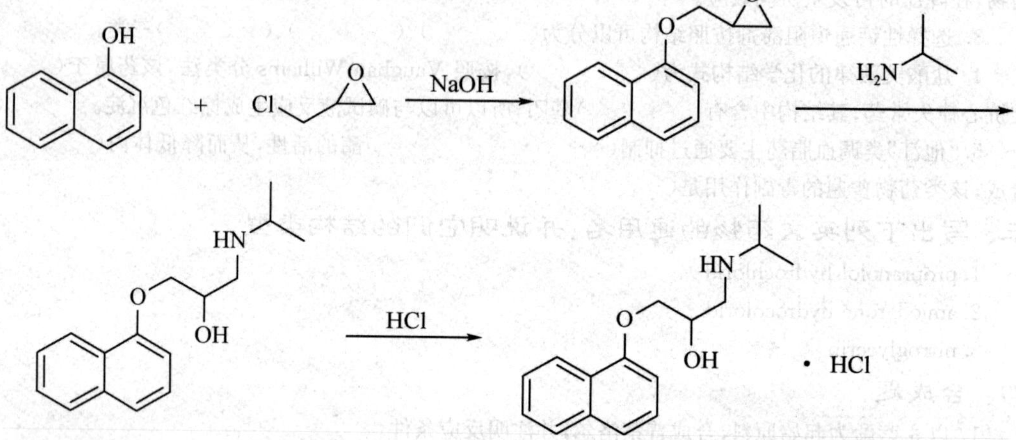

2.

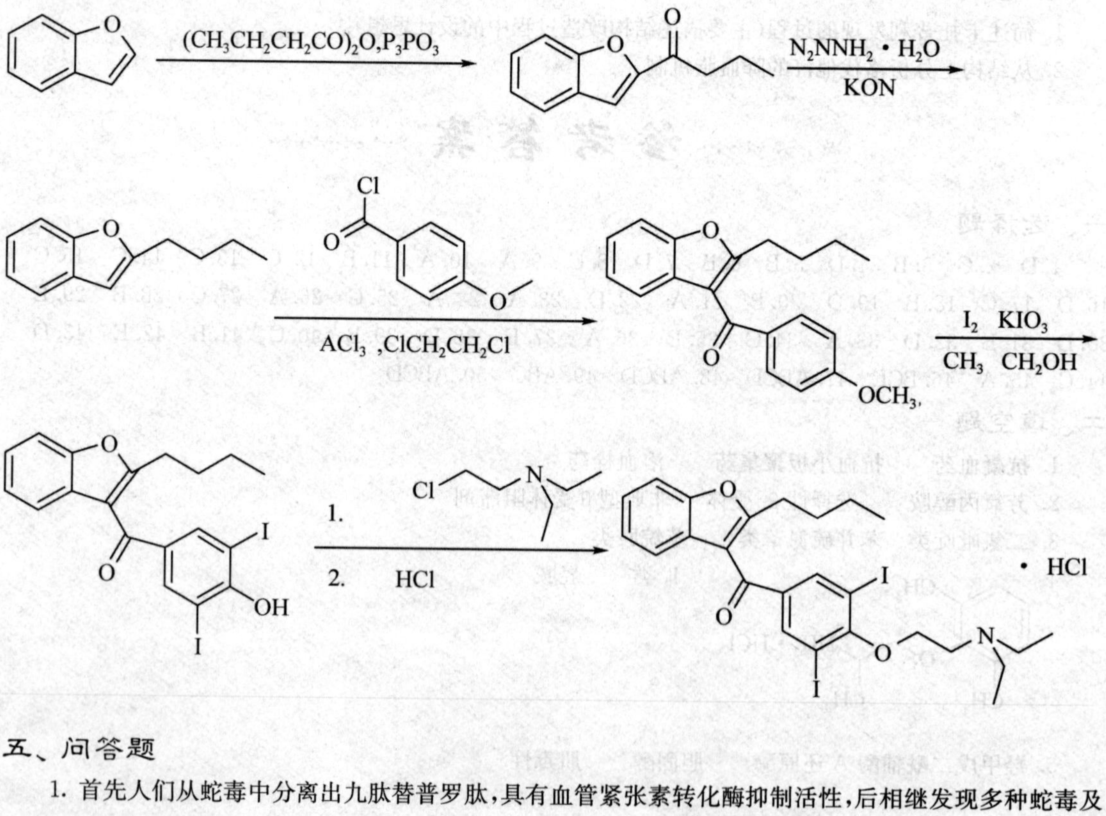

五、问答题

1. 首先人们从蛇毒中分离出九肽替普罗肽，具有血管紧张素转化酶抑制活性，后相继发现多种蛇毒及

其合成类似物也有该作用机制，分析它们的结构特征，总结出 C 末端带有亮-脯-脯、色-丙-脯、苯丙-丙-脯的多肽，都有 ACE 抑制活性。

受到羧肽酶抑制剂的结构提醒，开始合成带有脯氨酸结构的衍生物，如琥珀酰-L-脯氨酸、D-甲基琥珀酰-L-脯氨酸。

为了增强与受体亲和力，引入巯基来加强与受体上锌离子的作用，从而发掘出卡托普利。

2. 洛伐他汀含有六元吡喃酮内酯环，环上带有 β-羟基，该结构在体内水解生成 β-羟基羧酸，这种结构特征与羟甲戊二酰辅酶 A 的戊二酰部分相似，由于酶识别错误，因此该类药可以与羟甲戊二酰辅酶 A 竞争还原酶，产生酶抑制作用。而羟甲戊二酰辅酶 A 还原酶是胆固醇合成的关键酶，所以洛伐他汀可以抑制胆固醇的生物合成，从而降低高血脂。

第五章　消化系统药物

消化系统疾病是临床常见、多发病。根据治疗目的，药物分为消化性溃疡药、促胃动力药、助消化药、止吐药和催吐药、泻药和止泻药、肝胆疾病辅助治疗药等。

第一节　抗 溃 疡 药

- 抗溃疡药物分类
  - 抑制胃酸分泌药
    - 抗胆碱能药物：哌仑西平、替仑西平
    - H_2 受体拮抗剂：西咪替丁
    - 质子泵抑制剂：奥美拉唑
    - 抗胃泌素药：丙谷胺
  - 黏膜保护药：米索前列醇、枸橼酸铋钾、硫糖铝、替普瑞酮
  - 抗微生物药物：三联疗法
  - 抗酸药：碳酸氢钠、氢氧化铝、氧化镁

一、H_2 受体拮抗剂

1. 药物发现与发展

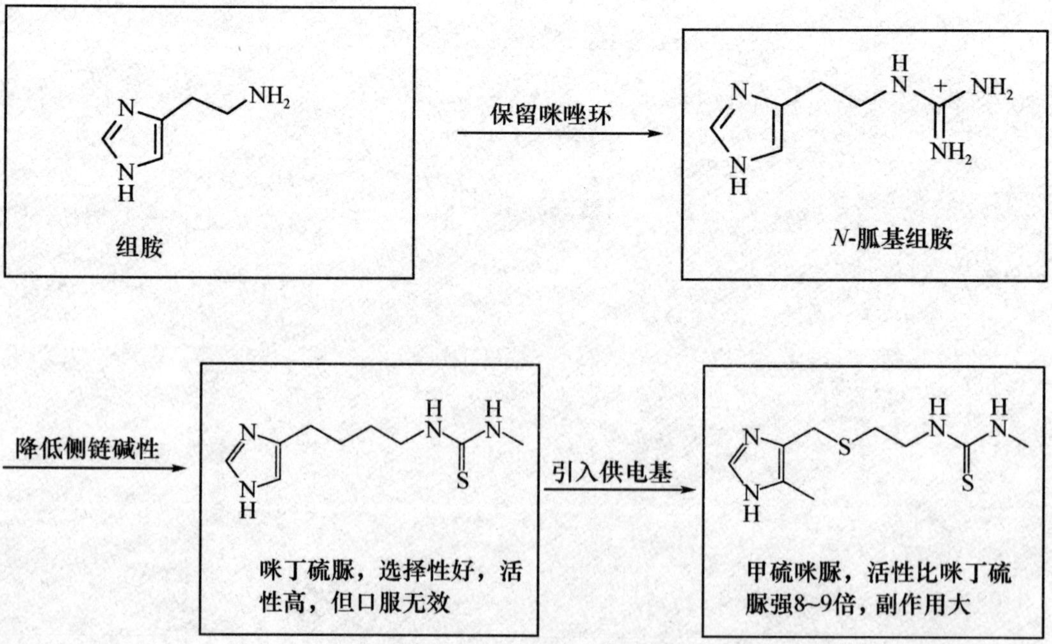

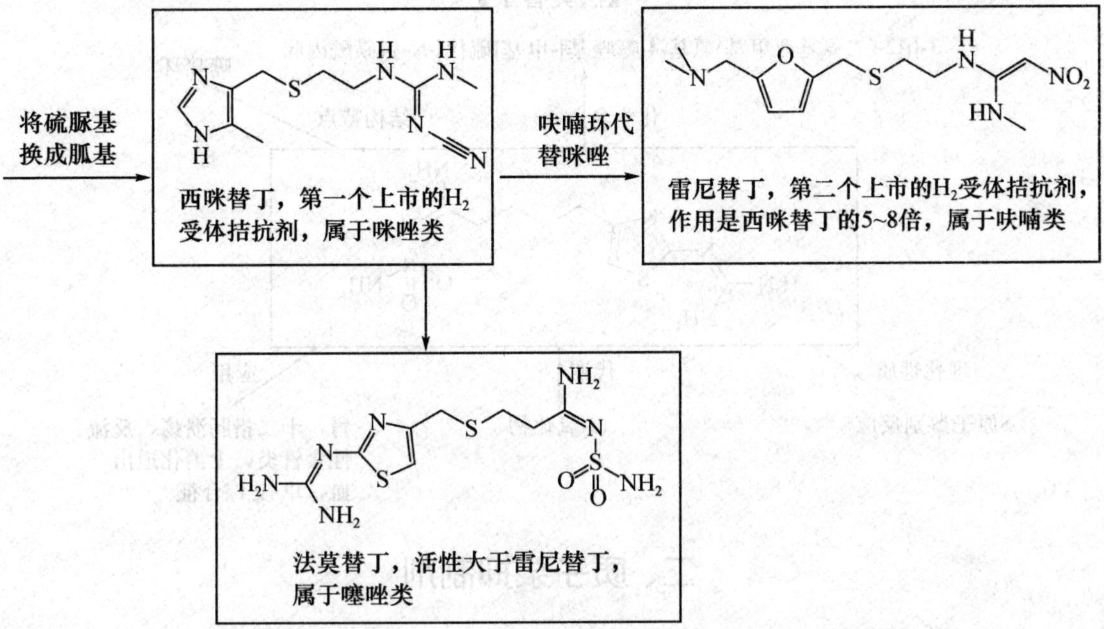

此外，还有哌啶甲苯醚类，如罗沙替丁。

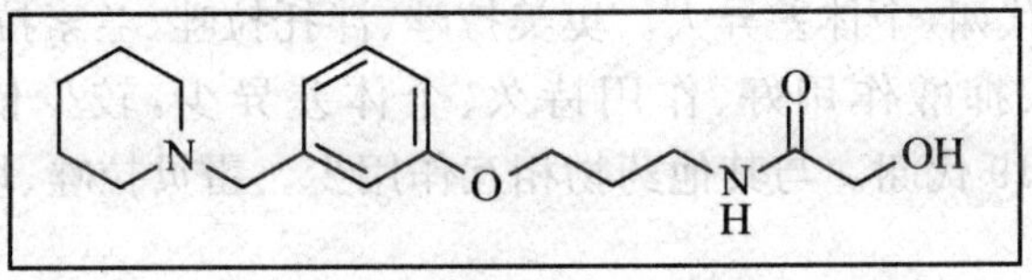

2. 代表药物

【盐酸雷尼替丁】

N'-甲基-N-[2[[5-[(二甲氨基)甲基-2-呋喃基]甲基]硫代]乙基]-2-硝基-1,1乙烯二胺盐酸盐

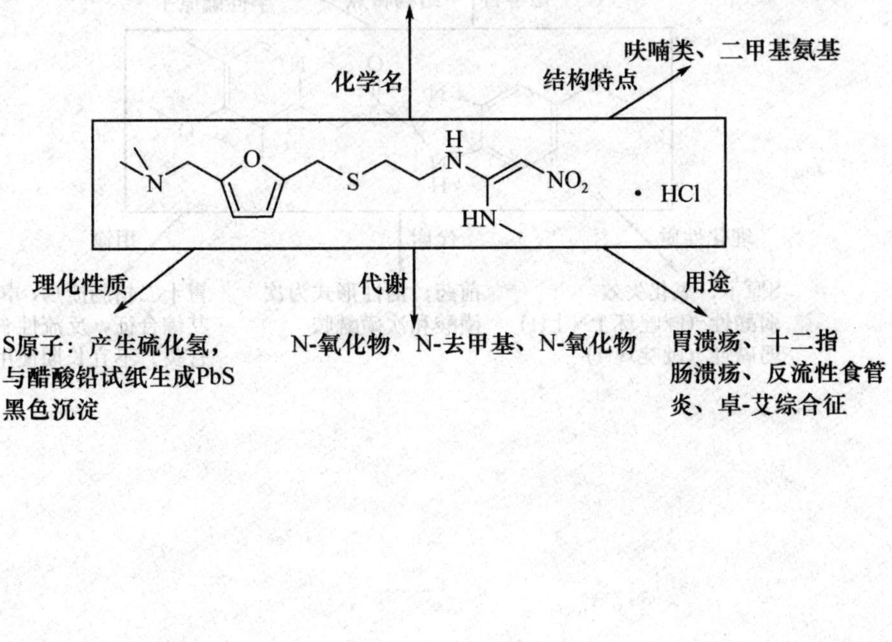

【法莫替丁】

化学名：3-[[[2-(二氨基亚甲基)氨基-4-噻唑基]-甲基]硫代]-N-氨磺酰丙脒

结构特点：噻唑环

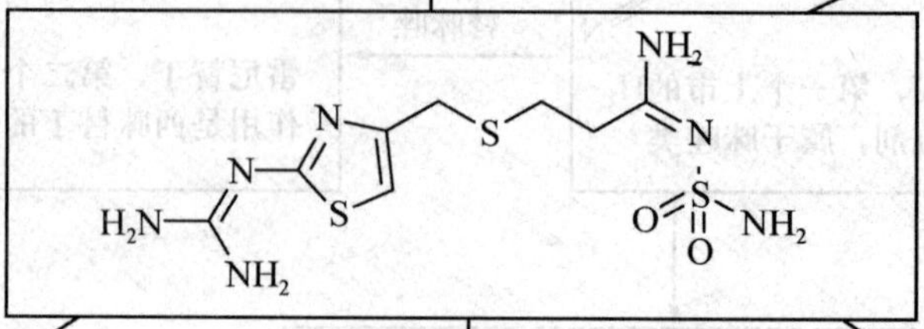

理化性质：S原子鉴别反应

代谢：S-氧化物

应用：胃、十二指肠溃疡、反流性食管炎、上消化道出血、卓-艾综合征

二、质子泵抑制剂

1. 不可逆质子泵抑制剂（与质子泵上半胱氨酸残基形成二硫键）

- 第一代：作用不稳定、半衰期短、起效慢、治愈率和缓解率不稳定。依赖细胞色素P450同工酶代谢，个体差异大。奥美拉唑、泮托拉唑、兰索拉唑。
- 第二代：起效快、抑酸作用好、作用持久、个体差异少，较少依赖P450酶系列中的CYP2C19代谢。与其他药物相互作用少。雷贝拉唑、埃索美拉唑、艾普拉唑。

代表药物

【奥美拉唑】

化学名：5-甲氧基-2-[[(4-甲氧基-3,5-二甲基-2-吡啶基)-甲基]-亚磺酰基]-1H-苯并咪唑

结构特点：苯并咪唑环，亚磺酰基、手性硫原子

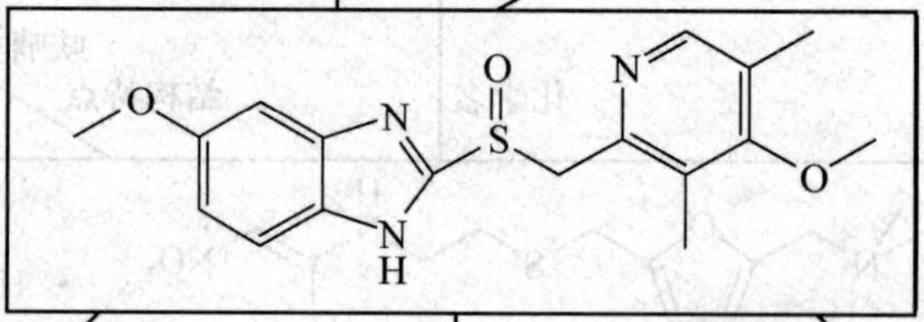

理化性质：S原子：氧化失效；弱酸性（咪唑环上N上H）；弱碱性（吡啶环N）

代谢：前药；活性形式为次磺酸和次磺酰胺

用途：胃十二指肠溃疡、卓-艾综合征、反流性食管炎，不宜长期使用

合成路线：

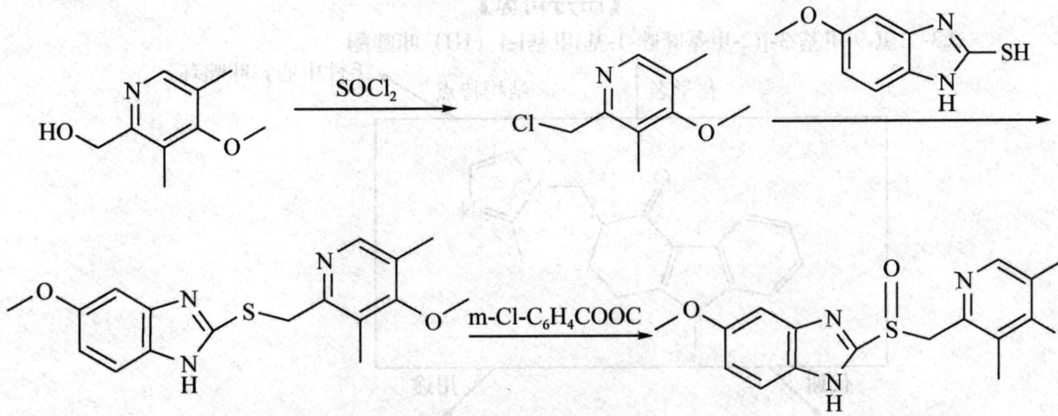

【雷贝拉唑钠】

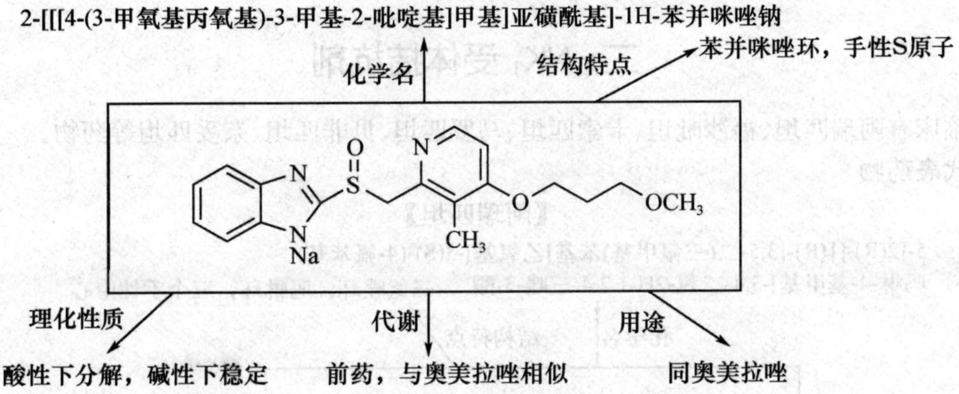

2. 可逆性质子泵抑制剂（与 E_2 型酶上 K^+ 结合位点形成离子键）
如瑞伐拉赞。

第二节　止　吐　药

按照作用机制分类：
- 组胺 H_1 受体拮抗剂：苯海拉明
- 乙酰胆碱受体拮抗剂：地芬尼多
- 多巴胺受体拮抗剂：硫乙拉嗪
- 5-羟色胺（5-HT_3）受体拮抗剂：昂丹司琼
- 神经激肽受体（NK_1）拮抗剂：阿瑞匹坦

一、5-HT_3 受体拮抗剂

临床用药有昂丹司琼、格雷司琼、帕洛司琼、多拉司琼、雷莫司琼、伊他司琼、托烷司琼、阿洛司琼、阿扎司琼等。

代表药物

【昂丹司琼】

2,3-二氢-9-甲基-3-[(2-甲基咪唑-1-基)甲基]-4（1H）咔唑酮

化学名

结构特点：手性中心，咔唑环

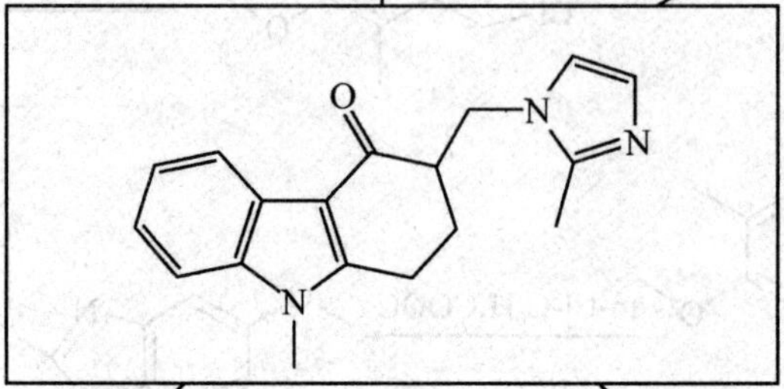

代谢：原形代谢为主，少量发生苯环羟化和N-去甲基

用途：癌症放疗化疗止吐药，手术后恶心呕吐的预防和治疗

二、NK_1 受体拮抗剂

临床有阿瑞匹坦、福沙吡坦、卡索匹坦、马罗匹坦、贝非匹坦、奈妥匹坦等药物。

代表药物

【阿瑞匹坦】

5-[2(R)-[1(R)-[3,5-二(三氟甲基)苯基]乙氧基]-3(S)-(4-氟苯基)吗啉-4-基甲基]-3,4-二氢-2H-1,2,4-三唑-3-酮

化学名

结构特点：三氮唑环，吗啉环，三个手性中心

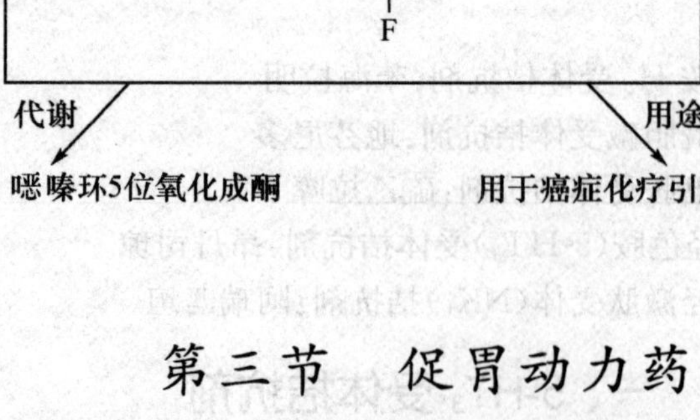

代谢：N-脱烷基；噁嗪环5位氧化成酮

用途：用于癌症化疗引起的急性和延迟性呕吐

第三节 促胃动力药

分类：
- 多巴胺 D_2 受体拮抗剂
- 5-HT_4 受体拮抗剂

一、多巴胺 D_2 受体拮抗剂

常用药物有多潘立酮（苯并咪唑类）、甲氧氯普胺、伊托必利、氯波必利（苯甲酰胺类）。

代表药物

【多潘立酮】

化学名：5-氯-1-[1-[3-(2,3-二氢-2-氧代-1H-苯并咪唑-1-基)丙基]4-哌啶]-2,3-二氢-1H-苯并咪唑-2-酮

结构特点：苯并咪唑酮环

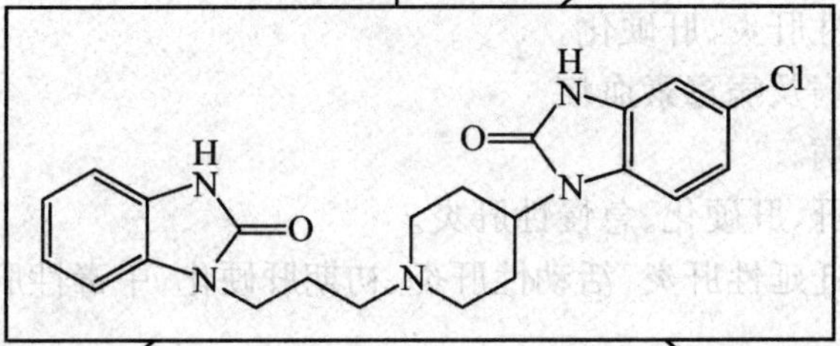

代谢：苯环羟化氧化、N-去烃基

用途：用于由胃排空延缓、胃食管反流、慢性胃炎、食管炎引起的消化不良

二、5-HT_4 受体激动剂

临床药物有西沙比利、莫沙必利（苯甲酰胺类）；普卡比例（苯并呋喃酰胺类）；替加色罗（吲哚烷胺类）。

代表药物

【枸橼酸莫沙必利】

化学名：4-氨基-5-氯-2-乙氧基-N-[[4-(4-氟苄基)-2-吗啉基]甲基]苯甲酰胺枸橼酸盐

结构特点：吗啉环，苯甲酰胺类

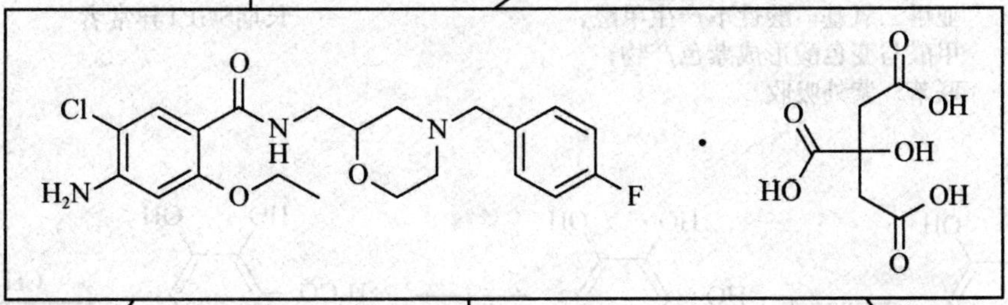

理化性质：芳伯胺：重氮偶合反应；叔胺：碱性

代谢：N-脱4-氟-苄基

用途：功能性消化不良、反流性食管炎、糖尿病性胃轻瘫及便秘

第四节 肝胆疾病辅助治疗药物

一、肝病辅助治疗药物

联苯双酯:用于迁延性肝炎和长期 SGPT 异常者。

双环醇:用于慢性肝炎所致的氨基转移酶升高。

齐墩果酸:用于病毒性迁延性慢性肝炎。

甘草酸:用于转氨酶升高的慢性肝炎。

葡醛内酯:用于急慢性肝炎、肝硬化。

乳果糖:用于肝性脑病及病毒素血症。

谷氨酸:用于肝性脑病。

硫普罗宁:用于脂肪肝、肝硬化、急慢性肝炎。

水飞蓟宾:用于慢性迁延性肝炎、活动性肝炎、初期肝硬化、中毒性肝损伤。

代表药物

【联苯双酯】

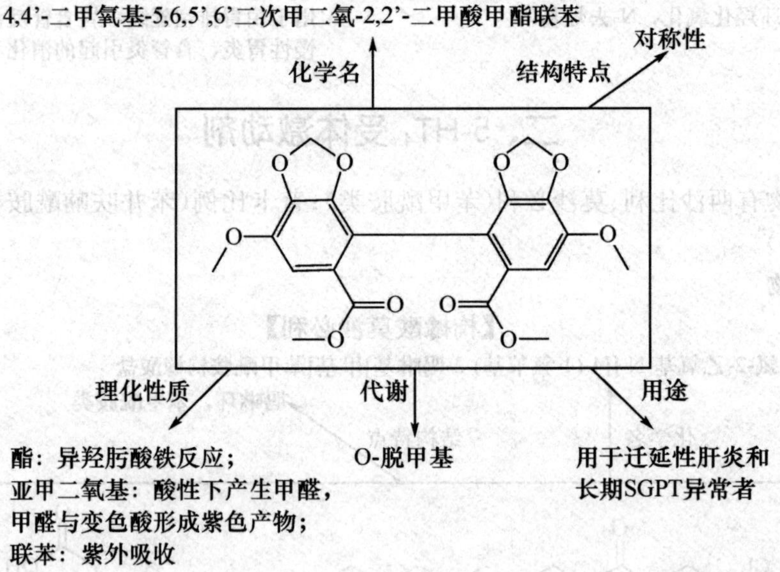

合成路线：

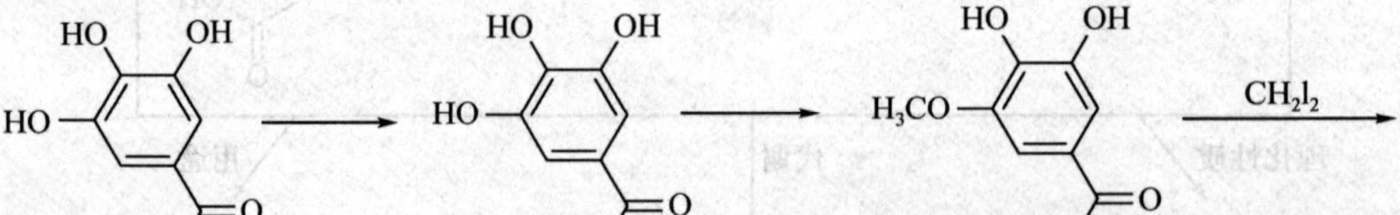

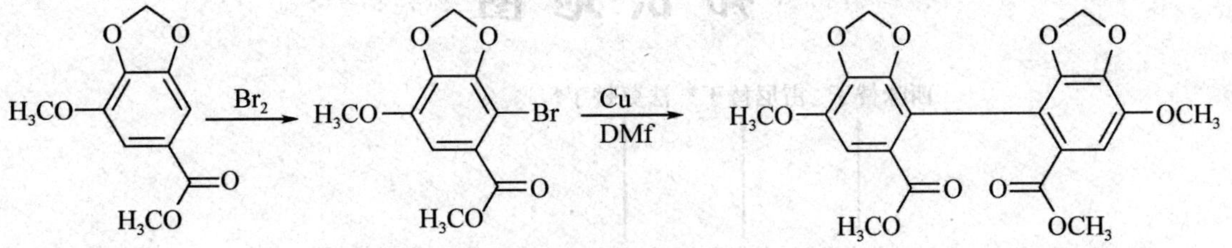

二、胆病辅助治疗药

熊去氧胆酸:用于胆固醇型胆结石、预防药物性结石形成。

去氢胆酸:用于胆囊及胆道功能失调、胆囊切除后综合征和慢性胆囊炎。

曲匹布通:用于胆石症、胆囊炎、胆道运动障碍。

非布丙醇:用于胆囊炎、胆石症、术后高脂血症、脂肪性消化不良、肝炎。

苯丙醇:用于胆囊炎、胆道感染、胆石症、胆道手术后综合征、消化不良、高胆固醇血症。

羟甲基香豆素:用于急慢性胆囊炎、胆石症、胆道感染、胆囊术后综合征。

代表药物

【熊去氧胆酸】

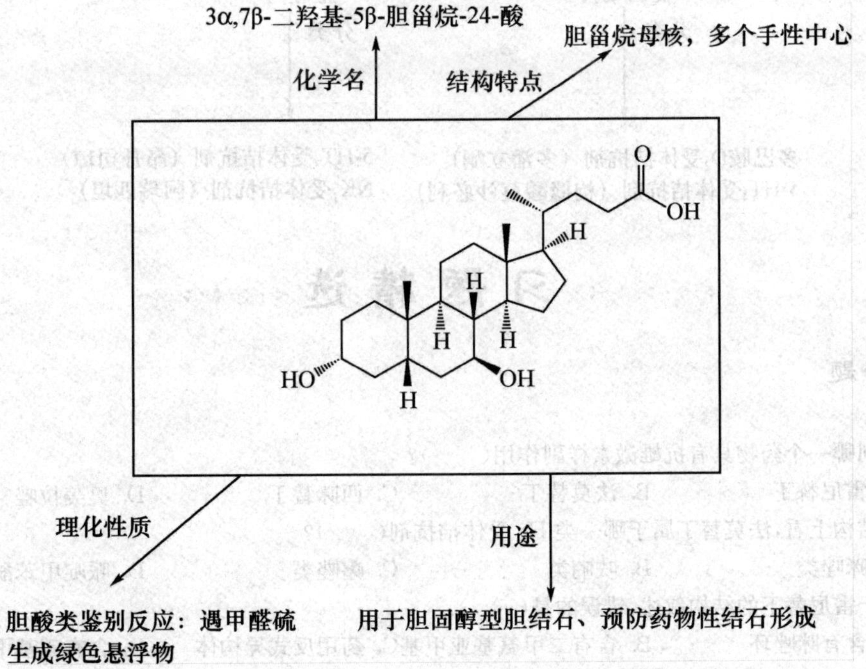

知识地图

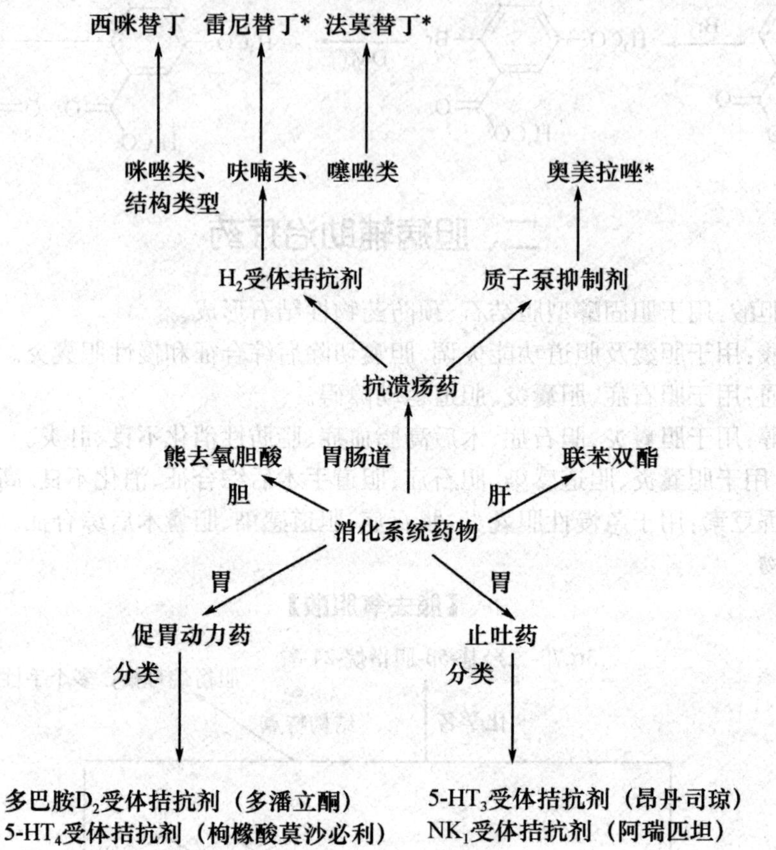

习题精选

一、选择题

A 型题

1. 下列哪一个药物具有抗雄激素样副作用（　　）？
   A. 雷尼替丁　B. 法莫替丁　C. 西咪替丁　D. 奥美拉唑
2. 从结构上看，法莫替丁属于哪一类 H_2 受体拮抗剂（　　）？
   A. 咪唑类　B. 呋喃类　C. 噻唑类　D. 哌啶甲苯醚类
3. 关于雷尼替丁的结构叙述，错误的是（　　）。
   A. 含有咪唑环　B. 含有二甲氨基亚甲基　C. 药用反式异构体　D. 含有硝基甲叉基
4. 很少依赖肝 P450 酶系列中的 CYP2C19 代谢，属于第二代质子泵抑制剂的是（　　）。
   A. 奥美拉唑　B. 泮托拉唑　C. 兰索拉唑　D. 雷贝拉唑
5. 奥美拉唑的化学结构式是（　　）。

A.

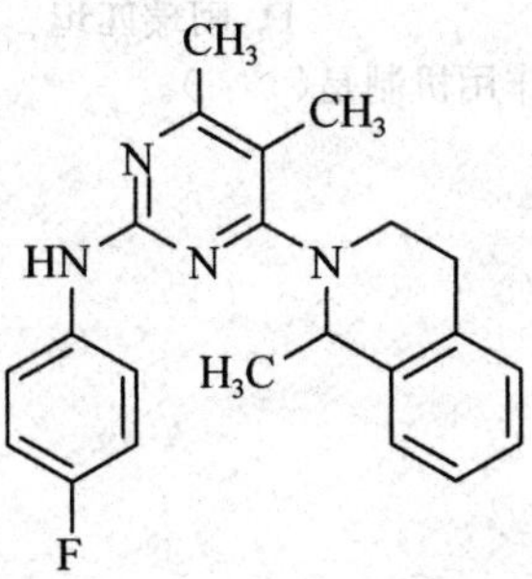

B.

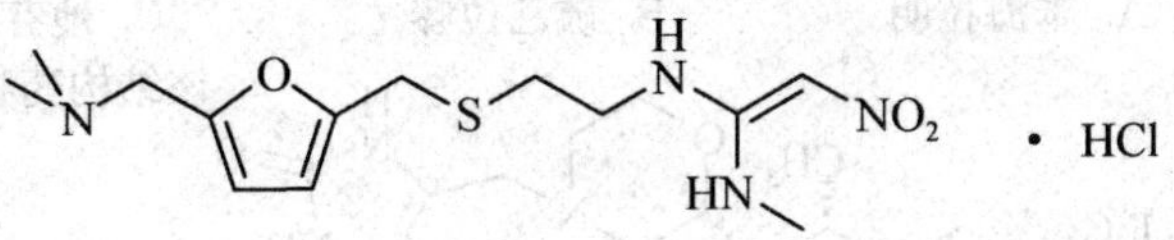

C.

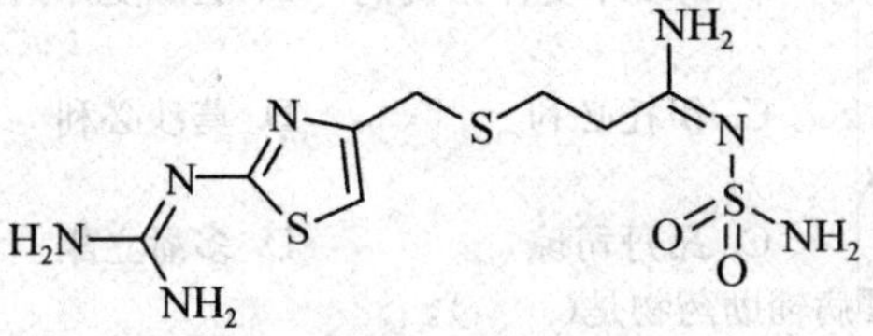

D.

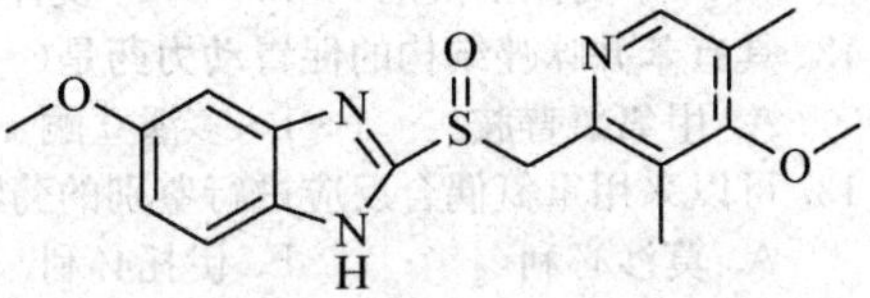

6. 下列药物中，具有手性中心的药物是（　　）。

A. 西咪替丁　　B. 雷贝拉唑钠　　C. 法莫替丁　　D. 雷尼替丁

7. 关于埃索美拉唑和奥美拉唑的关系，叙述正确的是（　　）。

A. 互为光学异构体

B. 互为顺反异构体

C. 奥美拉唑是前药，其母药是埃索美拉唑

D. 奥美拉唑是母药，其前药是埃索美拉唑

8. 某药经高温灼烧可产生一种气体，该气体遇到湿润醋酸铅试纸后生成黑色沉淀，该药是（　　）。

A. 法莫替丁　　B. 昂丹司琼　　C. 阿瑞匹坦　　D. 多潘立酮

9. 下列结构药物中，属于 5-HT_3 受体拮抗剂的是（　　）。

A.

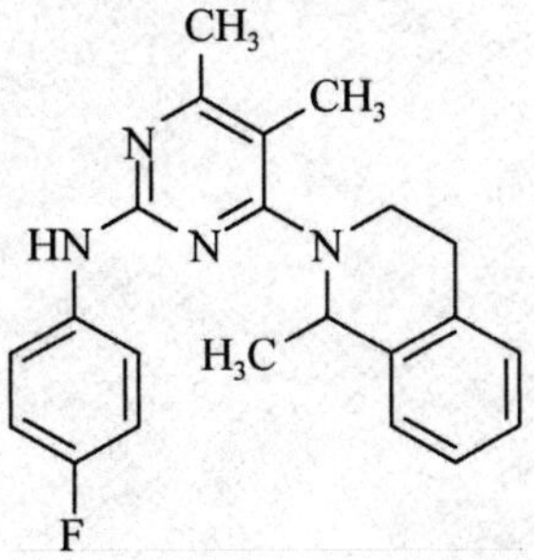

B.

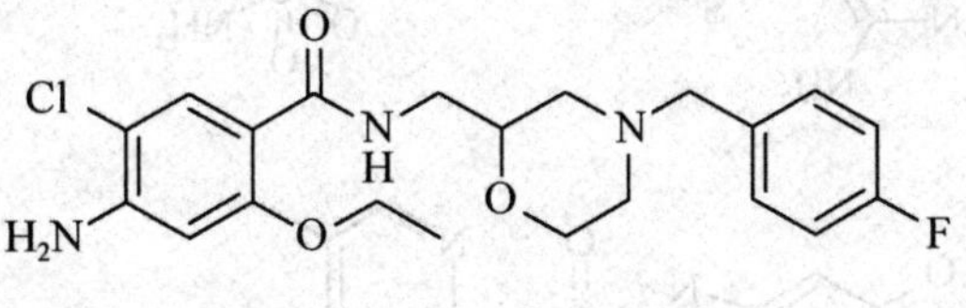

C.

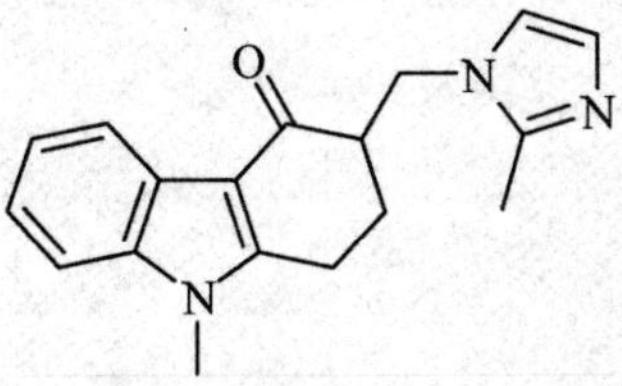

D.

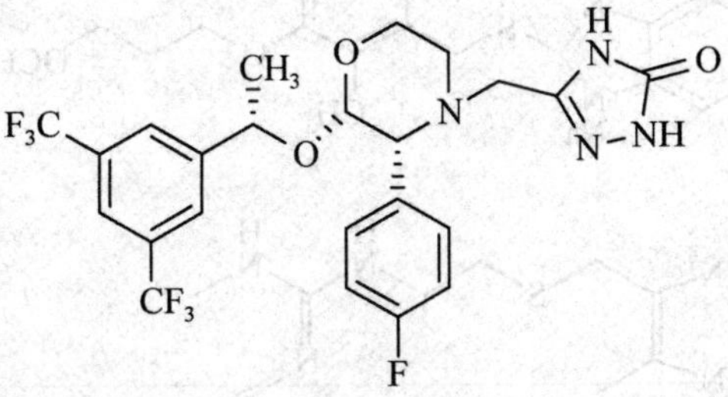

10. 通过多巴胺受体拮抗机制而产生止吐作用的药物是（　　）。

A. 苯海拉明　　B. 硫乙拉嗪　　C. 地芬尼多　　D. 阿瑞匹坦

11. 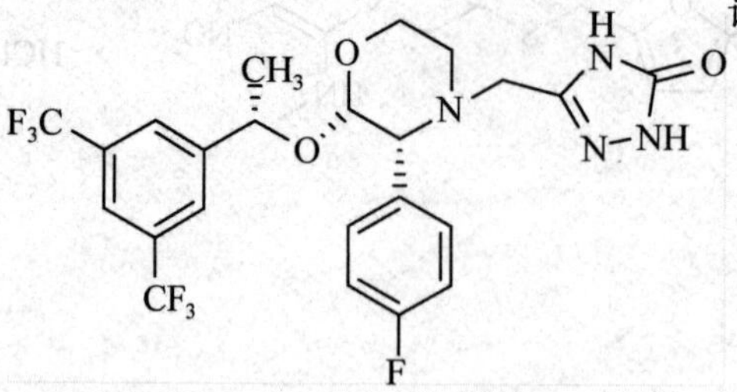 该结构药物的作用机制是(　　)。

A. NK_1 受体拮抗剂　　B. 5-HT_3 受体拮抗剂　　C. 5-HT_4 受体拮抗剂　　D. 胆碱受体拮抗剂

12. 具有苯并咪唑结构的促胃动力药是(　　)。

A. 甲氧氯普胺　　B. 多潘立酮　　C. 伊托必利　　D. 莫沙必利

13. 可以采用重氮偶合反应进行鉴别的药物是(　　)。

A. 莫沙必利　　B. 伊托必利　　C. 昂丹司琼　　D. 多潘立酮

14. 从中药五味子中提取，由我国自主研发的肝病辅助药物是(　　)。

A. 水飞蓟宾　　B. 联苯双酯　　C. 苯丙醇　　D. 齐墩果酸

15. 遇硫酸甲醛试液，生成绿色悬浮物的药物是(　　)。

A. 熊去氧胆酸　　B. 水飞蓟宾　　C. 联苯双酯　　D. 双环醇

B 型题

A.

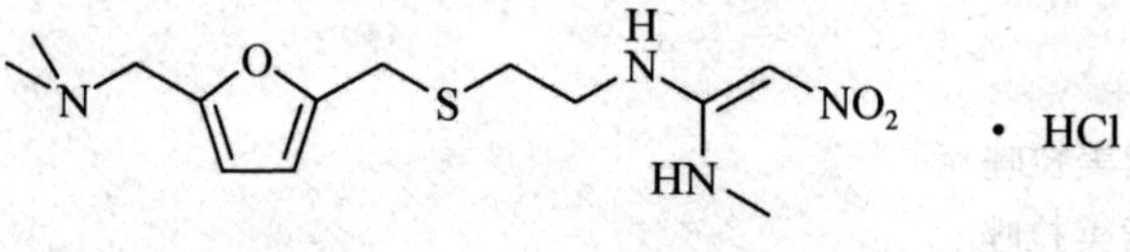

B.

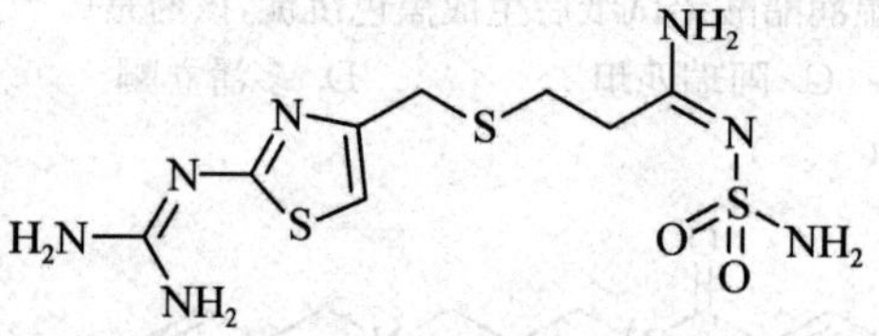

C.

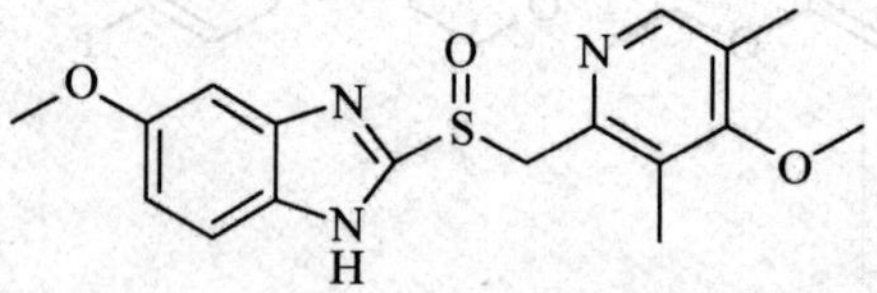

D.

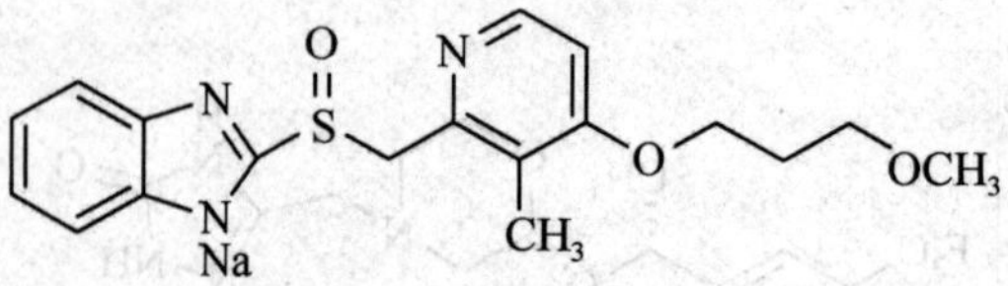

E.

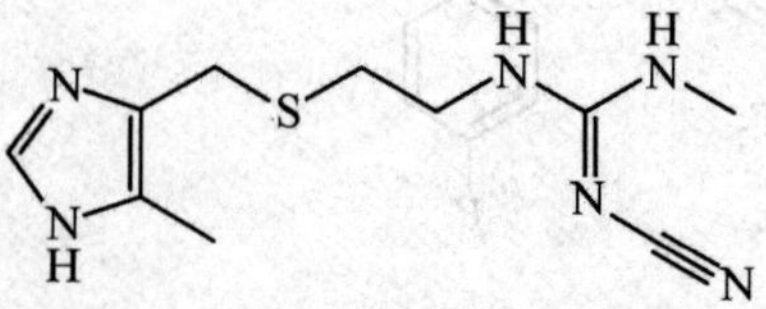

16. 第一个上市的 H_2 受体拮抗剂药物是(　　)。
17. 与枸橼酸铋做成复盐用于临床的是(　　)。
18. 属于第三代 H_2 受体拮抗剂药物是(　　)。
19. 主要经非酶代谢还原为硫醚代谢物,进一步转化为硫醚羧酸和硫醚氨酸的是(　　)。
20. 大部分由 CYP2C19 代谢的质子泵抑制剂是(　　)。

A. 昂丹司琼　B. 阿瑞匹坦　C. 多潘立酮　D. 枸橼酸莫沙必利　E. 联苯双酯
21. 具有咔唑母核的是(　　)。
22. 具有三氮唑环的是(　　)。
23. 具有苯并咪唑母核的是(　　)。
24. 具有苯甲酰胺结构的是(　　)。
25. 具有二次甲二氧基团的是(　　)。

A. 罗沙替丁　B. 兰索拉唑　C. 托烷司琼　D. 盐酸伊托必利　E. 熊去氧胆酸
26. 属于苯甲酰胺类的 D_2 受体拮抗剂是(　　)。
27. 属于不可逆质子泵抑制剂的是(　　)。
28. 具有甾体结构的药物是(　　)。
29. 抑制 5-HT_3 受体,可以用于癌症患者呕吐治疗的药物是(　　)。
30. 属于哌啶甲苯醚类 H_2 受体拮抗剂的是(　　)。

X 型题

31. 下列药物中,属于前药的是(　　)。
A. 雷尼替丁　B. 奥美拉唑　C. 雷贝拉唑钠
D. 昂丹司琼　E. 福沙吡坦
32. 下列药物结构中,具有手性中心的是(　　)。
A. 奥美拉唑　B. 法莫替丁　C. 昂丹司琼
D. 阿瑞匹坦　E. 水飞蓟宾
33. 从作用机制上看,止吐药包括(　　)。
A. H_1 受体拮抗剂　B. DA 受体拮抗剂　C. 胆碱能受体拮抗剂
D. 5-HT_3 受体拮抗剂　E. NK_1 受体拮抗剂
34. 有关奥美拉唑的叙述,正确的有(　　)。
A. 结构由苯并咪唑环和吡啶环通过甲基亚砜基相连
B. 具有酸碱两性
C. 本品水溶液不稳定
D. 对 H^+/K^+-ATP 酶具有持久、不可逆的抑制作用
E. 长期服用,可能会形成类癌
35. 关于法莫替丁的叙述,正确的有(　　)。
A. 高温灼烧后,产生硫化氢气体,遇到醋酸铅试纸可以生成黑色硫化铅沉淀
B. 多数以原形代谢,少数代谢为 S-氧化物
C. 无抗雄激素样作用,不影响肝药酶代谢
D. 口服或静注用于治疗上消化道出血、卓-艾综合征
E. 胍基增强药物与受体亲和力,抑酸作用增强

二、填空题

1. H_2 受体的研究开发是以(   )为结构模型,保留了(   )环,在侧链进行修饰改造,最终于 1976 年在英国成功上市了该类的第一个药物(   )。

2. 奥美拉唑为前药,在体内代谢为(   )和(   )后,显示出药理活性。临床使用的奥美拉唑为外消旋体,其(   )构型异构体又称为埃索美拉唑。

3. 联苯双酯是从中药(   )中提取出的化学单体,由于分子中含有(   )基团,故可以发生异羟肟酸铁反应;因为含有(   )基团,可以在硫酸作用下产生甲醛,再与变色酸发生显色反应。

三、合成题

1. 以 4-甲氧基-3,5-二甲基-2-羟基吡啶为起始原料,合成奥美拉唑。

2. 以没食子酸为起始原料,合成联苯双酯。

四、写出下列药物的通用名,并说明其作用机制

1. omeprazole

2. domperidone

五、问答题

1. 叙述 H_2 受体拮抗剂的构效关系。

2. 解释奥美拉唑的前药作用机制,并分析其作用持久不可逆的原因。

参考答案

一、选择题

1. C 2. C 3. A 4. D 5. D 6. B 7. A 8. A 9. C 10. B 11. A 12. B 13. A 14. B 15. A 16. E 17. A 18. B 19D 20. C 21. A 22. B 23. C 24. D 25. E 26. D 27. B 28. E 29C 30. A 31. BCE 32. ACDE 33. ABCD E 34. ABCDE 35. ABCDE

二、填空题

1. 组胺　咪唑环　西咪替丁

2. 次磺酸　次磺酰胺　S

3. 五味子　酯基　亚甲二氧基

三、合成题

1.

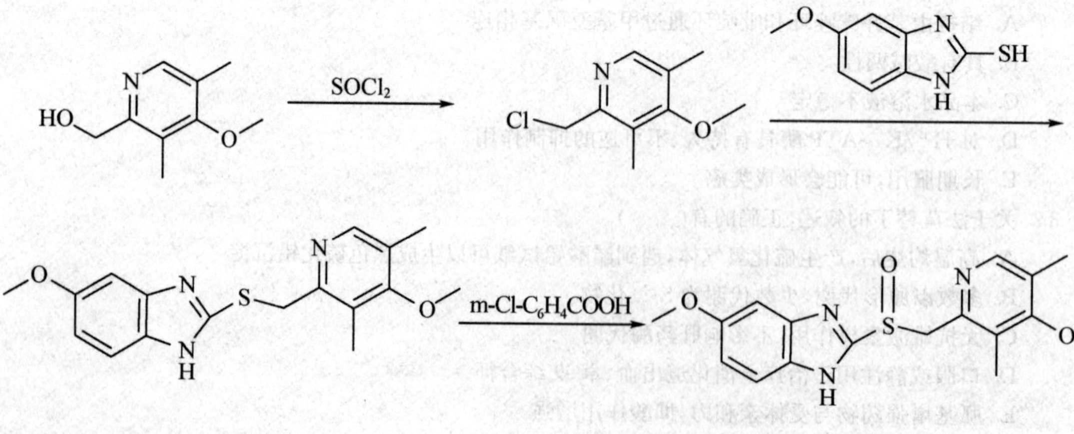

2.

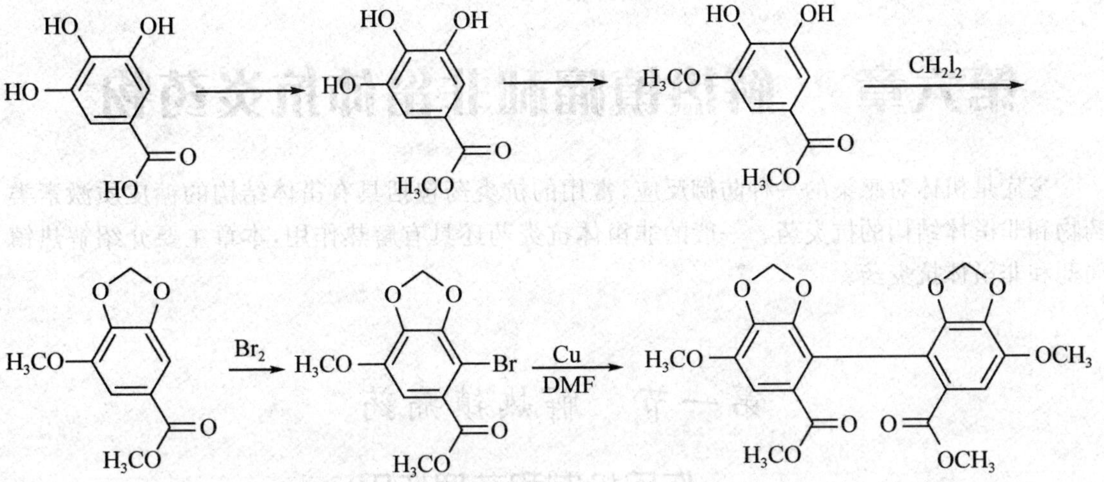

四、

1. 奥美拉唑，质子泵抑制剂

2. 多潘立酮，多巴胺 D_2 受体拮抗剂

五、问答题

1.

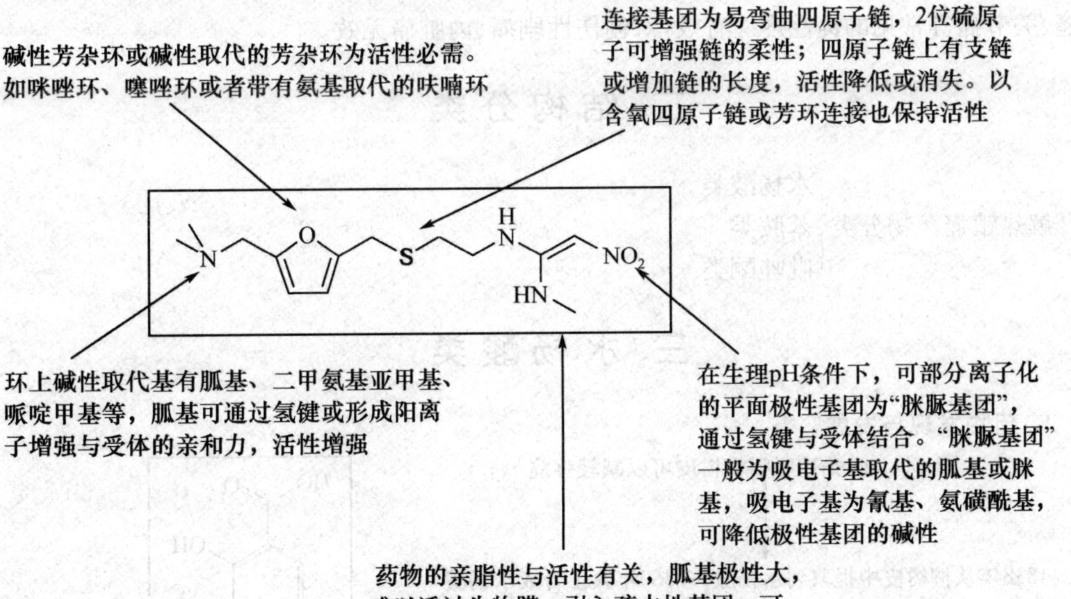

2. 奥美拉唑口服后，选择性聚集在胃壁细胞的酸性环境中，在氢离子的影响下，转化为活性形式。首先经 Smiles 重排转换为螺环中间体，很快形成两种活性形式次磺酸和次磺酰胺，活性化合物与 H^+/K^+-ATP 酶上的巯基通过二硫键共价结合，形成酶-抑制剂复合物。该复合物在酸性条件下稳定，可以被谷胱甘肽或半胱氨酸等内源性巯基化合物竞争取代而复活，但胃壁细胞酸性环境下谷胱甘肽极少，故奥美拉唑对 H^+/K^+-ATP 酶表现出持久且不可逆的抑制作用。

第六章　解热镇痛和非甾体抗炎药物

炎症是机体对感染的一种防御反应，常用的抗炎药包括具有甾体结构的糖皮质激素类药物和非甾体结构的抗炎药。一般的非甾体抗炎药还具有解热作用，本章主要介绍解热镇痛药和非甾体抗炎药。

第一节　解热镇痛药

一、作用机制和药理作用

（1）作用于下丘脑体温调节中枢，抑制环加氧酶，从而抑制前列腺素在下丘脑的生物合成，使发烧的体温恢复正常。

（2）镇痛作用主要发生在外周，抑制外周前列腺素的合成，只对牙痛、头痛、神经痛、肌肉痛、关节痛等常见的钝性疼痛有效，对创伤性剧痛、内脏痛无效。

二、结构分类

解热镇痛药物分类：
- 水杨酸类
- 苯胺类
- 吡唑酮类

三、水杨酸类

1. 药物发现与发展

Hippocrates描述咀嚼柳树皮可以减轻疼痛

↓

1838年从柳树皮中提取到水杨酸，1860年人工合成水杨酸

↓

随后人们开始合成其碱性盐类药物用于临床，如水杨酸钠、水杨酸镁、水杨酸胆碱、水杨酸铝盐

↓

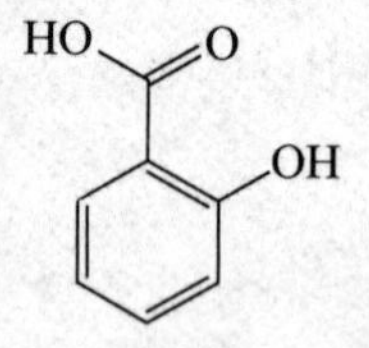

水杨酸

↓

为降低水杨酸酸性强引起的胃肠道出血副作用，合成了一些降低酸性的药物，如水杨酰胺、乙氧苯酰胺、双水杨酸酯、阿司匹林

↓

但阿司匹林仍具有刺激胃肠道出血的副作用，将其制成盐、酰胺或酯可减轻副作用，如阿司匹林铝盐、赖氨匹林、阿司匹林精氨酸盐、贝诺酯、氟苯柳

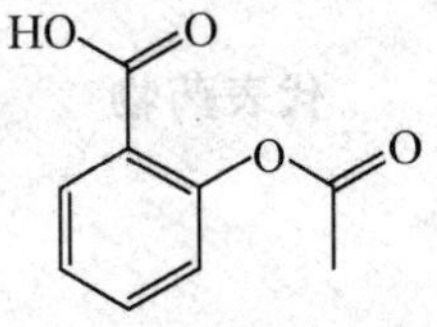
阿司匹林

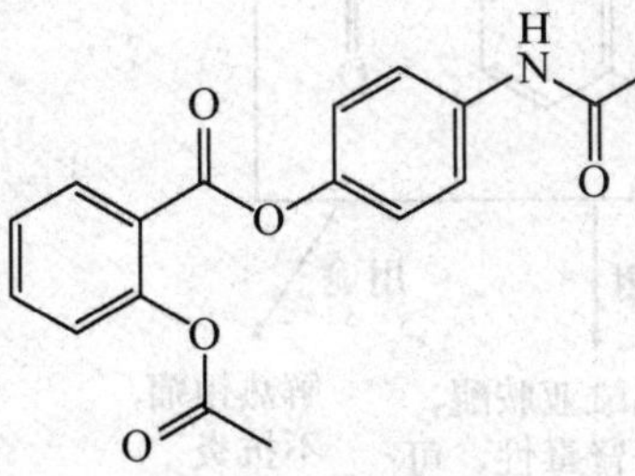
贝诺酯

2. 代表药物

【阿司匹林】

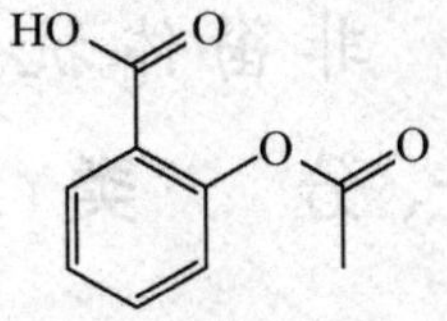

- 化学名：2-（乙酰氧基）苯甲酸
- 结构特点：酸性羧基，酚酯
- 理化性质：
  - 羧基：酸性
  - 酚酯：水解性，水解产物水杨酸带有酚羟基，容易氧化变色、遇三氯化铁试液显紫堇色，羧基的邻助效应促进水解
- 代谢：水解
- 用途：解热镇痛抗炎；抑制血小板聚集，防止血栓形成

合成路线：

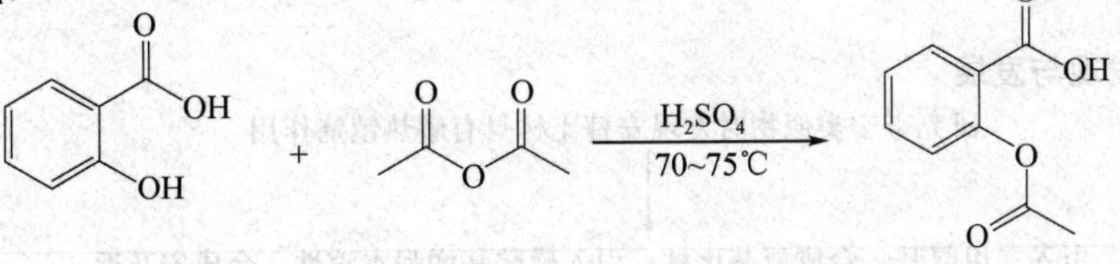

二、苯胺类药物

代表药物

【对乙酰氨基酚】

化学名：N-(4-羟基苯基)乙酰胺

结构特点：酚羟基；酰胺基团

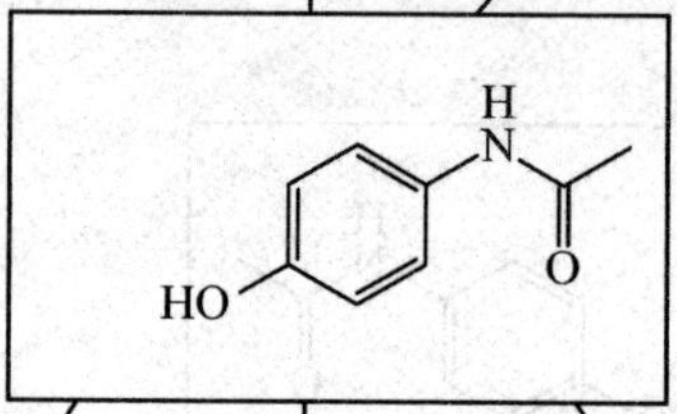

理化性质：
酚羟基：氧化变色；遇三氯化铁试液显色弱酸性；
酰胺：水解生成对氨基酚（显芳伯氨理化性质）和醋酸

代谢：产生乙酰亚胺醌，造成肝肾毒性，可用N-乙酰半胱氨酸解毒

用途：解热镇痛，不抗炎

三、吡 唑 酮 类

安乃近，毒性大，现已少用。

第二节　非甾体抗炎药

一、分　　类

非甾体抗炎药：
- 唑吡酮类
- 邻氨基苯甲酸类
- 芳基烷酸类：分为芳基乙酸类和芳基丙酸类
- 1,2-苯并噻嗪类
- 选择性 COX-2 抑制剂

二、吡 唑 酮 类

1. 药物发现与发展

研究奎宁类似物时发现安替比林具有解热镇痛作用

↓

引入二甲氨基，合成氨基比林；引入磺酸基增强水溶性，合成安乃近

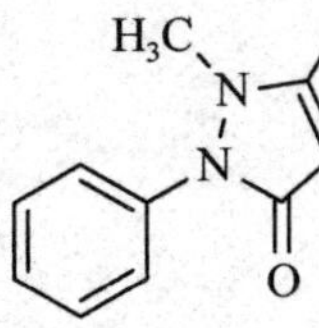

安替比林

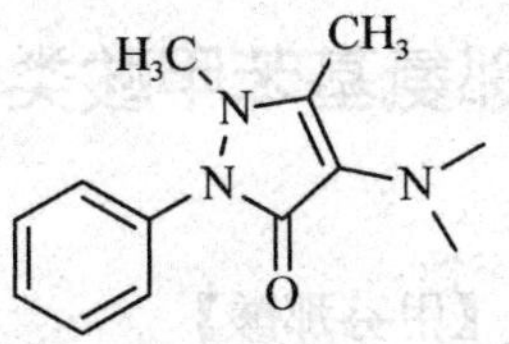

氨基比林

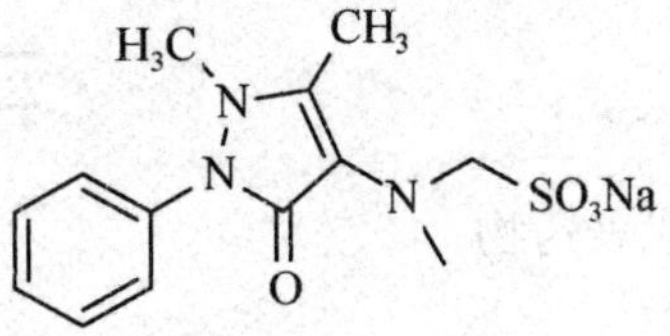

安乃近

↓ 进一步合成寻找

合成保泰松，解热镇痛作用弱，但抗炎作用强，副作用仍明显
(胃肠道、过敏、肝和血象影响)

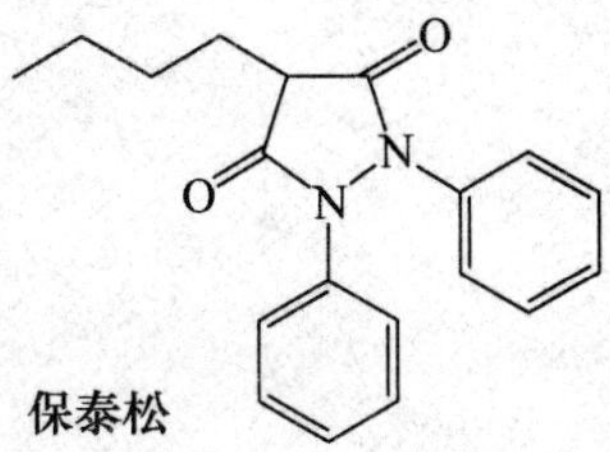

保泰松

↓ 对其代谢进行研究

发现羟布宗。此后，又合成了磺吡酮和γ-酮基保泰松

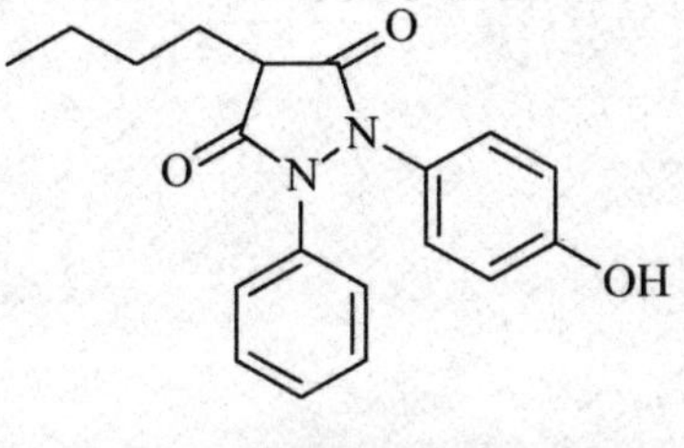

羟布宗

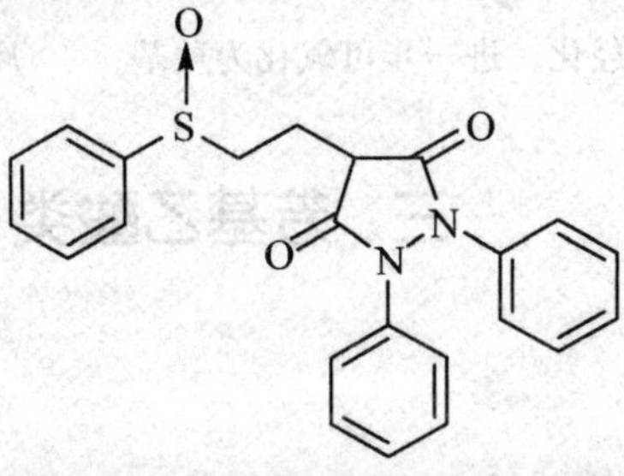

磺吡酮

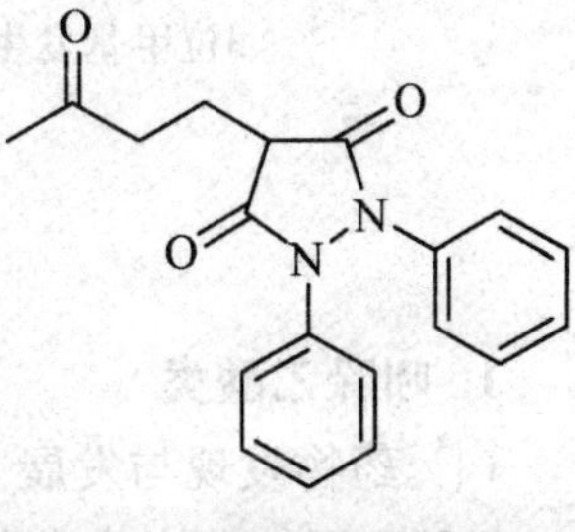

γ-酮基保泰松

2. 代表药物

【羟布宗】

化学名：4-丁基-1-(4-羟基苯基)-2-苯基-3,5-吡唑烷二酮

结构特点：3,5吡唑烷二酮

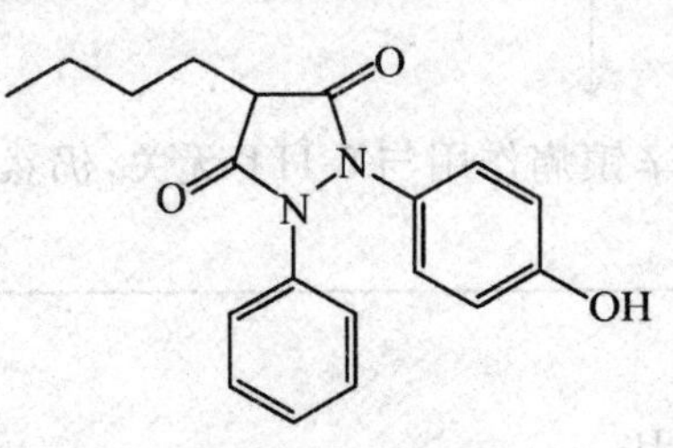

理化性质：

酚羟基：酸性，溶于氢氧化钠和碳酸钠溶液中

内酰胺：水解开环，重排，两个重排产物均有芳伯氨基理化性质

代谢：侧链发生γ-羟化，并可进一步氧化为γ-酮基代谢物

用途：用于风湿、类风湿关节炎

二、邻氨基苯甲酸类

代表药物

【甲芬那酸】

N-[(2,3-二甲基苯基)氨基]-苯甲酸

化学名

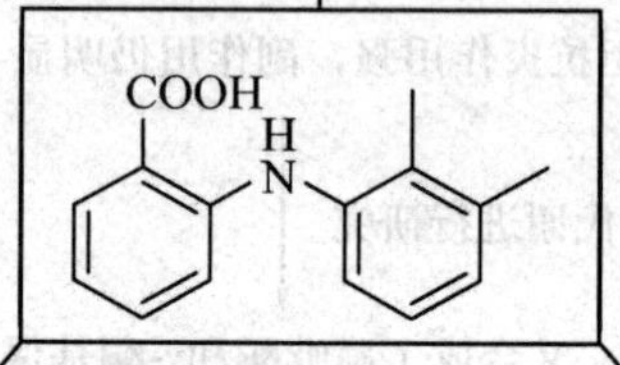

代谢

3位甲基发生羟化，进一步可氧化为羧基

用途

风湿、类风湿性关节炎

三、芳基乙酸类

1. 吲哚乙酸类

（1）药物发现与发展

5-HT 可能为炎症的化学致痛物质，5-HT 来源与色氨酸有关

↓

寻找 5-HT 受体拮抗剂

↓

保留色氨酸的吲哚环，找到了吲哚美辛

↓

但最后发现，吲哚美辛镇痛作用与 5-HT 无关，仍然是通过抑制前列腺素的生物合成起到作用的

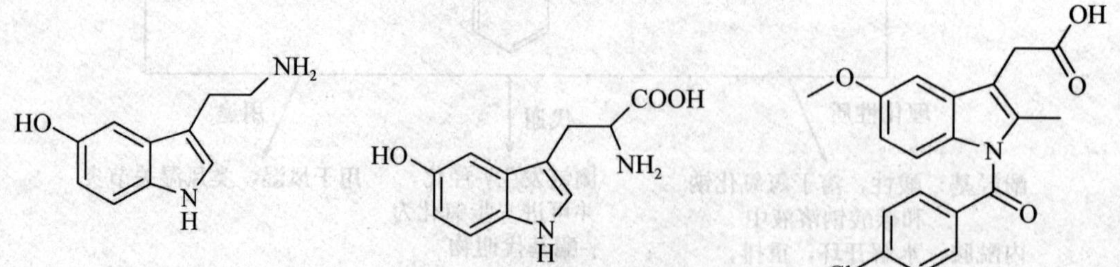

5-羟色胺　　色氨酸　　吲哚美辛

（2）代表药物

【吲哚美辛】

化学名：2-甲基-1-(4-氯苯甲酰基)-5-甲氧基-1H-吲哚-3-乙酸

结构特点：吲哚环、3-羧基、酰胺基团

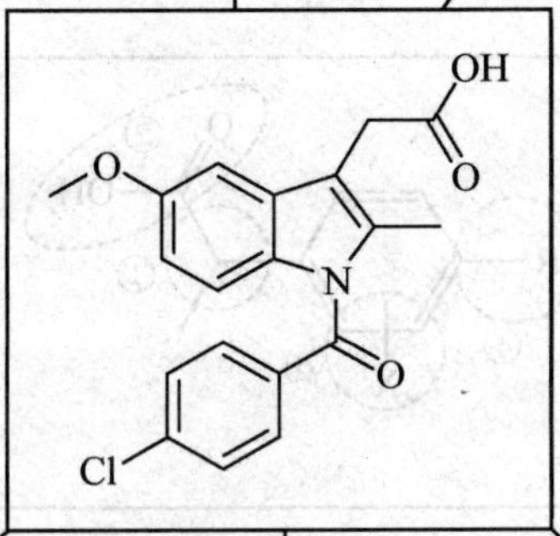

理化性质：
羧基：酸性
酰胺：强酸强碱条件下水解；
吲哚环：在氢氧化钠溶液中
与重铬酸钾和硫酸反应，呈紫色；
与亚硝酸钠和盐酸反应，呈绿色，
放置后渐变黄色

代谢：N-脱甲基

用途：用于风湿、类风湿性关节炎

2. 其他芳基乙酸类

代表药物

【双氯芬酸钠】

化学名：2-[(2,6-二氯苯基)氨基]苯乙酸钠

结构特点：邻氨基苯乙酸结构

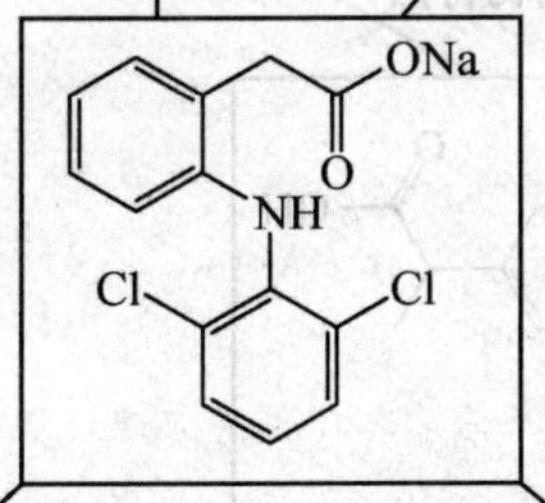

代谢：苯环4’-羟基衍生物、5-羟基衍生物
3’-羟基衍生物，4’5-二羟基衍生物

用途：抑制环氧化酶、脂氧化酶；用于风湿类风湿性关节炎、神经炎、红斑狼疮、癌症和术后疼痛、各种原因引起的发热

四、芳基丙酸类

常见药物：布洛芬、氟比洛芬、酮洛芬、非诺洛芬、吡洛芬、舒洛芬、吲哚洛芬、噻洛芬酸、萘普生。

1. 构效关系

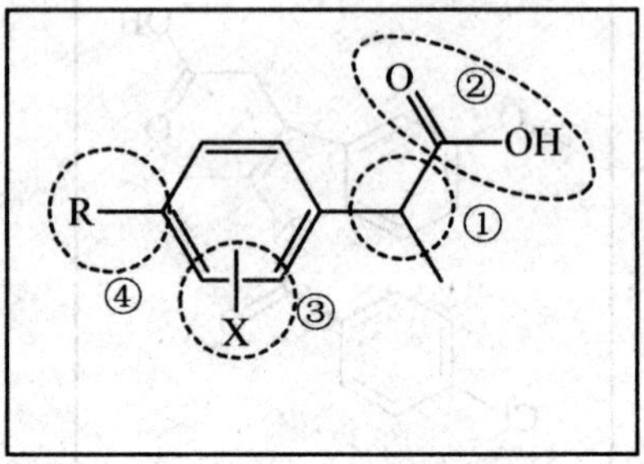

(1) 芳环可为苯环或芳杂环。

(2) 羧基与芳环相距一个或一个以上碳原子；羧基的 α 位有一个甲基，可以限制羧基的自由旋转，利于与靶点的结合，增强药效。

(3) 芳环上引入疏水基团，如烷基、芳环、环己基、烯丙氧基；疏水基团可以在芳环的对位或间位，活性均有所加强。

(4) 在芳环对位引入疏水基团后，可在间位再引入吸电子基团，如 F、Cl 等，可加强抗炎活性。

(5) 通常 S 异构体的活性大于 R 异构体。

2. 代表药物

【布洛芬】

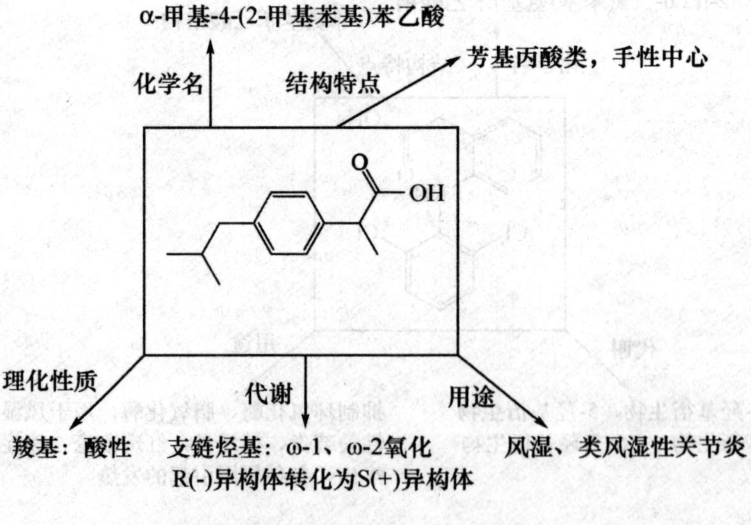

合成路线：

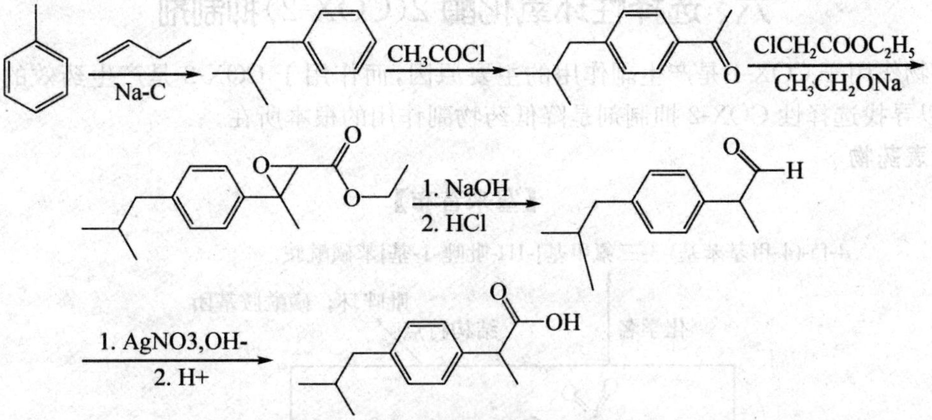

【萘普生】

(+) -α-甲基-6-甲氧基-2-萘乙酸

化学名

结构特点：芳基丙酸类；S(+)异构体

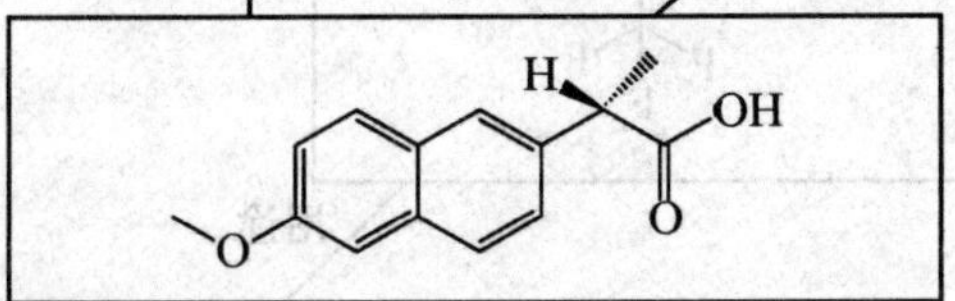

代谢：O-脱甲基

用途：风湿、类风湿性关节炎，风湿性脊椎炎

五、1,2-苯并噻嗪类

1. 常用药物

吡罗昔康、舒多昔康、依索昔康、噻吩昔康、美洛昔康。

2. 代表药物

【吡罗昔康】

2-甲基-4-羟基-*N*-(2-吡啶基)-2H-1,2-苯并噻嗪-3-甲酰胺-1,1-二氧化物

化学名

结构特点：1,2-苯并噻嗪环、烯醇、酰胺基团

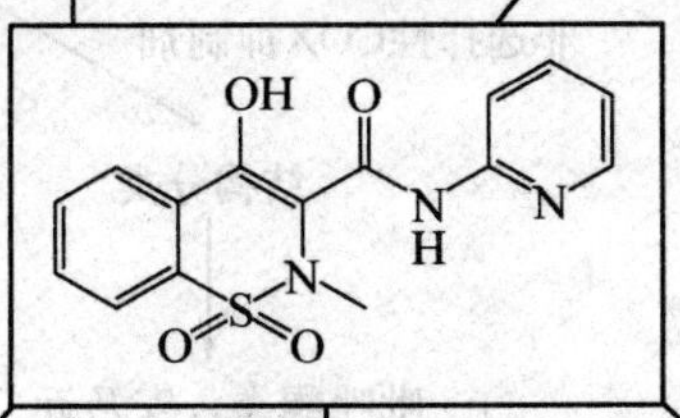

理化性质：
烯醇：酸性，略溶于碱
吡啶环：碱性，溶于酸
烯醇：与三氯化铁试液显示玫瑰红色

代谢：吡啶环羟化、苯环羟化、水解、脱羧

用途：风湿、类风湿性关节炎

六、选择性环氧化酶 2(COX-2)抑制剂

药物作用于 COX-1 是产生副作用的主要原因,而作用于 COX-2 是产生药效的主要原因,所以寻找选择性 COX-2 抑制剂是降低药物副作用的根本所在。

代表药物

【塞来昔布】

化学名：4-[5-(4-甲基苯基)-3-三氟甲基]-1H-吡唑-1-基]苯磺酰胺

结构特点：吡唑环；磺酰胺基团

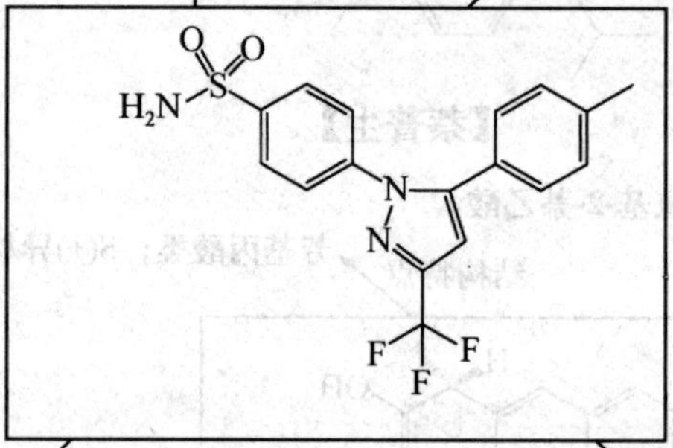

代谢：甲基羟基化，进一步代谢为酸

用途：急慢性骨关节炎、类风湿性关节炎，有增加严重的心血管不良事件风险

知 识 地 图

环氧化酶抑制剂

↓

抑制前列腺素生物合成，具有解热镇痛、抗炎作用

- 作用于中枢下丘脑 → 解热镇痛药
  - 结构分类：
    - 水杨酸类：阿司匹林*
    - 吡唑酮类：羟布宗
    - 苯胺类：对乙酰氨基酚*
- 作用于外周 → 非甾体抗炎药
  - 非选择性COX抑制剂 → 结构分类：
    - 吡唑酮类：安乃近
    - 邻氨基苯甲酸类：甲芬那酸
    - 芳基烷酸类：
      - 芳基乙酸类：吲哚美辛*
      - 芳基丙酸类：布洛芬*
    - 1,2-苯并噻嗪类：吡罗昔康*
  - 选择性COX抑制剂 → 塞来昔布*

习题精选

一、选择题

A 型题

1. 阿司匹林是在下列哪个结构化合物的基础上合成发现的(　　)?

A. 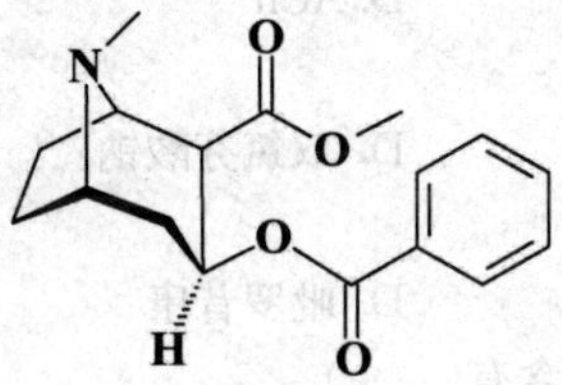

B. 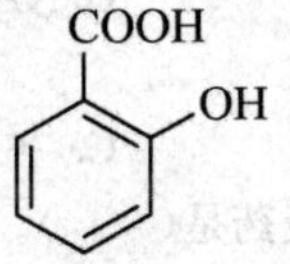

C. 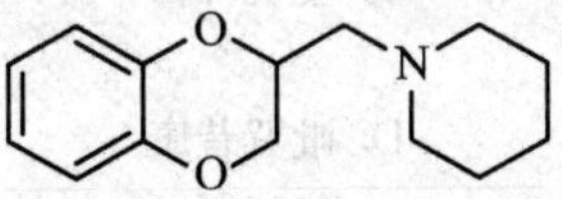

D. 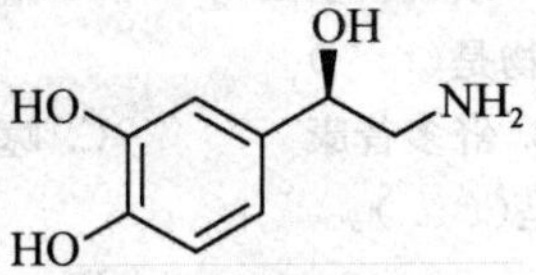

2. 阿司匹林纯品在室温下长期暴露放置后，颜色变黄，主要是放置过程中产生了(　　)。

A. 水杨酸　　B. 苯酚　　C. 醋酸　　D. 乙酰水杨酸酐

3. 一感冒患者在服用了阿司匹林药品后，发生了过敏反应，原因可能是药品中含有哪一种杂质超标(　　)?

A. 乙酰水杨酸酐　　B. 水杨酸　　C. 水杨酸苯酯　　D. 乙酰水杨酸苯酯

4. 羟布宗的化学结构式是(　　)。

A. 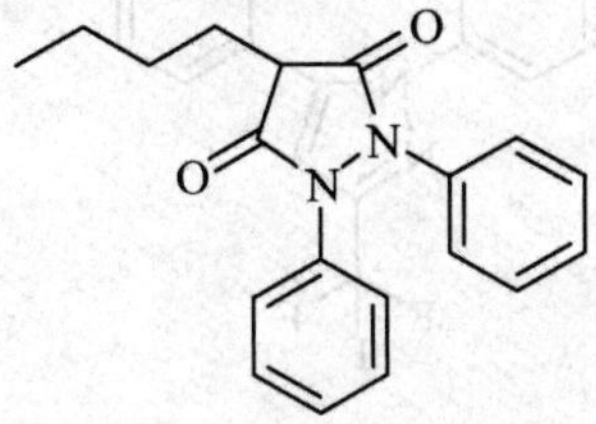

B. 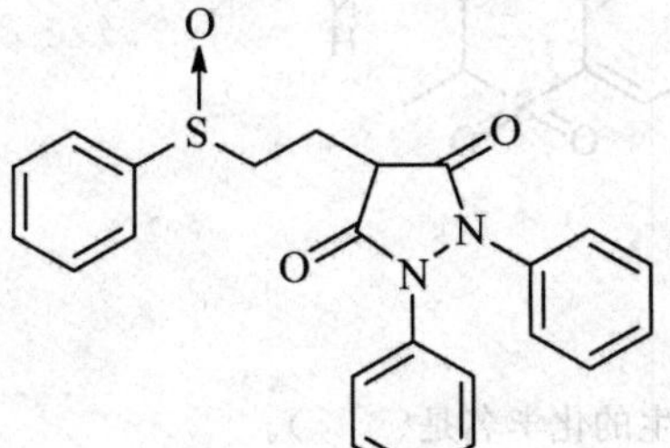

C. 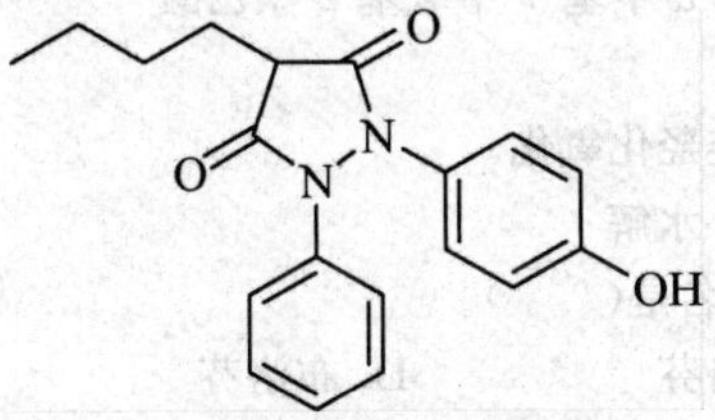

D. 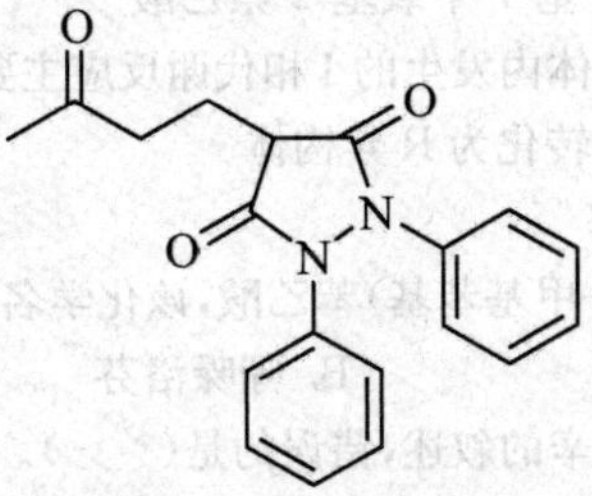

5. 长期服用对乙酰氨基酚，可产生肝肾毒性，为避免这一副作用，可同时服用(　　)。

A. 乙酰亚胺醌　　B. 非那西丁　　C. N-乙酰半胱氨酸　　D. 葡萄糖

6. 具有邻氨基苯甲酸结构的药物是(　　)。

A. 羟布宗　　B. 甲芬那酸　　C. 吲哚美辛　　D. 双氯芬酸钠

7. 将某一药物与盐酸及乙酸共热，水解产物经重排后，可发生重氮偶合反应的是(　　)。

A. 布洛芬　　B. 萘普生　　C. 阿司匹林　　D. 羟布宗

8. 吲哚美辛的抗炎作用机制是(　　)。

A. 抑制 5-HT 受体　　B. 抑制脂氧化酶　　C. 抑制环氧化酶　　D. 抑制 DA 受体

9. 吲哚美辛的发现，是在哪一个化合物的结构基础上设计改造的(　　)？

A. 5-HT　　B. DA　　C. NA　　D. ACh

10. 下列非甾体抗炎药中，属于前药的是(　　)。

A. 吲哚美辛　　B. 舒林酸　　C. 齐多美辛　　D. 双氯芬酸钠

11. 具有 1,2-苯并噻嗪结构的非甾体抗炎药是(　　)。

A. 酮洛芬　　B. 塞来昔布　　C. 保泰松　　D. 吡罗昔康

12. 吡罗昔康的氯仿溶液与三氯化铁显色，主要是因为其结构中含有(　　)。

A. 烯醇基团　　B. 磺酰胺基团　　C. 酰胺基团　　D. 吡啶环

13. 选择性抑制 COX-2 的药物是(　　)。

A. 塞来昔布　　B. 舒多昔康　　C. 噻吩昔康　　D. 吡罗昔康

14. 塞来昔布的化学结构式是(　　)。

A.

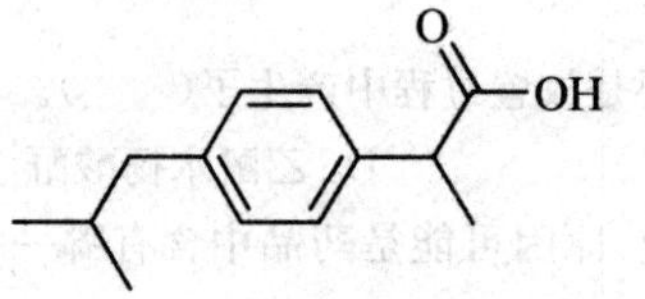

B.

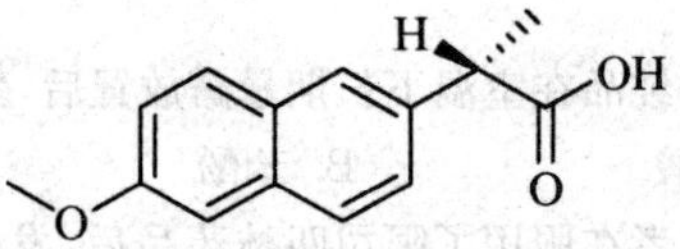

C.

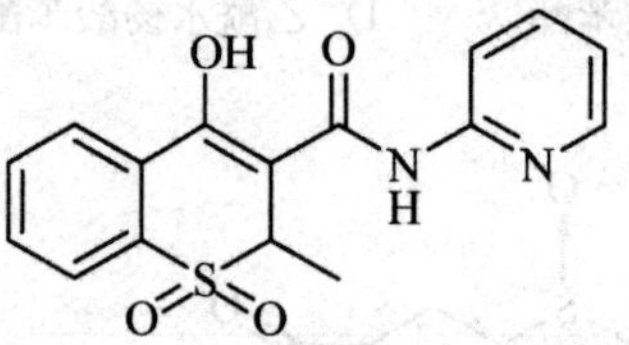

D.

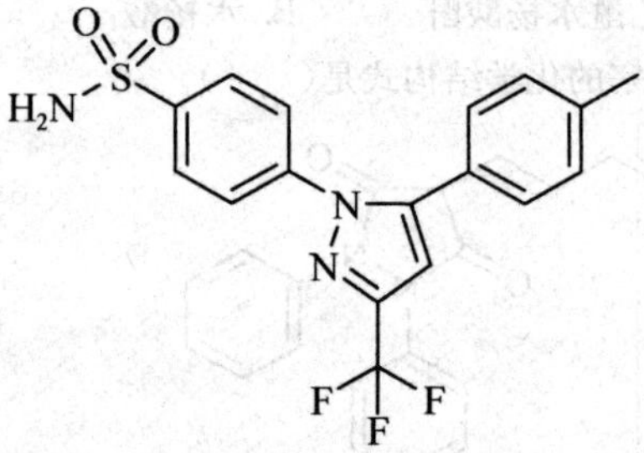

15. 萘普生的化学名是(　　)。

A. (+)-α-甲基-6-甲氧基-2-萘乙酸　　B. (±)-α-甲基-6-甲氧基-2-萘乙酸

C. (+)-α-甲基-7-甲氧基-2-萘乙酸　　D. (±)-α-甲基-7-甲氧基-2-萘乙酸

16. 萘普生在人体内发生的Ⅰ相代谢反应主要是(　　)。

A. S 异构体转化为 R 异构体　　B. 支链羟化氧化

C. O-脱甲基　　D. 开环水解

17. α-甲基-4-(2-甲基苯基)苯乙酸，该化学名药物的通用名是(　　)。

A. 酮洛芬　　B. 吲哚洛芬　　C. 吡洛芬　　D. 布洛芬

18. 关于吲哚美辛的叙述，错误的是(　　)。

A. 3 位侧链的羧基是活性必需基团　　B. 主要代谢物为 *O*-去甲基产物

C. 室温下稳定，对光敏感　　D. 在强酸强碱下不易水解

19. 环外具有磺酰胺基团的药物是(　　)。

A. 吡罗昔康　　B. 美洛昔康　　C. 塞来昔布　　D. 噻吩昔康

20. 不具有抗炎作用的药物是(　　)。

A.

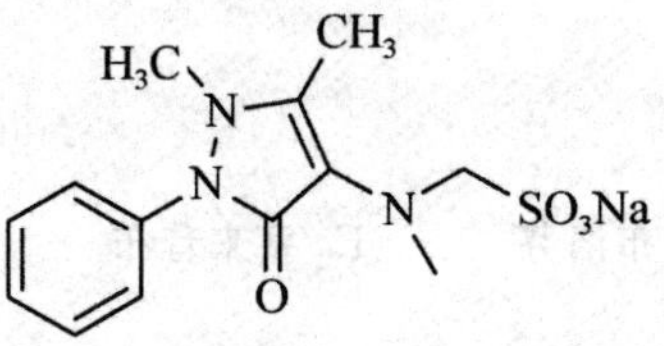

B.

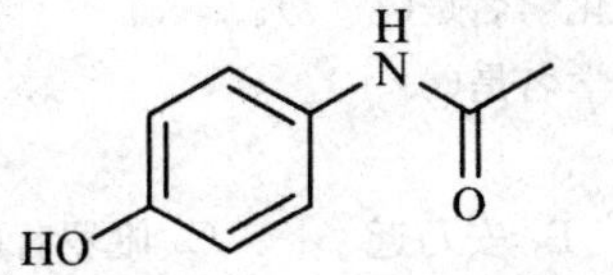

C.

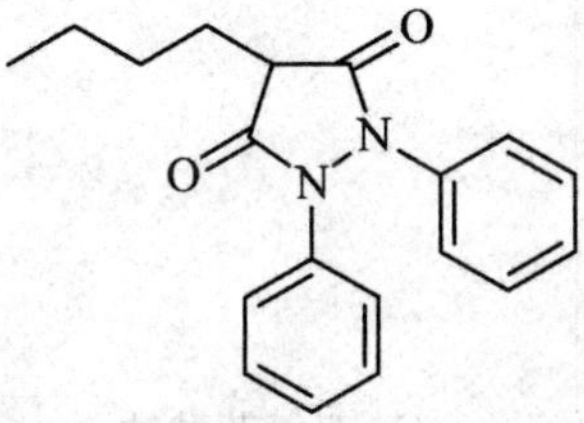

D.

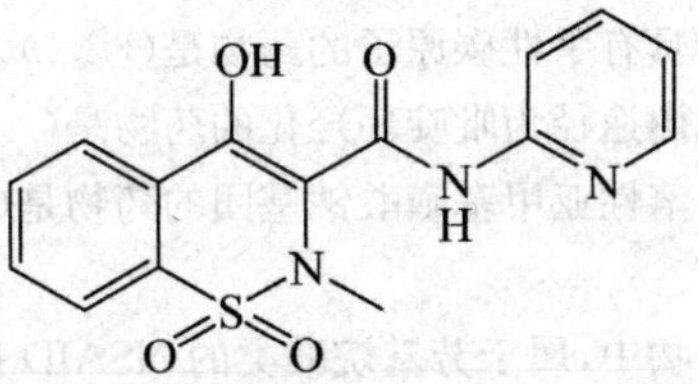

B 型题

A.

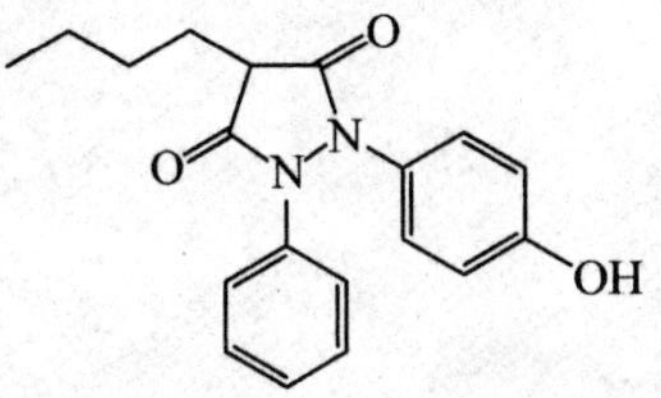

B.

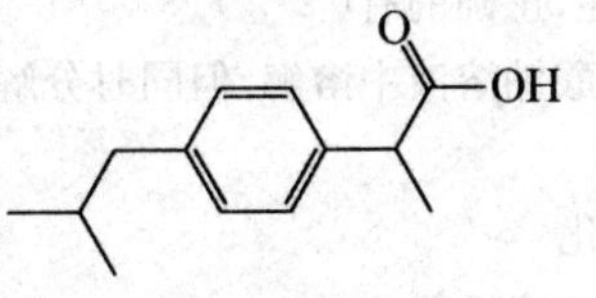

C.

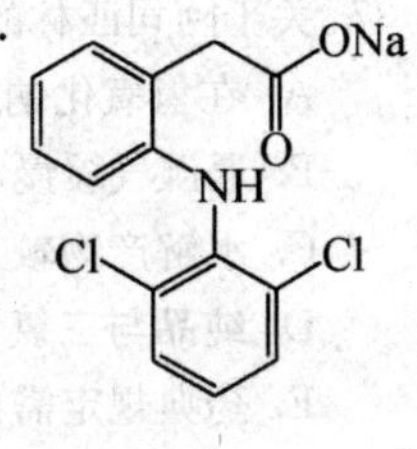

D.

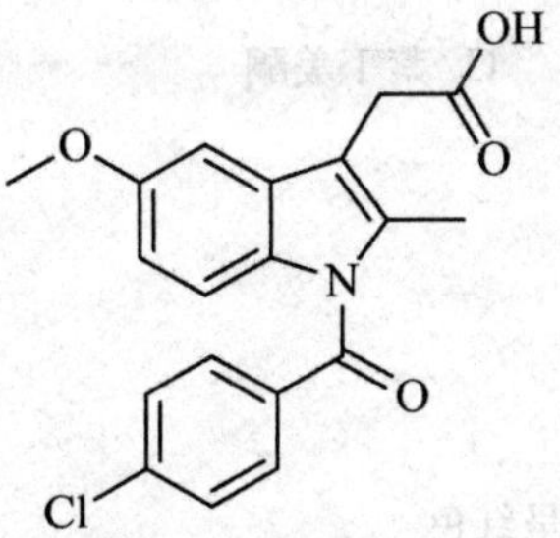

E.

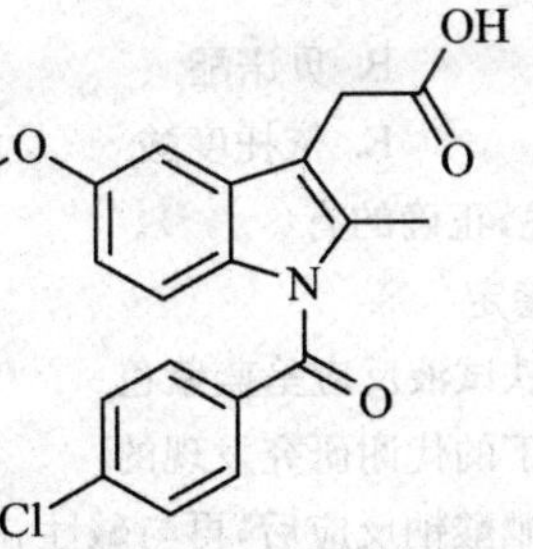

21. 通过对其他药物的代谢产物研究而发现得到的是(　　)。
22. 既可以抑制环氧化酶,又可以抑制脂氧化酶,减少白三烯生成的是(　　)。
23. 在体内可以发生差向异构化转变的药物是(　　)。
24. 在氢氧化钠溶液中,与重铬酸钾和硫酸试液反应显紫色的是(　　)。
25. 属于昔康类的 NSAID 是(　　)。

A. 4-[5-(4-甲基苯基)-3-三氟甲基]-1H-吡唑-1-基]苯磺酰胺
B. 2-甲基-4-羟基-N-(2-吡啶基)-2H-1,2-苯并噻嗪-3-甲酰胺-1,1-二氧化物
C. 2-[(2,6-二氯苯基)氨基]苯乙酸钠
D. 2-甲基-1-(4-氯苯甲酰基)-5-甲氧基-1*H*-吲哚-3-乙酸
E. 4-丁基-1-(4-羟基苯基)-2-苯基-3,5-吡唑烷二酮
26. 塞来昔布的化学名是(　　)。
27. 炎痛昔康的化学名是(　　)。

28. 双氯芬酸钠的化学名是(　　)。
29. 吲哚美辛的化学名是(　　)。
30. 羟布宗的化学名是(　　)。

A. 贝诺酯　　B. 安乃近　　C. 吡罗昔康　　D. 布洛芬　　E. 塞来昔布

31. 选择性抑制环氧化酶 2 的药物是(　　)。
32. 采用拼药方法设计的前药是(　　)。
33. 结构中具有手性碳原子的药物是(　　)。
34. 主要代谢途径为吡啶环羟化的药物是(　　)。
35. 具有水溶性亚甲基磺酸钠基团的药物是(　　)。

X 型题

36. 下列药物中,属于芳基烷酸类的 NSAID 是(　　)。
A. 甲芬那酸　　B. 吲哚美辛　　C. 双氯芬酸钠
D. 萘普生　　E. 塞来昔布
37. 关于阿司匹林的描述,正确的有(　　)。
A. 在氢氧化钠或碳酸钠溶液中溶解,但同时分解
B. 遇湿气缓慢水解
C. 水解产物较易氧化
D. 纯品与三氯化铁试液显紫色
E. 药典规定需检查碳酸钠中不溶物
38. 下列药物中,属于前药的是(　　)。
A. 齐多美辛　　B. 贝诺酯　　C. 萘丁美酮
D. 芬布芬　　E. 依托度酸
39. 关于对乙酰氨基酚的描述,正确的有(　　)。
A. 水溶液在 pH 6 时最稳定
B. 本品水溶液与三氯化铁试液反应呈蓝紫色
C. 该药是通过对非那西丁的代谢研究发现的
D. 本品稀盐酸溶液与亚硝酸钠反应后,再与碱性 β-萘酚反应,呈红色
E. 体内代谢时,在儿童体内主要形成硫酸酯,在成人体内主要形成葡萄糖醛酸酯
40. 关于布洛芬的描述,正确的有(　　)。
A. 易溶于氢氧化钠及碳酸钠溶液中
B. 代谢主要发生在异丁基的 ω-1 和 ω-2 氧化
C. 属于芳基丙酸类 NSAID
D. 主要作用机制是抑制环氧化酶,从而抑制体内前列腺素的生物合成
E. 临床主要用来治疗风湿、类风湿性关节炎

二、填空题

1. 解热镇痛药从化学结构上主要分为(　　　　)、(　　　　)、(　　　　)三类。

2. 对乙酰氨基酚的质量检测需要检查对氨基酚的含量,这一杂质的主要来源是(　　　　)和(　　　　);对氨基酚可与(　　　　)试液作用显色。

三、合成题

1. 以甲苯为起始原料,合成布洛芬,并注明反应条件。

2. 以水杨酸为起始原料，合成阿司匹林，并注明反应条件。

四、写出下列英文药物的通用名

1. aspirin
2. indomethacin
3. ibuprofen

五、问答题

1. 叙述芳基丙酸类 NSAID 的构效关系。
2. 简述水杨酸类药物的发现过程及结构改造。

参考答案

一、选择题

1. B　2. A　3. A　4. C　5. C　6. B　7. D　8. C　9. A　10. B　11. D　12. A　13. A　14. D　15. A　16. C　17. D　18. D　19. C　20. B　21. A　22. C　23. B　24. D　25. E　26. A　27. B　28. C　29. D　30. E　31. E　32. A　33. D　34. C　35. B　36. BCD　37. ABCE　38. BCD　39. ABDE　40. ABCDE

二、填空题

1. 水杨酸类　　苯胺类　　吡唑酮类
2. 反应不完全　　储存中水解　　硝普钠

三、合成题

1.

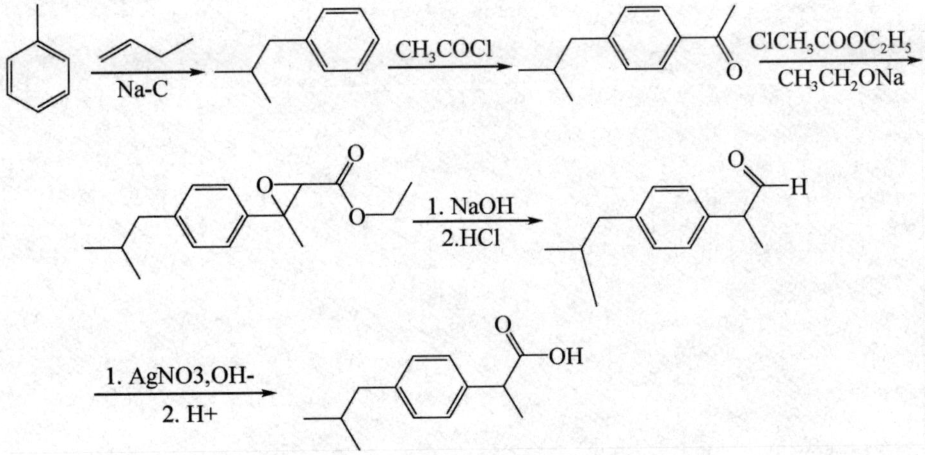

2.

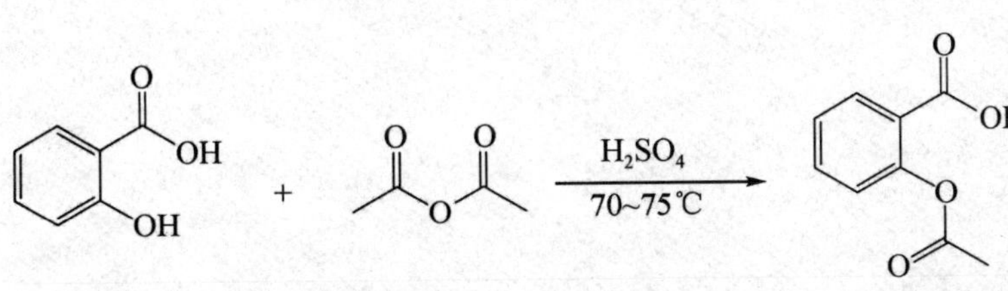

四、写出下列药物的通用名

1. 阿司匹林　　2. 吲哚美辛　　3. 布洛芬

五、问答题

1.

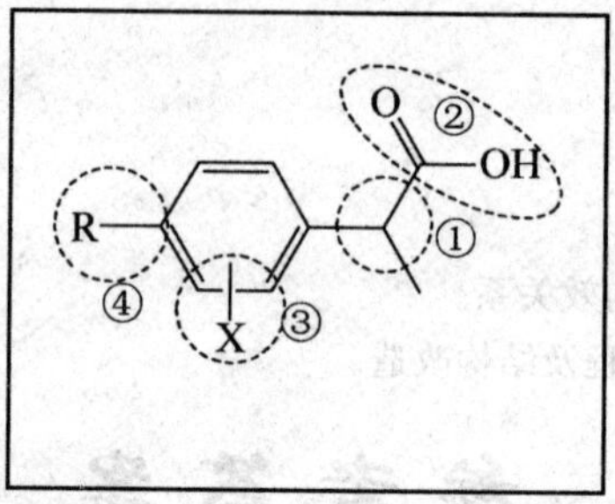

(1) 芳环可为苯环或芳杂环。

(2) 羧基与芳环相距一个或一个以上碳原子；羧基的α位有一个甲基，可以限制羧基的自由旋转，利于与靶点的结合，增强药效。

(3) 芳环上引入疏水基团，如烷基、芳环、环己基、烯丙氧基；疏水基团可以在芳环的对位或间位，活性均有所加强。

(4) 在芳环对位引入疏水基团后，可在间位再引入吸电子基团，如 F、Cl 等，可加强抗炎活性。

(5) 通常 S 异构体的活性大于 R 异构体。

2. 人们在生活中了解到咀嚼柳树皮可以减缓疼痛，从柳树皮中分离得到水杨酸；水杨酸酸性过强，胃肠道刺激出血副作用大，结构改造主要是做成各种盐；随后改造水杨酸的羧基和酚羟基，从中发现了阿司匹林。阿司匹林仍有胃肠道出血副作用，将其做成酯、酰胺、盐等来降低副作用。

第七章　抗肿瘤药物

恶性肿瘤是一种严重威胁人类健康的常见病和多发病，人类因恶性肿瘤而引起的死亡率居所有疾病死亡率的第二位，仅次于心脑血管疾病。化学治疗是利用化学药物杀死肿瘤细胞、抑制肿瘤细胞生长繁殖和促进肿瘤细胞分化的一种治疗方式。

药物分类：

按照作用靶点分类
- 以 DNA 为靶点的药物：(1)直接作用于 DNA，破坏其结构和功能：如烷化剂
  (2)干扰 DNA 和核酸合成：抗代谢药
- 以有丝分裂过程为靶点的药物：紫杉醇

第一节　生物烷化剂

作用机制：在体内能形成缺电子活泼中间体或其他具有活泼的亲电性基团的化合物，与生物大分子（如 DNA、RNA 或某些重要的酶类）中含有丰富电子的基团（如氨基、巯基、羟基、羧基、磷酸基等）进行亲电反应共价结合，使其丧失活性或使 DNA 分子发生断裂。

副作用：属于细胞毒类药物，选择性不高，对增生较快的正常细胞同样有抑制作用，毒性大，出现恶心，呕吐、骨髓抑制、脱发等。

分类
- 氮芥类
  - 脂肪氮芥：盐酸氮芥
  - 芳香氮芥：苯丁酸氮芥
  - 氨基酸氮芥：美法仑、氮甲
  - 杂环氮芥：环磷酰胺
- 乙撑亚胺类：塞替哌、六甲蜜胺
- 亚硝基脲类：卡莫司汀、链左星、氯脲霉素
- 甲磺酸酯及多元醇类：白消安、二溴卫矛醇
- 金属铂类：顺铂、卡铂、奥沙利铂
- 三嗪类及肼类

一、氮　芥　类

1. 药物发现与发展

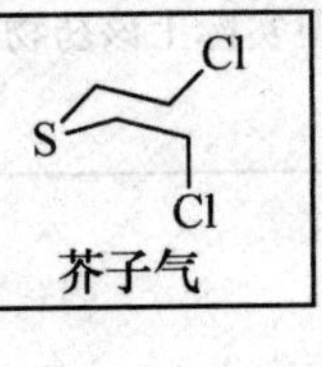

芥子气

第一次世界大战期间，发现芥子气对淋巴癌有治疗作用，但毒性太大

↓ **将S原子改成N原子，降低脂溶性**

得到氮芥类烷化剂

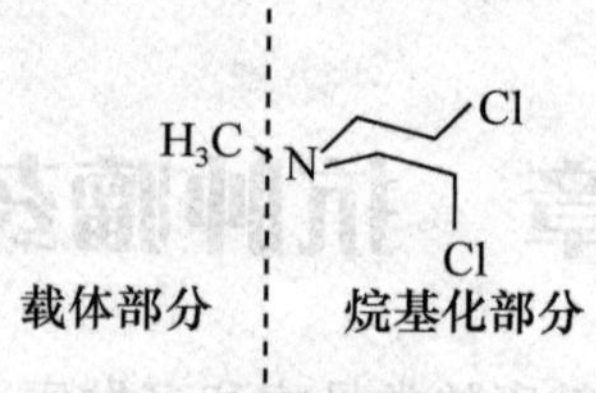

氮芥

(1) 烷基化部分是抗肿瘤活性的功能团，载体部分影响药代动力学性质。
(2) 只对淋巴瘤有效，且毒性大，特别是对造血器官，对其他肿瘤如肺癌、肝癌、胃癌等实体瘤无效，不能口服，选择性差。

↓ N上引入O原子，降低N上电子云密度，从而降低氮芥的反应性，毒副作用和药效同时下降

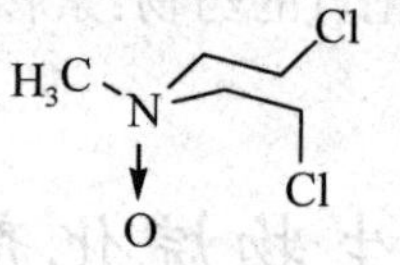

氧氮芥

↓ 改造载体部分，得到不同类型的氮芥类药物

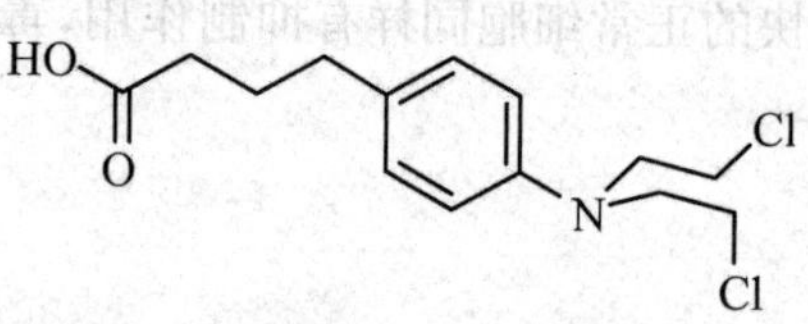

苯丁酸氮芥（芳香氮芥）

(芳环与N原子的孤对电子产生共轭，降低了N的碱性，作用机制也发生改变)

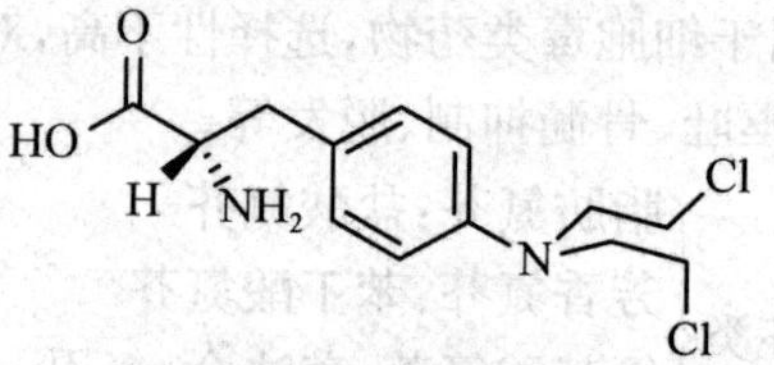

美法仑（氨基酸氮芥）

(引入氨基酸，希望增强药物在肿瘤部位的浓度和亲和力，提高药效，但这种设想早期并未实现)

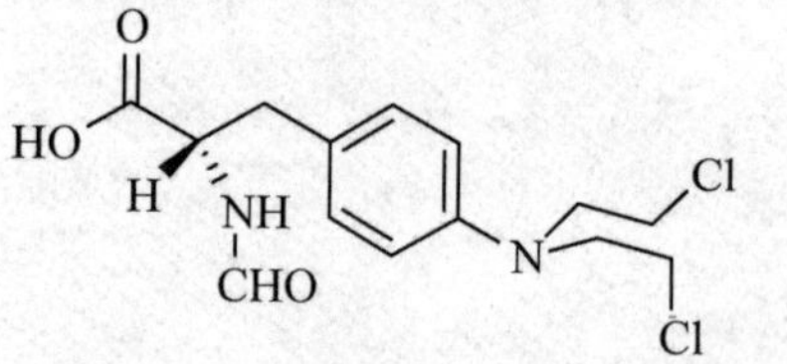

氮甲

(将美法仑的氨基进行甲酰化，降低毒性，提高选择性)

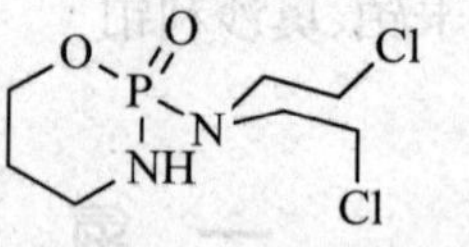

环磷酰胺（杂环氮芥）

(引入磷酸酯基的目的是希望药物能趋向于含有丰富磷酰胺酶的肿瘤细胞，但实际上该药物在肝脏被代谢)

脂肪氮芥的烷化机制：

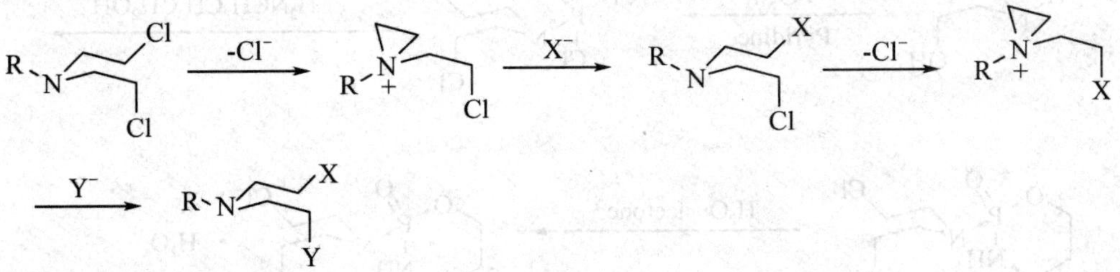

芳香氮芥的烷化机制：

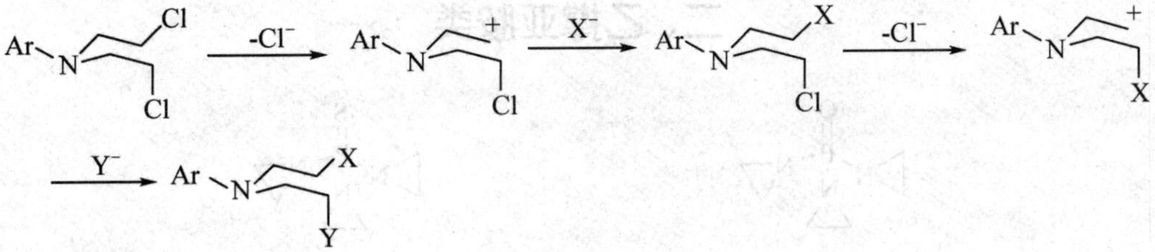

2. 代表药物：

【盐酸氮芥】

化学名：N-甲基-N-(2-氯乙基)-2-氯乙胺盐酸盐

结构特点：氮芥母核，脂肪氮芥类

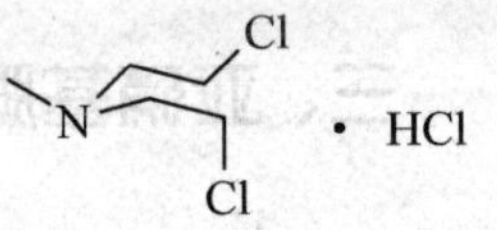

理化性质：吸湿性、腐蚀性；卤代烃：pH7以上水解，注射剂应配成pH3~5

用途：治疗淋巴肉瘤和霍奇金病，对其他肿瘤如肺癌、肝癌、胃癌等实体肿瘤无效，毒性大，不能口服，选择性差

【环磷酰胺】

化学名：P-[N,N-双(β-氯乙基)氨基]-1-氧-3-氮-2-磷杂环己烷-P-氧化物一水合物

结构特点：杂环氮芥类，具有磷酸酯和磷酰胺杂环

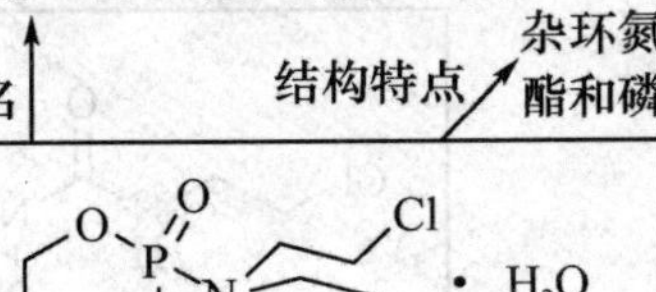

理化性质：带结晶水为固体粉末，失去结晶水为液体；磷酰胺基、磷酯基：水解

代谢：在正常组织中代谢物无毒性，在肿瘤细胞中代谢为丙烯醛、磷酰氮芥和去甲氮芥发挥药效

用途：广谱抗肿瘤，膀胱毒性

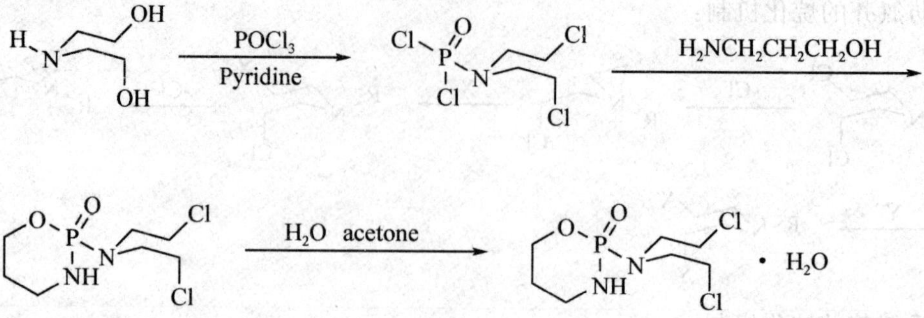

二、乙撑亚胺类

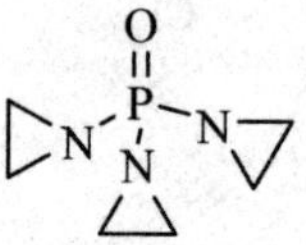

替派

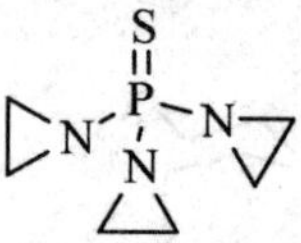

塞替派

（1）在氮芥类作用机制（形成乙撑亚胺离子中间体，发挥作用）的启发下，人们直接合成具有乙撑亚胺结构的药物。

（2）塞替派是前药，进入体内代谢为替派发挥作用。用于卵巢癌、乳腺癌、膀胱癌、消化道癌，是膀胱癌的首选药，可直接注入膀胱，效果最好。

三、亚硝基脲类

1. 临床常见药物

卡莫司汀、洛莫司汀、司莫司汀、链左星、氯脲霉素。

2. 代表药物

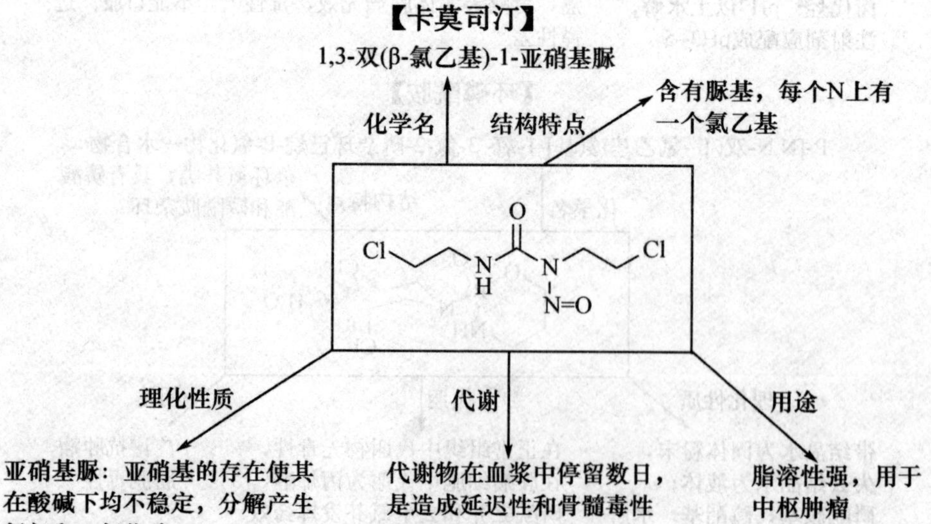

四、磺酸酯类

代表药物

【白消安】

化学名：1,4-丁二醇二甲磺酸酯

结构特点：结构对称，酯基

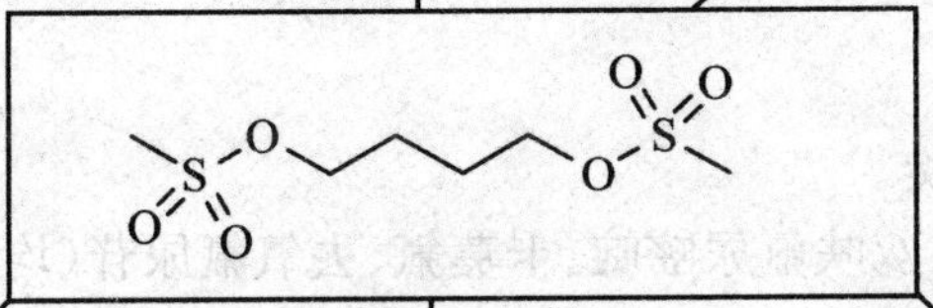

理化性质：磺酸酯：水解生成丁二醇，丁二醇分子内脱水生成四氢呋喃

代谢：磺酸酯水解生成甲磺酸，反复用药可引起蓄积

用途：用于慢性粒细胞白血病，副作用为消化道反应和骨髓抑制

五、金属铂配合物

1. 常见药物

顺铂、卡铂、奥沙利铂、洛铂。

2. 代表药物

【顺铂】

化学名：(*Z*)-二氨二氯铂

结构特点：配位化合物，为顺式异构体

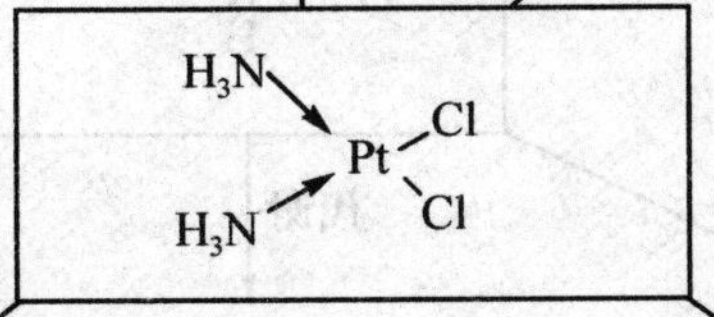

理化性质：
(1) 在室温下对光和空气稳定；
(2) 加热至170℃变为反式，加热至270℃，释放出金属铂；
(3) 水溶液不稳定，可水解、顺反转化、聚合；聚合物有毒性，但在0.9%氯化钠溶液中不稳定，可迅速完全转化为顺铂，因此临床上不会导致中毒危险

用途：广谱、治疗睾丸癌和卵巢癌的一线药物；有耐药性；耳肾毒性、胃肠道、神经毒性

第二节 抗代谢药

作用原理：通过抑制肿瘤细胞 DNA 合成中所需要的叶酸、嘌呤、嘧啶及嘧啶核苷途径，从而抑制肿瘤细胞的生存和复制所必需的代谢途径，导致肿瘤细胞死亡。

药物设计理念：抗代谢物的结构与代谢物很相似，利用生物电子等排原理，以-F 或-CH_3代替-H，用-S-或-CH_2-代替-O-，用-NH_2 或-SH 代替-OH 等，导致肿瘤细胞识别发生错误，产生致死合成。

临床应用：抗瘤谱相对烷化剂比较窄，多用于白血病、绒毛上皮瘤。对某些实体瘤有效。

分类：嘧啶拮抗剂、嘌呤拮抗剂、叶酸拮抗剂。

一、嘧啶拮抗剂

1. 常见药物

尿嘧啶衍生物：氟尿嘧啶。

替加氟、双呋氟尿嘧啶、卡莫氟、去氧氟尿苷（均为氟尿嘧啶前药）。

胞嘧啶核苷衍生物：盐酸阿糖胞苷。

依诺他滨、棕榈酰阿糖胞苷（为阿糖胞苷前药）。

安西他滨（阿糖胞苷合成的中间体）。

氮杂胞苷（用 N 原子替代嘧啶环 5 位-CH_2-）。

2. 代表药物

【氟尿嘧啶】

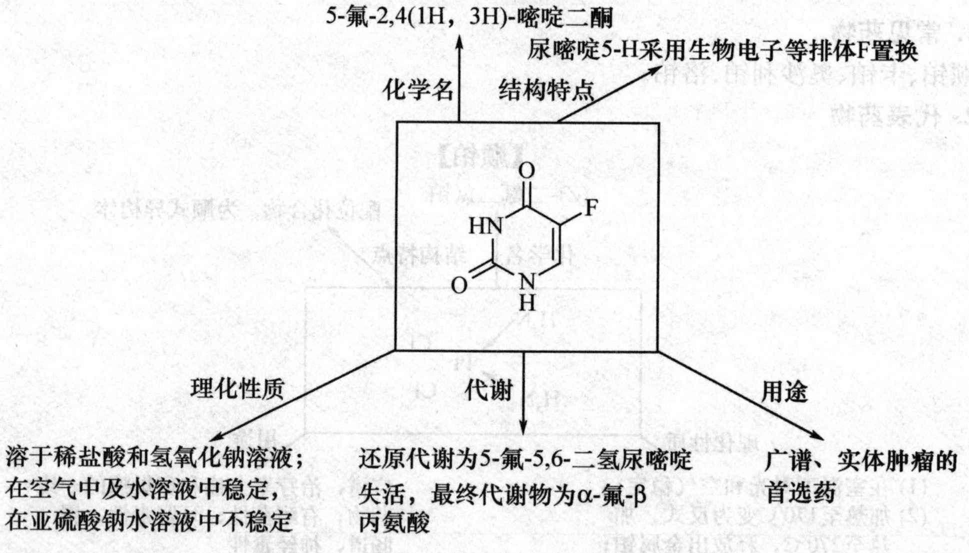

合成路线：

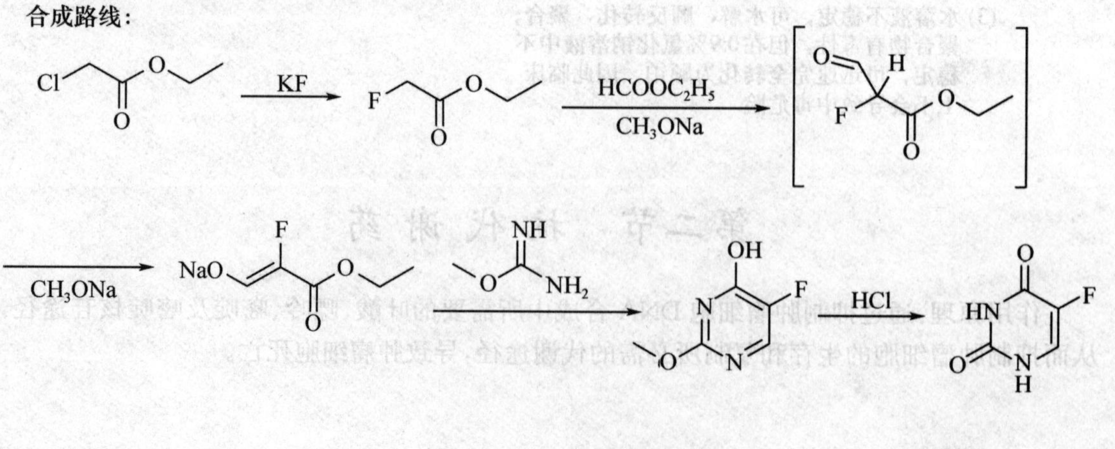

【盐酸阿糖胞苷】

化学名：1-β-D-阿拉伯呋喃糖基-4-氨基-2(1H)-嘧啶酮盐酸盐

结构特点：胞嘧啶核苷类似物

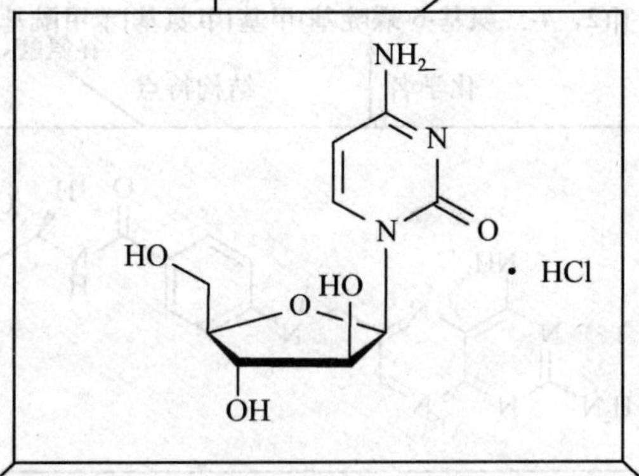

代谢：体内转化为活性的三磷酸阿糖胞苷；口服吸收差，需静脉连续滴注给药，因为本品进入体内后，迅速被脱氨生成无活性的尿嘧啶阿糖胞苷

用途：治疗急性粒细胞白血病

二、嘌呤拮抗剂

1. 常见药物

巯嘌呤、磺巯嘌呤钠（水溶性提高，显效快，毒性低）、巯鸟嘌呤、喷司他汀

2. 代表药物

【巯嘌呤】

化学名：6-嘌呤巯醇一水合物

结构特点：黄嘌呤6-位羟基以巯基取代

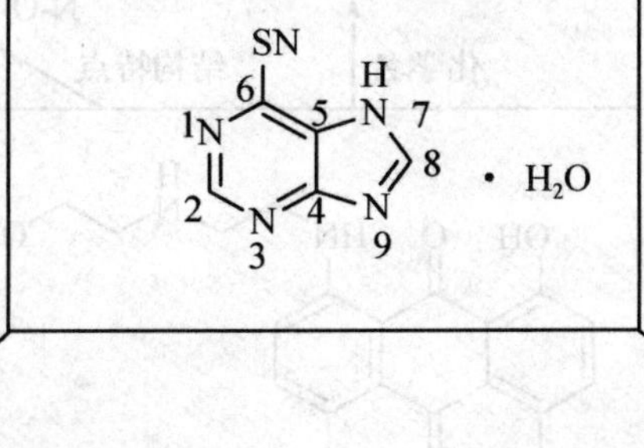

代谢：转变为有活性的6-硫代次黄嘌呤核苷酸(即硫代肌苷酸)；经氧化、甲基化失活

用途：用于各种急性白血病的治疗，对绒毛膜上皮癌、恶性葡萄胎也有效

三、叶酸拮抗剂

代表药物

【甲氨蝶呤】

L-(+)-N-[对-[[(2，4-二氨基-6-蝶啶基)甲基]甲氨基]苯甲酰基]谷氨酸

化学名

结构特点：谷氨酸、蝶啶基团

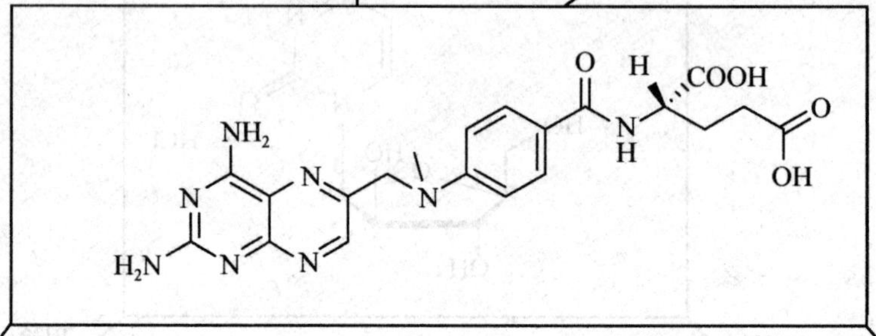

代谢：酰胺：水解生成谷氨酸和蝶呤酸失活

用途：治疗急性白血病、绒毛膜上皮癌和恶性葡萄胎，对头颈部肿瘤、乳腺癌、宫颈癌、消化道癌和恶性淋巴癌也有一定的疗效；中毒时用亚叶酸钙解救

第三节　抗肿瘤抗生素

分类：
- 多肽类(放线菌素 D、盐酸博莱霉素)
- 蒽醌类(盐酸多柔比星、盐酸米托蒽醌)

机制：直接作用于 DNA 或嵌入 DNA，干扰模板的功能。

代表药物

【盐酸米托蒽醌】

1,4-二羟基-5,8-双[[2-[(2-羟乙基)氨基]乙基]氨基]-9,10-蒽二酮二盐酸盐

化学名

结构特点：N-O-O活性三角结构

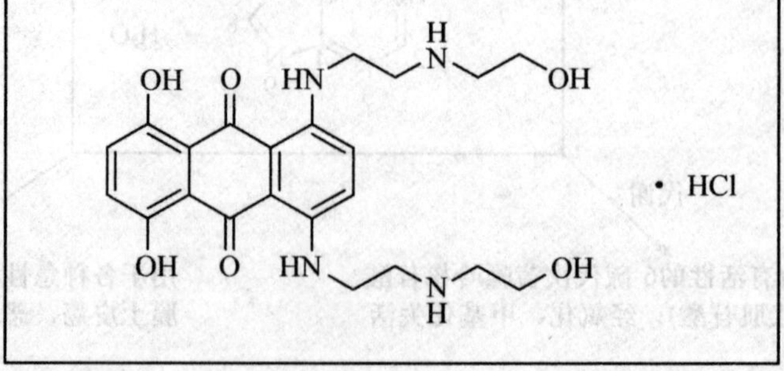

理化性质 → 碱性下降解

代谢 → 侧链羟基氧化为羧基

用途 → 细胞周期非特异性药物，心脏毒性较小。用于治疗晚期乳腺癌、非霍奇金病淋巴瘤和成人急性非淋巴细胞白血病复发

第四节　抗肿瘤的植物药有效成分及其衍生物

一、羟喜树碱

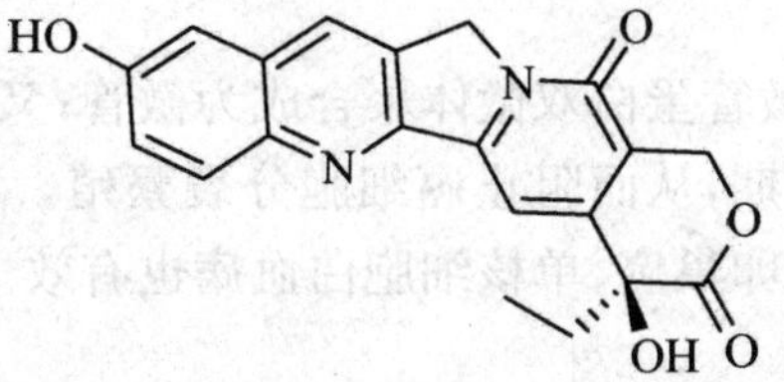

拓扑异构酶Ⅰ抑制剂，但未抑制该酶活性，而是通过阻断酶与DNA反应的最后一步，导致DNA断裂和细胞死亡。对消化道肿瘤、肝癌、膀胱癌和白血病等恶性肿瘤有较好的疗效。

↓ 结构改造

①将其内酯环打开，形成钠盐，期望获得很好的水溶性，但作用明显下降，无应用价值。

②拓扑替康：水溶性提高，用于转移性卵巢癌的治疗，对小细胞肺癌、乳腺癌、结肠癌、直肠癌的疗效也比较好

③伊立替康：在体内水解后起作用，属前体药物。主要用于小细胞肺癌、非小细胞肺癌、结肠癌、卵巢癌、子宫癌、恶性淋巴瘤等的治疗。

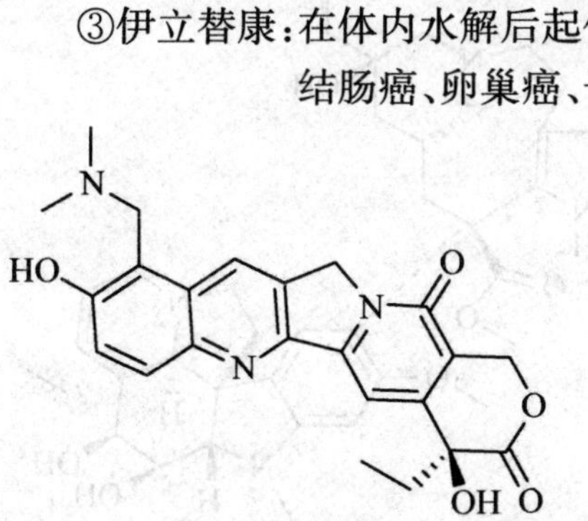

拓扑替康

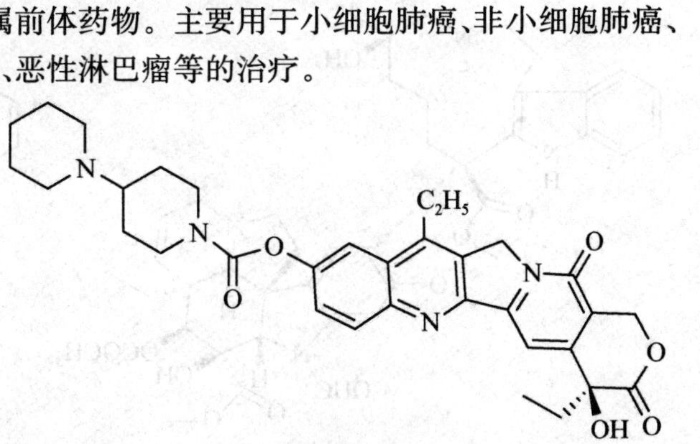

伊立替康

二、硫酸长春碱

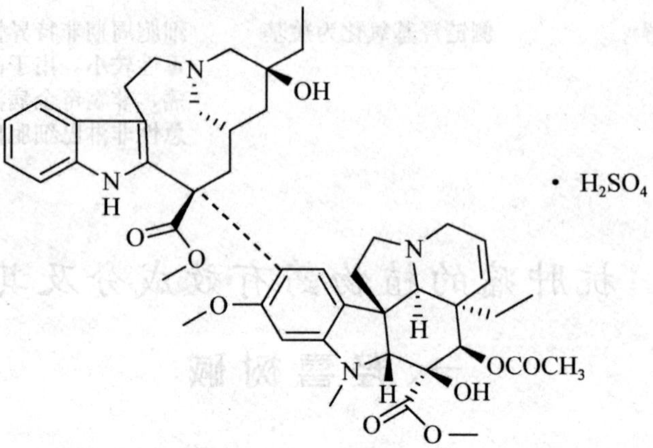

能与微管蛋白结合阻止微管蛋白双微体聚合成为微管；又可诱导微管的解聚，使纺锤体不能形成，细胞停止于分裂中期，从而阻止癌细胞分裂繁殖。对淋巴瘤、绒毛膜上皮癌及睾丸肿瘤有效，对肺癌、乳腺癌、卵巢癌、单核细胞白血病也有效。

结构改造 ↓

①长春新碱：作用于微管蛋白；干扰蛋白质代谢，既抑制 RNA 多聚酶的活力，又抑制细胞膜类脂质合成和氨基酸在细胞膜上的运转。用于急性和慢性白血病、恶性淋巴瘤、小细胞肺癌及乳腺癌的治疗。对睾丸癌、卵巢癌、消化道癌及恶性色素瘤也显抑制作用。

②长春地辛：属于周期特异性药物，对急性淋巴细胞性白血病及慢性粒细胞性白血病都有显著的疗效。对小细胞及非小细胞肺癌、乳腺癌等也有较好疗效。

③长春瑞滨：对肺癌，尤其对非小细胞肺癌的疗效好，还用于乳腺癌、卵巢癌、食道癌等的治疗。

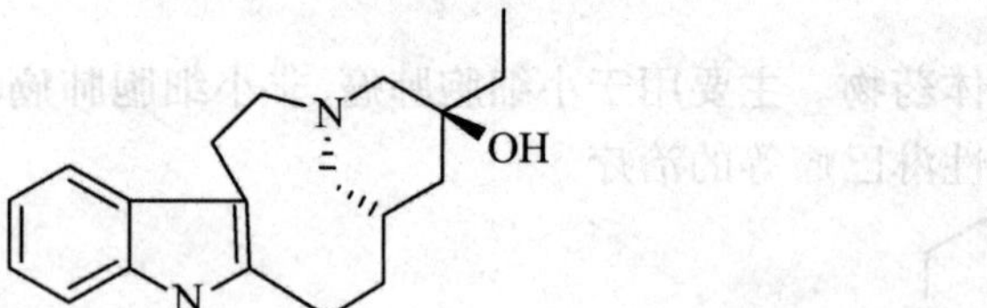

长春新碱

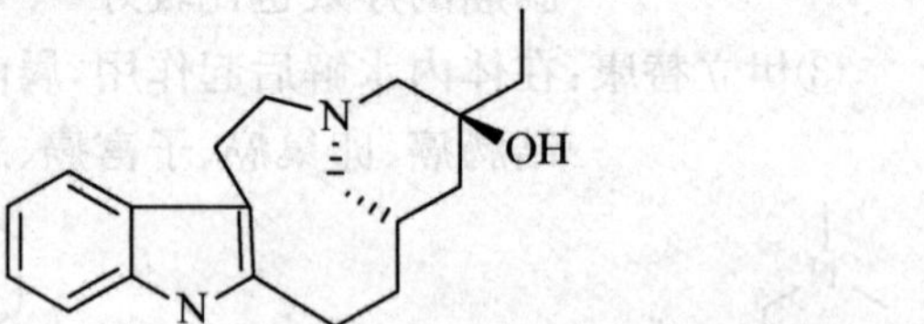

长春地辛

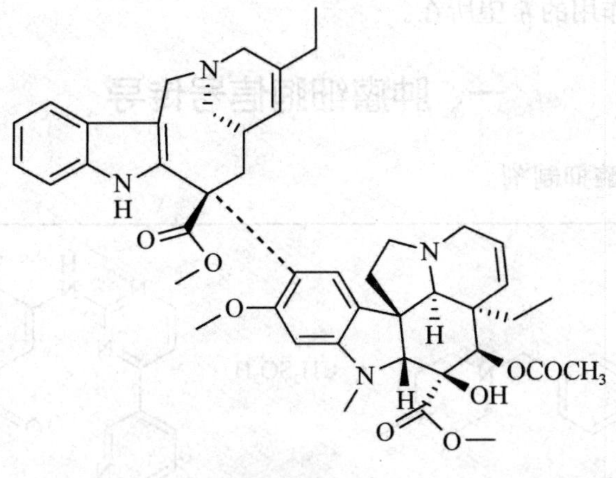

长春瑞滨

三、紫　杉　醇

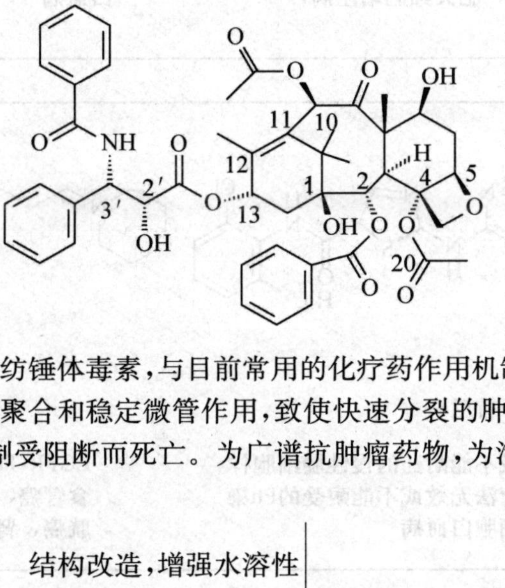

属有丝分裂抑制剂或纺锤体毒素，与目前常用的化疗药作用机制不同，它是诱导和促进微管的装配。紫杉醇具有聚合和稳定微管作用，致使快速分裂的肿瘤细胞在有丝分裂阶段被牢牢固定，使癌细胞复制受阻断而死亡。为广谱抗肿瘤药物，为治疗难治性卵巢癌、乳腺癌和大肠癌的有效药物。

结构改造，增强水溶性

↓

(1) 用表面活性剂环氧化蓖麻油助溶，但能引起血管扩张、血压下降及过敏等副作用。

(2) 2’-OH 是提高水溶性的较好改造部位。

(3) 紫杉特尔：与紫杉醇结构区别在于 10 位取代基和 3’位侧链的不同。其水溶性提高，毒性小，疗效相当。

第五节　肿瘤治疗的新靶点及其药物

传统抗肿瘤药主要作用于 DNA 或微管，对人体正常细胞毒性大，开发靶向抗肿瘤药是解决目前化学药毒副作用的希望所在。

一、肿瘤细胞信号传导

1. 蛋白酪氨酸激酶抑制剂

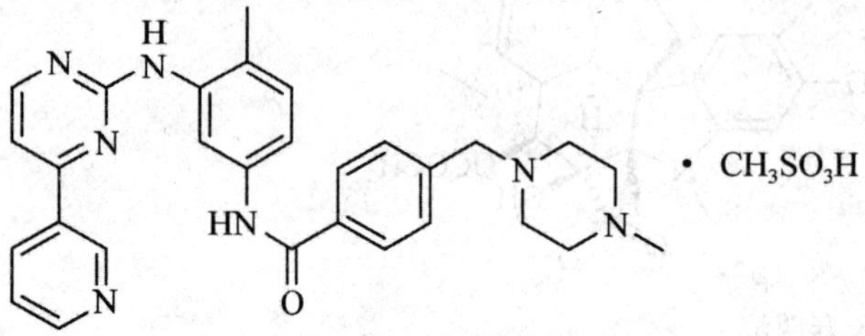

伊马替尼

酪氨酸激酶抑制剂，是慢性粒细胞白血病治疗的金标准，还可以用于胃肠道间质瘤、急性淋巴细胞白血病、肥大细胞增生病、嗜酸性粒细胞增多症

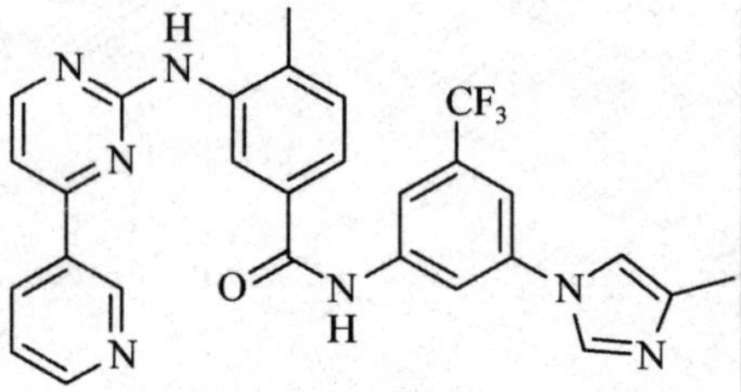

尼罗替尼

Bcr-Abl、PDGFR、C-kit-TK抑制剂，用于对伊马替尼耐药的慢性粒细胞白血病

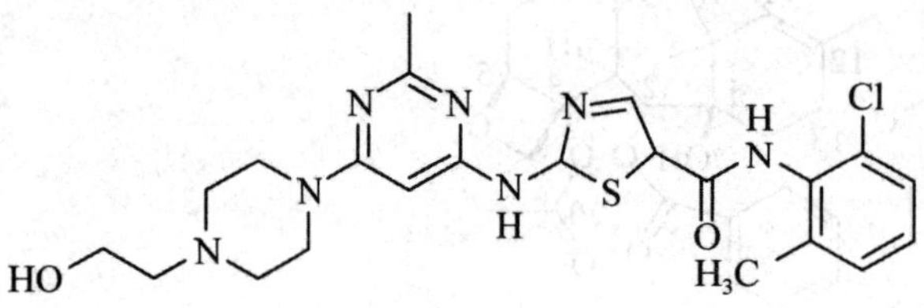

达沙替尼

适于对伊马替尼耐药或不能耐药的慢性髓细胞样白血病；用于对其他疗法无效或不能耐受的Ph染色体阳性的急性淋巴细胞白血病

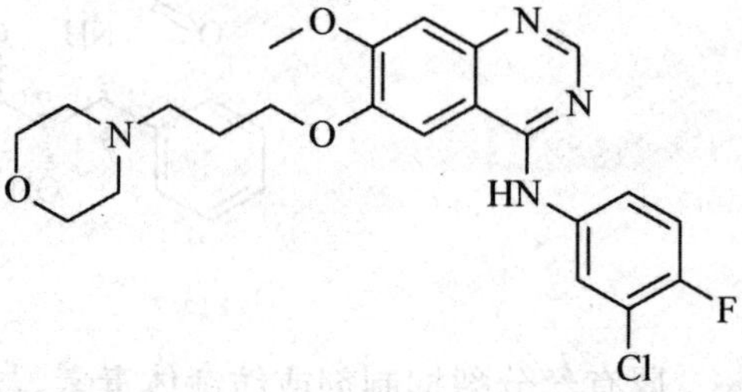

吉非替尼

EGFR-TK抑制剂，用于前列腺癌、食管癌、肝细胞癌、胰腺癌、膀胱癌、肾细胞癌、恶性黑色素瘤

2. 蛋白激酶C抑制剂

星形环菌素:正处于临床Ⅲ期研究。

3. 其他信号转导靶分子

二、肿瘤血管生长抑制剂

分类：
- 内源性血管生长抑制剂。
- 外源性血管生长抑制剂。
- 以 VEGF 为靶点的药物。

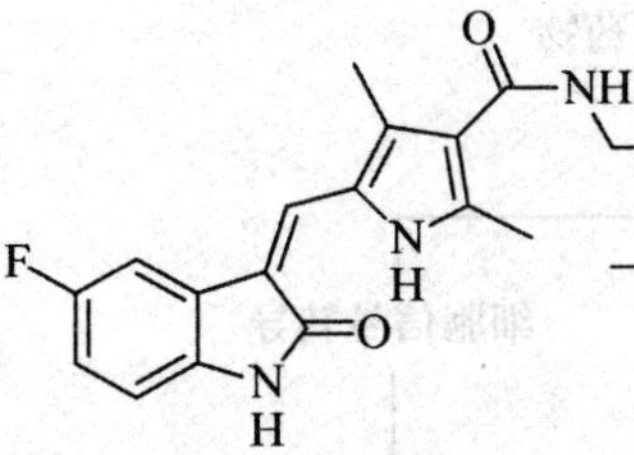

舒尼替尼

口服多靶点EGFR-TK抑制剂，治疗进展期肾细胞癌和胃肠道间质瘤

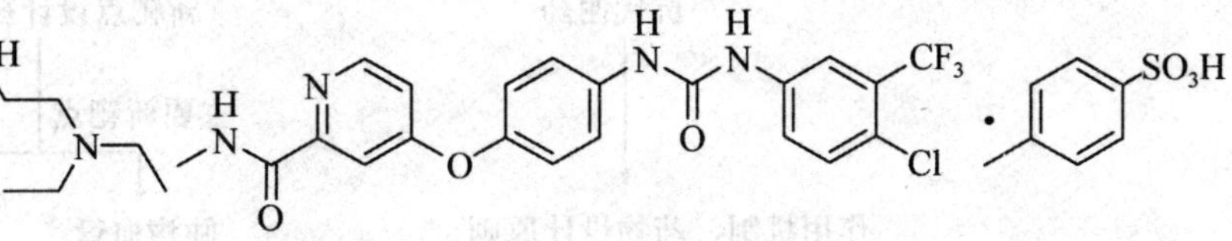

索拉非尼4-甲苯磺酸盐

口服多激酶抑制剂，双重抗肿瘤效应，一方面抑制Raf/MEK/ERK信号转导通路，抑制肿瘤生长，另一方面，抑制VEGFR和PDGFR阻断肿瘤新生血管生成，治疗晚期肾细胞癌或肾癌

三、反义核苷酸

属于基因类药物，一般为寡聚核苷酸类化合物，如福米韦生。

知 识 地 图

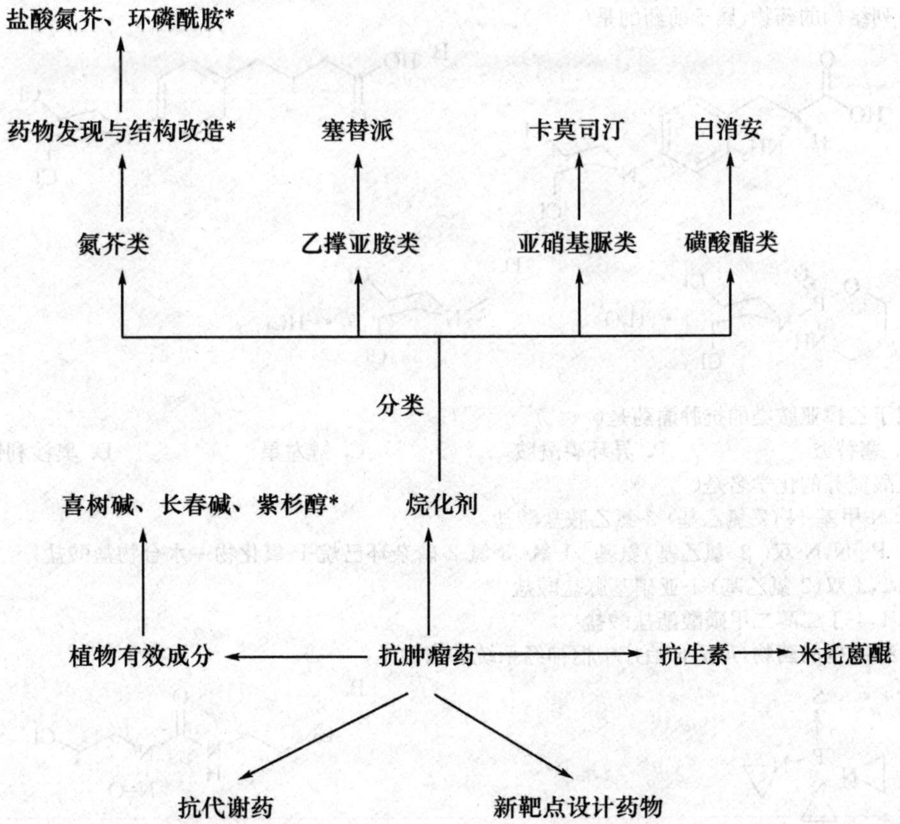

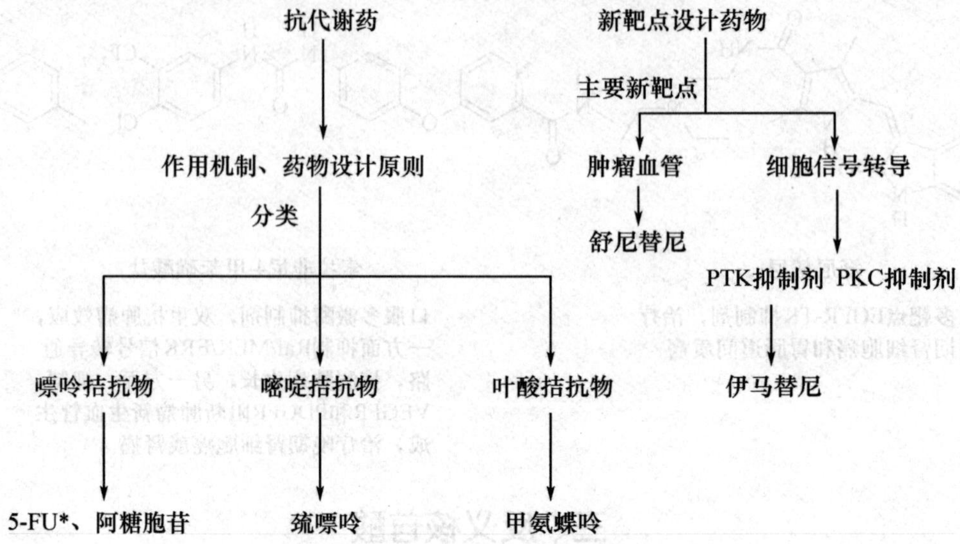

习 题 精 选

一、选择题

A 型题

1. 下列结构的药物，属于前药的是（　　）。

A.

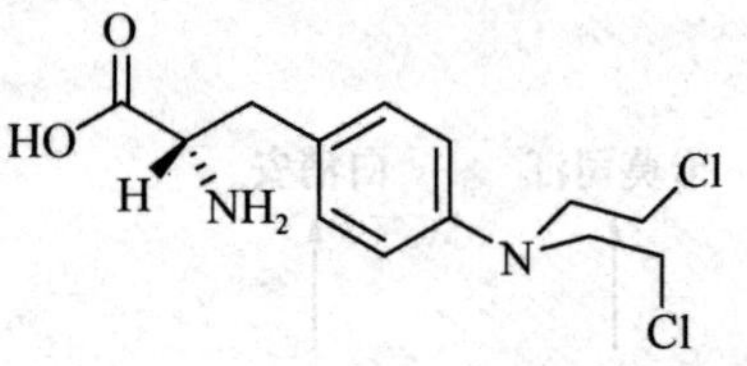

B.

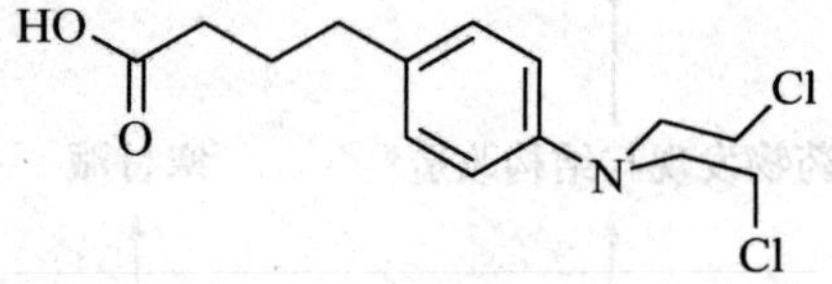

C.

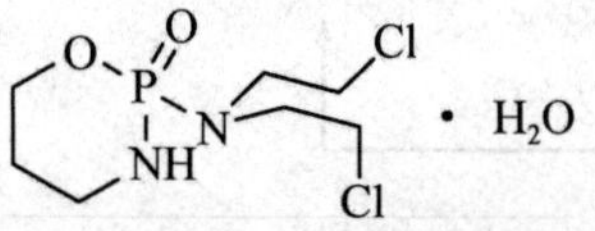

D.

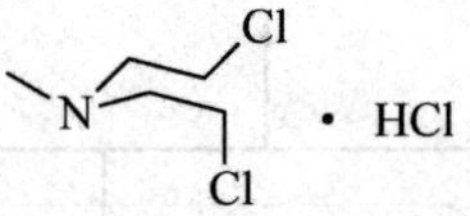

2. 属于乙撑亚胺类的抗肿瘤药是（　　）。

A. 塞替派　　B. 异环磷酰胺　　C. 链左星　　D. 奥沙利铂

3. 盐酸氮芥的化学名是（　　）。

A. N-甲基-N-(2-氯乙基)-2-氯乙胺盐酸盐

B. P-[N,N-双(β-氯乙基)氨基]-1-氧- 3-氮-2-磷杂环己烷-P-氧化物一水合物盐酸盐

C. 1,3-双(2-氯乙基)-1-亚硝基脲盐酸盐

D. 1,4-丁二醇二甲磺酸酯盐酸盐

4. 下列结构的药物，最适合治疗中枢神经系统肿瘤的是（　　）。

A.

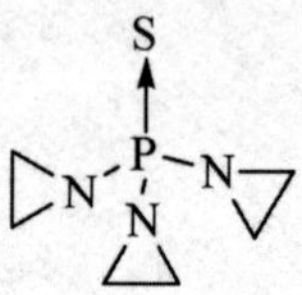

B.

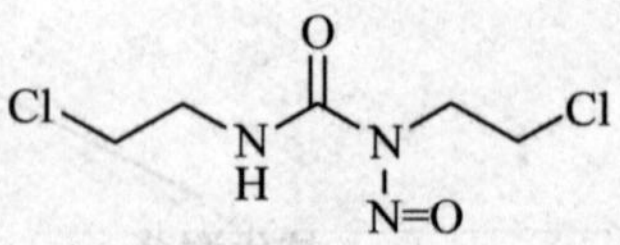

C. 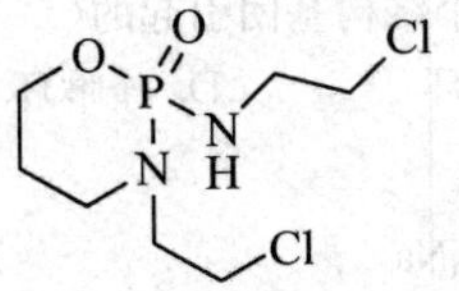

D. 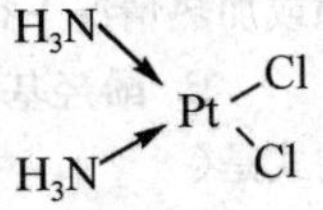

5. 有关顺铂的描述,错误的是(　　)。
A. 亮黄色或橙黄色结晶性粉末,微溶于水
B. 供药用的是含有甘露醇和氯化钠的冷冻干燥粉
C. 加热至170℃,会生成反式异构体,活性降低
D. 水溶液长期放置,会产生剧毒低聚物,应弃用
6. 采用代谢拮抗原理设计新药,主要是根据什么原理改造代谢物的结构(　　)?
A. 前药原理　B. 生物电子等排体原理　C. 软药原理　D. 硬药原理
7. 下列药物中,哪一个是通过合成酰胺方法制备的氟尿嘧啶前药(　　)?
A. 替加氟　B. 双呋氟尿嘧啶　C. 卡莫氟　D. 去氧氟尿苷
8. 盐酸阿糖胞苷在体内的活性代谢物是(　　)。
A. 三磷酸阿糖胞苷　B. 乙酰阿糖胞苷　C. 尿嘧啶阿糖胞苷　D. 安西他滨
9. 通过拮抗肿瘤细胞叶酸合成的抗代谢药是(　　)。
A. 巯嘌呤　B. 甲氨蝶呤　C. 喷司他汀　D. 依诺他滨
10. 甲氨蝶呤大剂量引起中毒后,应采用哪一个药物来解救(　　)?
A. 甲氧苄啶　B. 磺胺嘧啶　C. 亚叶酸钙　D. 谷氨酸
11. 放线菌素D又名(　　)。
A. 博来霉素　B. 平阳霉素　C. 阿霉素　D. 更生霉素
12. 具有蒽醌结构的抗肿瘤抗生素是(　　)。
A. 盐酸多柔比星　B. 盐酸博来霉素　C. 放线菌素D　D. 培洛霉素
13. 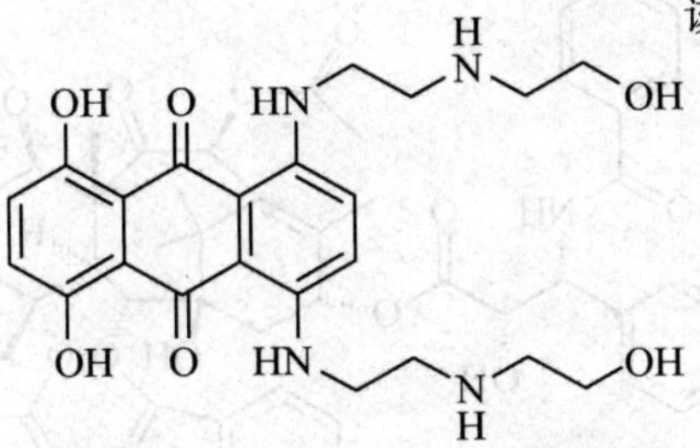 该结构药物属于哪一类抗肿瘤药(　　)?
A. 烷化剂　B. 抗代谢药　C. 抗生素类　D. 植物有效成分
14. 具有喹啉环结构的抗肿瘤植物药有效成分是(　　)。
A. 10-羟喜树碱　B. 硫酸长春碱　C. 紫杉醇　D. 多西他赛
15. 对紫杉醇的描述,正确的是(　　)。
A. 生物碱类化合物　B. 二萜类化合物
C. 水溶性好,易于制备成注射剂　D. 抑制DNA复制发挥抗肿瘤作用
16. 属于肿瘤血管生长抑制剂的药物是(　　)。
A. 伊马替尼　B. 达沙替尼　C. 吉非替尼　D. 舒尼替尼
17. 首个获准上市的EGFR-TK抑制剂药物是(　　)。
A. 吉非替尼　B. 索拉非尼　C. 星形孢菌素　D. 尼罗替尼

18. 硫酸长春碱在光照或加热情况下很容易氧化变色，主要是由哪一个结构基团引起的(　　)?

A. 吲哚环　　B. 酚羟基　　C. 环氧丙烷环　　D. 喹啉环

19. 巯嘌呤的化学结构式是(　　)。

A.
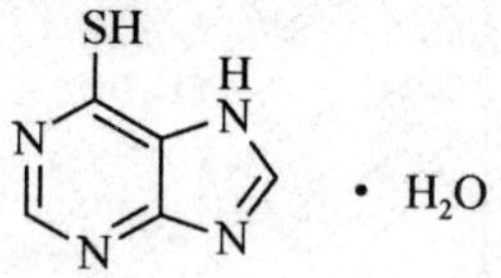

B.
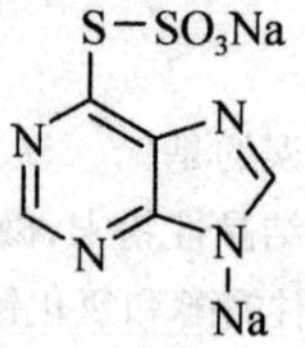

C.
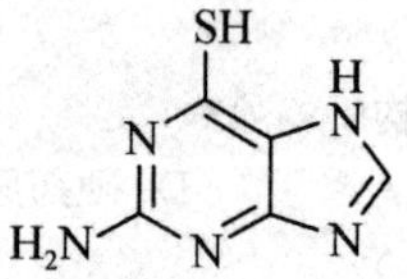

D.
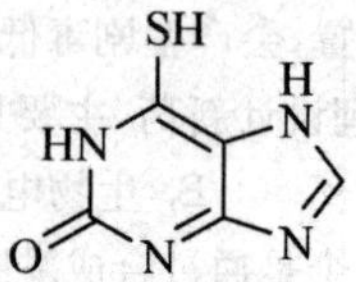

20. 关于氟尿嘧啶的叙述，正确的是(　　)。

A. 溶于稀盐酸　　B. 不溶于氢氧化钠

C. 注射剂中加入亚硫酸钠作为抗氧剂

D. 在强碱中稳定

B 型题

A.
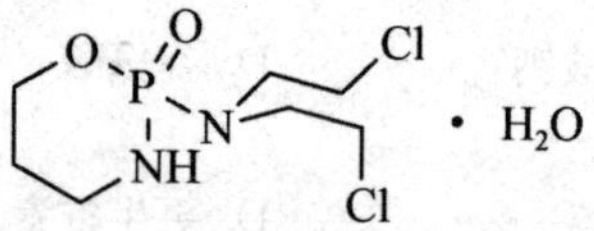

B.
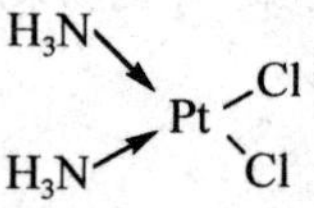

C.
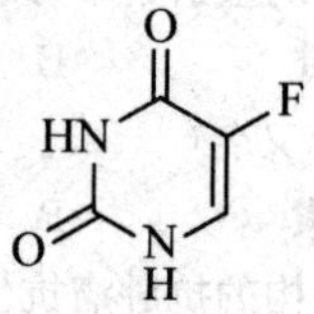

D.
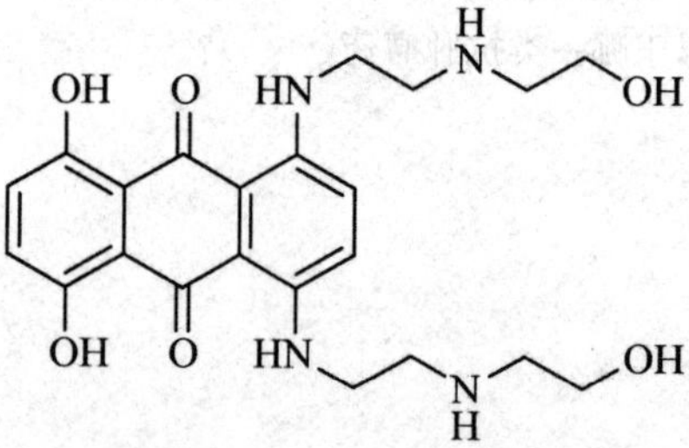

E.
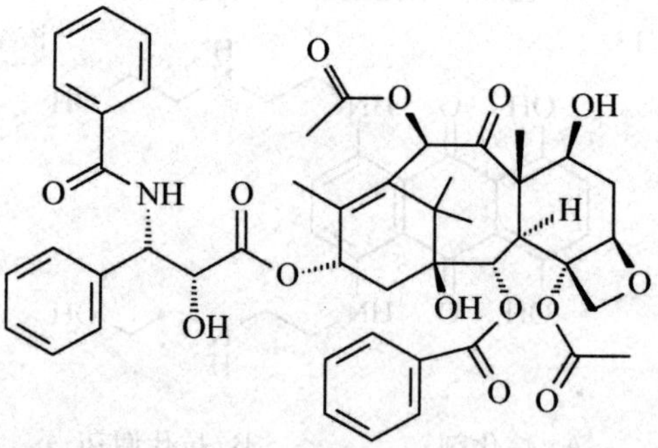

21. 通过代谢拮抗机制产生抗肿瘤活性的药物是(　　)。
22. 属于细胞周期非特异性药物，能抑制肿瘤细胞 DNA 和 RNA 合成的药物是(　　)。
23. 诱导和促使微管蛋白聚合成微管，同时抑制微管解聚的药物是(　　)。
24. 在体内水解为羟基配合物，然后与肿瘤细胞的鸟嘌呤形成螯合环，扰乱 DNA 双螺旋结构的是(　　)。
25. 在体内水解为磷酰氮芥、去甲氮芥和丙烯醛后，产生抗肿瘤活性的是(　　)。

A. 盐酸氮芥　　B. 盐酸阿糖胞苷　　C. 硫酸长春碱　　D. 伊马替尼　　E. 博来霉素

26. 属于生物烷化剂药物的是(　　)。
27. 属于抗生素药物的是(　　)。

28. 从植物中提取到的有效抗肿瘤成分是(　　)。
29. 属于抗代谢药物的是(　　)。
30. 属于肿瘤细胞信号传导抑制剂的药物是(　　)。

A.
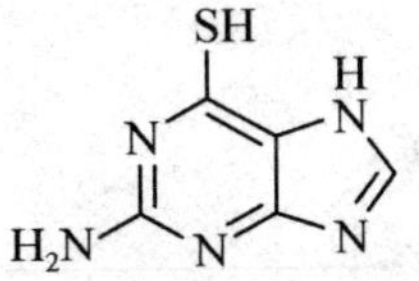

B.
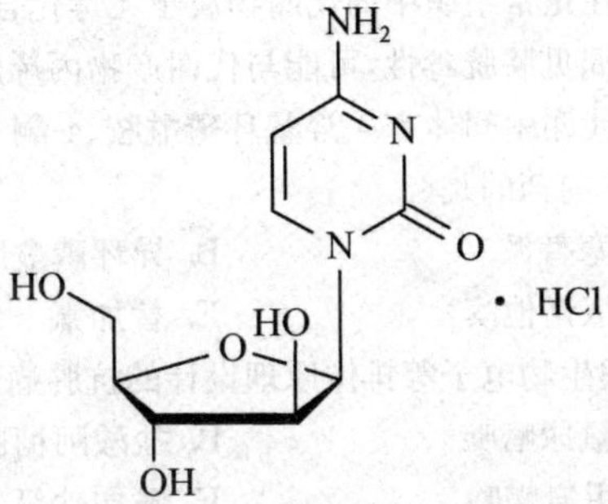

C.
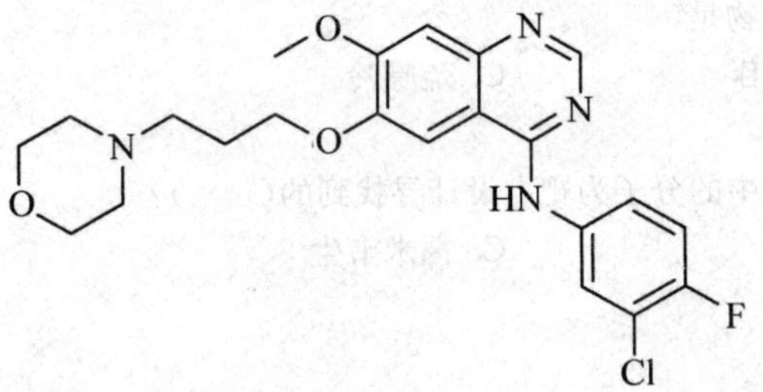

D.
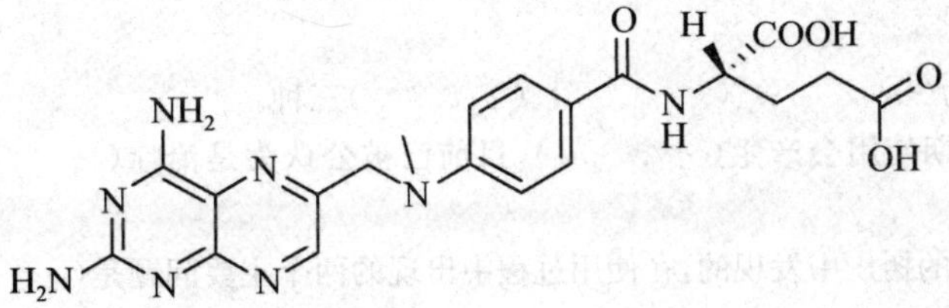

E.
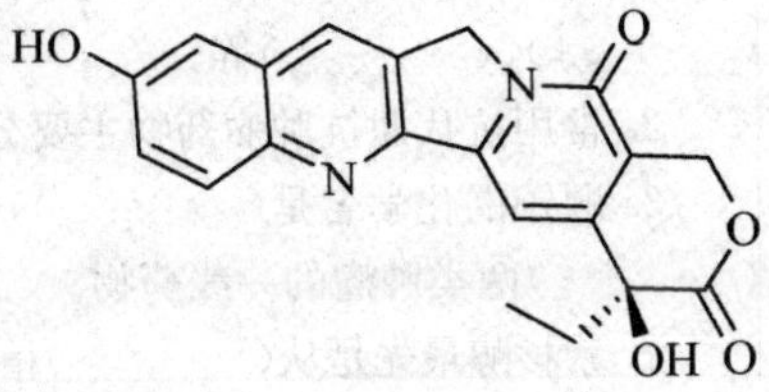

31. 塞替派的化学结构式是(　　)。
32. 喜树碱的化学结构式是(　　)。
33. 甲氨蝶呤的化学结构式是(　　)。
34. 阿糖胞苷的化学结构式是(　　)。
35. 吉非替尼的化学结构式是(　　)。

A. 白消安　　B. 顺铂　　C. 卡莫司汀　　D. 环磷酰胺　　E. 盐酸氮芥

36. 对皮肤黏膜具有腐蚀性,静脉注射时严防漏至静脉外的药物是(　　)。
37. 带有结晶水时为白色结晶或粉末,失去结晶水后即液化的药物是(　　)。
38. 代谢物在血浆中可停留数日,造成延迟骨髓毒性的药物是(　　)。
39. 在碱性条件下水解,可产生四氢呋喃特殊臭味的是(　　)。
40. 临用前需用注射用水配成 1mg 药物、9mg 氯化钠和 10mg 甘露醇溶液的药物是(　　)。

X 型题

41. 关于氮芥类抗肿瘤药物的叙述,正确的是(　　)。
   A. 是在芥子气的结构基础上进行改造发现的一类抗肿瘤药
   B. 双 β-氯乙氨基是烷基化功能基,改造后活性降低或消失
   C. 载体部分可以用脂肪烃基、芳香环、杂环、氨基酸等基团取代
   D. 所有该类药物在体内都是通过形成乙撑亚胺阳离子中间体与肿瘤细胞 DNA 结合

E. 属于细胞毒类抗肿瘤药

42. 关于环磷酰胺的叙述，正确的有(　　)。

A. 水溶液不稳定，遇热更易分解，故应在溶解后短期内使用

B. 在体内活化后才有活性，活化部位是肿瘤组织

C. 在正常组织中的代谢物属于无毒化合物

D. 偶见膀胱毒性，可能与代谢产物丙烯醛有关

E. 代谢中间体有 4-羟基环磷酰胺、4-酮基环磷酰胺、开环醛基化合物等

43. 属于前药的是(　　)。

A. 塞替派　　B. 异环磷酰胺　　C. 去氧氟尿苷

D. 依诺他滨　　E. 替加氟

44. 采用生物电子等排体原理设计的抗肿瘤药物是(　　)。

A. 氟尿嘧啶　　B. 盐酸阿糖胞苷　　C. 巯嘌呤

D. 甲氨蝶呤　　E. 喷司他汀

45. 下列哪些药物是以肿瘤细胞信号传导途径中的分子为靶点设计寻找到的(　　)?

A. 伊马替尼　　B. 舒尼替尼　　C. 福米韦生

D. 索拉非尼　　E. 吉非替尼

二、填空题

1. 按照化学结构，目前在临床上使用的生物烷化剂抗肿瘤药物可分为(　　　　)、(　　　　)、(　　　　)、(　　　　)等。

2. 常用抗代谢抗肿瘤药物主要分为(　　　　)、(　　　　)、(　　　　)三种。

3. 顺铂的化学名是(　　　　)，长期使用会产生(　　　　)，目前已被公认为是治疗(　　　　)和(　　　　)两类肿瘤的一线药物。

4. 紫杉醇最先是从(　　　　)植物的树皮中发现的，在使用过程中出现的两个主要问题是(　　　　)和(　　　　)。

三、写出下列英文药物的通用名

1. paclitaxel
2. fluorouracil
3. cisplatin

四、合成题

1. 以二乙醇胺为起始原料，合成环磷酰胺，并注明反应条件。

2. 以氯乙酸乙酯为起始原料，合成 5-FU，并注明反应条件。

五、问答题

解释抗代谢抗肿瘤药物定义，并举例说明如何设计抗代谢药物结构。

参考答案

一、选择题

1. C　2. A　3A　4. B　5. D　6. B　7. C　8. A　9. B　10. C　11. D　12. A　13. C　14. A　15. B　16. D　17. A　18. A　19. A　20. A　21. C　22. D　23. E　24. B　25. A　26. A　27. E　28. C　29. B　30. D　31. A　32. E　33. D　34. B　35. C　36. E　37. D　38. C　39. A　40. B　41. ABCE　42. ACDE　43. ABCDE　44. ABCDE　45. AE

二、填空题

1. 氮芥类　　乙撑亚胺类　　亚硝基脲类　　磺酸酯类

2. 嘌呤拮抗物　　嘧啶拮抗物　叶酸拮抗物

3. (Z)-二氨二氯铂　耐药性　　睾丸癌　　卵巢癌

4. 　红豆杉　水溶性差　　来源有限

三、写出下列英文药物的通用名

1. 紫杉醇　2. 氟尿嘧啶　3. 顺铂

四、合成题

1.

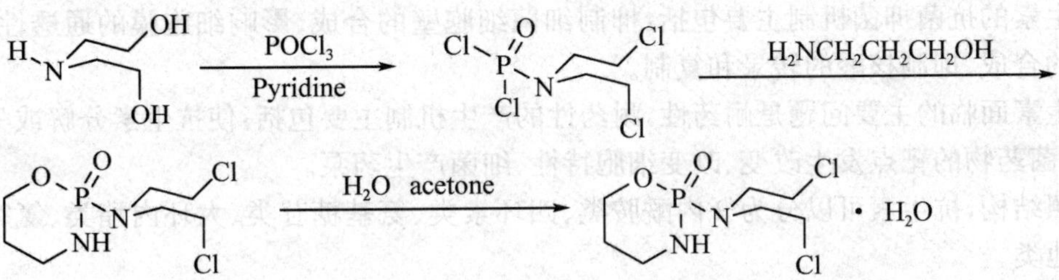

2.

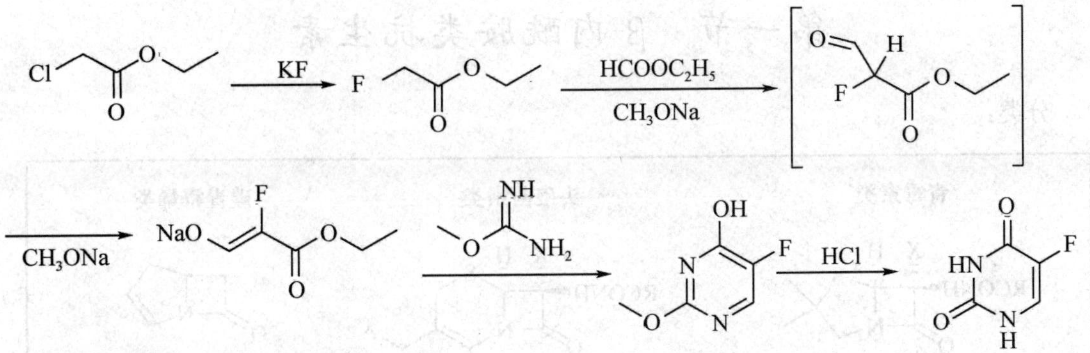

五、问答题

抗代谢抗肿瘤药物是通过抑制肿瘤细胞 DNA 合成中所需要的叶酸、嘌呤、嘧啶及嘧啶核苷途径，从而抑制肿瘤细胞的生存和复制所必需的代谢途径，导致肿瘤细胞死亡。抗代谢物的结构与代谢物很相似，利用生物电子等排体原理，以-F 或-CH_3 代替-H，用-S 或-CH_2 代替-O，用-NH_2 或-SH 代替-OH 等，导致肿瘤细胞识别发生错误，产生致死合成。例如，5-FU 就是将尿嘧啶 5 位 H 原子用体积、电性都相似的 F 原子取代。

第八章　抗　生　素

抗生素是微生物的次生代谢产物或合成类似物，在体外能抑制生物的生长和存活，而对宿主不会产生严重的毒副作用。抗生素可治疗大多数感染性疾病，用于肿瘤的治疗、免疫抑制和刺激植物生长。

抗生素的抗菌抑菌机制主要包括：抑制细菌细胞壁的合成、影响细胞膜的通透性、干扰蛋白质的合成、抑制核酸的转录和复制。

抗生素面临的主要问题是耐药性，耐药性的产生机制主要包括：使抗生素分解或失去活性、使抗菌药物的靶点发生改变、改变细胞特性、细菌产生药泵。

按照结构，抗生素可以分为β-内酰胺类、四环素类、氨基糖苷类、大环内酯类、氯霉素类以及其他类。

第一节　β-内酰胺类抗生素

分类：

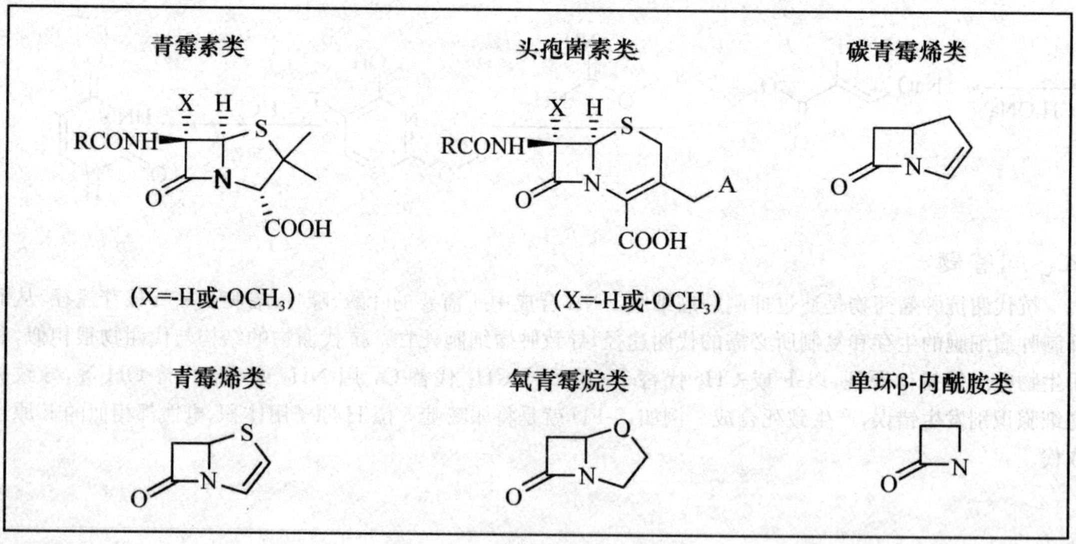

一、青霉素类

1. 药物发现和发展

从青霉菌以及头孢菌素发酵液等中分离得到天然青霉素

↓

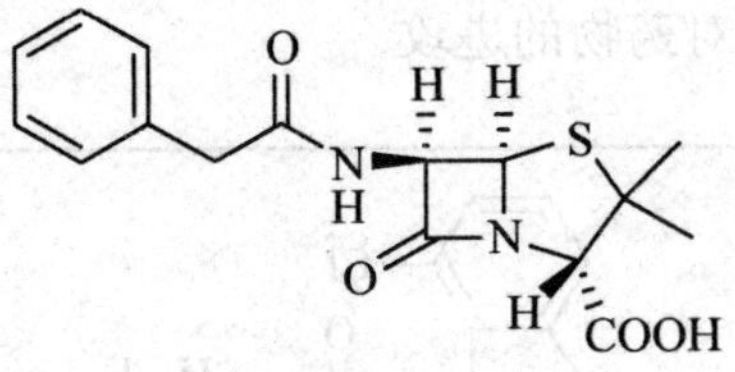

青霉素G

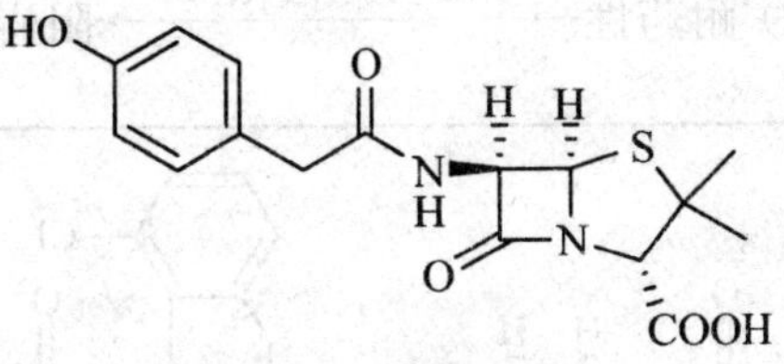

青霉素X

(G、X、K均从青霉菌发酵液得到)

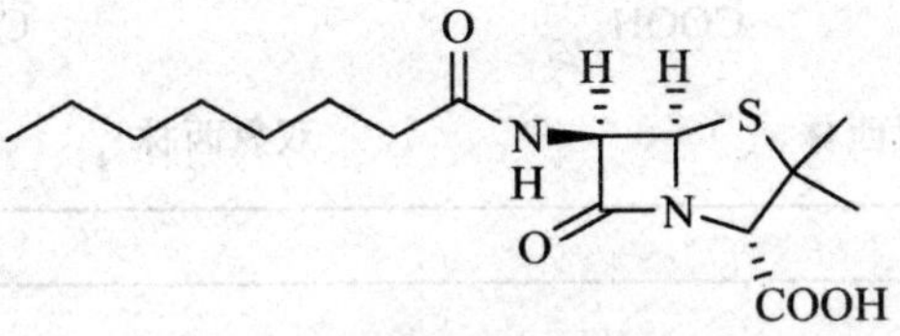

青霉素K

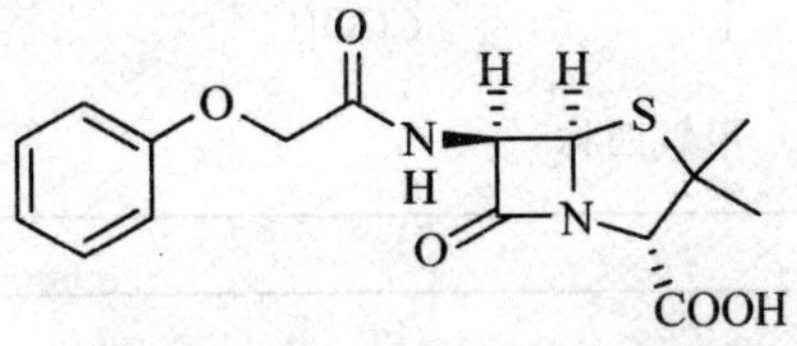

青霉素V（加入人工合成前体进行发酵）

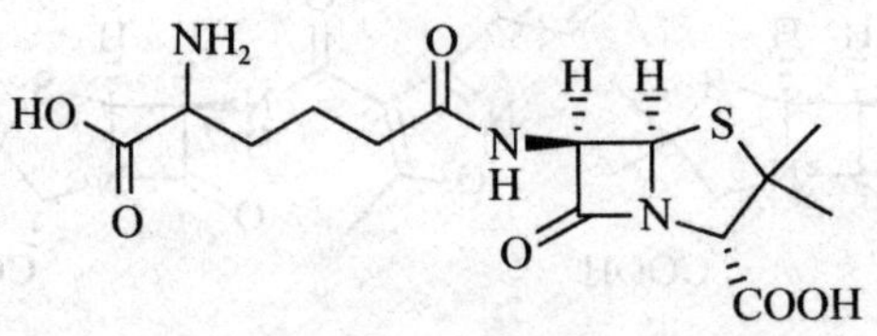

青霉素N（从头孢菌素发酵液中得到）

青霉素G是第一个用于临床的天然抗生素

存在问题

引入电负性O或吸电性叠氮基

(1) 不耐酸,不能口服

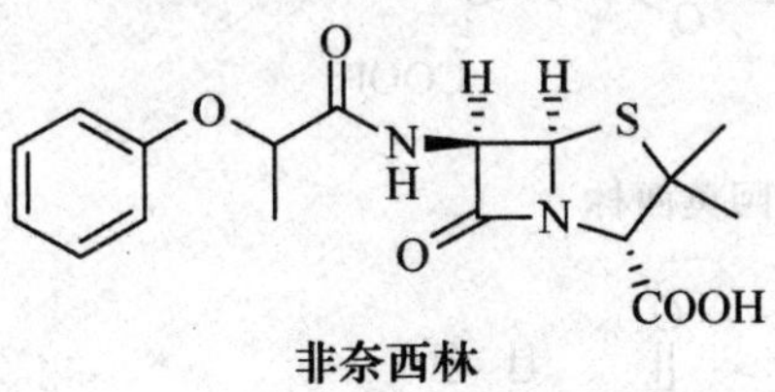

非奈西林

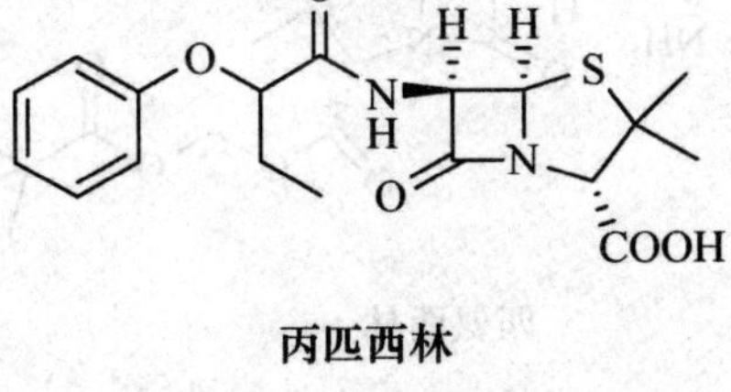

丙匹西林

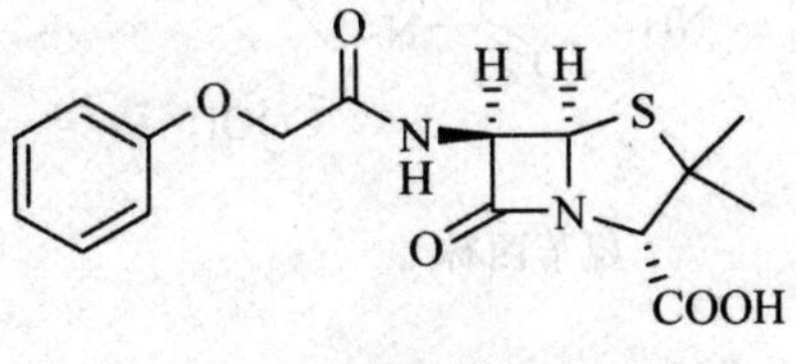

青霉素V

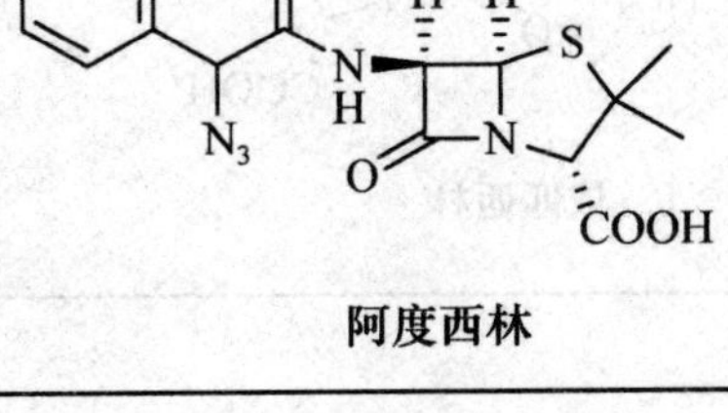

阿度西林

（2）耐药性 $\xrightarrow{\text{引入空间位阻大基团}}$ 阻碍β-内酰胺酶对药物的进攻

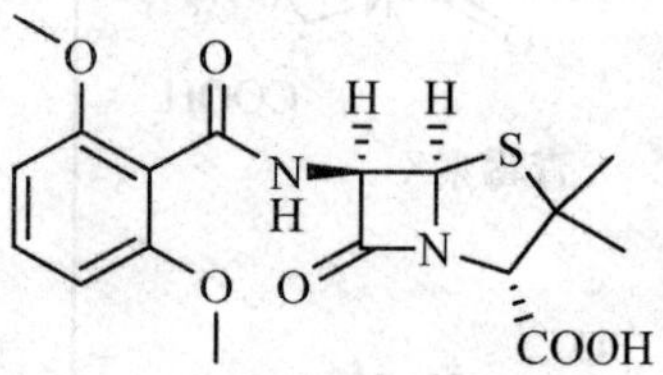

甲氧西林

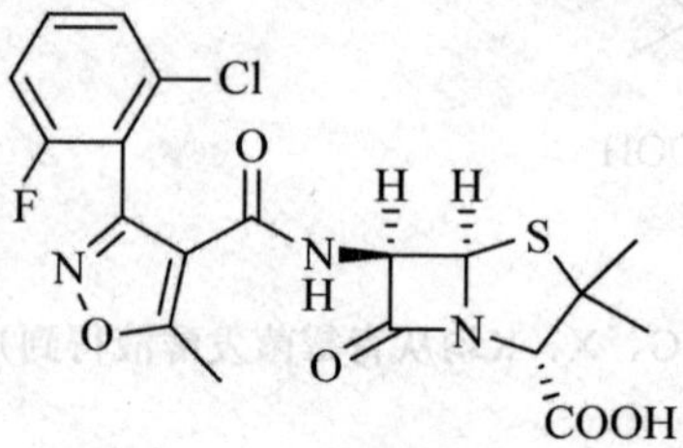

氟氯西林

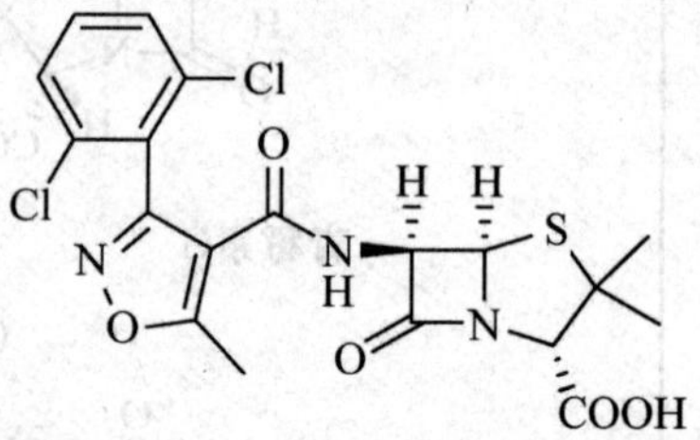

双氯西林

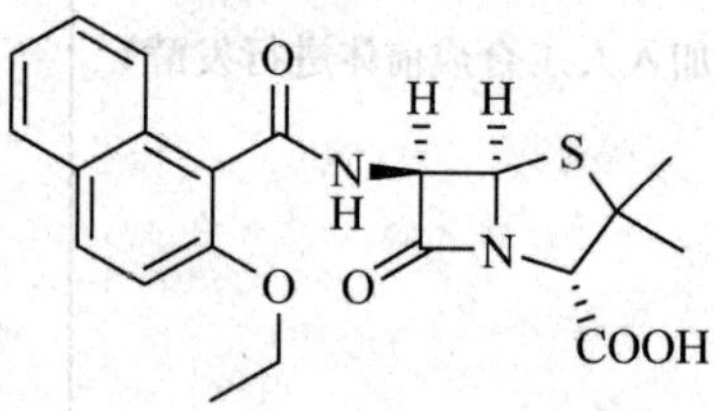

萘夫西林

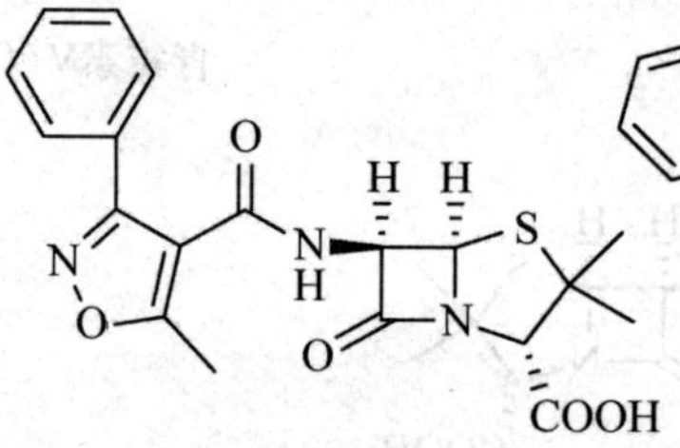

苯唑西林

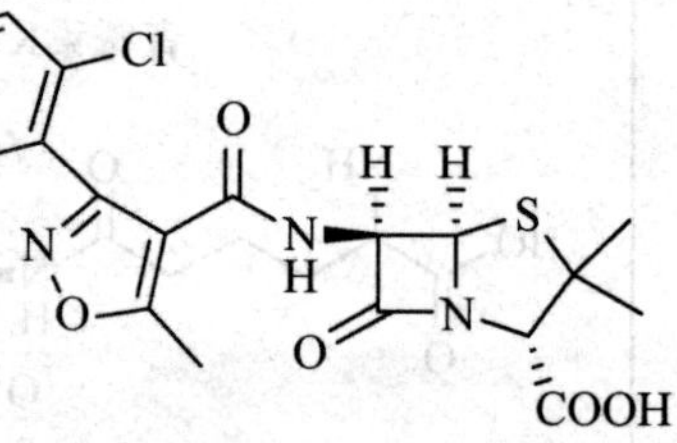

氯唑西林

（3）抗菌谱窄 $\xrightarrow{\text{6 位侧链引入氨基、羧基、磺酸基}}$ 可扩大抗菌谱

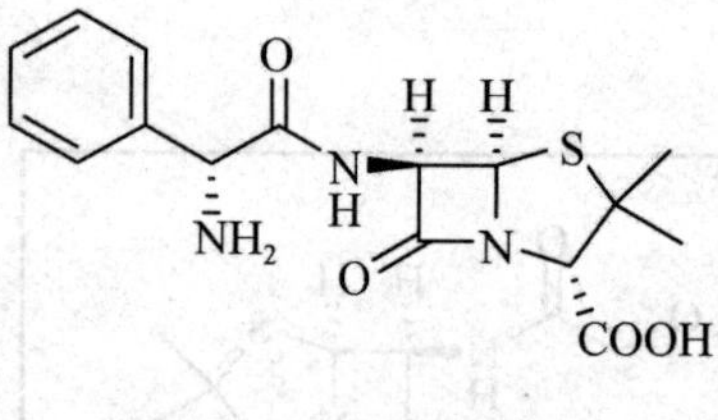

氨苄西林

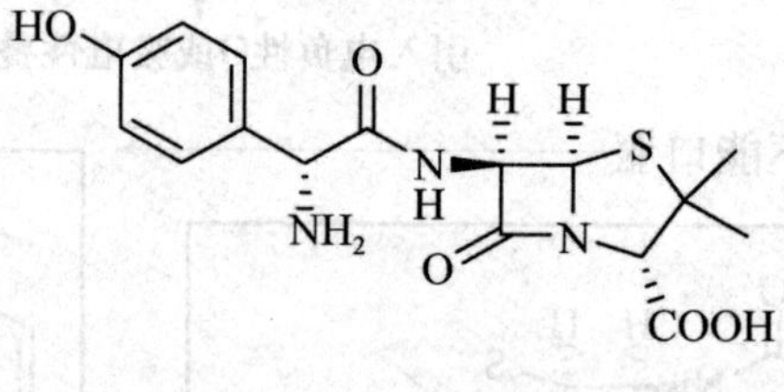

阿莫西林

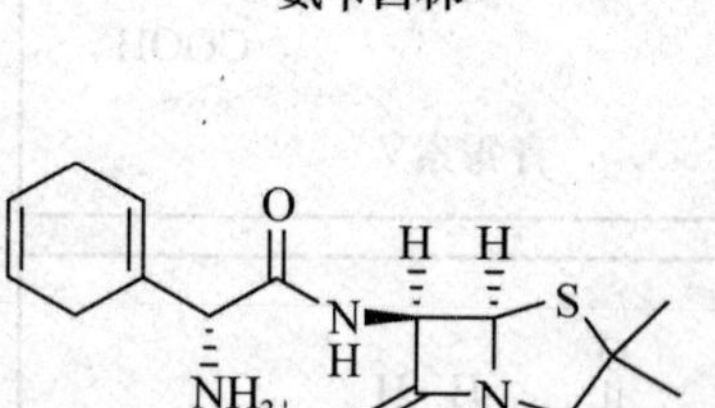

依匹西林

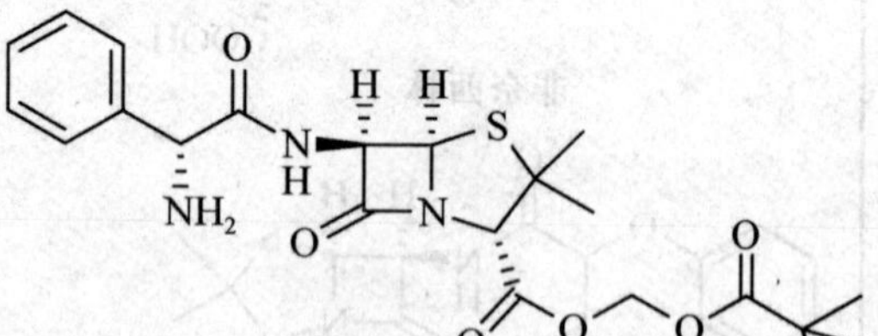

匹氨西林

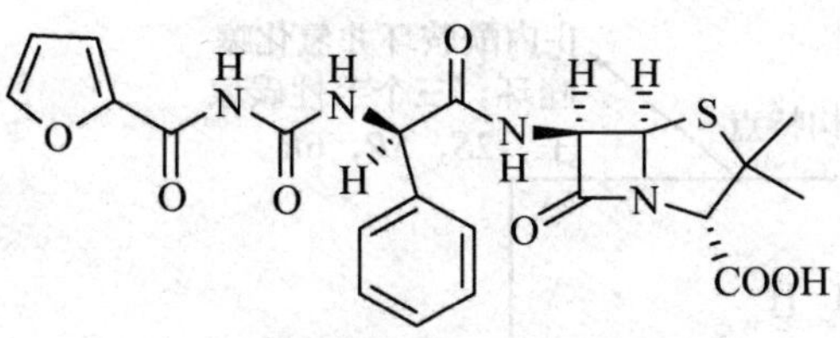

呋布西林

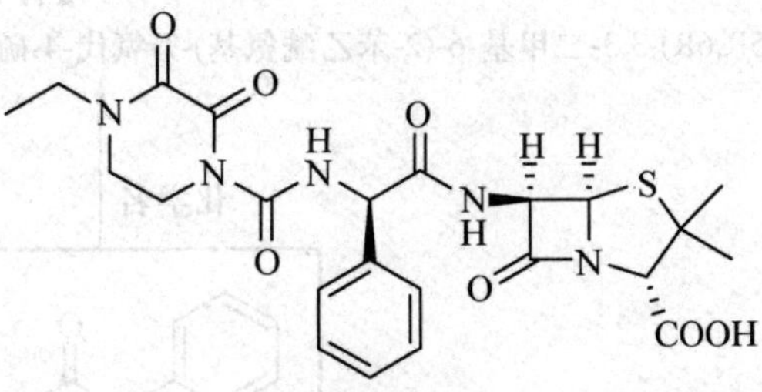

哌拉西林

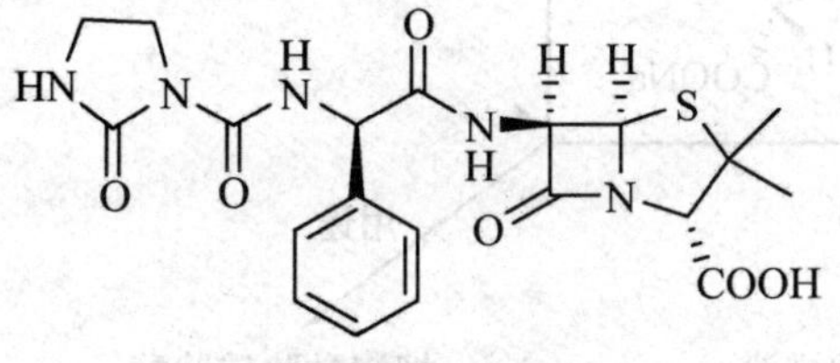

阿洛西林

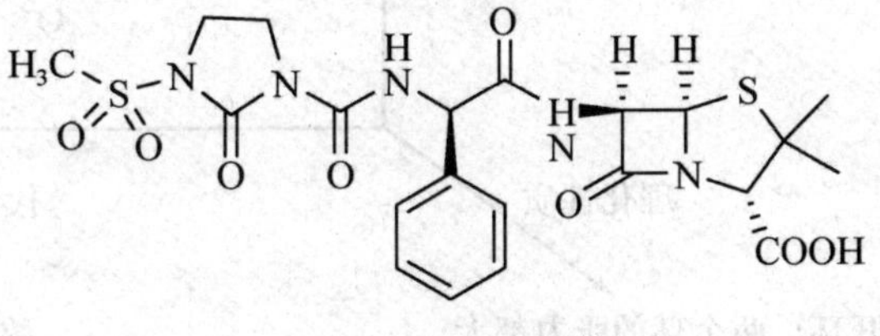

美洛西林

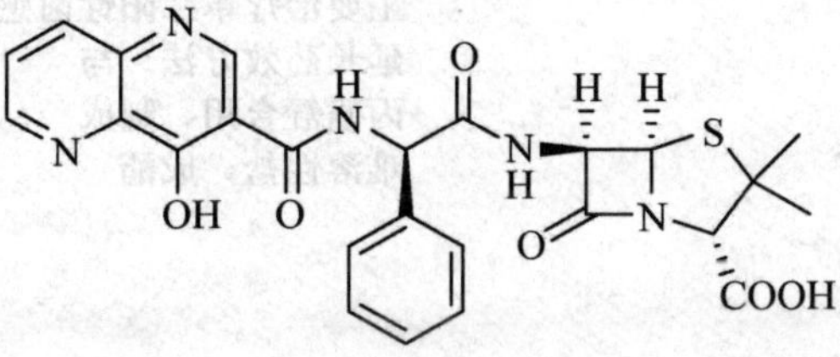

阿帕西林

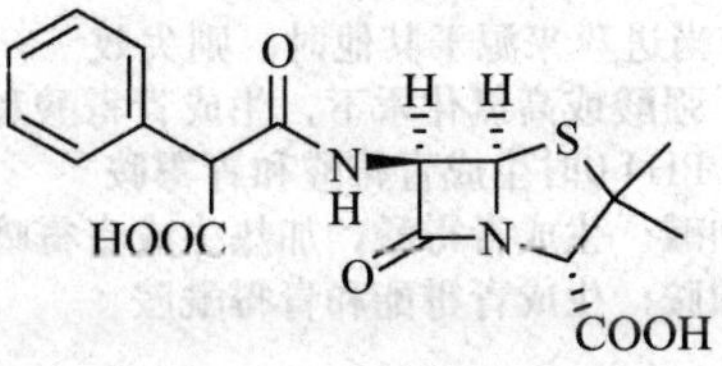

羧苄西林

(4) 过敏性:主要与外源性过敏原和内源性过敏原有关,无法通过结构改造降低过敏概率。

2. 构效关系

①β-内酰胺环并氢化噻唑环是活性必需的基本结构。

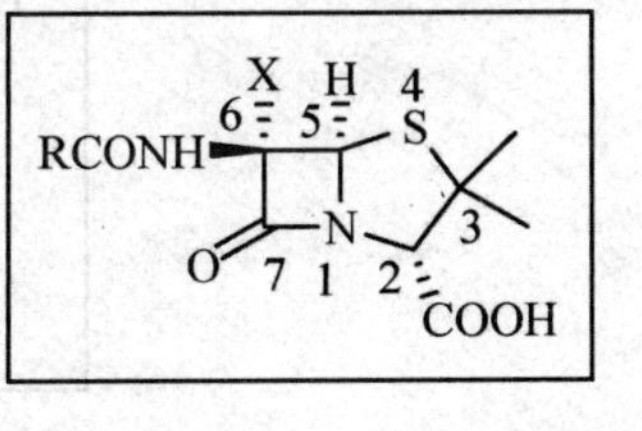

②2 位羧基是保持活性的必需基团,酯化可能失活,但有时也可以做成前药;变成硫代酸或酰胺可不失活,还原成醇失活。

③3 位的两个甲基是活性必需的。

④三个手性中心是必需的,且为 2S,5R,6R。

⑤6 位 α-H 被甲基、甲氧基取代,活性下降;6 位酰胺侧链是结构修饰的主要部位,能产生各式各样的作用。

3. 代表药物

【青霉素】

(2S,5R,6R)-3,3-二甲基-6-(2-苯乙酰氨基)-7-氧代-4-硫杂-1-氮杂双环[3.2.0]庚烷-2-甲酸钠盐

化学名

结构特点：β-内酰胺环并氢化噻唑环；三个手性碳原子，2*S*，5*R*，6*R*

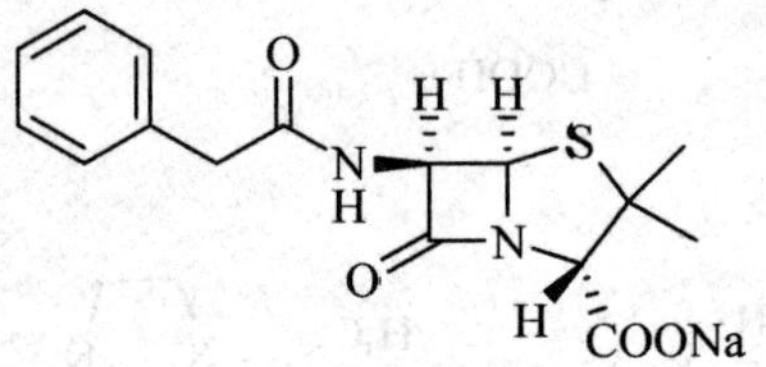

理化性质：

易开环：两个环的张力都大；
环上羰基与N原子未形成p-π共轭；
当进攻来源于细菌时，产生药效
当进攻来源于其他时，则失效

不耐酸：强酸或高氯化汞下，生成青霉酸和青霉醛
PH4.0时生成青霉醛和青霉胺

不耐酶和碱：生成青霉酸，加热生成青霉噻唑酸

不耐醇和胺：生成青霉酯和青霉酰胺

代谢：游离酸排泄

用途：抑制黏肽转肽酶，
抑制细胞壁合成；
主要治疗革兰阳性菌感染
延长药效方法：与丙磺舒合用、制成难溶性盐、成酯

【阿莫西林】

(2S,5R,6R)-3,3-二甲基-6-[(R)-(-)-2-氨基-2-(4-羟基苯基)乙酰氨基]-7-氧代-4-硫杂-1-氮杂双环[3.2.0]庚烷- 2-甲酸三水合物

化学名

结构特点：侧链为对羟基苯甘氨酸

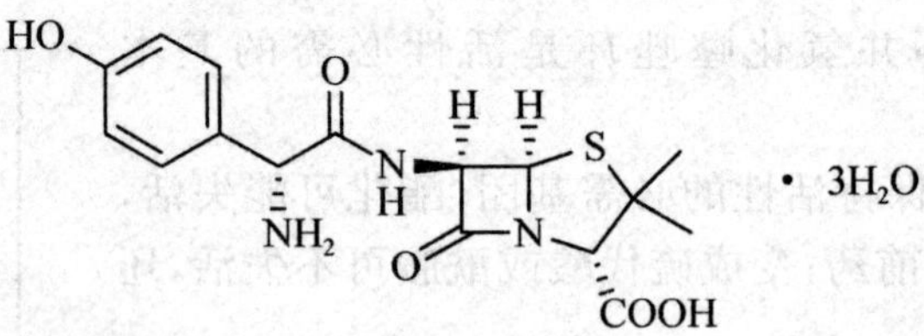

理化性质：

酸碱两性：羧基、酚羟基和氨基；
水溶液在pH6时比较稳定；
聚合反应：侧链氨基具有亲核性，
且酚羟基可催化聚合反应

用途：耐酸、广谱，可口服；易产生耐药性

4. 半合成青霉素的合成通法

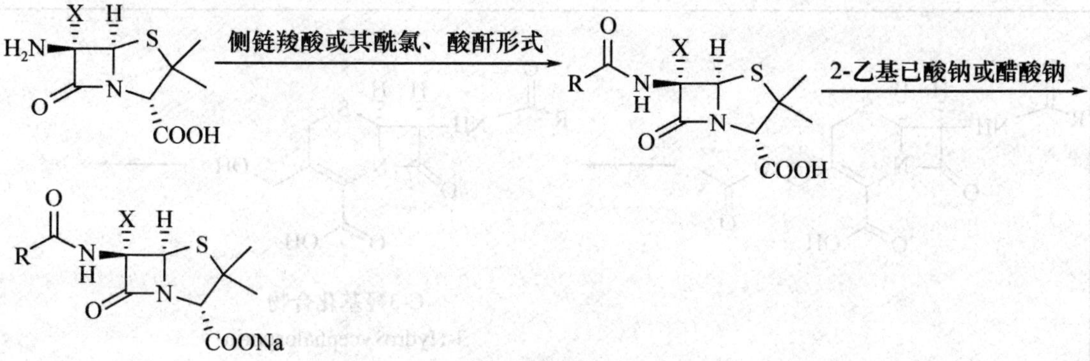

二、头孢类抗生素

1. 药物发现与发展

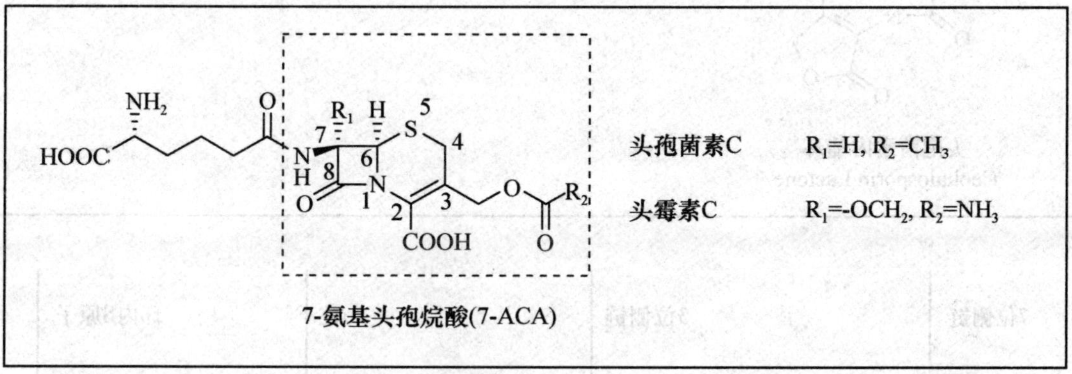

天然头孢类药物

稳定性：①由 4 元β-内酰胺环与 6 元氢化噻嗪环并合，稠合体系环张力比青霉素母核小，且 2，3 位双键可与 N-1 上的未共用电子对共轭，故稳定性大于青霉素。

②C-3 乙酰氧基是一很好的离去基团，和 2，3 位双键及内酰胺环形成较大的共轭体系，易受到亲核试剂对内酰胺环的进攻，导致乙酰氧基离去，内酰胺环开裂，药物失活。

③C-3 乙酰氧基在体内容易被水解生成 C-3 羟基头孢菌素，然后与 C-2 羧基缩合成内酯。失去游离羧基，导致药物失效。

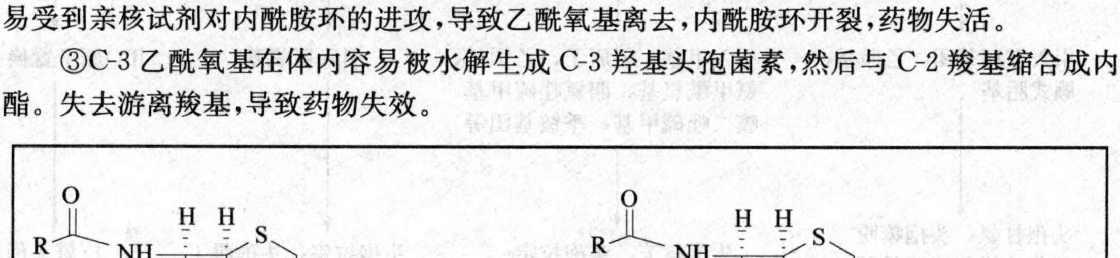

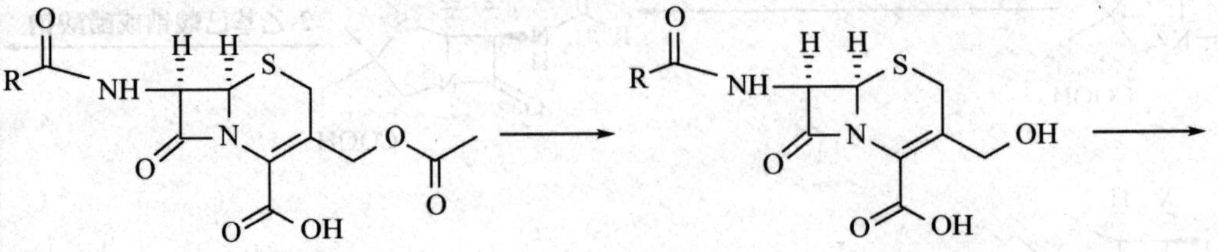

C-3羟基化合物
3-Hydroxycephalosporin

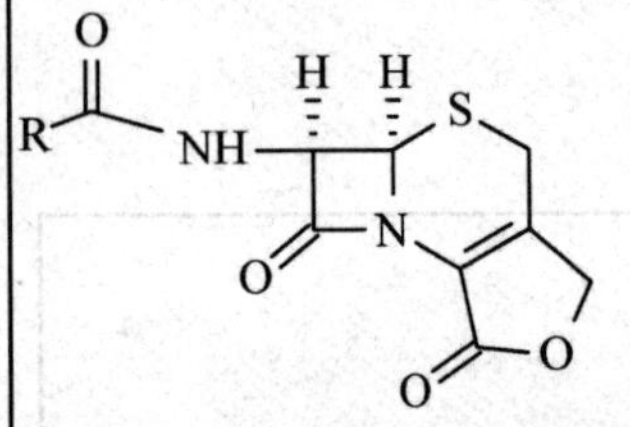

头孢菌素内酯环
Ceohalosporin Lactone

7位侧链	3位侧链	7α位	环内S原子
↓	↓	↓	↓
影响抗菌谱	影响抗菌效力和药物动力学性质	影响耐酶能力	影响抗菌效力
改造	改造	改造	改造
引入杂环基团、乙腈基、顺式肟基	引入甲基、氯原子、乙烯基、氨甲酰氧基、四氮唑硫甲基、噻二唑硫甲基、季铵基团等	引入甲氧基	用O原子置换
↓	↓	↓	↓
头孢甘氨、头孢噻吩 头孢曲松、头孢乙腈	头孢氨苄、头孢拉定 头孢克洛、头孢克肟 头孢磺啶、头孢呋辛 头孢哌酮、头孢唑啉	头孢拉宗、头孢西丁	拉氧头孢

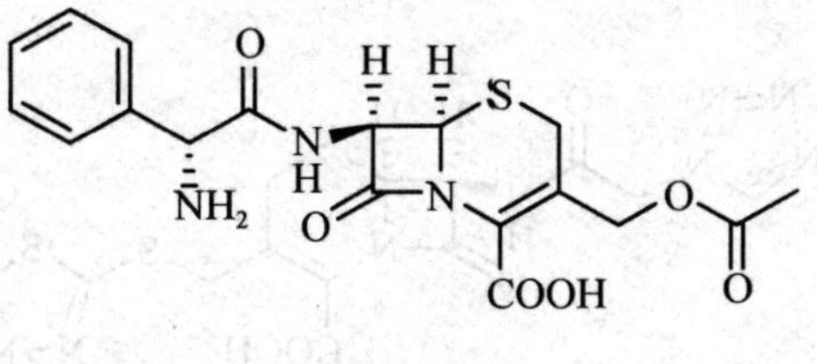

头孢甘氨

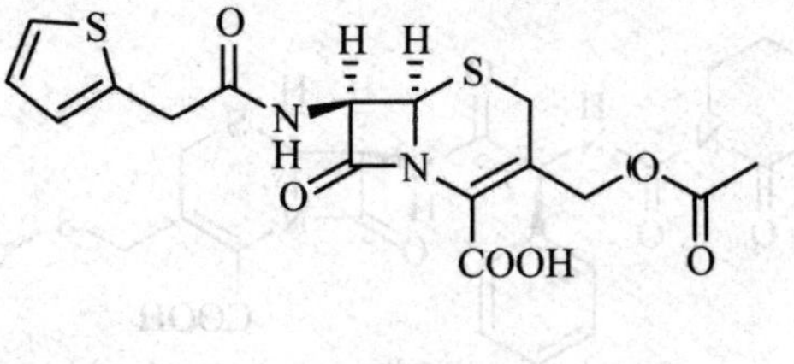

头孢噻吩

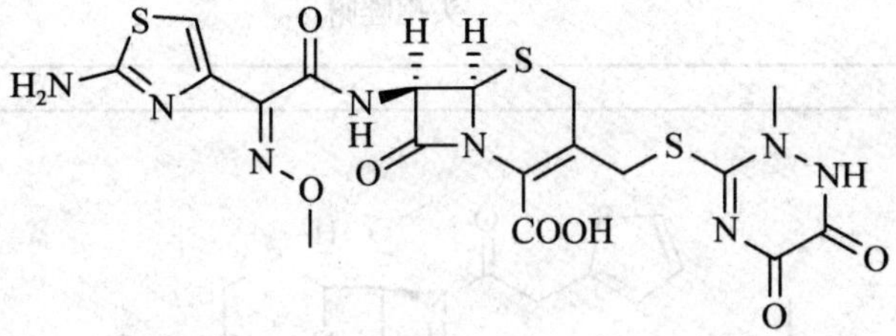

头孢甘氨

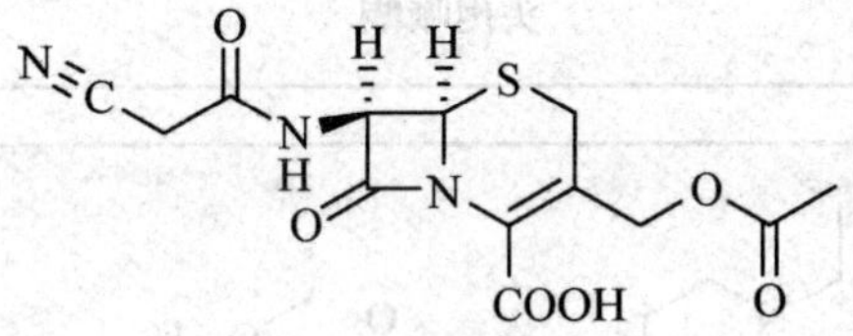

头孢噻吩

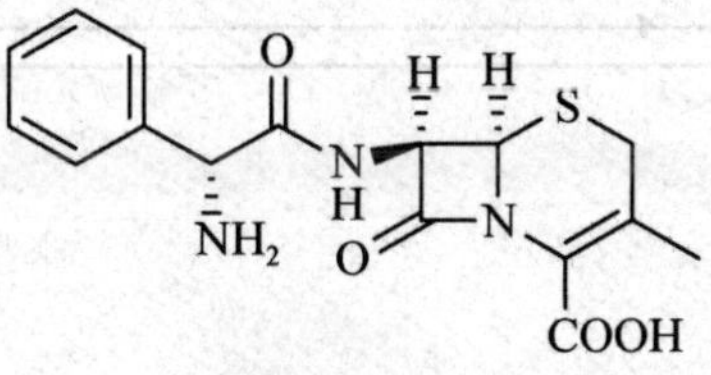

头孢氨苄

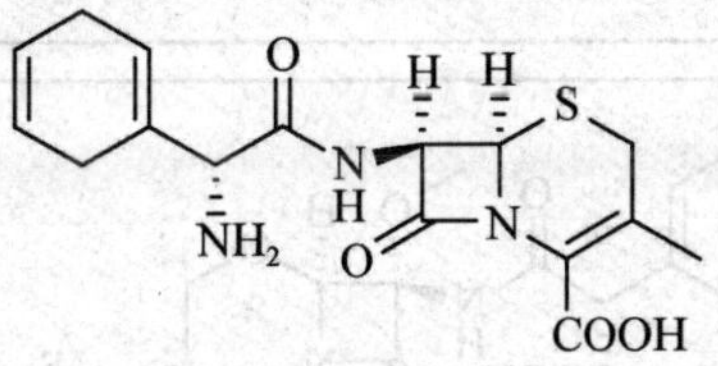

头孢拉定

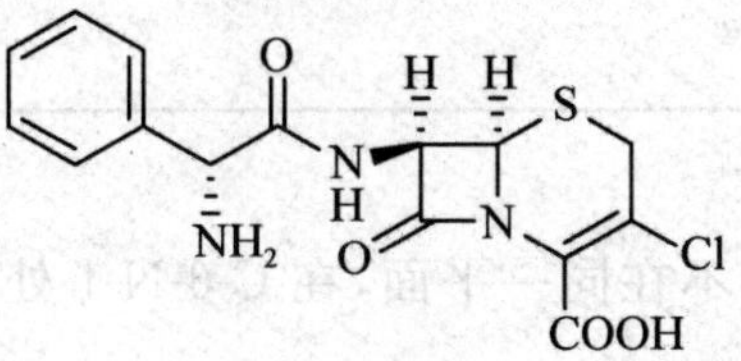

头孢克洛

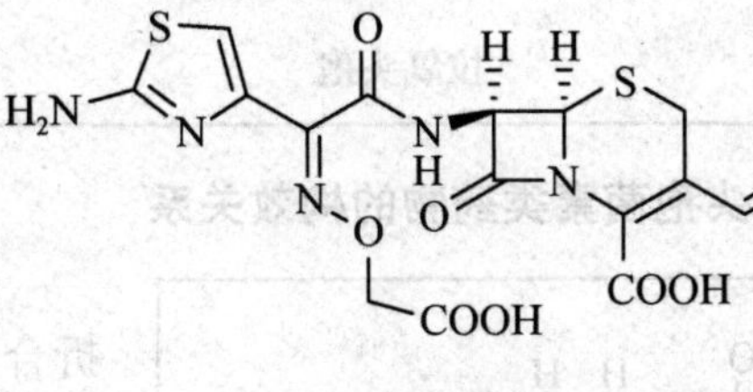

头孢克肟

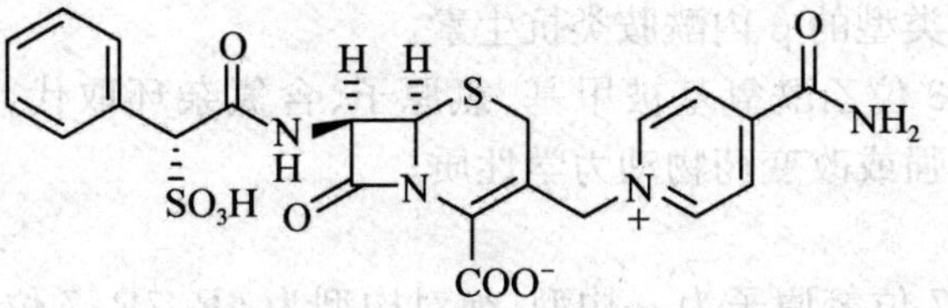

头孢磺啶

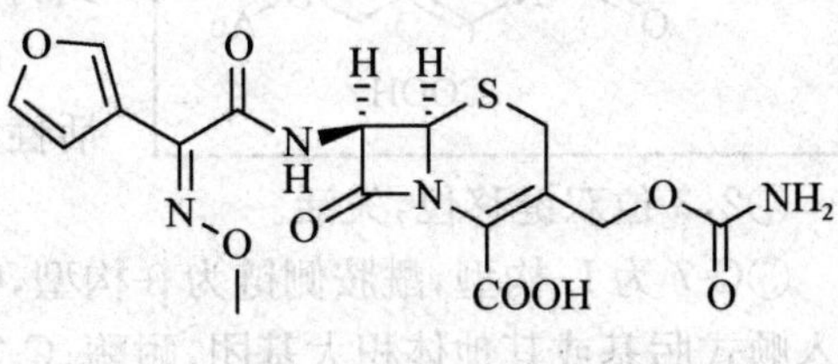

头孢呋辛

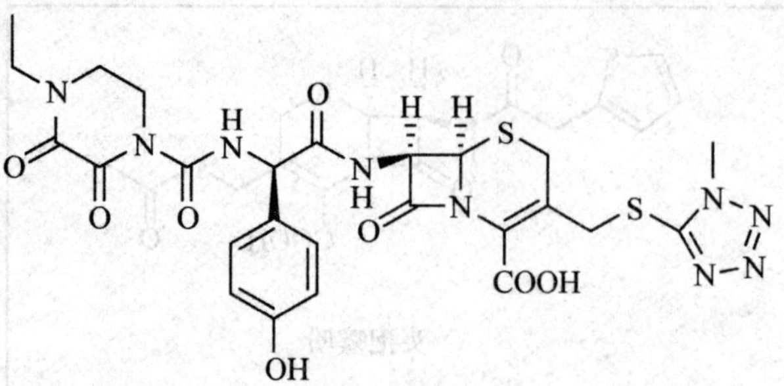

头孢哌酮

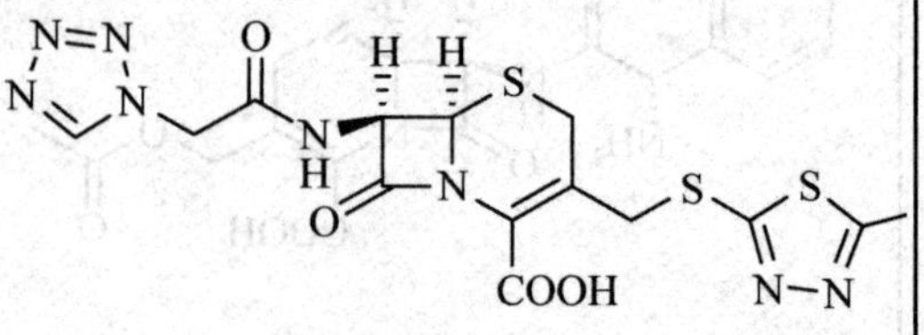

头孢唑啉

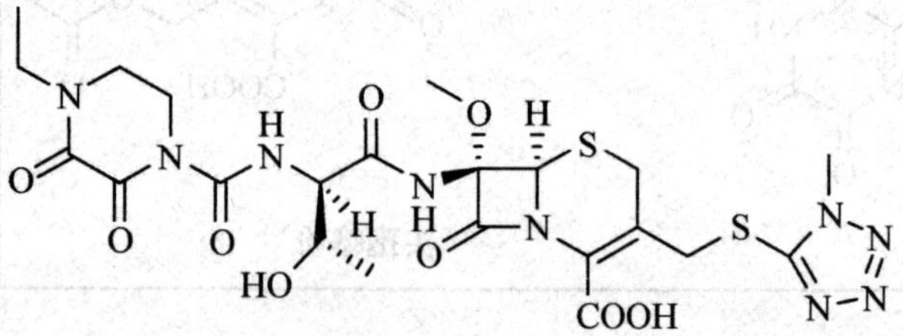

头孢拉宗

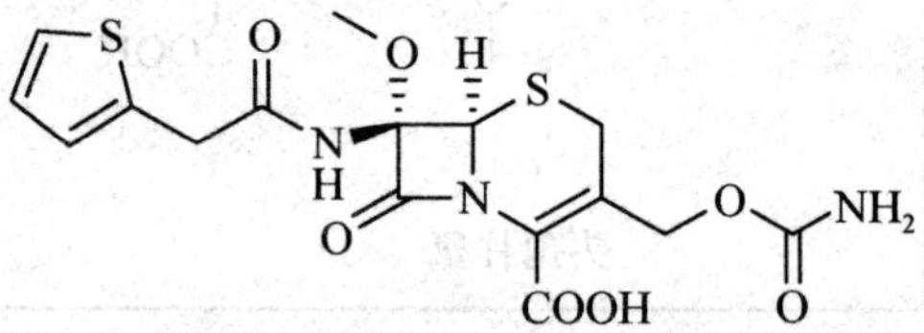

头孢西丁

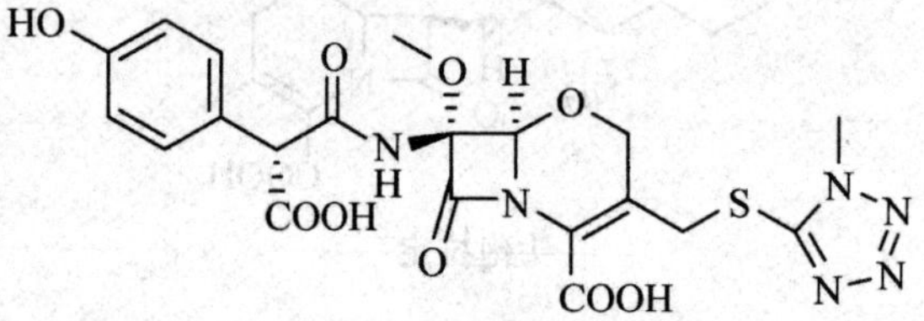

拉氧头孢

2. 头孢菌素类药物的构效关系

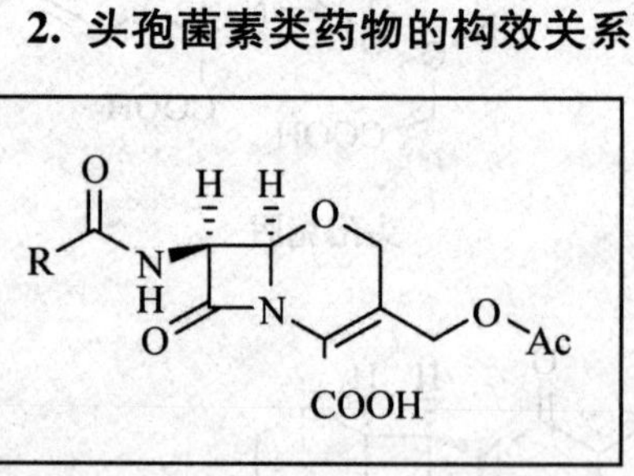

①4 元环与 6 元环不在同一平面，在 C-6-N-1 处折合。

②S 原子被氧原子或亚甲基取代，不降低活性，得到另外类型的 β-内酰胺类抗生素。

③3 位乙酰氧基被甲基、氯原子、含氮杂环取代，活性增强或改变药物动力学性质。

④2，3 位双键移位，失活。

⑤C-7 为 L-构型，酰胺侧链为 β-构型，6，7 位氢原子为 α-构型，绝对构型为 6R，7R；7 位引入顺式肟基或其他体积大基团，耐酶；C-7 反向构型时则不耐酶。

⑥R 为苯基、环烯基、噻吩、含氮杂环时，活性增强，抗菌谱扩大。芳核 α-碳上引入磺酸基、氨基、羟基、羧基时，同时改变 3 位取代基，可改进口服吸收、分布并扩大抗菌谱。

3. 代表药物

【头孢氨苄】

化学名：(6R,7R) -3-甲基-7-[(R) -2-氨基-2-苯乙酰氨基]-8-氧代-5-硫杂-1-氮杂双环[4．2．0]辛-2-烯-2-甲酸一水合物

结构特点：母核7-ADCA（7-去乙酰氧基头孢霉烷酸）；3位引入甲基；7位侧链为苯甘氨酸

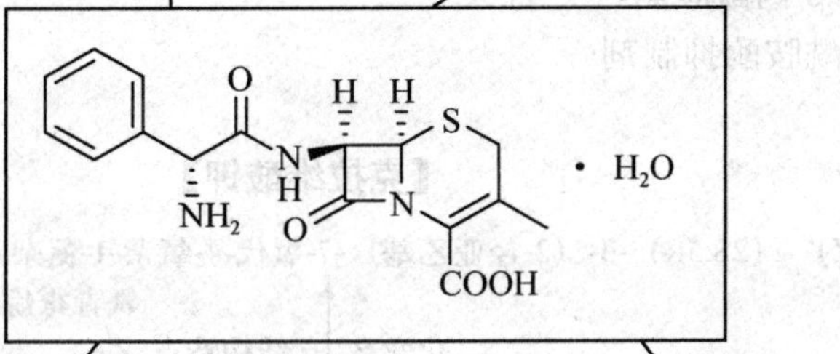

理化性质：固体稳定，水溶液在pH8.5以下稳定，pH 9以上迅速被破坏

用途：对革兰阳性菌效果好，对革兰阴性菌的效果较差

【头孢噻肟钠】

化学名：(6R,7R) - 3-[(乙酰氧基)甲基]-7-[(2-氨基- 4-噻唑基)-(甲氧亚氨基)乙酰氨基]- 8-氧代-5-硫杂-1-氮杂双环[4.2.0]辛-2-烯-2-甲酸钠

结构特点：母核7-ACA，7位顺式甲氧肟基（耐酶），2-氨基噻唑基（增强与受体亲和力）

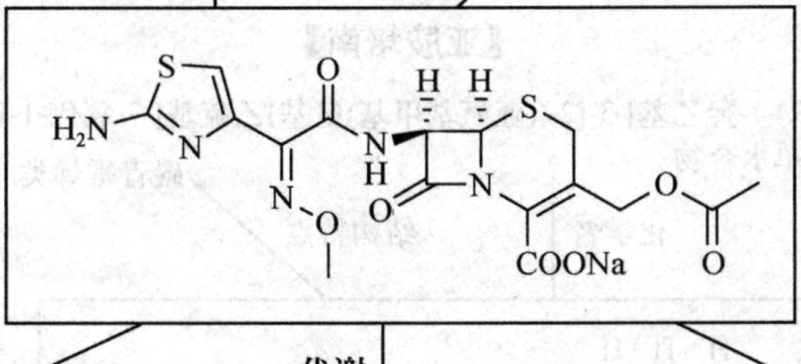

理化性质：光照下转为反式异构体，活性降低；3位水解；3位乙酰氧基离去开环

代谢：代谢为活性较低的代谢物，连同一些原型物由尿排出

用途：对革兰阴性菌活性强，可用于免疫功能低下、抗体细胞减少等防御功能低下的感染性疾病的治疗

4. 头孢类过敏原因

过敏发生率比青霉素低，且无交叉过敏，主要原因在于该类药物内酰胺环开裂后不能形成稳定的头孢噻嗪环，不能产生共同的抗原决定簇，而是生成以侧链为主的抗原簇，故只要侧链不同，就不会发生交叉过敏。

三、β-内酰胺酶抑制剂及非经典的β-内酰胺类抗生素

分类
- 碳青霉烯类
- 青霉烯类
- 氧青霉烷类
- 单环β-内酰胺类
- β-内酰胺酶抑制剂

代表药物

【克拉维酸钾】

化学名：(Z)-(2S,5R)-3-(2-羟亚乙基)-7-氧代-4-氧杂-1-氮杂双环[3.2.0]庚烷-2-羧酸钾

结构特点：氧青霉烷类母核

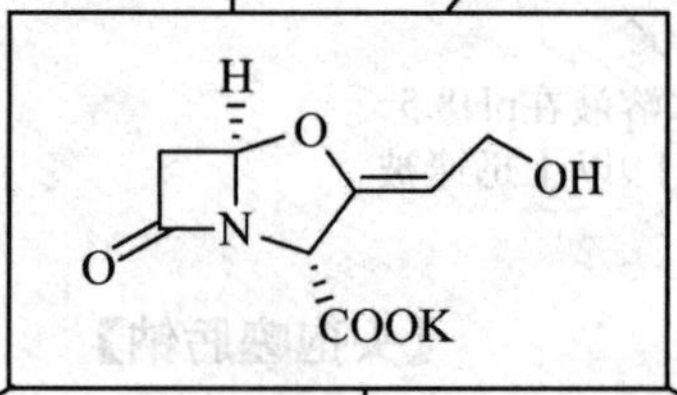

理化性质：水溶液不稳定，分解变色；碱性下极易降解

作用机制：比青霉素类药物更容易被β-内酰胺酶所破坏，和青霉素药物合用时，保护了药物的药效

用途：与青霉素类联用，抗菌增效

【亚胺培南】

化学名：(5R，6S)-6-[(1R)-1-羟乙基]-3-[2-((亚氨基甲基)氨基)乙硫基]-7-氧代-1-氮杂双环[3.2.0]庚-2-烯-2-羧酸单水合物

结构特点：碳青霉烯类

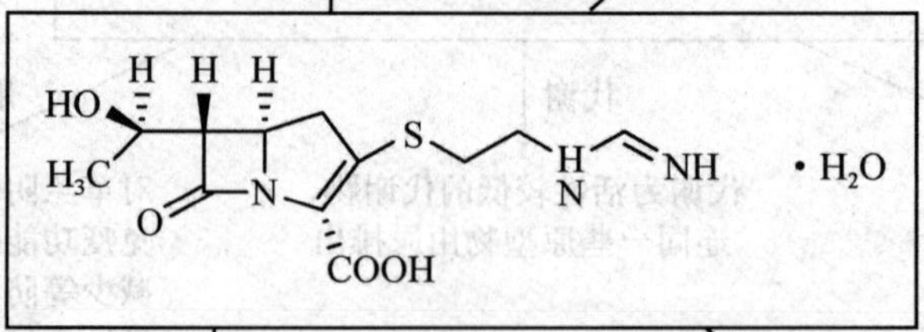

代谢：碳青霉烯类

用途：广谱，与肾肽酶抑制剂西司他丁合用，减少肾毒性

【氨曲南】

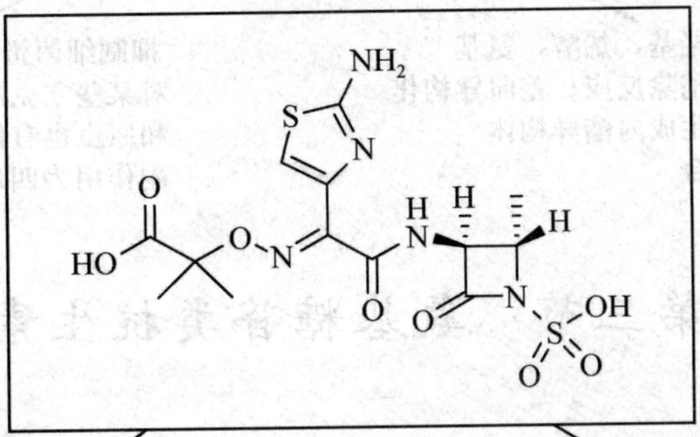

结构特点：强吸电性磺酸基更有利于β-内酰胺环打开，2位甲基可增强对酶的稳定性

用途：耐酶、低毒、广谱、与头孢无交叉过敏

第二节 四环素类抗生素

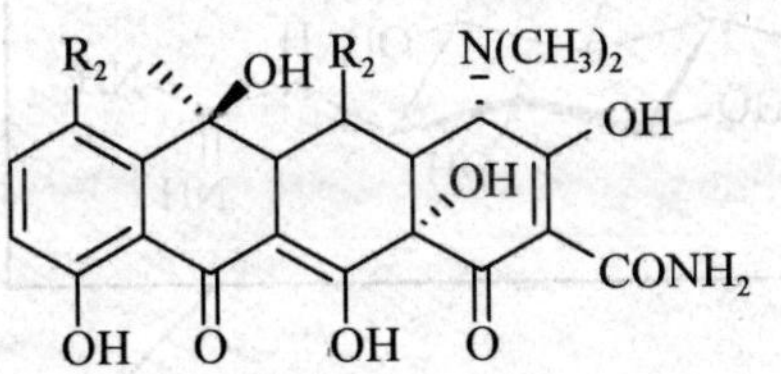

	R_1	R_1
土霉素	-OII	-H
金霉素	-H	-Cl
四霉素	-H	-H

1. 结构特点：

①含有并四苯基本结构。

②金霉素进行催化氢化脱去氯原子，得到四环素。

③含有酚羟基和多个烯醇，显酸性，含有碱性的二甲氨基，显碱性，为酸碱两性化合物。

2. 代表药物：

【四环素】

化学名：(4S,4aS,5aS,6S,12aS)-4-(二甲氨基)-1,4,4α,5,5α,6,11,12α-八氢-3,6-10,12,12α-五羟基-6-甲基-1,11-二氧代-并四苯-2-甲酰胺

结构特点：并四苯四环骨架；酚羟基和烯醇；氨基

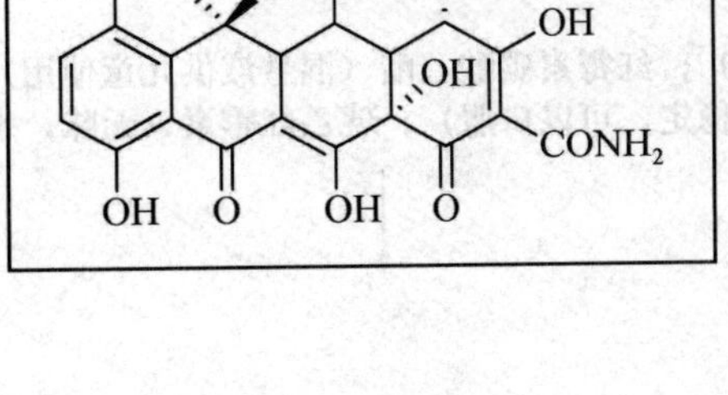

理化性质

酸碱两性：酚羟基、烯醇、氨基
酸性条件下：消除反应；差向异构化
碱性条件下：生成内酯异构体
与金属离子络合

用途

抑制细菌蛋白质合成；广谱；对某些立克次体、滤过性病毒和原虫也有作用。耐药性严重，副作用为四环素牙

第三节 氨基糖苷类抗生素

1. 常用药物

链霉素、庆大霉素、卡那霉素、阿米卡星。

2. 代表药物

【链霉素】

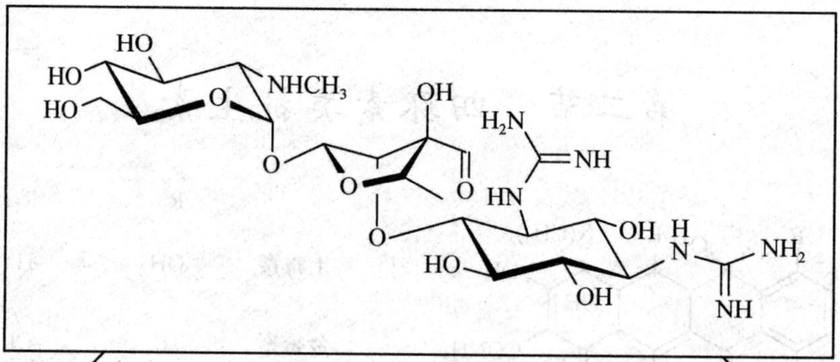

以碱性多元环已醇为苷元与氨基糖缩合而成的苷，碱性

对结核杆菌作用强，临床上用于治疗各种结核病；对尿道感染、肠道感染、败血症有效，与青霉素联合应用有协同作用；易产生耐药性，耳肾毒性大；水溶性高，极性大，口服难吸收，须注射给药

第四节 大环内酯类抗生素

一、药物改造

红霉素（水溶性小，不能注射，只能口服；对胃酸不稳定，口服生物利用度差）

↓

成盐、成酯

与乳糖醛酸成盐（可注射）；红霉素碳酸乙酯（混悬液供儿童使用）；红霉素硬脂酸酯、依托红霉素（水溶性低，但对胃酸稳定，可以口服）；琥乙红霉素（无味，水溶性低，但对胃酸稳定，可以口服）

↓

↓

9位引入肟基，稳定性提高，侧链引入O原子，脂溶性提高，肺中浓度高

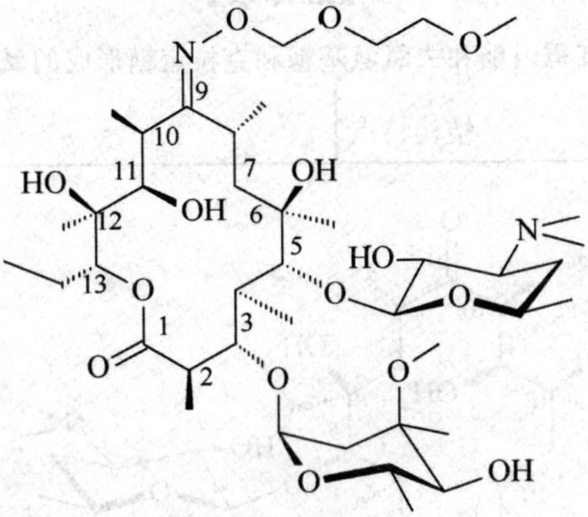

罗红霉素

↓

贝克曼扩环重排，引入N原子增强碱性，组织中浓度高，半衰期长

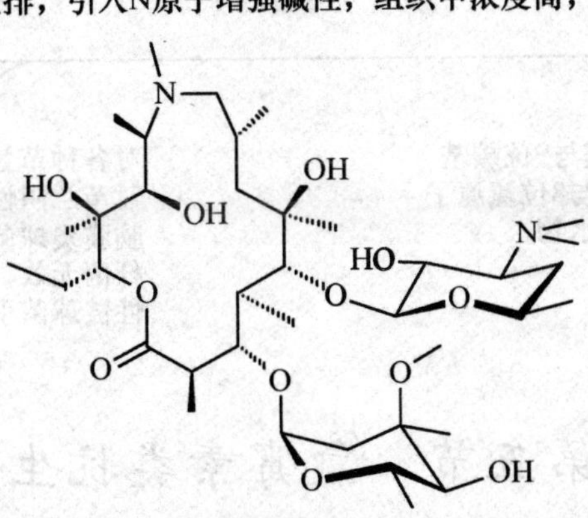

阿奇霉素

↓

6-OH甲基化，对酸稳定

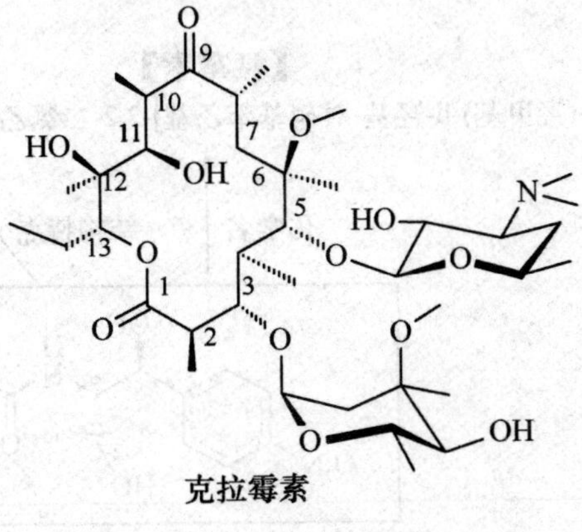

克拉霉素

二、代表药物

【红霉素】

14元环，由红霉内酯和去氧氨基糖和克拉定糖形成的碱性苷。

结构特点

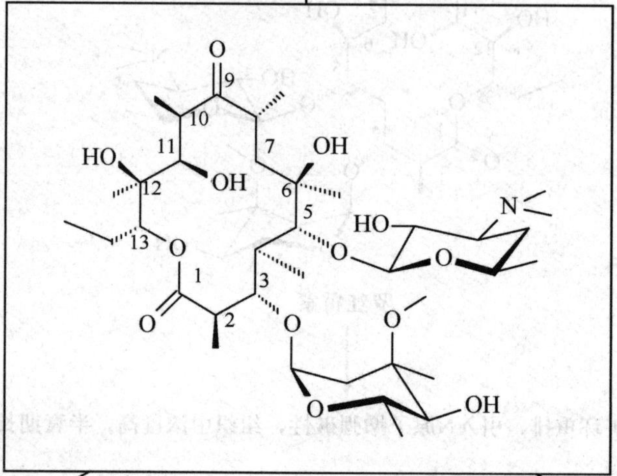

理化性质

酸性下不稳定，6位羟基与9位羰基形成半缩酮的羟基，再与8位氢原子消去一分子水，形成脱水物

用途

对各种革兰阳性菌有很强的抗菌作用，对革兰阴性菌、流感杆菌、淋球菌、脑膜炎球菌等亦有效，而对大多数G^-杆菌无效，为耐药的金葡球菌和溶血性链球菌引起感染的首选药物

第五节 氯霉素类抗生素

1. 常用药物

氯霉素、甲砜霉素。

2. 代表药物

【氯霉素】

D-苏式-(-)-N-[α-(羟甲基)-β-羟基-对硝基苯乙基]-2,2-二氯乙酰胺

化学名　结构特点

1R，2R两个手性碳原子

苏阿糖型

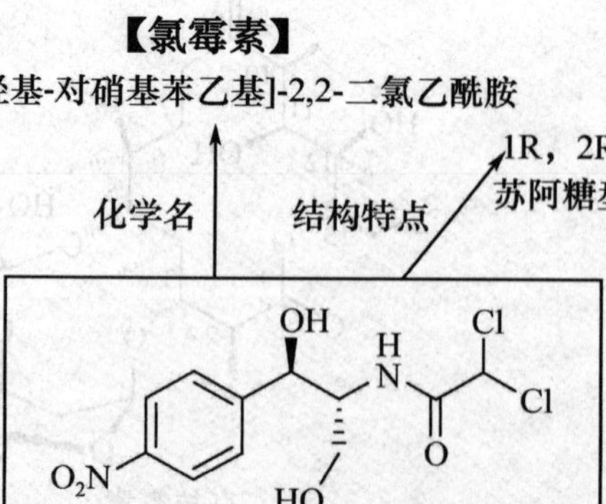

理化性质

在无水乙醇中呈右旋，
在乙酸乙酯中呈左旋；
性质稳定，耐热；
中性、弱酸性较稳定；
在强碱性或强酸性溶液中，
都可引起水解；
硝基经还原成羟胺后可与铁离子显色

代谢

直接结合排泄；
还原、脱卤、水解

用途

抑制细菌蛋白质合成；
对革兰阳性菌和革兰阴性
菌都有作用；
伤寒、副伤寒、斑疹伤寒
首选；副作用抑制骨髓造
血产生再生障碍性贫血

合成路线：

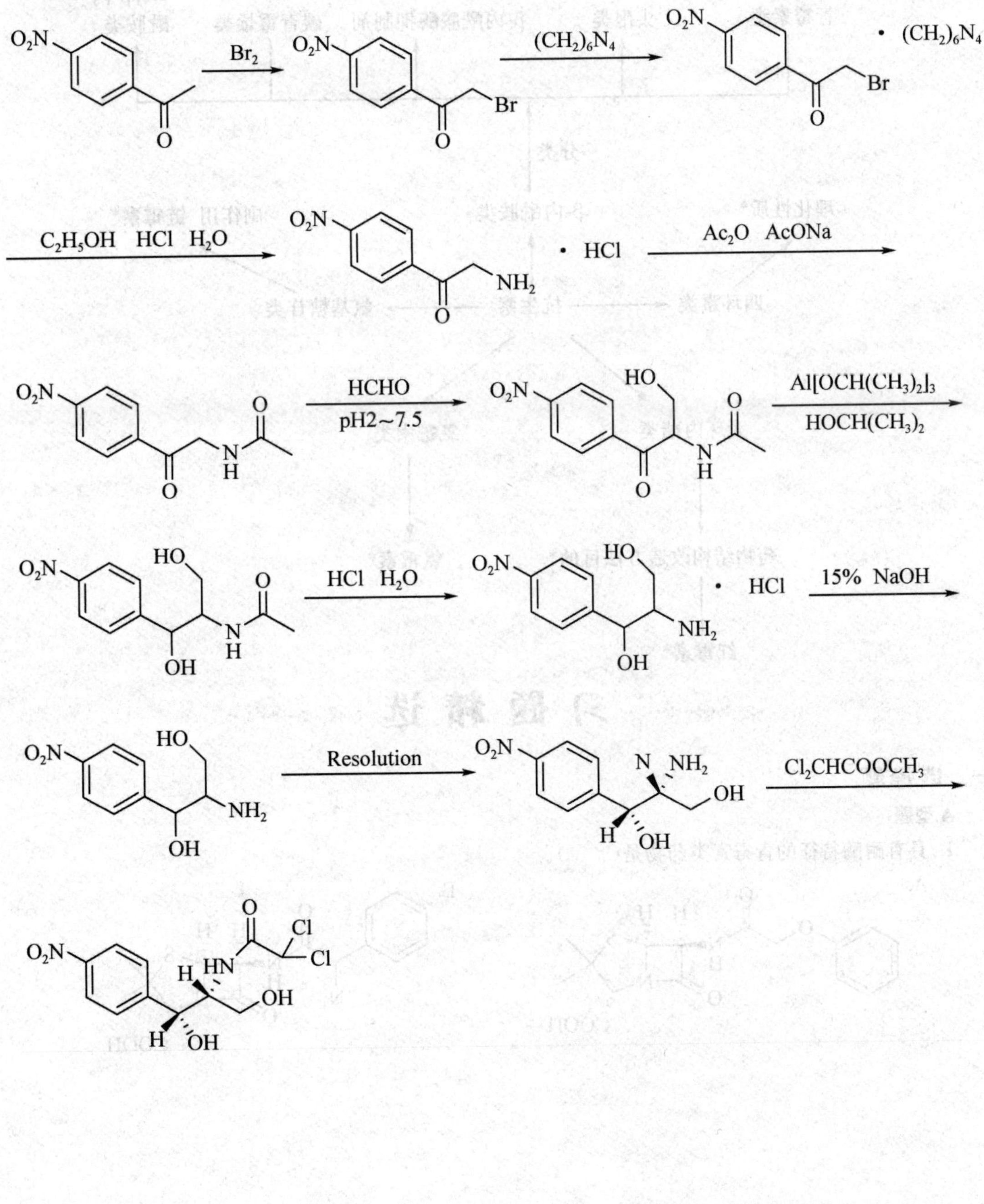

知识地图

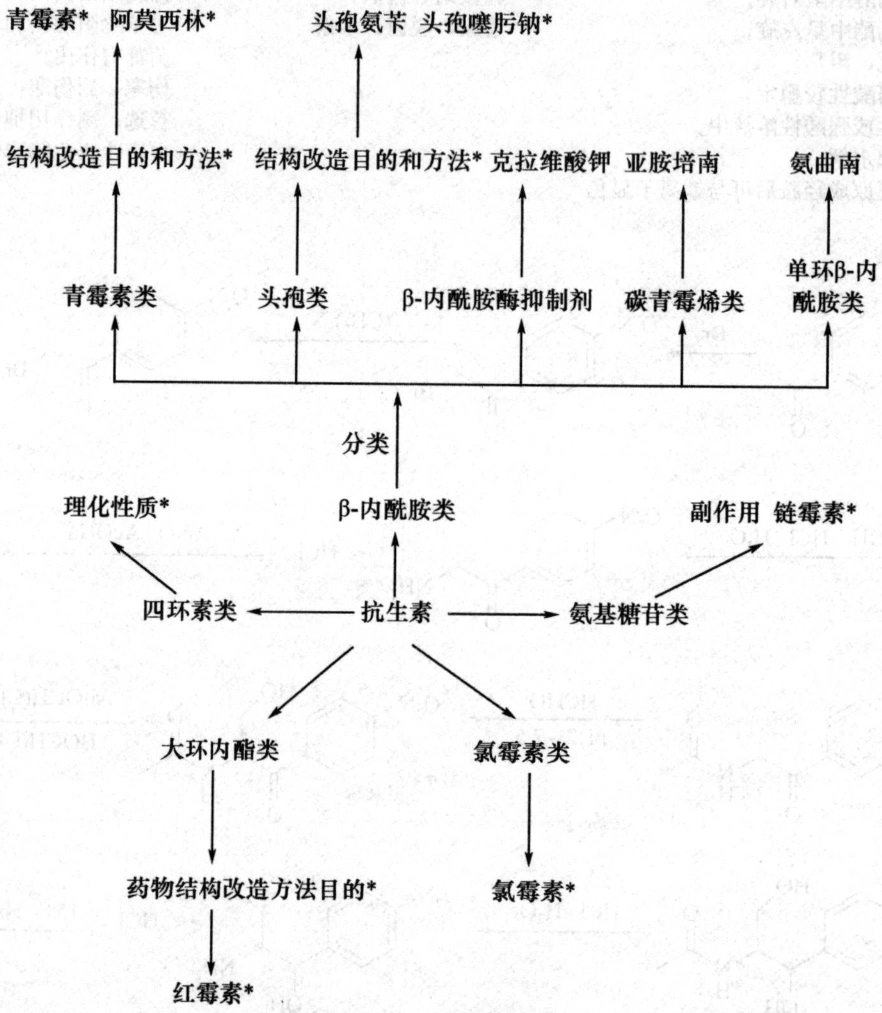

习题精选

一、选择题

A 型题

1. 具有耐酶特征的青霉素类药物是(　　)。

A.

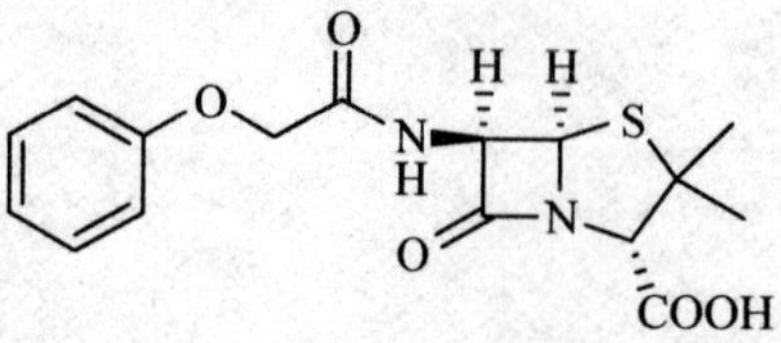

B.

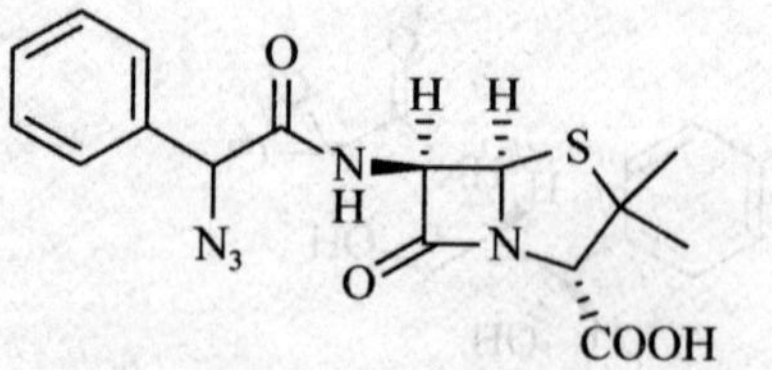

C.

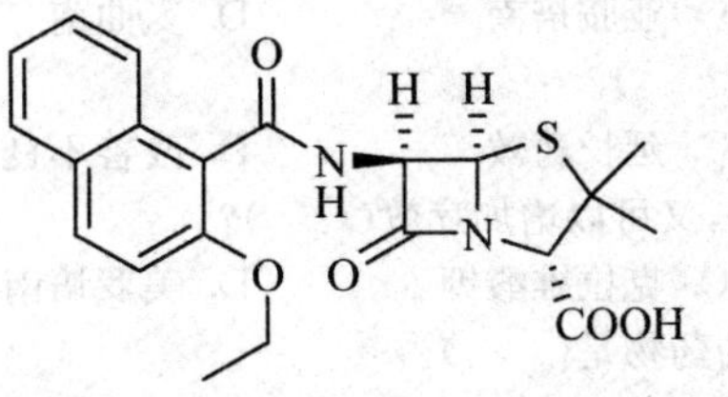

D.

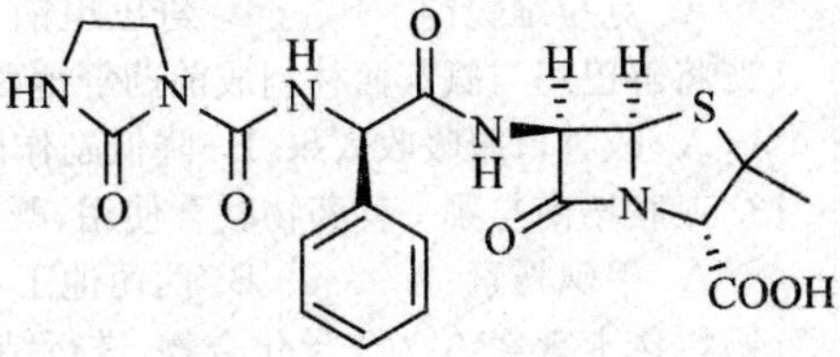

2. 为了延长青霉素的作用时间,可以将青霉素与下列哪一种物质成盐(　　)?

A. 乙二胺　　B. 普鲁卡因　　C. 二乙胺　　D. 马来酸

3. β-内酰胺类抗生素的抗菌作用机制是(　　)。

A. 抑制细菌细胞壁的合成　　B. 作用于细胞膜,增大细胞膜通透性

C. 抑制细菌蛋白质的合成　　D. 抑制细菌核酸转录和复制

4. 苯唑西林的化学结构式是(　　)。

A.

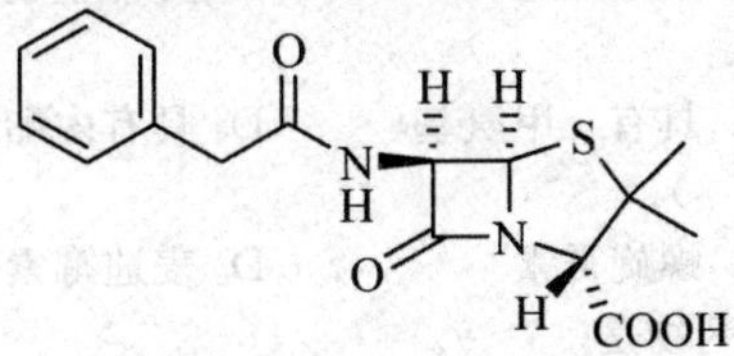

B.

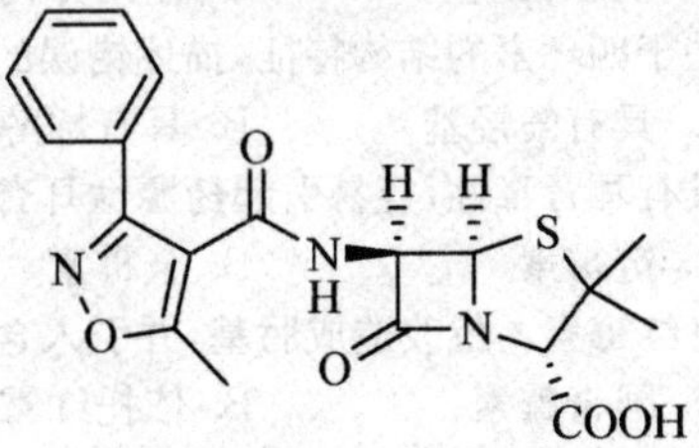

C.

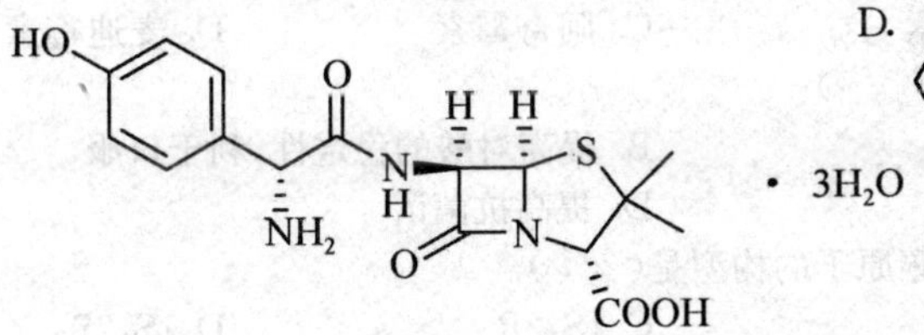

D.

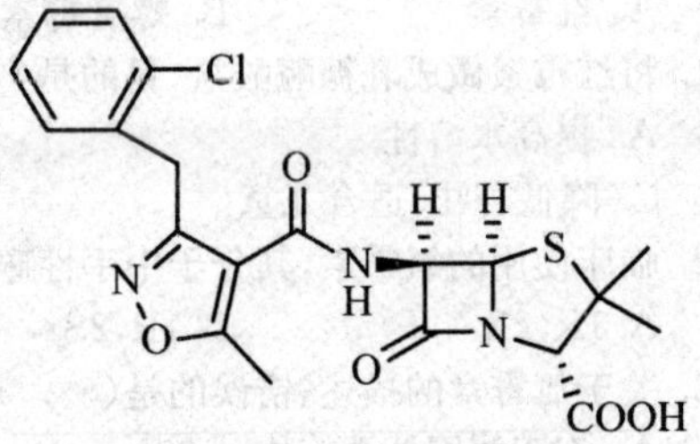

5. 该结构药物能够口服,主要靠哪个基团的作用(　　)?

A. 叠氮基　　B. 苯环　　C. 内酰胺环　　D. 氢化噻唑环

6. 为了扩大青霉素的抗菌谱,在药物结构改造中主要引入了哪一种基团(　　)?

A. 空间位阻大基团　　B. 6 位侧链引入 O 原子　　C. 6 位侧链引入氨基　　D. 6α 位引入甲氧基

7. 下列青霉素类药物,在水溶液中聚合速度最快的是(　　)。

A. 阿莫西林　　B. 氨苄西林　　C. 青霉素 G　　D. 青霉素 V

8. 为了改善头孢菌素的药代动力学特征,主要对其结构中的哪个位置进行改造(　　)?

A. 3 位乙酰氧甲基　　B. 环上 S 原子　　C. 7 位酰胺侧链　　D. 7α 位 H 原子

9. 头孢甘氨在体内容易代谢失活,为了提高稳定性,3 位采用哪一种取代基置换了乙酰氧甲基,得到了头孢氨苄(　　)?

A. 氯原子　　B. 吡啶甲基季铵盐　　C. 甲基　　D. 氨甲酰氧甲基

10. 关于青霉素类药物的构效关系描述,错误的是(　　)。

A. 3 位的两个甲基是活性必需基团　　B. 环上 3 个手性碳原子为活性所必需

C. 6 位侧链是结构修饰的主要部位　　D. 5α-H 用甲基或甲氧基取代,活性降低

11. 具有青霉烷砜结构的药物是(　　)。

A. 克拉维酸钾　　B. 舒巴坦钠　　C. 亚胺培南　　D. 氨曲南

12. 将舒巴坦与氨苄西林制成前药舒他西林的目的是(　　)。

A. 改善口服吸收效果　B. 降低副作用　　C. 延长药效　　D. 改善不良味觉

13. 亚胺培南与哪一种药物联合使用,既可降低副作用,又可以增加疗效(　　)?

A. 甲砜霉素　　B. 西司他丁　　C. 克拉维酸钾　　D. 美罗培南

14. 以诺卡霉素 A 为先导化合物,进行结构改造得到的药物是(　　)。

A. 氨曲南　　B. 亚胺培南　　C. 舒巴坦　　D. 克拉维酸钾

15. 在头孢噻肟钠的结构中,引入顺式甲氧肟基起到的作用是(　　)。

A. 增加了对 β-内酰胺酶的稳定性,具有耐酶特征

B. 提高了与细菌青霉素结合蛋白的亲和力,具有广谱特征

C. 增加了对酸的稳定性,可以口服

D. 降低了过敏副作用的概率

16. 四环素在 pH2～6 条件下,容易发生的化学反应是(　　)。

A. 消除反应　　B. 差向异构化反应　　C. 脱水反应　　D. 开环生成内酯

17. 关于四环素的结构特征,描述错误的是(　　)。

A. 具有酚羟基　　B. 具有烯醇结构　　C. 具有二甲氨基　　D. 具有内酯结构

18. 具有耳肾毒性,容易引起药源性耳聋的抗生素是(　　)。

A. 链霉素　　B. 金霉素　　C. 螺旋霉素　　D. 麦迪霉素

19. 将红霉素 9 位改造成肟基,并引入含氧侧链,得到的药物是(　　)。

A. 阿奇霉素　　B. 依托红霉素　　C. 罗红霉素　　D. 氟红霉素

20. 具有 15 元环的抗生素是(　　)。

A. 红霉素　　B. 螺旋霉素　　C. 阿奇霉素　　D. 麦迪霉素

21. 将红霉素做成乳糖醛酸盐,目的是(　　)。

A. 提高水溶性　　B. 提高对酸的稳定性,利于口服

C. 降低苦味,适合儿童　　D. 提高抗菌谱

22. 临床使用的氯霉素,其分子中手性碳原子的构型是(　　)。

A. 1R,2R　　B. 1R,2S　　C. 1S,2R　　D. 1S,2S

23. 关于氯霉素的描述,错误的是(　　)。

A. 临床使用外消旋体

B. 长期应用,可导致再生障碍性贫血

C. 化学性质稳定,在干燥状态下可保持抗菌活性 5 年以上

D. 在 pH4.5～7.5 条件下较稳定

24. 氯霉素的化学结构式是(　　)。

A.

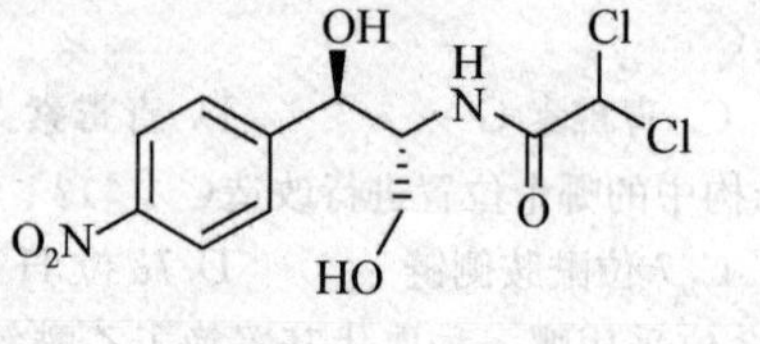

B.

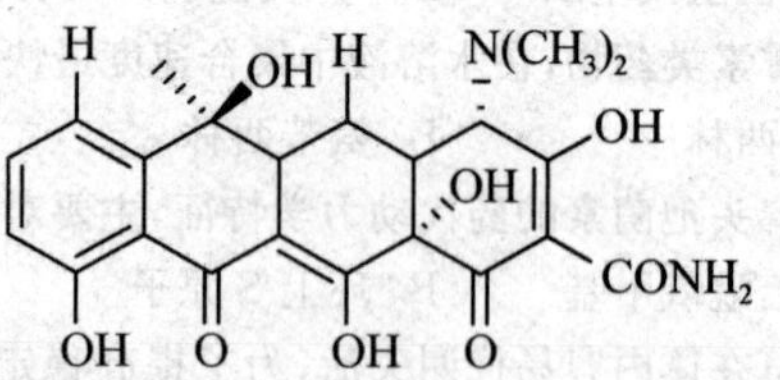

C.

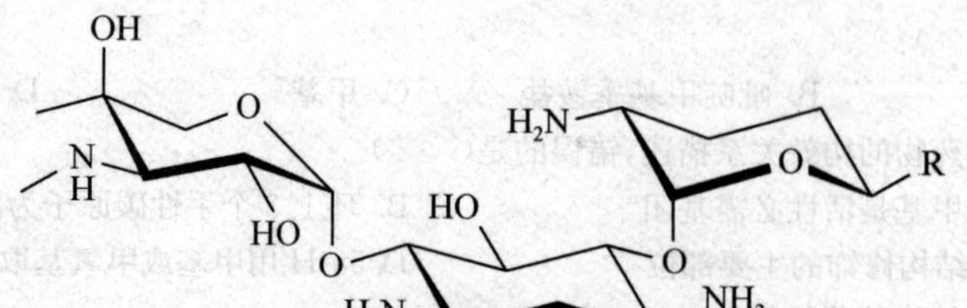

D.
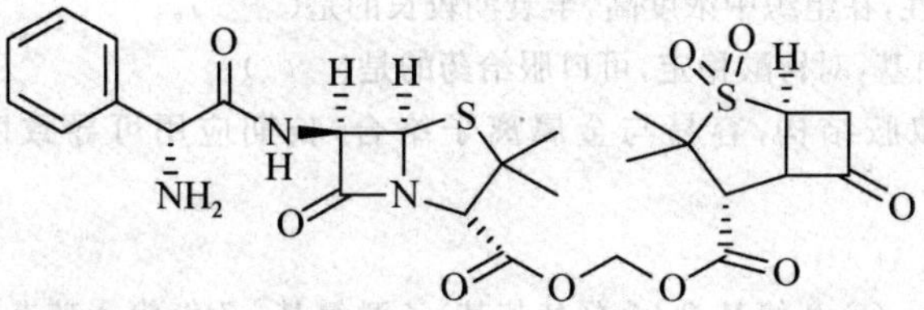

25. 将氯霉素结构中的硝基用甲磺酰基取代,得到的药物是(　　)。

A. 琥珀氯霉素　　B. 甲砜霉素　　C. 磷霉素　　D. 多粘菌素

B 型题

A.
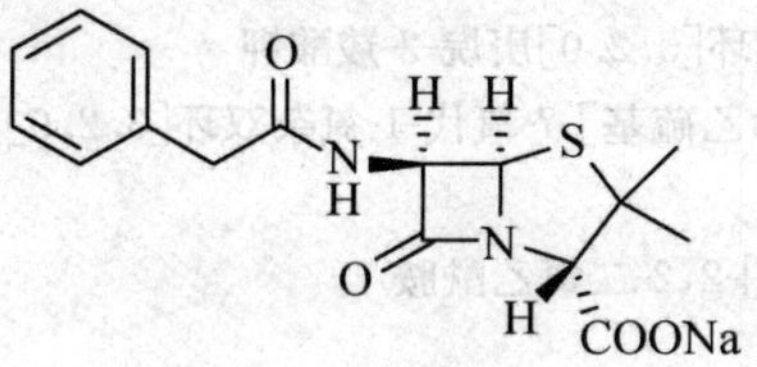

B.
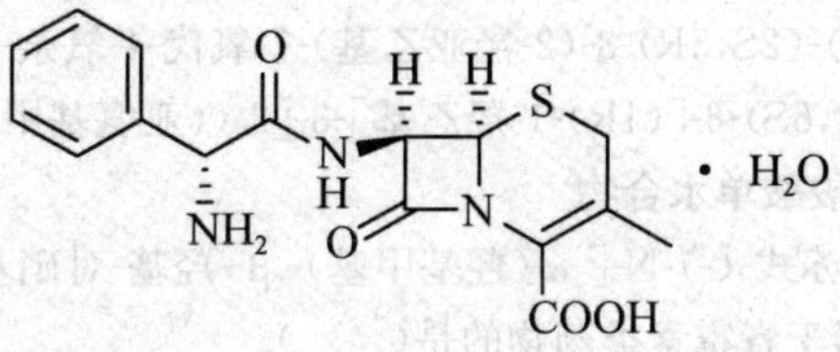

C.
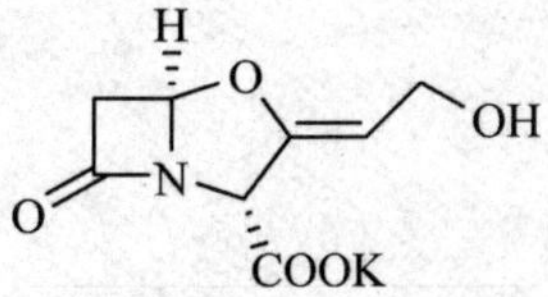

D.
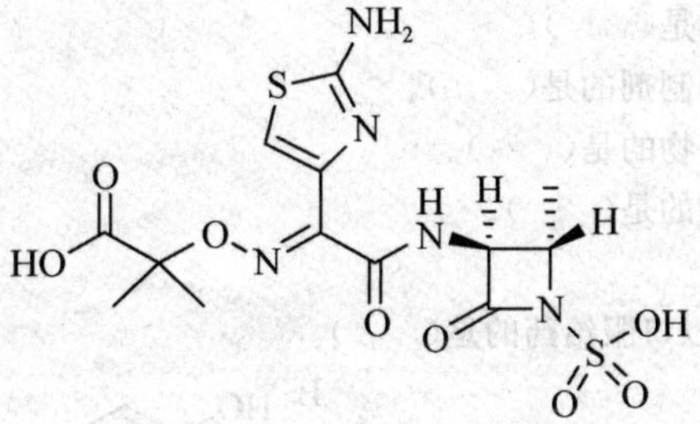

E.
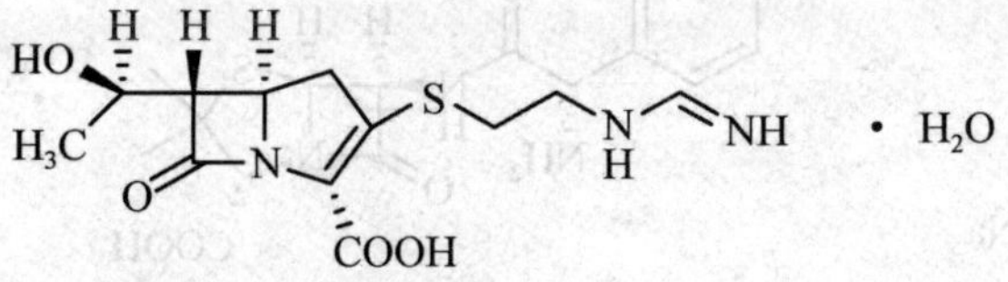

26. 青霉素钠的化学结构式是(　　)。
27. 亚胺培南的化学结构式是(　　)。
28. 克拉维酸钾的化学结构式是(　　)。
29. 氨曲南的化学结构式是(　　)。
30. 头孢氨苄的化学结构式是(　　)。

A. 阿莫西林　　B. 头孢噻肟钠　　C. 红霉素　　D. 四环素　　E. 氯霉素

31. 在水溶液中容易发生聚合反应的是(　　)。
32. 溶解度低,不能注射给药,但口服后因对胃酸不稳定,导致生物利用度又很低的是(　　)。
33. 在光照情况下,会转变成反式无效异构体的是(　　)。
34. 在碱性条件下,可开环生成内酯结构的是(　　)。
35. 在强酸条件下水解,产物经过碘酸氧化后,可与 2,4-二硝基苯肼生成苯腙的是(　　)。

A. 链霉素　　B. 罗红霉素　　C. 阿奇霉素　　D. 头孢克洛　　E. 金霉素

36. 极性大,不能口服只能注射给药,给药后主要以原形经肾脏排除的是(　　)。
37. 脂溶性强,在肺组织中浓度较高,适合治疗呼吸道感染的是(　　)。

38. 环上引入N原子扩环，增大碱性，在组织中浓度高，半衰期较长的是（　　）。

39. 结构中用Cl原子取代乙酰氧甲基，对胃酸稳定，可口服给药的是（　　）。

40. 含有多个酚羟基、烯醇以及叔胺结构，容易与金属离子络合，长期应用可导致四环素牙的是（　　）。

A. (2S,5R,6R)-3,3-二甲基-6-[(R)-(-)-2-氨基-2-(4-羟基苯基)乙酰氨基]-7-氧代-4-硫杂-1-氮杂双环[3.2.0]庚烷-2-甲酸三水合物

B. (6R,7R)-3-[(乙酰氧基)甲基]-7-[(2-氨基-4-噻唑基)-(甲氧亚氨基)乙酰氨基]-8-氧代-5-硫杂-1-氮杂双环[4.2.0]辛-2-烯-2-甲酸钠

C. (Z)-(2S,5R)-3-(2-羟亚乙基)-7-氧代-4-氧杂-1-氮杂双环[3.2.0]庚烷-2-羧酸钾

D. 5R,6S)-6-[(1R)-1-羟乙基]-3-[2-((亚氨基甲基)氨基)乙硫基]-7-氧代-1-氮杂双环[3.2.0]庚-2-烯-2-羧酸单水合物

E. D-苏式-(-)-N-[α-(羟基甲基)-β-羟基-对硝基苯乙基]-2,2-二氯乙酰胺

41. 属于青霉素类药物的是（　　）。

42. 属于头孢类药物的是（　　）。

43. 属于β-内酰胺酶抑制剂的是（　　）。

44. 属于碳青霉烯类药物的是（　　）。

45. 属于氯霉素类药物的是（　　）。

X型题

46. 下列结构药物，可以口服给药的是（　　）。

A.

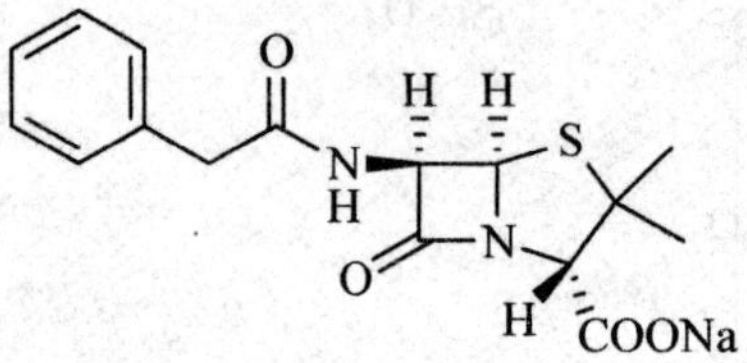

B.

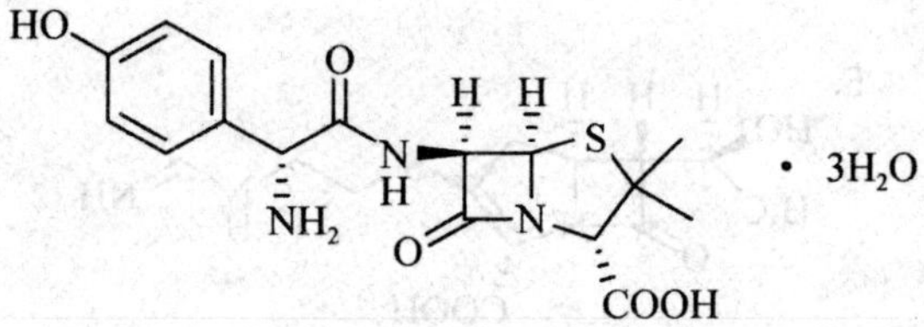

C.

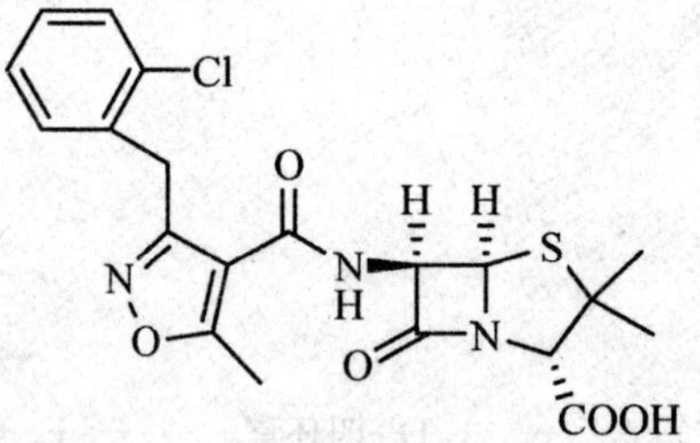

D.

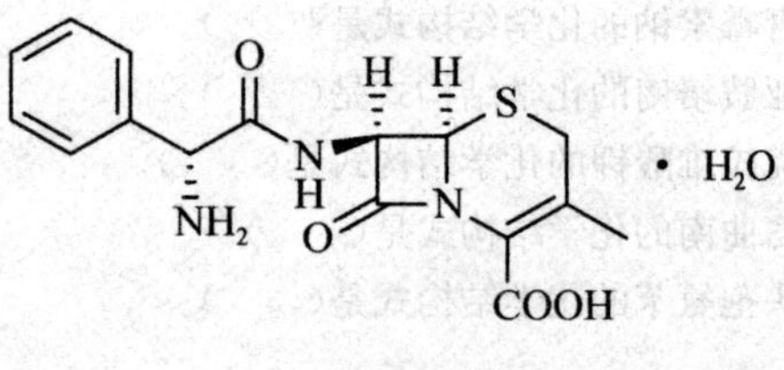

E.

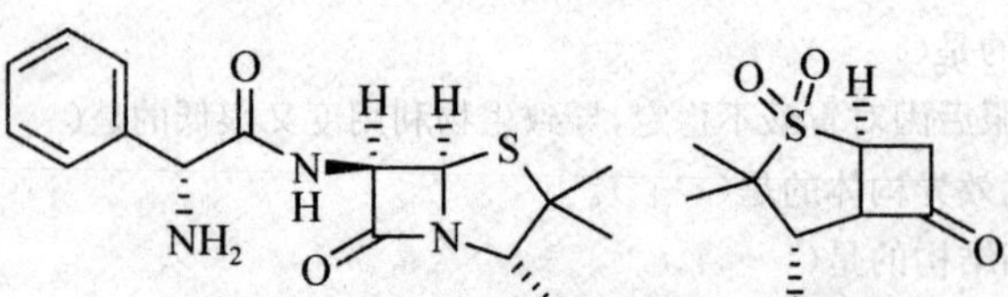

47. 通过抑制蛋白质合成机制，从而抑制细菌生长繁殖的抗生素有（　　）。

A. 阿米卡星　　B. 氯霉素　　C. 金霉素

D. 泰利霉素　　E. 头孢噻肟钠

48. 关于头孢类药物的构效关系，描述正确的是（　　）。

A. C-2 羧基是活性必需基团，但可做成酯类前药

B. 2，3 位双键移位，药物失活

C. 3 位乙酰氧基容易代谢失活，用甲基、氯原子或含氮杂环取代，活性增强或改变药代动力学特征

D. 环上 S 原子用 O 原子或亚甲基代替，抗菌失效

E. 7 位酰胺侧链影响抗菌谱

49. 有关头孢噻肟钠的描述，正确的是(　　)。

A. 是第一个临床使用的第一代头孢菌素衍生物

B. 2-氨基噻唑基增强了药物与靶点的亲和力

C. 3 位乙酰氧基容易被体内的酶水解失活

D. 3 位乙酰氧基是容易离去基团，在碱性条件下，容易离去导致药物开环失效

E. 需要避光保存，在临用前加注射用水溶解后立即使用

50. 单独使用抗菌效果差，与青霉素类联用可以明显增强疗效的是(　　)。

A. 克拉维酸钾　　B. 舒巴坦钠　　C. 他唑巴坦

D. 头孢呋辛　　E. 链霉素

二、填空题

1. 按照结构分类，抗生素可以分为(　　　　)、(　　　　)、(　　　　)、(　　　　)、(　　　　)五大类。

2. 对青霉素进行结构修饰寻找半合成抗生素，主要是为了解决青霉素的(　　　　)、(　　　　)、(　　　　)三个缺点。

3. 青霉素类药物的母核由(　　　　)和(　　　　)两个环骈和而成，而头孢类药物的母核由(　　　　)和(　　　　)两个环骈和而成。

4. 半合成青霉素类药物，一般的合成路径是采用中间体(　　　　)与相应侧链进行缩合；缩合方法有(　　　　)、(　　　　)和(　　　　)三种。成盐时，最好采用(　　　　)反应成盐。

三、写出下列英文药物的通用名，并说明它们的结构类型

1. benzylpenicillin sodium

2. cefotaxime sodium

3. streptomycin

4. erythromycin

5. chloramphenicol

四、合成题

以对硝基苯乙酮为起始原料，合成氯霉素，并注明反应条件。

五、问答题

1. 简述青霉素的化学稳定性。

2. 简述对头孢菌素 C 结构改造的主要部位和目的。

参考答案

一、选择题

1. C　2B.　3. A　4. B　5. A　6. C　7. A　8. A　9. C　10. A　11. B　12. A　13. B　14. A　15. A　16. B　17. D　18. A　19. C　20. C　21. A　22. A　23. A　24. A　25. B　26. A　27. E　28. C　29. D

30. B　31. A　32. C　33. B　34. D　35. E　36. A　37. B　38. C　39. D　40. E　41. A　42. B　43. C
44. D　45. E　46. BCDE　47. ABCD　48. ABCE　49. BCDE　50. ABC

二、填空题

1. β-内酰胺类　　氨基糖苷类　　大环内酯类　　四环素类　　氯霉素类
2. 耐药性　　不能口服(不耐酸)　　抗菌谱窄
3. β-内酰胺环　　氢化噻唑环　　β-内酰胺环　　部分氢化噻嗪环
4. 6-氨基青霉烷酸(6-APA)　　酰氯法　　酸酐法　　DCC 法　　有机酸盐

三、写出下列英文药物的通用名,并说明它们的结构类型

1. 青霉素钠　　β-内酰胺类
2. 头孢噻肟钠　　β-内酰胺类
3. 链霉素　　氨基糖苷类
4. 红霉素　　大环内酯类
5. 氯霉素　　氯霉素类

四、合成题

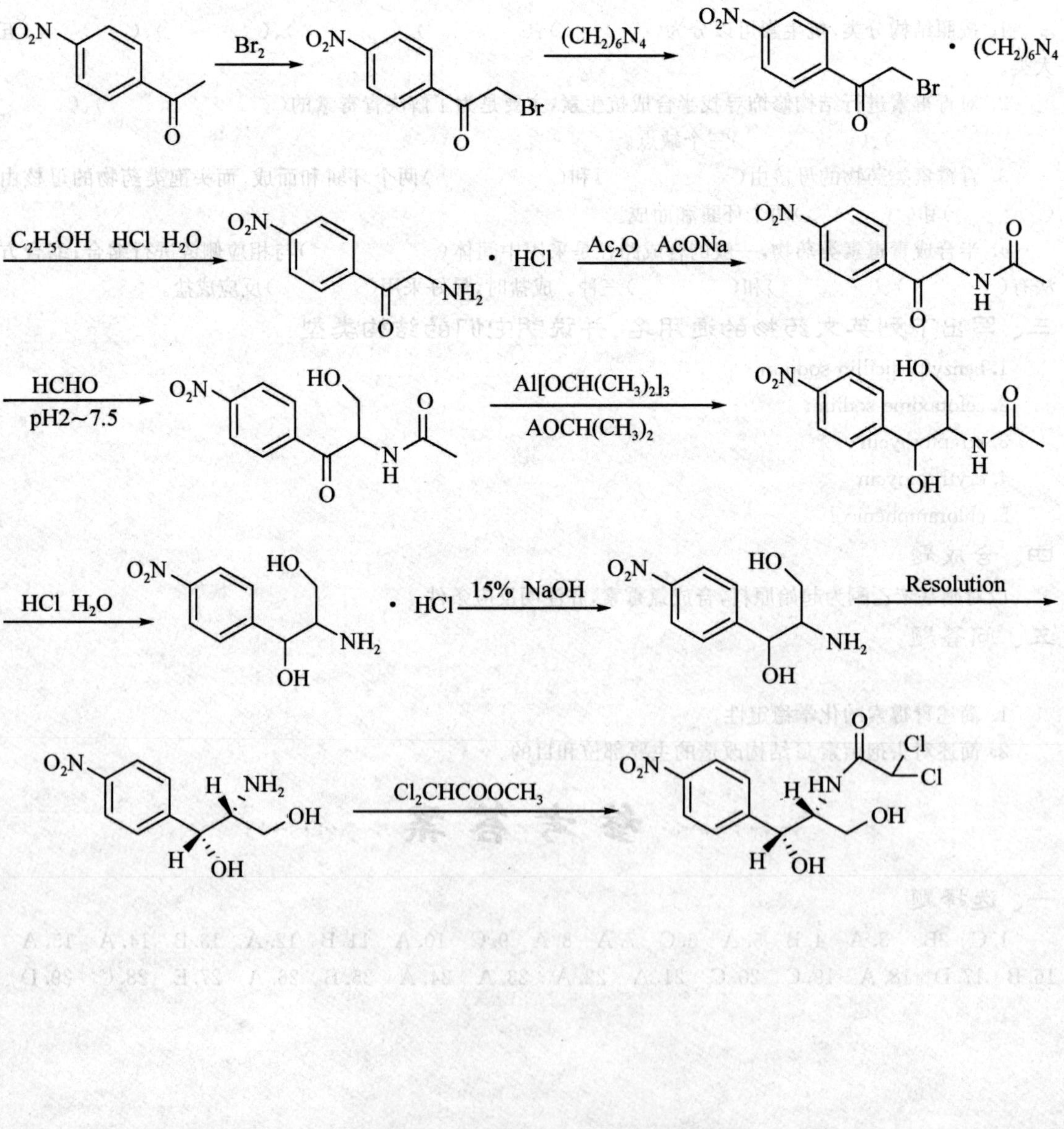

五、问答题

1.

(1) 两个环的张力都比较大，而且内酰胺环中羰基与氮原子的孤对电子没有形成共轭，容易受到亲电或亲核试剂的进攻，内酰胺环开环失效。

(2) 在酸性条件下不稳定，在强酸下分解为青霉酸和青霉醛；在弱酸室温条件下，分解为青霉胺和青霉醛。

(3) 在碱性条件下或某些酶的作用下，生成青霉酸。

(4) 遇到胺或醇，生成青霉酰胺或青霉酸酯。

(5) 在生产和储存过程中，可能会产生高分子聚合物，引起过敏。

2.

(1) 3 位乙酰氧甲基：影响抗生素效力和药物动力学性质。

(2) 环上 S 原子：影响抗菌效力。

(3) 6α-H 原子：影响对 β-内酰胺酶的稳定性。

(4) 7 位酰胺侧链：影响抗菌谱。

第九章　化学治疗药物

化学治疗药最早是指用化学药物治疗微生物感染疾病，后来随着抗生素的出现以及很多疾病都可以用化学药物来治疗，所以，目前除了微生物感染以外的化学治疗均冠以前缀（如肿瘤化学治疗、糖尿病化学治疗），而除抗生素外用于微生物的治疗药物仍称之为化学治疗药。

本章主要介绍喹诺酮类抗菌药、抗结核病药、磺胺类抗菌药、抗真菌药物、抗病毒药及抗寄生虫药。

第一节　喹诺酮类抗菌药

一、药物发现与发展

氯喹（抗疟药）

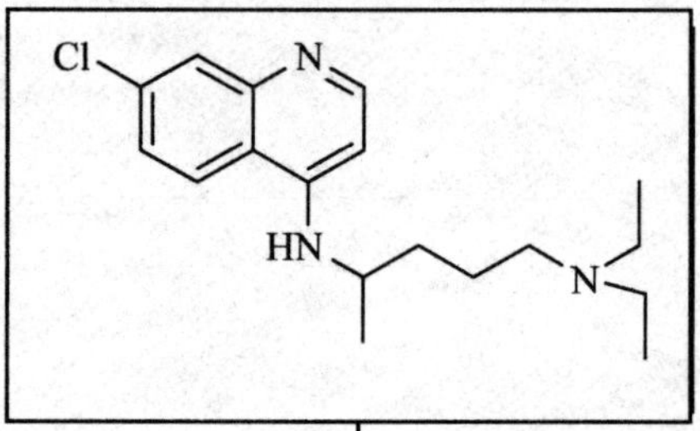

结构改造

7-氯-1-乙基-4-氧代-喹啉-3-羧酸（具有抗菌活性）

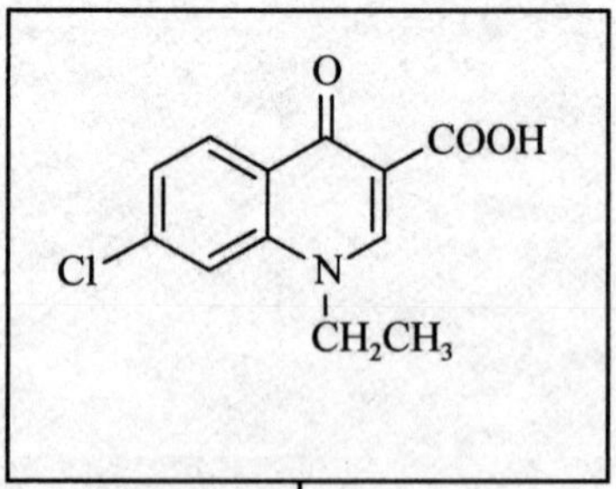

开发了第一代喹诺酮类药物　（抗菌谱窄）

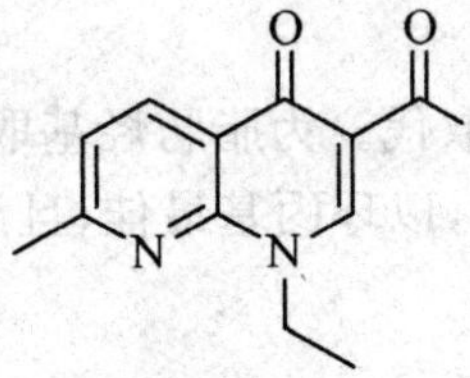

萘啶酸

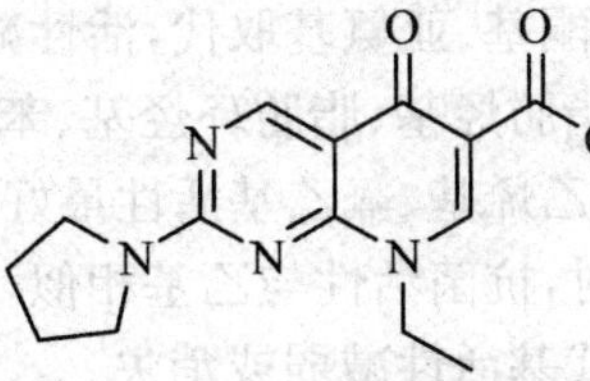

吡咯酸

继续开发第二代喹诺酮类药物 （哌嗪环增强了与DNA螺旋酶的亲和力）

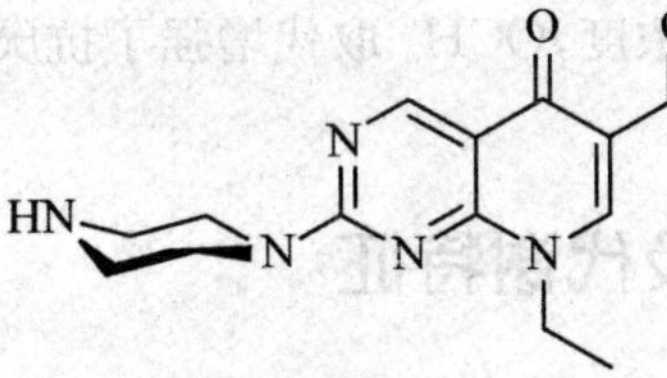

吡哌酸

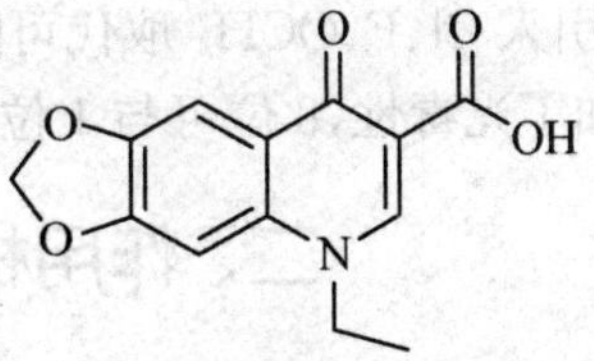

西诺沙星

第三代喹诺酮类药物

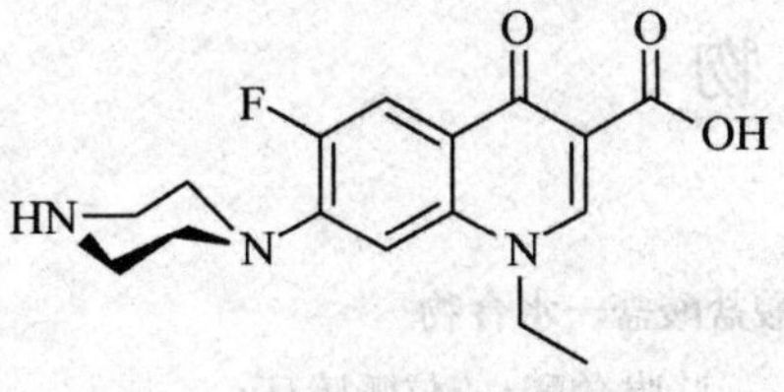

诺氟沙星

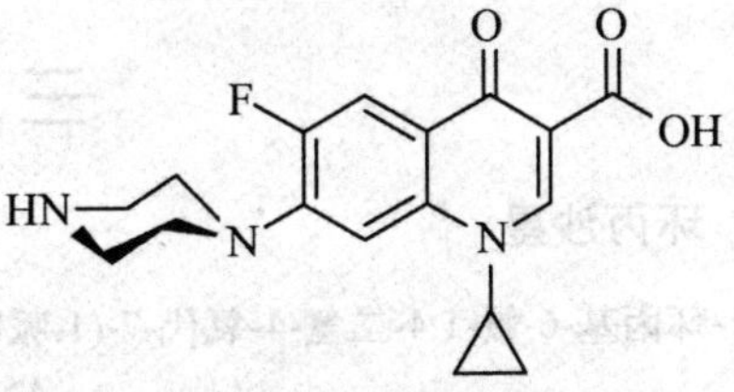

环丙沙星

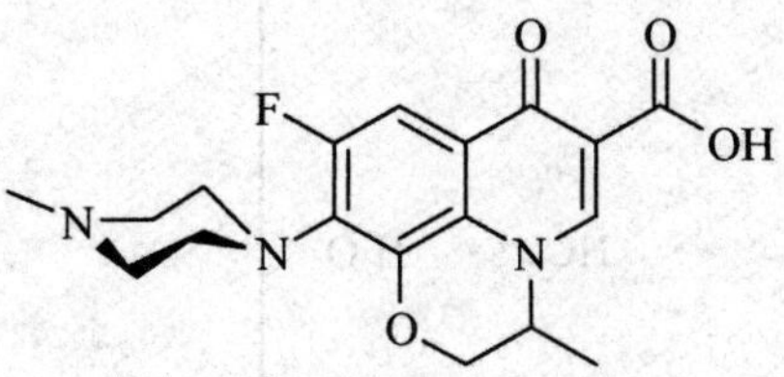

氧氟沙星

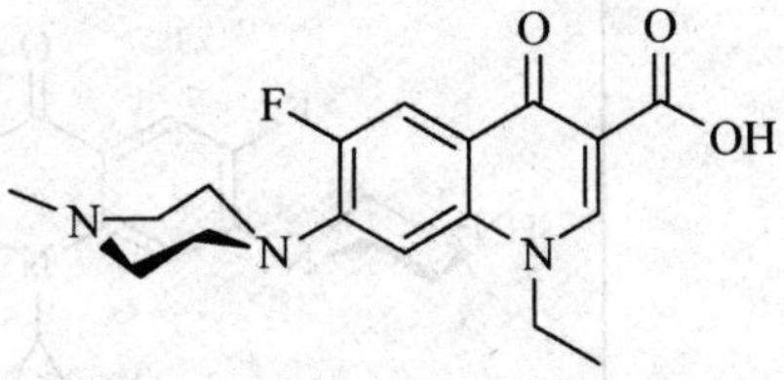

培氟沙星

构效关系

（1）二氢吡啶酮结构是药效基本结构，变化较小，必须与芳环或芳杂环稠合。

(2) 3 位羧基和 4 位氧是活性必需基团，羧基被磺酸基、乙酸基、磷酸基、磺酰氨基取代，以及 4 位酮羰基被硫酮基、亚氨基取代，活性减弱。

(3) 1 位可以为脂肪烃基、脂肪环烃基、苯基或芳香团取代。为脂肪烃基取代时，以乙基或与乙基体积相似的乙烯基、氟乙基活性最好；为脂环烃时，以环丙基最佳，且活性大于乙基衍生物；以苯基取代时，抗菌活性与乙基相似。

(4) 2 位引入取代基活性减弱或消失。

(5) 5 位取代基中，氨基的活性最佳，其他基团取代会减弱活性。

(6) 6 位取代基对活性影响明显，F＞Cl＞CN＞≥NH_2≥H，F 比 H 大 30 倍。

(7) 7 位引入取代基明显增强活性，哌嗪基＞二甲氨基＞甲基＞卤素＞H，以哌嗪基最佳。

(8) 8 位引入 Cl、F、OCH_3 取代可降低最小抑菌浓度，OCH_3 取代增强了抗厌氧菌活性，但 F 取代增加了光毒性，8 位可与 1 位环合成吗啉环。

二、作用机制、毒性及代谢特征

1. 作用机制 抑制 DNA 促旋酶和拓扑异构酶，从而使细菌处于超螺旋状态，防止细菌复制。

2. 毒性 3 位羧基和 4 位氧易于与金属离子络合，造成体内金属离子丢失，同时药效降低；光毒性；药物相互作用；少数具有中枢渗透性、胃肠道反应和心脏毒性。

3. 代谢特征 3，4 位直接与葡萄糖醛酸结合排出体外；哌嗪环的 *N*-去甲基反应、*N* 邻位 *C* 原子的羟化反应、*N*-氧化反应及哌嗪环开环。

三、代 表 药 物

1. 环丙沙星

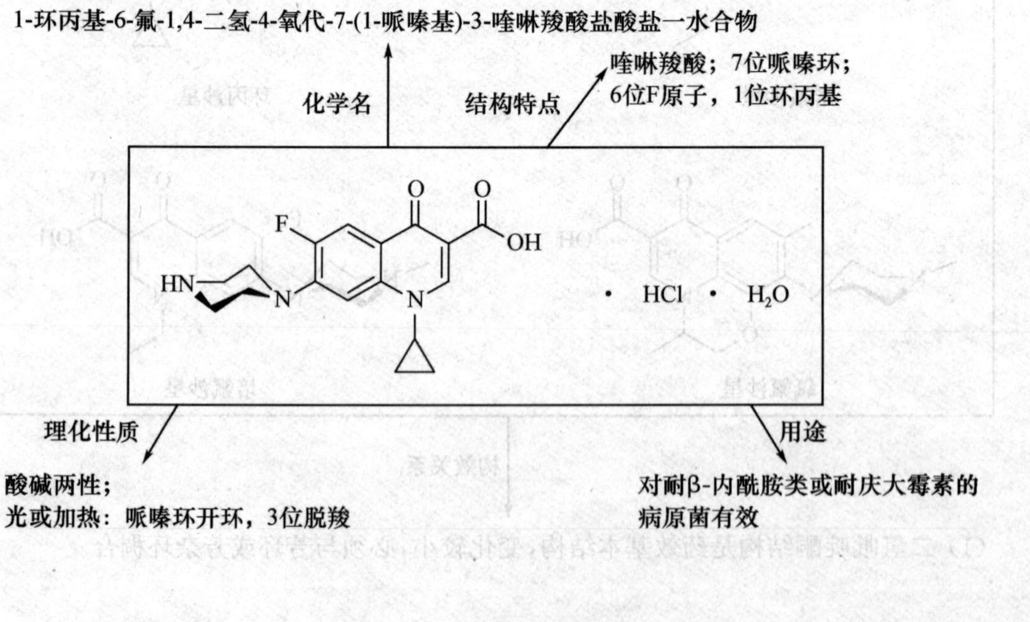

合成路线:

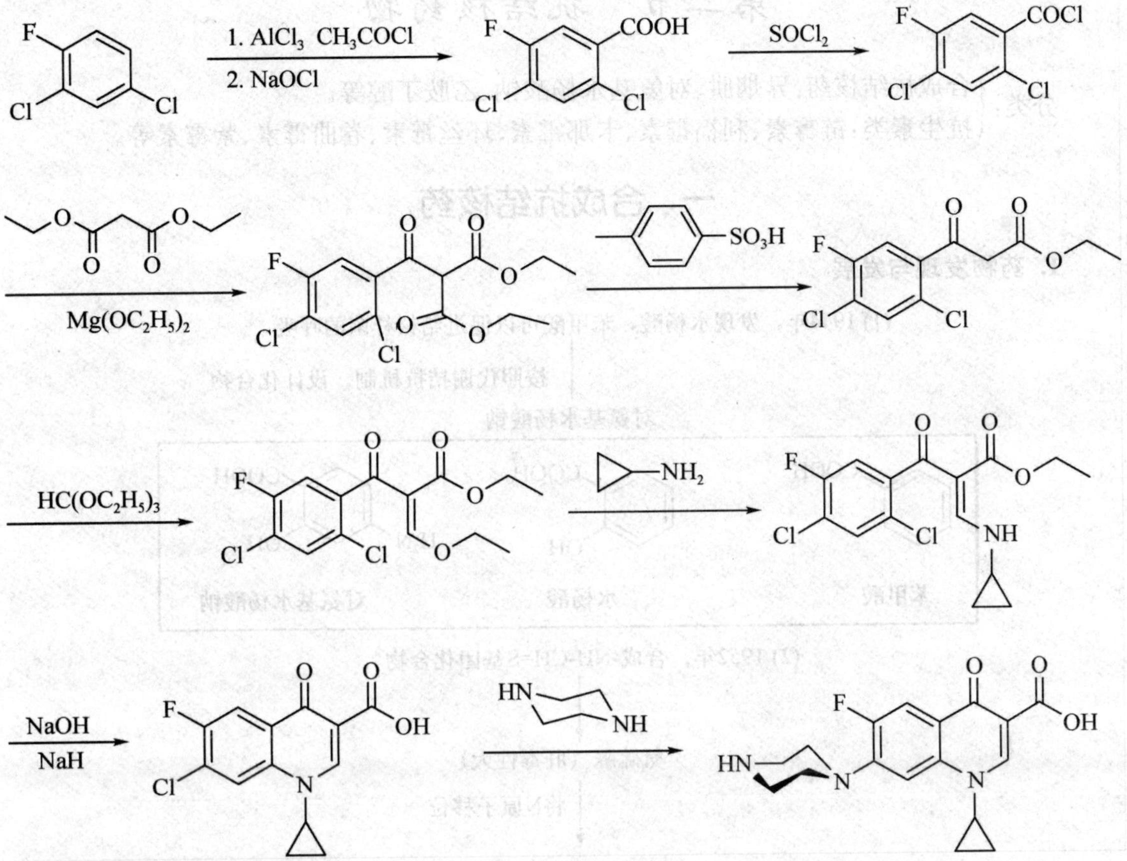

2. 左氧氟沙星

(S)-(-)-9-氟-2,3-二氢-3-甲基-10-(4-甲基-1-哌嗪基)-7-氧代-7H-吡啶并[1,2,3-de][1,4]苯并噁嗪-6-羧酸

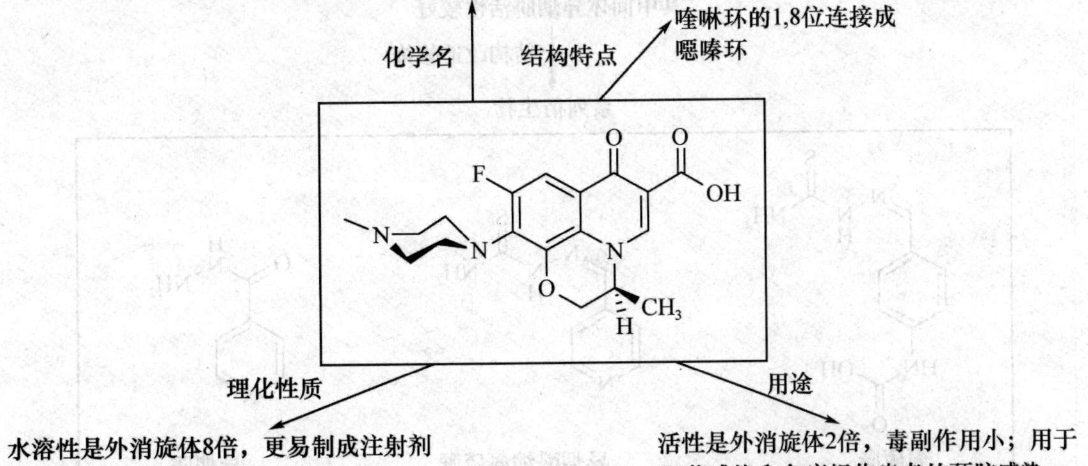

第二节　抗结核药物

分类：
- 合成抗结核药：异烟肼、对氨基水杨酸钠、乙胺丁醇等。
- 抗生素类：链霉素、利福霉素、卡那霉素、环丝霉素、卷曲霉素、紫霉素等。

一、合成抗结核药

1. 药物发现与发展

(1) 1944年，发现水杨酸、苯甲酸可以促进结核杆菌的呼吸

↓ 按照代谢拮抗机制，设计化合物

对氨基水杨酸钠

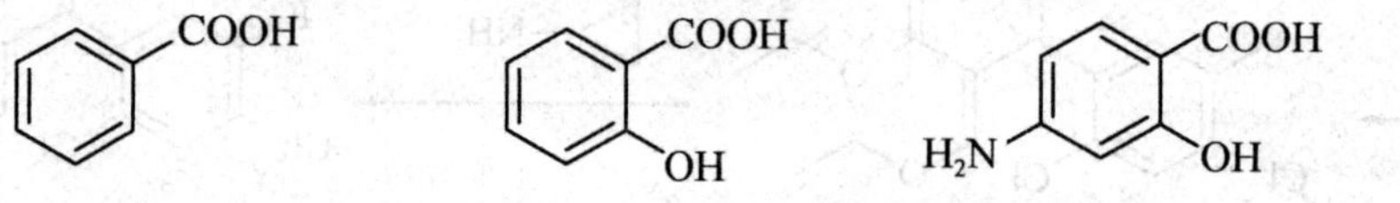

苯甲酸　　水杨酸　　对氨基水杨酸钠

(2) 1952年，合成-NH-CH=S基团化合物

↓

氨硫脲（肝毒性大）

↓ 将N原子移位

得异烟醛缩氨硫脲

↓

其中间体异烟肼活性较好

↓ 结构改造修饰

系列衍生物

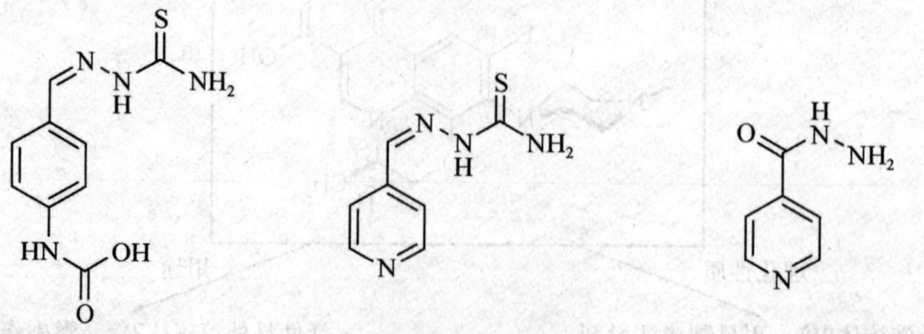

氨硫脲　　异烟醛缩氨硫脲　　异烟肼

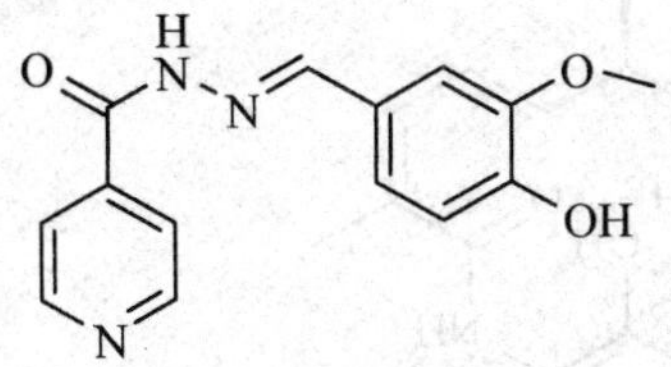

异烟腙

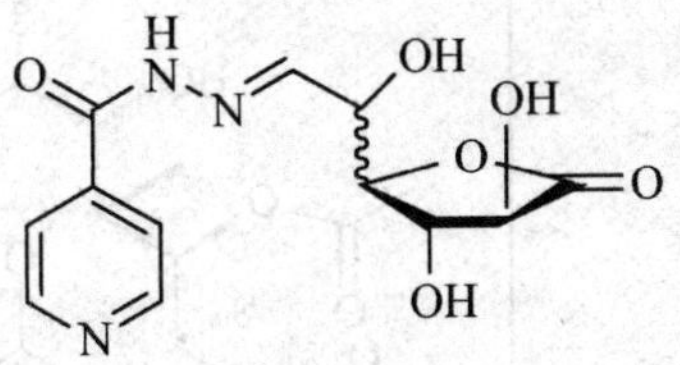

葡烟腙

(3) 其他药物

乙胺丁醇、吡嗪酰胺、乙硫酰胺、丙硫异烟胺。

2. 代表药物

【异烟肼】

化学名：4-吡啶甲酰肼

结构特点：吡啶环和肼基

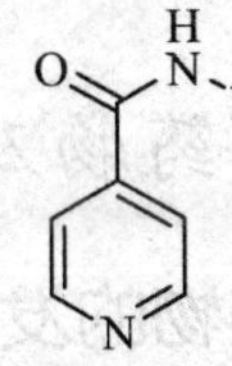

理化性质：

肼基还原性：光照或氧化剂下被氧化

酰胺水解性：生成肼，毒性大

络合：含O和N，与铜离子生成1分子或2分子螯合物

代谢：

N-乙酰化代谢

水解代谢生成肼、乙酰肼（可导致能引起肝坏死的乙酰干蛋白的形成）

用途：

肺结核、骨结核联合用药（降低耐药性）

二、抗结核药抗生素

代表药物

【利福平】

化学名：3-[[(4-甲基-1-哌嗪基)亚氨基]甲基]利福霉素

结构特点：1,4-萘二酚；大环内酰胺；8位为N-甲基哌嗪亚氨基甲基

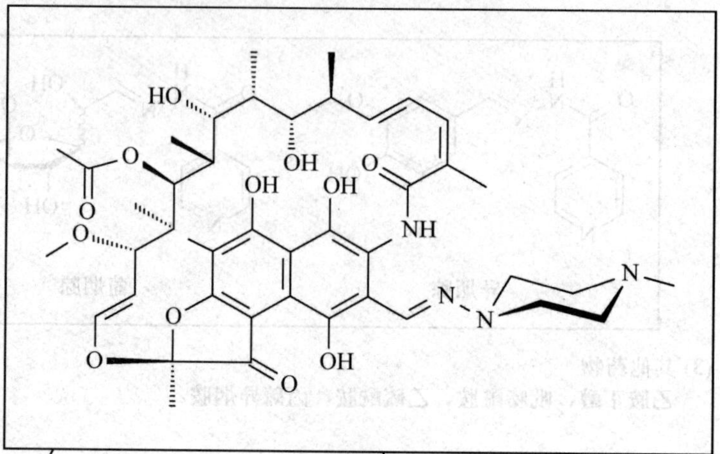

理化性质

遇光变质，水溶液氧化损失效价；
酚在碱性下易氧化成醌型化合物；
侧链醛缩氨基哌嗪在酸性下水解；
两种晶型，I-型结晶稳定且活性也高

代谢

3、21位水解；
是肝药酶诱导剂，故用药
初期血药浓度低、半衰期短，
一段时间后稳定；代谢物橘红色

用途

联合用药

第三节　磺胺类药物及抗菌增效剂

一、磺胺类药物的发现与发展

1932年发现百浪多息可以使鼠、兔免受链球菌和葡萄球菌感染；
1933年百浪多息治疗第一例败血症，同时合成了可溶性百浪多息

↓

合成具有偶氮结构的化合物

↓

发现没有磺酰胺基的偶氮化合物无抗链球菌作用，含磺酰胺基的偶氮染料则有作用

↓

证实偶氮结构不是药效团

↓

同时发现，百浪多息体外无活性，体内才有活性

↓

找到代谢物对乙酰氨基苯磺酰胺，推断在体内代谢为磺胺才产生活性，然后测试了磺胺在体内体外均有活性

↓

合成5500多种磺胺类化合物，筛选出20多个药物

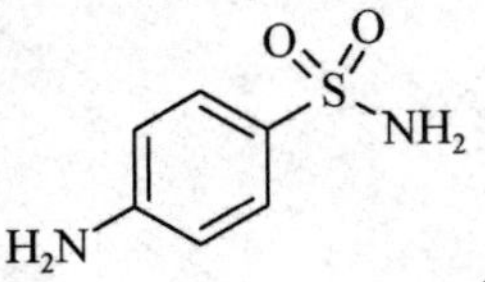

磺胺

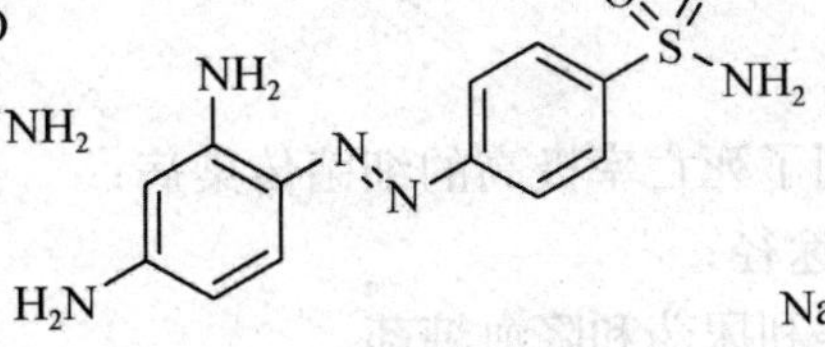

百浪多息

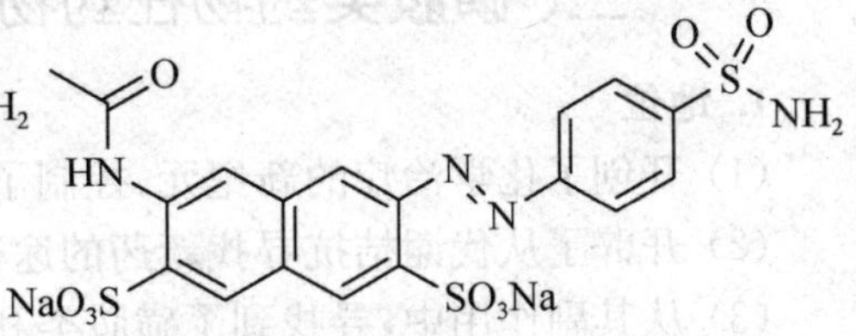

水溶性百浪多息

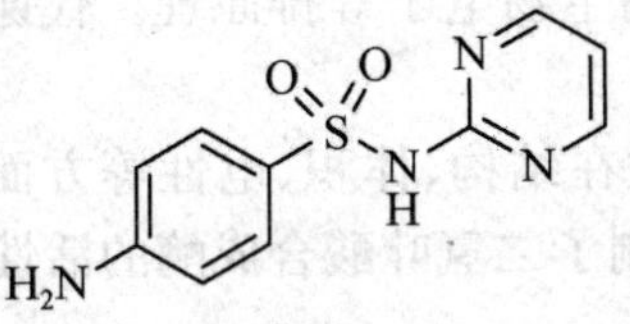

磺胺嘧啶

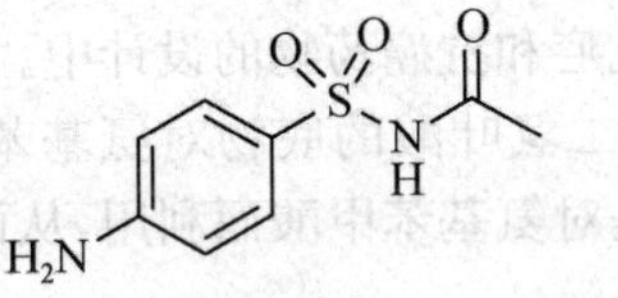

磺胺醋酰

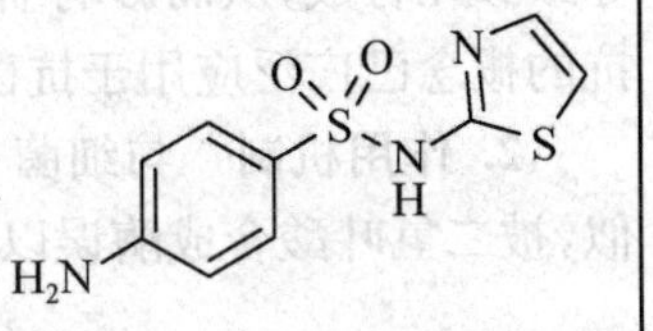

磺胺噻唑

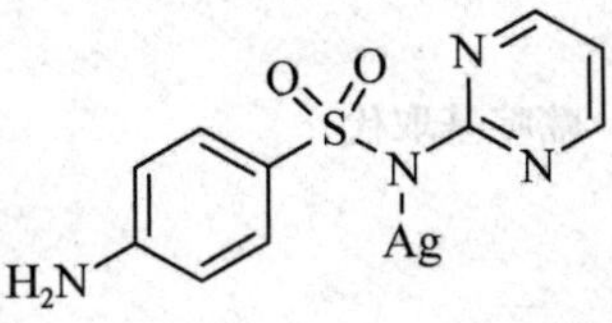

磺胺嘧啶银

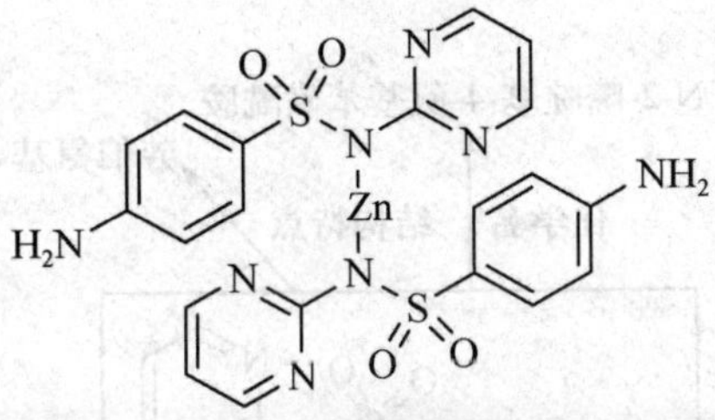

磺胺嘧啶锌

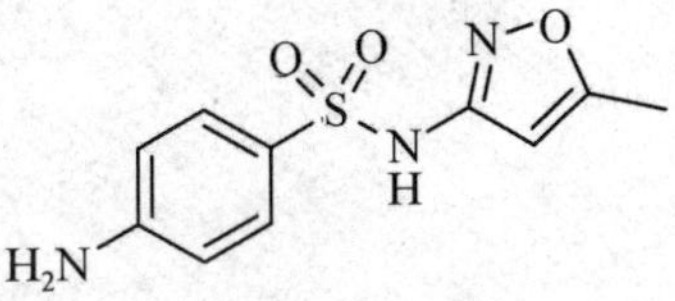

磺胺甲噁唑

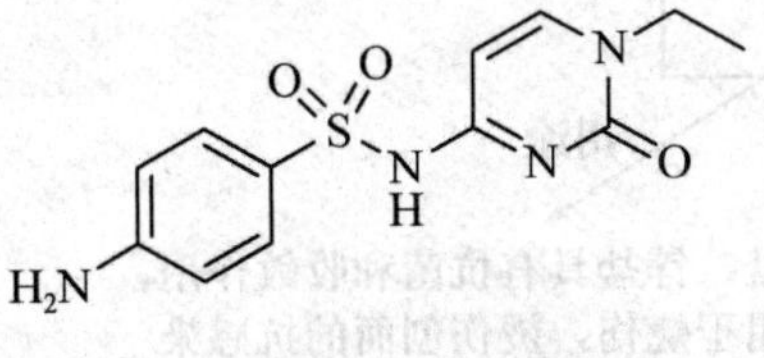

磺胺乙基胞嘧啶

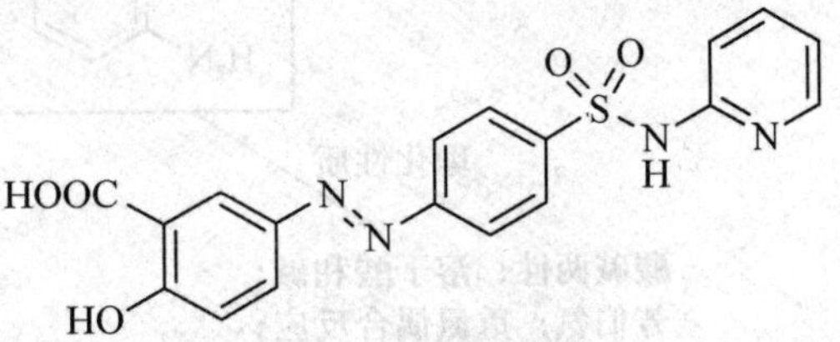

柳氮磺胺吡啶

↓ 总结构效关系

（1）磺酰胺的氨基上单取代活性好，以杂环最佳，双取代活性丧失；

（2）磺酰胺基被其他酰胺代替，活性降低；

（3）对氨基苯磺酰胺是活性必需基团，氨基和磺酰胺基必须处于对位，苯环被其他芳环代替，活性降低或消失；

（4）芳氨基被其他基团取代或置换，可保持或丧失活性，氨基的游离或潜在游离是活性必需的；

（5）pK_a 与抑菌强度密切相关，一般为 6.5～7.0 作用最强。

二、磺胺类药物在药物化学史上的地位及作用机制

1. 地位

（1）开创了化学治疗的新纪元，控制了死亡率极高的细菌传染病；

（2）开辟了从代谢拮抗寻找新药的途径；

（3）从其副作用中，寻找到了磺胺类利尿药和降血糖药。

代谢拮抗学说：设计与生物体内基本代谢物的结构具有某种程度相似的化合物，使与基本代谢物竞争性或干扰基本代谢物的利用，或掺入生物大分子的合成中形成伪生物大分子，导致致死合成，从而影响细胞的生长。抗代谢物的设计多采用生物电子等排原理。代谢拮抗的概念已广泛应用于抗菌、抗疟和抗癌药物的设计中。

2. 作用机制 与细菌合成二氢叶酸的底物对氨基苯甲酸在结构、体积、电性等方面相似，被二氢叶酸合成酶误以为是对氨基苯甲酸而利用，从而抑制了二氢叶酸合成酶的活性。

三、代表药物

1. 磺胺嘧啶

化学名：N-2-嘧啶基-4-氨基苯磺酰胺

结构特点：芳伯氨基、嘧啶基取代

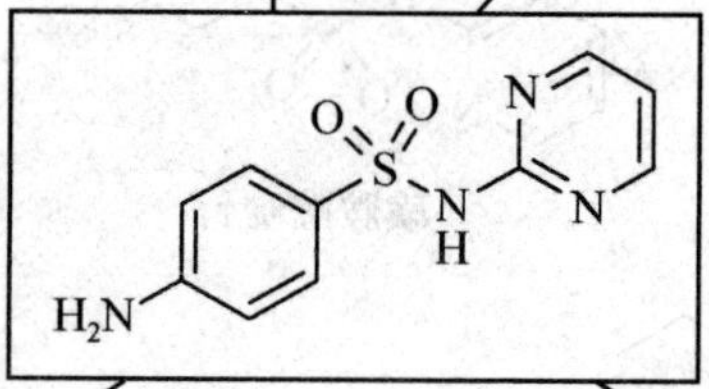

理化性质：
酸碱两性：溶于酸和碱；
芳伯氨：重氮偶合反应；
氧化变色；
磺酰胺N上氢原子：弱酸性，
可以与钠、锌、银离子成盐；
钠盐吸收CO_2可以析出游离体沉淀

用途：
银盐、锌盐具有抗菌和收敛作用，
可用于烧伤、烫伤创面的抗感染

2. 磺胺甲噁唑

化学名：N-(5-甲基-3-异噁唑基)-4-氨基苯磺酰胺

结构特点：异噁唑基

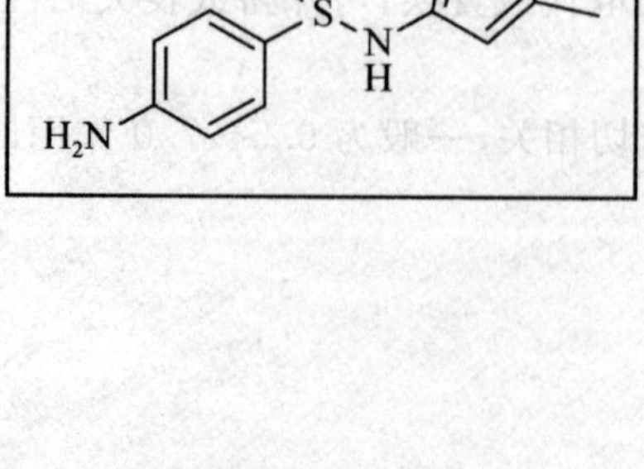

- 理化性质：酸碱两性；芳伯氨理化性质
- 代谢：乙酰化代谢，代谢物溶解度低，造成结晶尿，需同时服用碳酸氢钠
- 用途：尿路、外伤、软组织、呼吸道感染

3. 甲氧苄啶(抗菌增效剂)

- 化学名：5-[(3,4,5-三甲氧基苯基)甲基]-2,4-嘧啶二胺
- 结构特点：嘧啶基、三甲氧基苯基

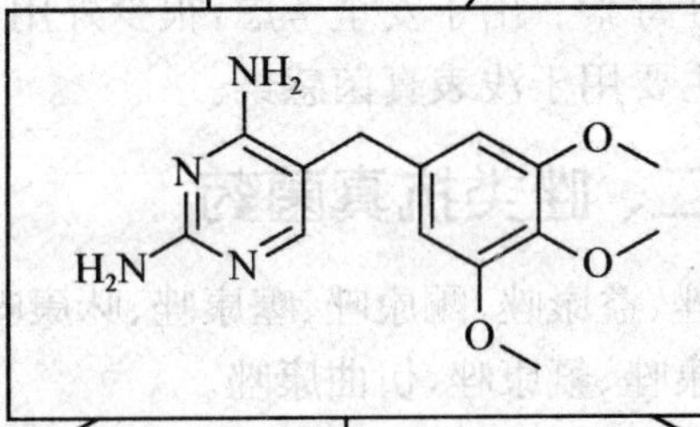

- 理化性质：芳伯氨理化性质
- 代谢：可透过胎盘并分泌于乳汁
- 用途：四氢叶酸合成酶抑制剂，与磺胺类药物联合使用可抗菌增效；还可以增强四环素、庆大霉素的抗菌活性；与长效磺胺类药物联用可用于耐药恶性疟

合成路线：

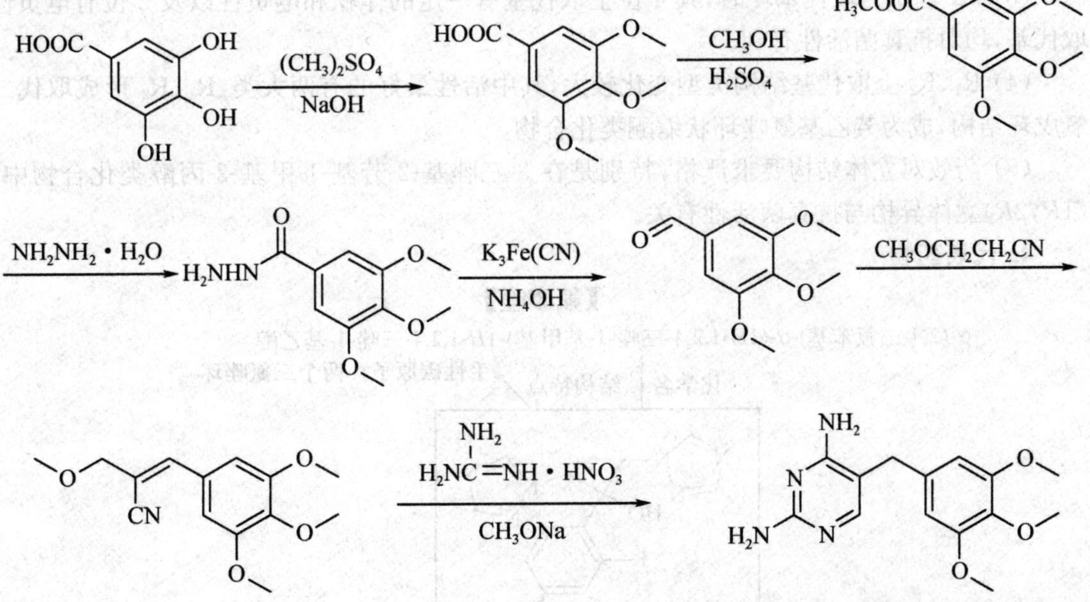

第四节　抗真菌药物

药物分类：
- 抗生素
- 唑类合成药
- 其他合成药

一、抗 生 素 类

分类：
- 多烯类：制霉菌素、两性霉素。出于安全考虑，很少外用，主要用于深部感染。
- 非多烯类：灰黄霉素，主要用于浅表真菌感染。

二、唑类抗真菌药

1. 咪唑类　常见药物有克霉唑、益康唑、酮康唑、噻康唑、咪康唑。

2. 三氮唑类　常见药物有特康唑、氟康唑、伊曲康唑。

3. 构效关系

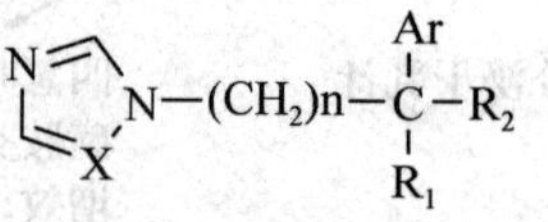

n=0,1
X=N,CH

(1) 氮唑环（咪唑或三氮唑）是必需的，被其他基团取代时活性丧失。其中三氮唑类化合物的药效优于咪唑类。

(2) 氮唑上的取代基必须与氮唑环 1 位的氮原子相连。

(3) Ar 基团为取代苯环时，其 4 位上取代基有一定的体积和电负性以及 2 位有电负性取代基，均对抗真菌活性有利。

(4) R_1、R_2 上取代基结构类型变化较大，其中活性最好的有两大类：R_1、R_2 形成取代二氧戊环结构，成为芳乙基氮唑环状缩酮类化合物，

(5) 药效对立体结构要求严格，特别是在 3-三唑基-2-芳基-1-甲基-2-丙醇类化合物中，(1*R*,2*R*)立体异构与抗真菌活性有关。

4. 代表药物

【氟康唑】

α-(2,4-二氟苯基)-α-(1H-1,2,4-三唑-1-基甲基)-1*H*-1,2,4-三唑-1-基乙醇

化学名　结构特点 → 手性碳原子；两个三氮唑环

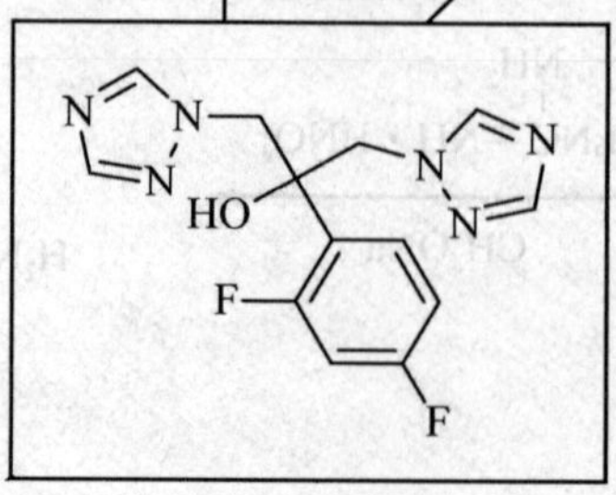

代谢 → 原形排泄

用途 → 广谱，体外无活性，体内才有活性，CYP450酶抑制剂，抑制14α-去甲基化从而抑制麦角甾醇的生物合成

合成路线：

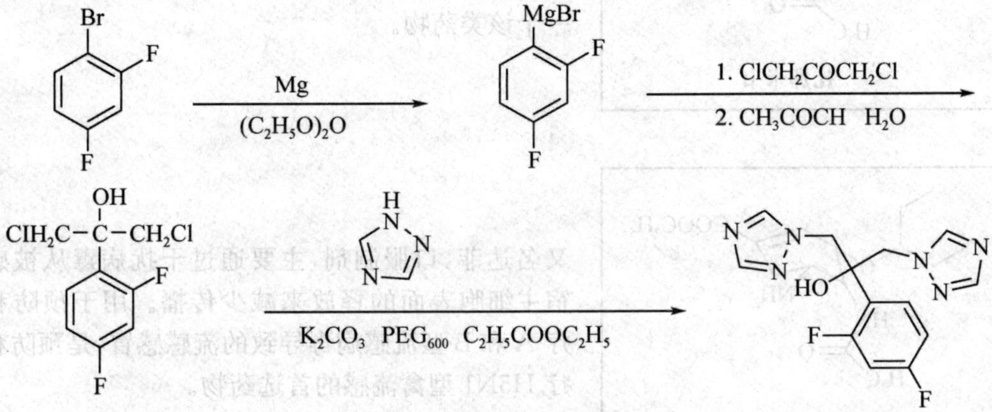

三、其他抗真菌药

烯丙胺类：萘替芬、特比萘芬、布替萘芬。

二甲吗啉类：阿莫罗芬。

其他：托萘酯、托西拉酯、利拉萘酯。

第五节　抗病毒药物

根据药物作用靶点分为
- 抑制病毒复制初期的药物
- 影响病毒核酸复制的药物
- 影响核糖体转录的药物

一、抑制病毒复制初期的药物

1. 金刚烷胺类

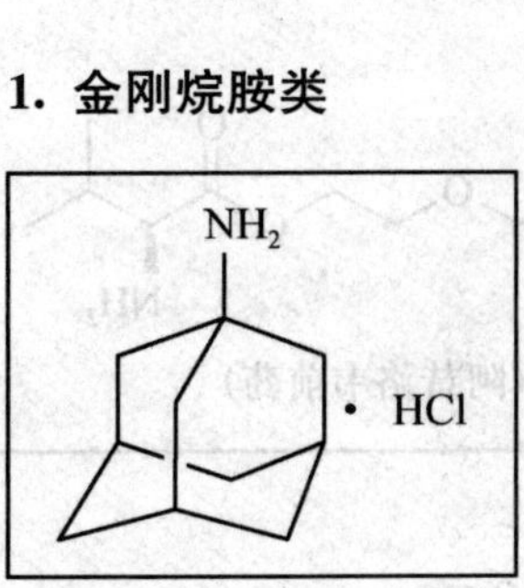

抑制病毒颗粒进入宿主细胞，也可抑制病毒早期复制和阻断病毒的脱壳及核酸宿主细胞的侵入。

2. 流感病毒神经氨酸酶抑制剂

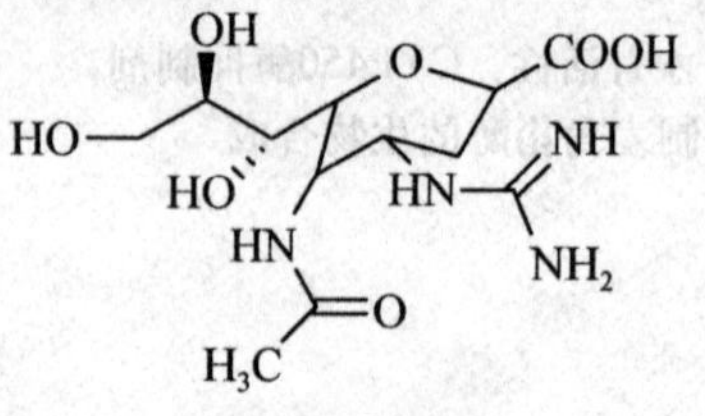

扎那米韦

是根据神经氨酸酶与唾液酸结合的X-衍射晶体结构，利用分子模型计算和计算机辅助设计得到的第一个该类药物。

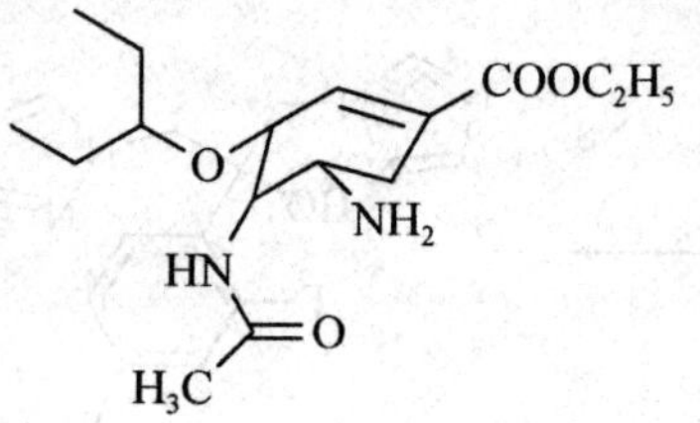

奥司他韦

又名达菲，口服制剂，主要通过干扰病毒从被感染宿主细胞表面的释放来减少传播。用于预防和治疗A和B型流感病毒导致的流感感冒，是预防和治疗H5N1型禽流感的首选药物。

二、干扰病毒核酸复制的药物

1. 核苷类

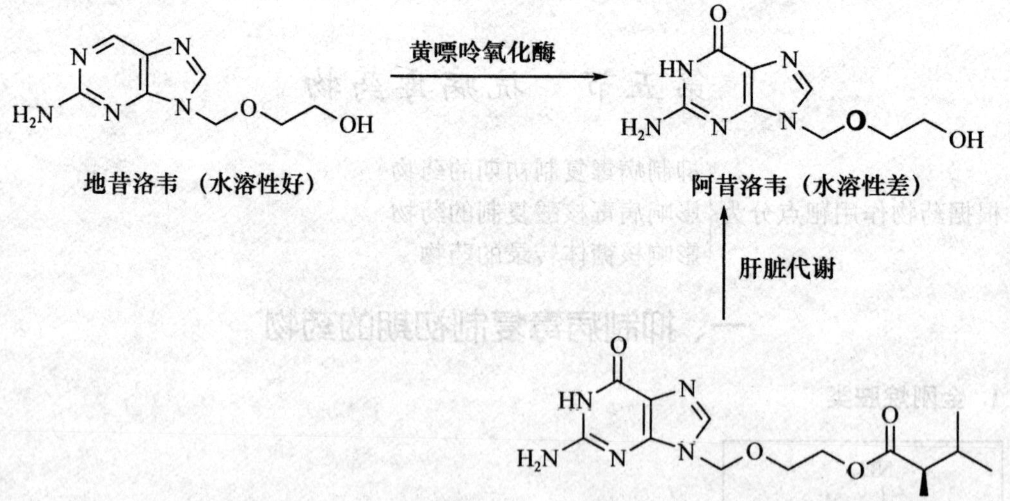

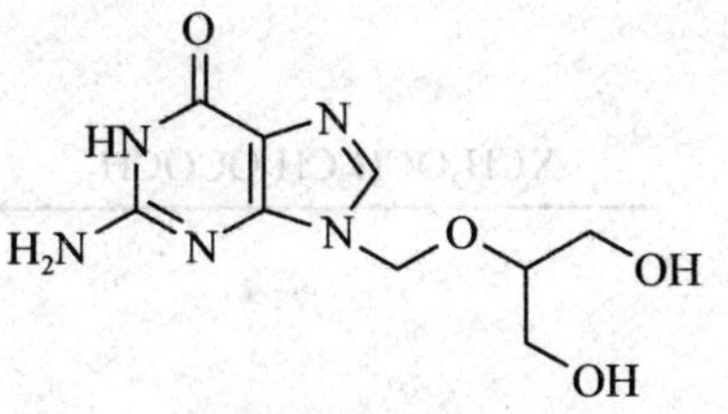

更昔洛韦
（治疗巨细胞病毒感染）

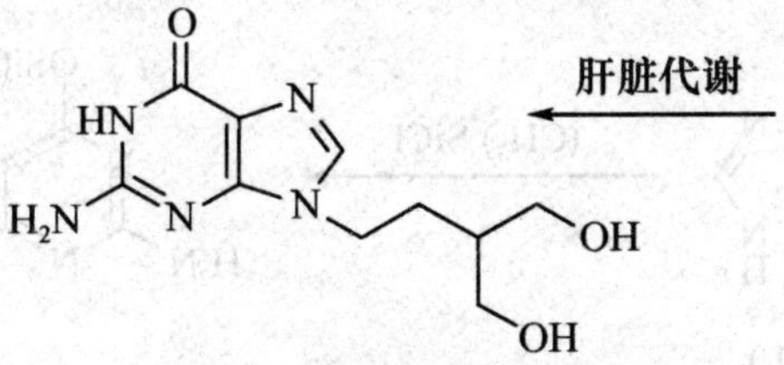

喷昔洛韦
（更昔洛韦电子等排体）

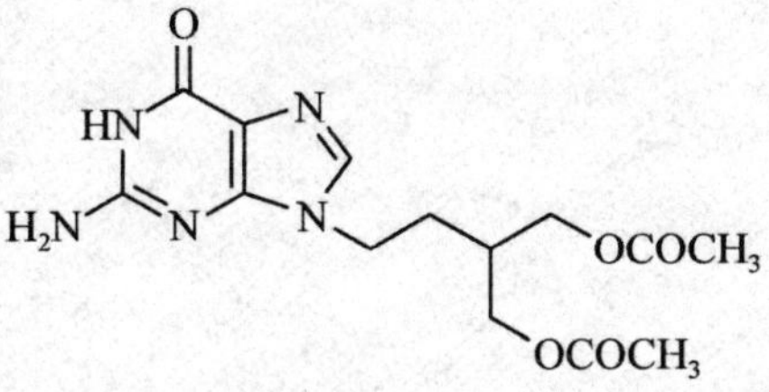

泛昔洛韦
（喷昔洛韦前药）

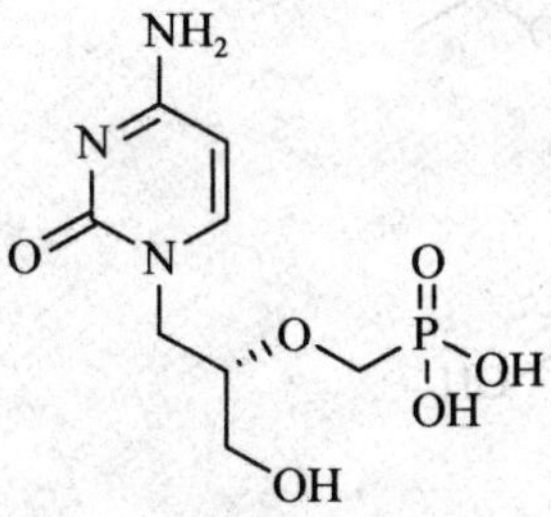

西多福韦
（对耐阿昔洛韦的HSV病毒株和耐更昔洛韦病毒株有效）

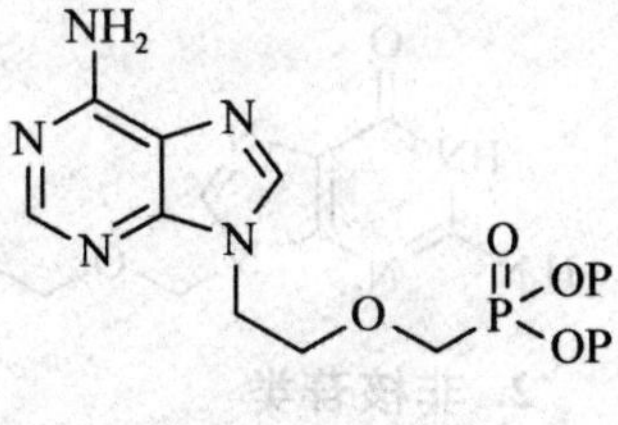

阿德福韦
（用于慢性乙肝、对晚期AIDS患者能延长存活时间）

代表药物

【阿昔洛韦】

化学名：9-(2-羟乙氧基甲基)鸟嘌呤

结构特点：鸟嘌呤衍生物，开环核苷类

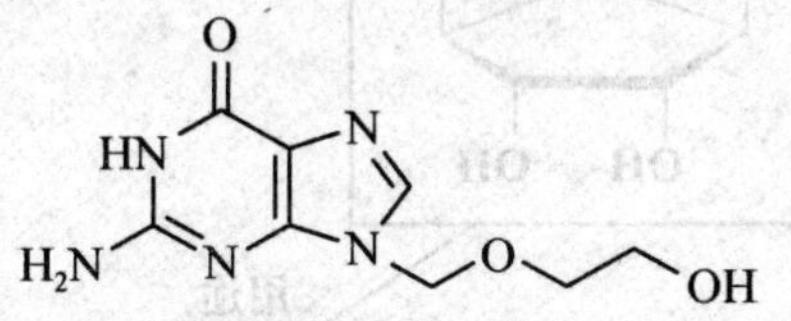

理化性质：水溶性差

代谢：大部分原型排泄，少量代谢为无活性的9-羧甲氧基甲基鸟嘌呤和8-羟基化合物，过量使用可产生耐药性

用途：广谱抗病毒，疱疹病毒的首选药，用于治疗疱疹性角膜炎、生殖器疱疹、全身性带状疱疹和疱疹性脑炎及病毒性乙型肝炎

合成路线：

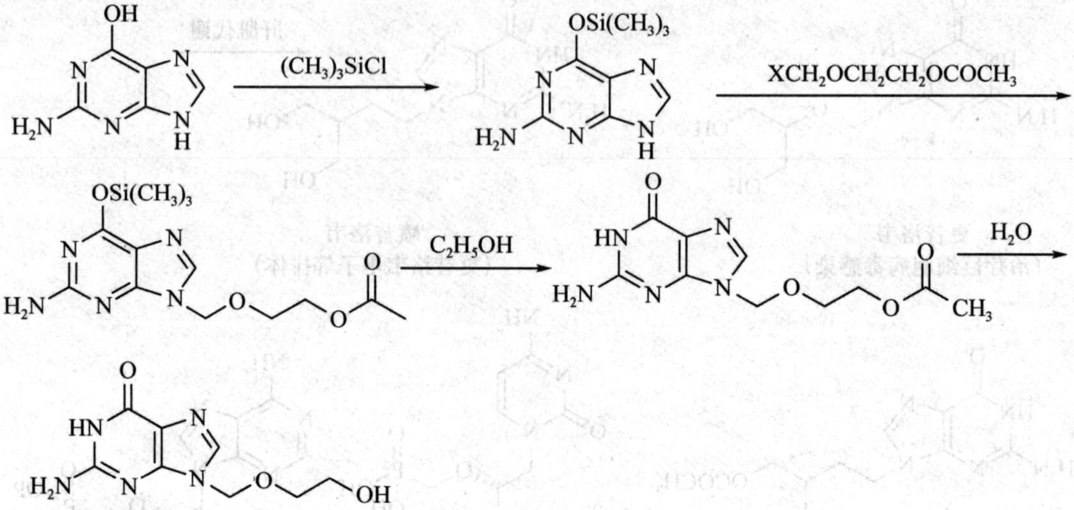

2. 非核苷类

代表药物

【利巴韦林】

化学名：1-β-D-呋喃核糖基-1*H*-1,2,4-三氮唑-3-羧酰胺

结构特点：三氮唑环和呋喃核糖基

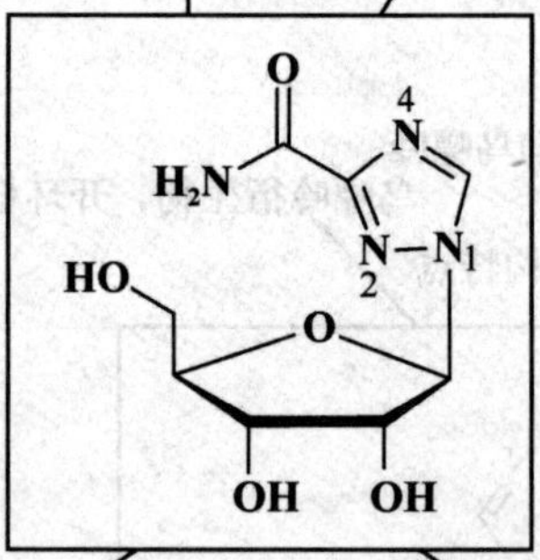

代谢：进入细胞后迅速磷酸化，磷酸化产物是病毒合成酶抑制剂，主要代谢产物为磷酸化产物和失糖产物，其代谢产物均有显著活性

用途：广谱抗病毒，治疗麻疹、水痘、腮腺炎、流行性出血热等，也可用喷雾、滴鼻治疗上呼吸道病毒感染及静脉注射治疗小儿腮腺病毒性肺炎。也可以抑制免疫缺陷病毒(HIV)感染者出现艾滋病前期症状

三、抗艾滋病药物

1. 反转录酶抑制剂

(1) 核苷类

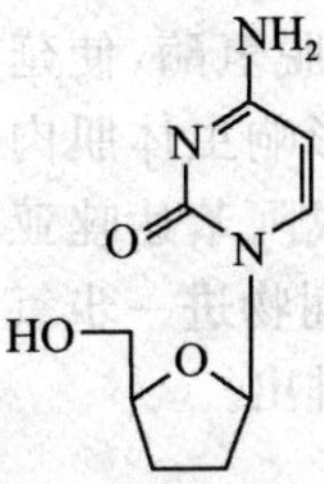
扎西他滨

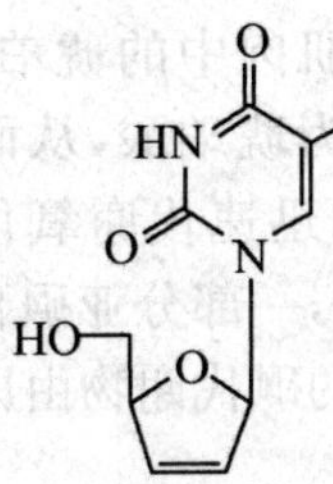
司他夫定

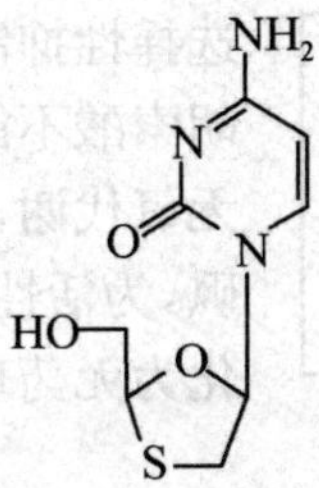
拉米夫定

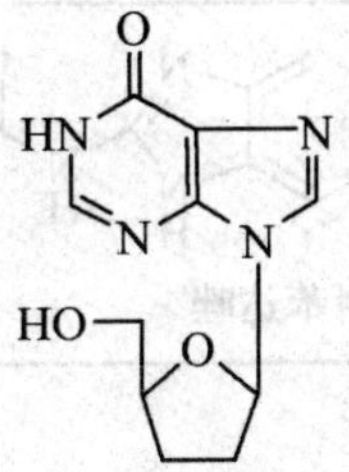
去羟肌苷

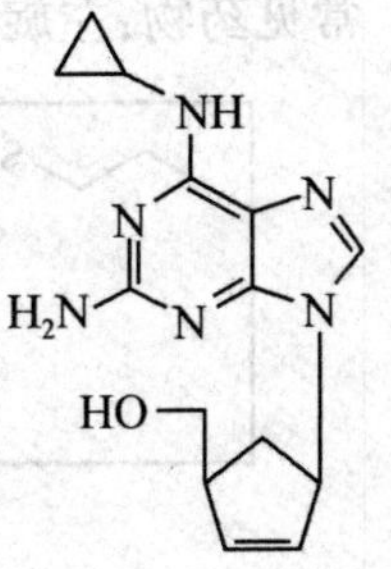
阿巴卡韦

代表药物

【齐多夫定】

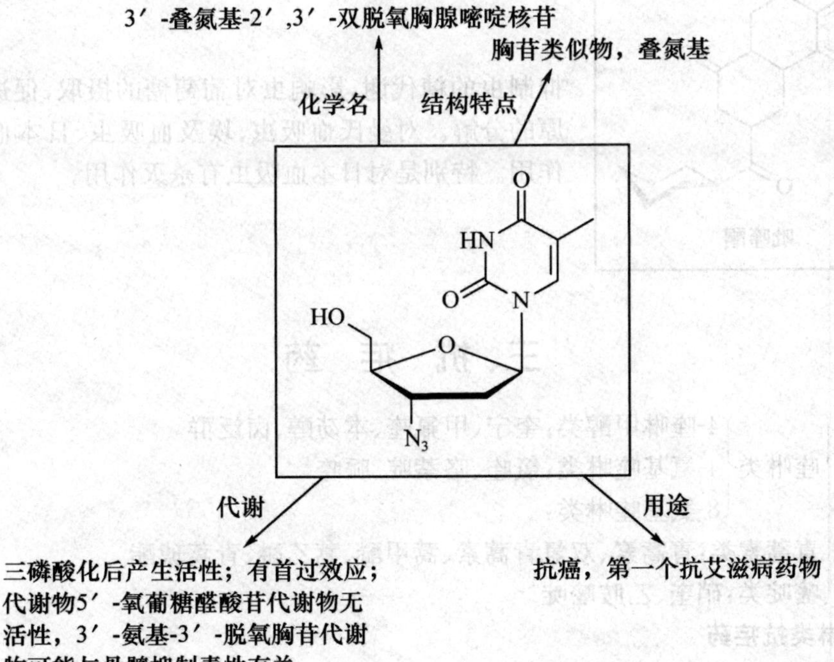

(2) 非核苷类

常见药物有依法韦仑、奈韦拉平、地拉韦啶。

2. HIV 蛋白酶抑制剂 常见药物有沙奎那韦、茚地那韦、利托那韦、洛匹那韦、安普那韦、奈非那韦。

第六节 抗寄生虫药

一、驱肠虫药

常见药物：左旋咪唑、阿苯达唑、奥苯达唑、帕苯达唑、甲苯达唑。

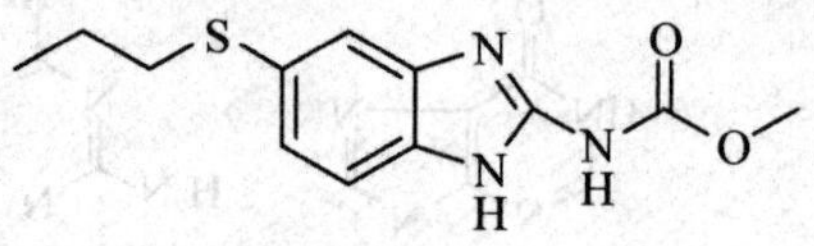

阿苯达唑

选择性抑制虫体肌肉中的琥珀酸脱氢酶，使延胡索酸不能转化为琥珀酸，从而影响虫体肌肉无氧代谢，在体内迅速代谢氧化成阿苯达唑亚砜，为活性代谢物，一部分亚砜代谢物进一步氧化为无药理活性的砜代谢物由尿排出。

二、抗血吸虫药

常见药物：硝硫氰胺、硝硫氰酯、吡喹酮。

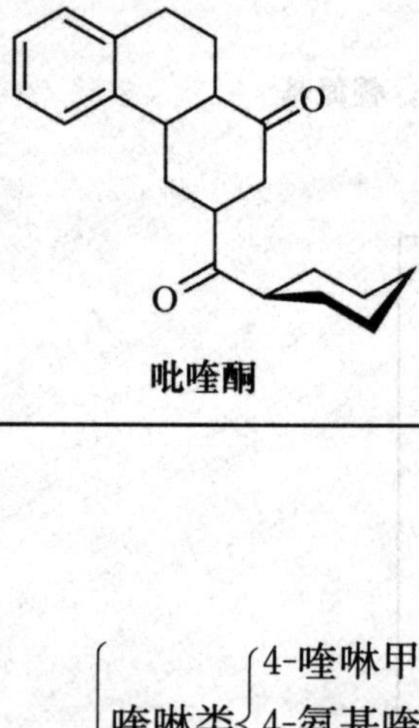

吡喹酮

抑制虫的糖代谢，影响虫对葡萄糖的摄取，促进虫体内糖原的分解。对曼氏血吸虫、埃及血吸虫、日本血吸虫均有作用。特别是对日本血吸虫有杀灭作用。

三、抗疟药

分类：
- 喹啉类
  - 4-喹啉甲醇类：奎宁、甲氟喹、本芴醇、卤泛群
  - 4-氨基喹啉类：氯喹、咯萘啶、哌喹
  - 8-氨基喹啉类：
- 青蒿素类：青蒿素、双氢青蒿素、蒿甲醚、蒿乙醚、青蒿琥酯
- 嘧啶类：硝奎、乙胺嘧啶

1. 喹啉类抗疟药

代表药物

【硫酸奎宁】

(8*S*,9*R*) -6′-甲氧基-金鸡纳-9-醇基硫酸盐二水合物

化学名（↑）

结构特点 ↗ **喹啉环、喹核碱环；四个手性碳，3R,4S,8S,9R**

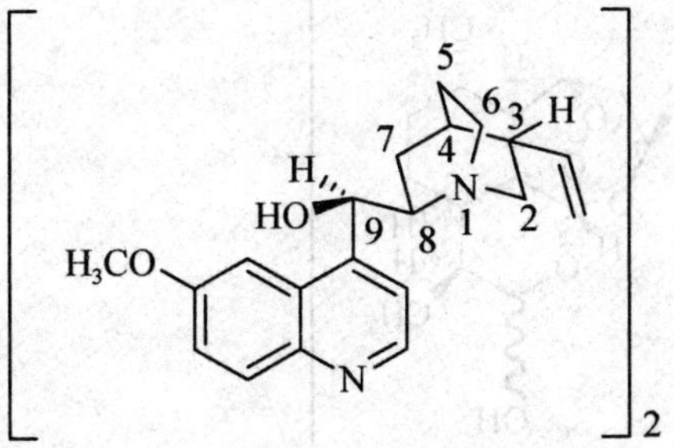

· H_2SO_4 · $2H_2O$

代谢

喹啉环2位羟基化，喹核碱环6位羟化

用途

与四环素合用是治疗疟疾的有效药物；与氯林可霉素合用是治疗多重耐药性疟疾的良药。治疗指数低，有金鸡纳反应

【磷酸氯喹】

化学名

N′，N′-二乙基-N⁴-(7-氯-4-喹啉基)-1,4-戊二胺二磷酸盐

结构特点

4-氨基喹啉母核

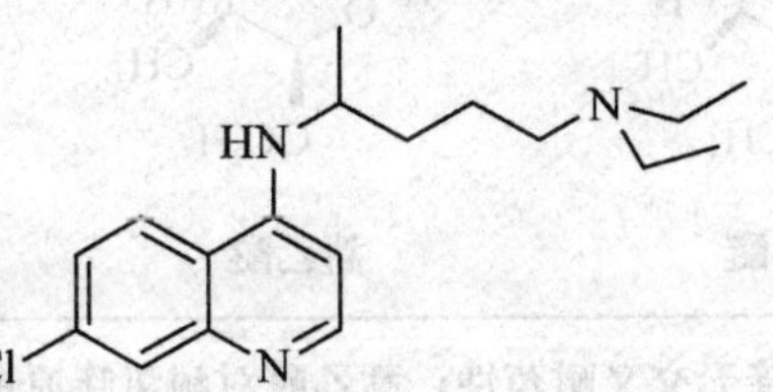

· $2H_3PO_4$

代谢

N-去乙基代谢，该代谢物对敏感恶性疟与氯喹等效，对于耐药恶性疟活性明显降低

用途

控制疟疾的复发和传播，是治疗疟疾症状发作的有效药物。还用于阿米巴肝脓肿、类风湿关节炎、红斑狼疮等

2. 青蒿素类药物发展及构效关系

1971 年，我国首先从黄花蒿中提取出了青蒿素，倍半萜内酯结构。

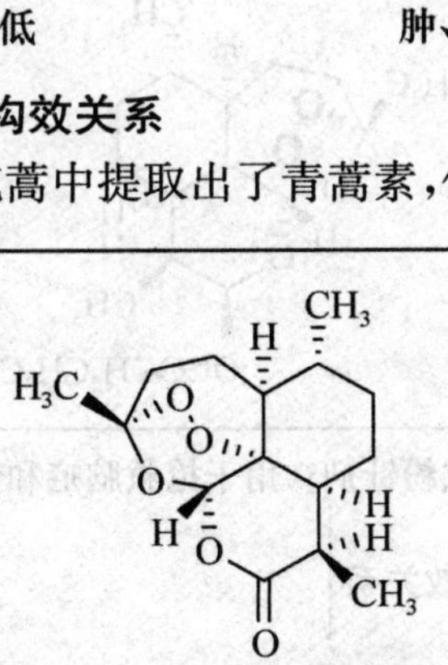

对耐氯喹的恶行疟原虫有效，但口服活性差、溶解度小、复发率高

↓ 将C-10羰基还原成羟基，得二氢青蒿素

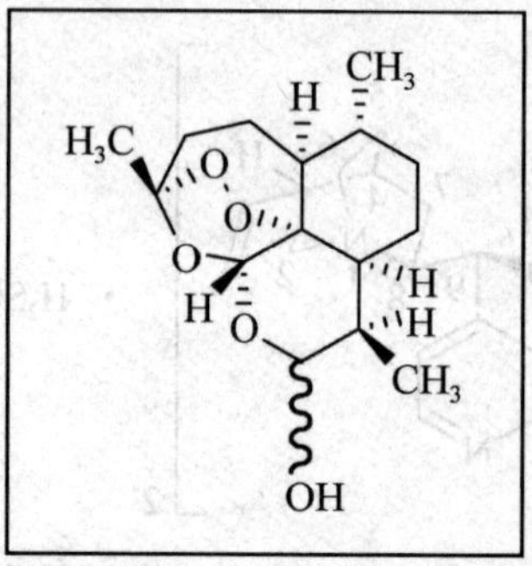

活性提高，为青蒿素的体内还原代谢物

将二氢青蒿素的羟基成醚，得蒿甲醚、蒿乙醚

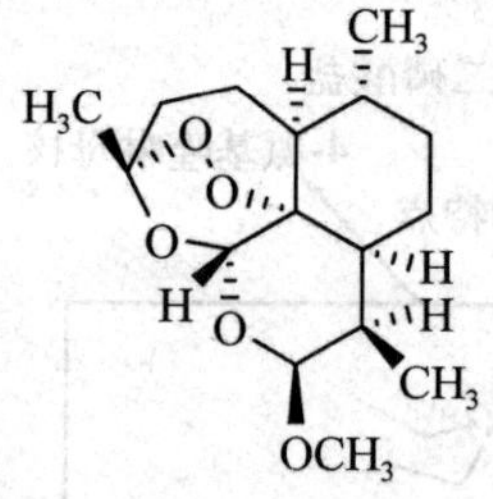

蒿甲醚

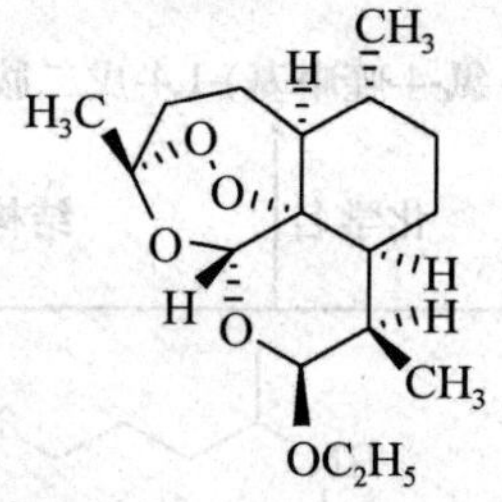

蒿乙醚

蒿甲醚与青蒿素抗疟方式相似，与氯喹无交叉耐药性；蒿乙醚对耐氯喹原虫株的作用比青蒿素高

改善水溶性低缺点，得青蒿琥酯

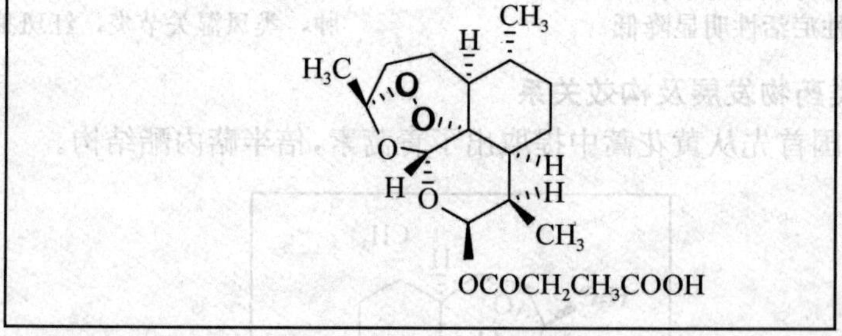

其钠盐水溶液不稳定，制成粉针剂；用于抢救脑疟和危重昏迷的疟疾患者

构效关系

①内过氧化物对活性存在是必需的；脱氧青蒿素（双氧桥被还原为单氧）完全失去抗疟活性。

②但只有内过氧化物还不能产生足够的抗疟活性，其抗疟活性的存在归于内过氧化物-缩酮-乙缩醛-内酯的结构。

③疏水基团的存在和过氧化桥的位置对其活性至关重要。

④10 位羰基被还原为双氢青蒿素，为青蒿素在体内的还原代谢物；其活性大于青蒿素，双氢青蒿素的醚、酯和羧酸衍生物都具有抗疟活性。

⑤9 位取代基及其立体构型对活性影响较大。

知识地图

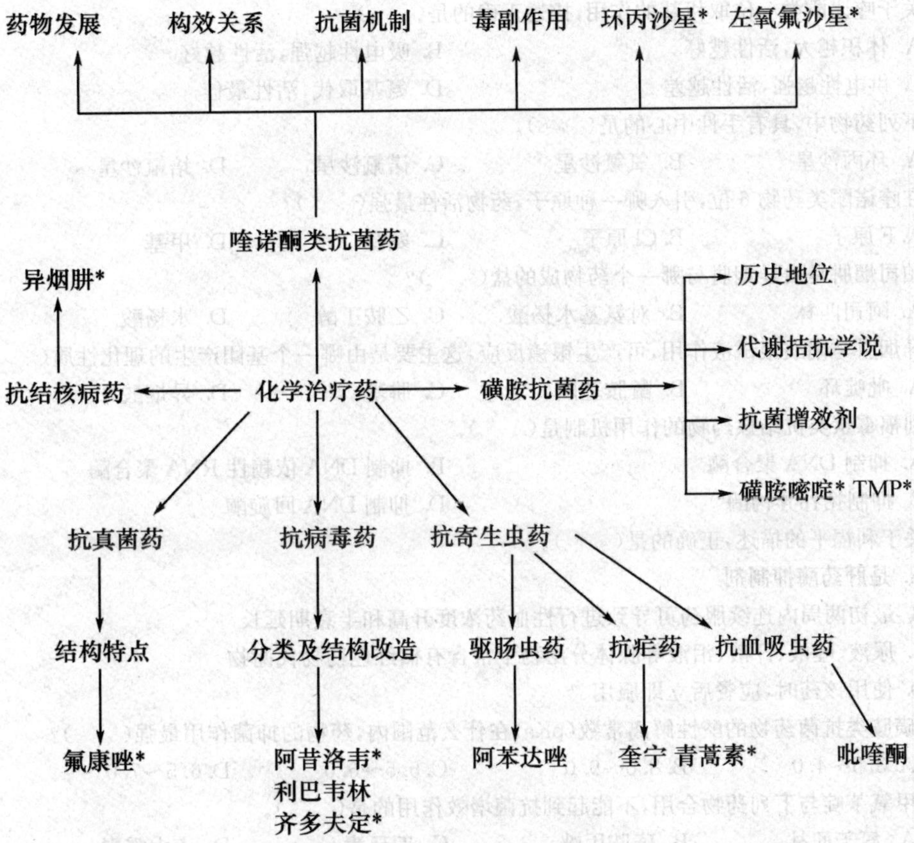

习题精选

一、选择题

A 型题

1. 诺氟沙星的化学结构式是(　　)。

A.

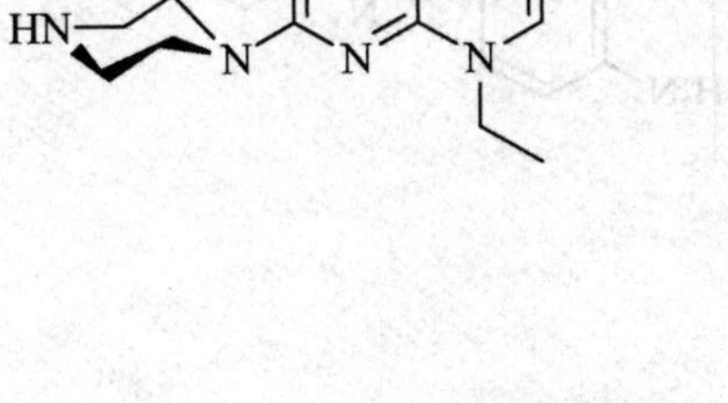

B.

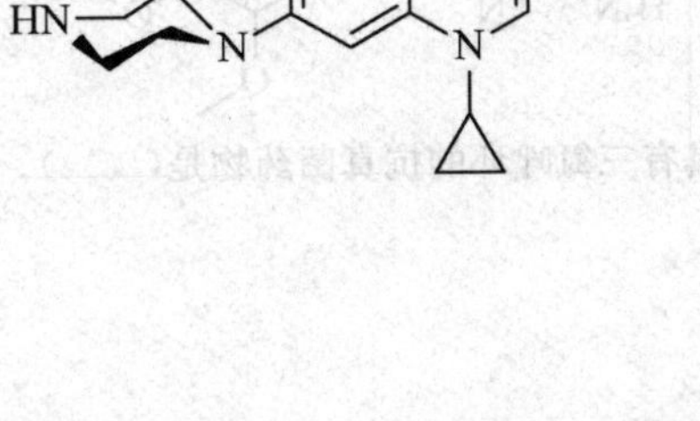

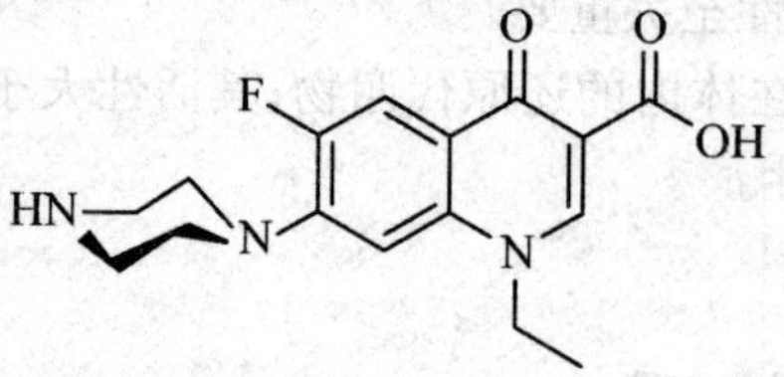

C.

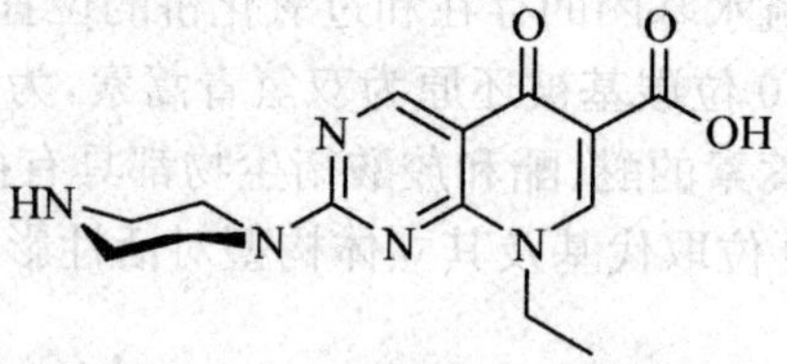

D.

2. 长期服用喹诺酮类抗菌药，可导致体内金属离子流失，这主要与其结构中哪个基团有关(　　)？

A. 6 位氟原子　B. 7 位哌嗪环　C. 1 位烃基　D. 3 位羧基和 4 位氧

3. 关于喹诺酮类 5 位取代基的作用，描述正确的是(　　)。

A. 体积越大，活性越好　B. 吸电性越强，活性越好

C. 供电性越强，活性越差　D. 氨基取代，活性最佳

4. 下列药物中，具有手性中心的是(　　)。

A. 环丙沙星　B. 氧氟沙星　C. 诺氟沙星　D. 培氟沙星

5. 在喹诺酮类药物 6 位，引入哪一种原子，药物活性最强(　　)？

A. F 原子　B. Cl 原子　C. 氨基　D. 甲基

6. 帕司烟肼是由异烟肼与哪一个药物成的盐(　　)？

A. 阿司匹林　B. 对氨基水杨酸　C. 乙胺丁醇　D. 水杨酸

7. 异烟肼与硝酸银试液作用，可产生银镜反应，这主要是由哪一个基团产生的理化性质(　　)？

A. 吡啶环　B. 酰胺基团　C. 肼基　D. 异烟酸

8. 利福霉素类抗结核药物的作用机制是(　　)。

A. 抑制 DNA 聚合酶　B. 抑制 DNA 依赖性 RNA 聚合酶

C. 抑制拓扑异构酶　D. 抑制 DNA 回旋酶

9. 关于利福平的描述，正确的是(　　)。

A. 是肝药酶抑制剂

B. 最初两周内连续服药可导致进行性血药浓度升高和半衰期延长

C. 尿液、唾液、汗液、泪液等腺体分泌物中常含有橘红色药物代谢物

D. 使用该药时，应餐后立即服用

10. 磺胺类抗菌药物的酸性解离常数(pKa)在什么范围内，药物的抑菌作用最强(　　)？

A. 3.5～4.0　B. 8.5～9.0　C. 5.5～6.0　D. 6.5～7.0

11. 甲氧苄啶与下列药物合用，不能起到抗菌增效作用的是(　　)。

A. 氨苄西林　B. 磺胺甲唑　C. 四环素　D. 庆大霉素

12. 能够抑制二氢叶酸还原酶的药物是(　　)。

A.

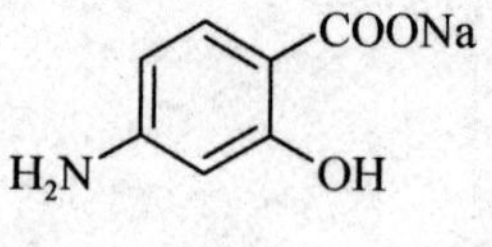

B.

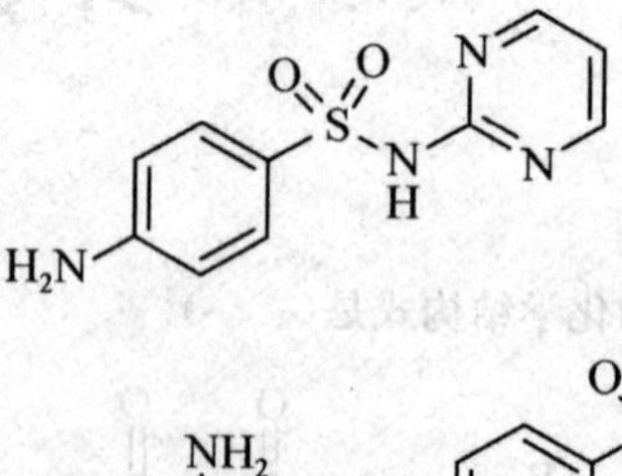

C.

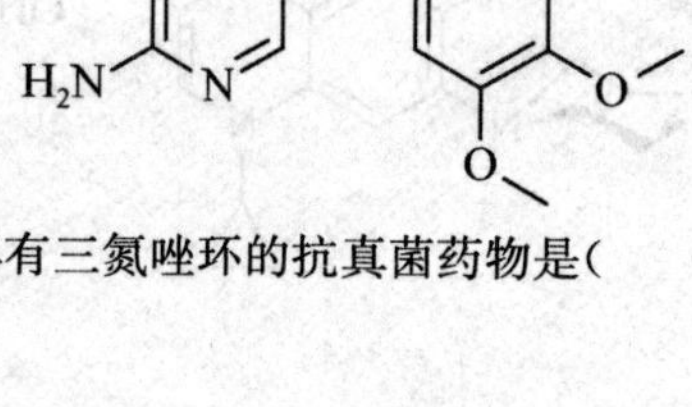

D.

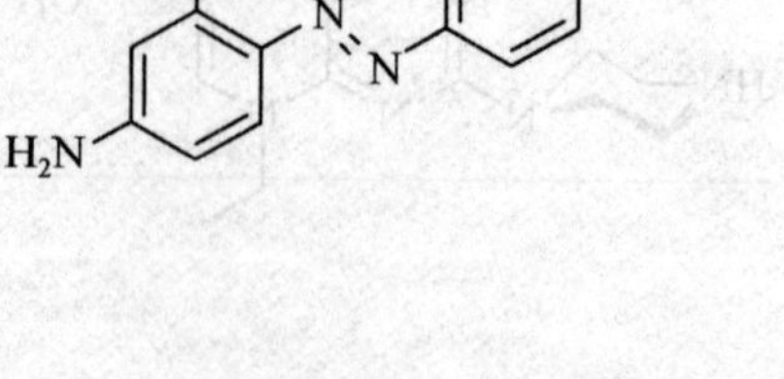

13. 具有三氮唑环的抗真菌药物是(　　)。

A. 酮康唑　　B. 伊曲康唑　　C. 利巴韦林　　D. 咪康唑

14. 可以口服的唑类抗真菌药物是(　　)。

A. 克霉唑　　B. 益康唑　　C. 咪康唑　　D. 酮康唑

15. 具有较强肝脏毒性和抑制雄激素合成副作用的药物是(　　)。

A.

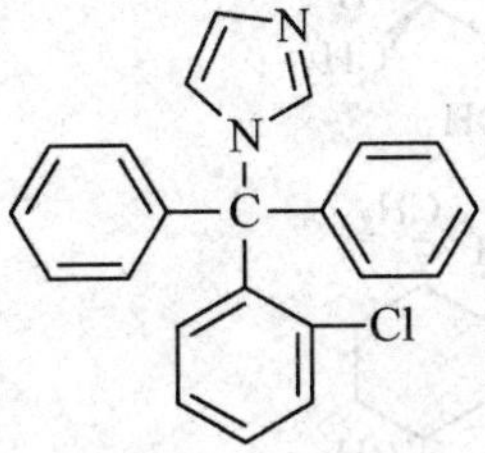

B.

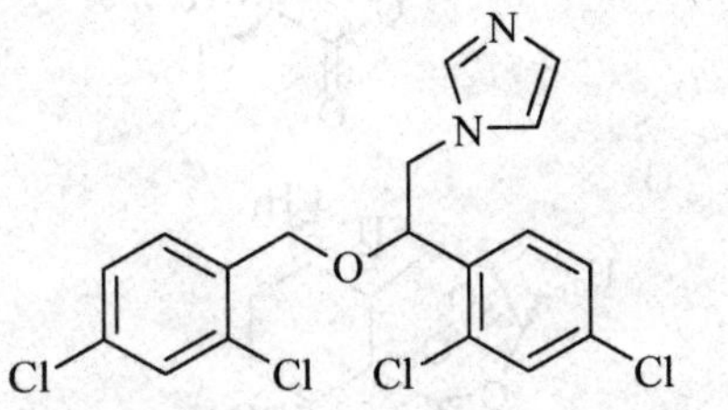

C.

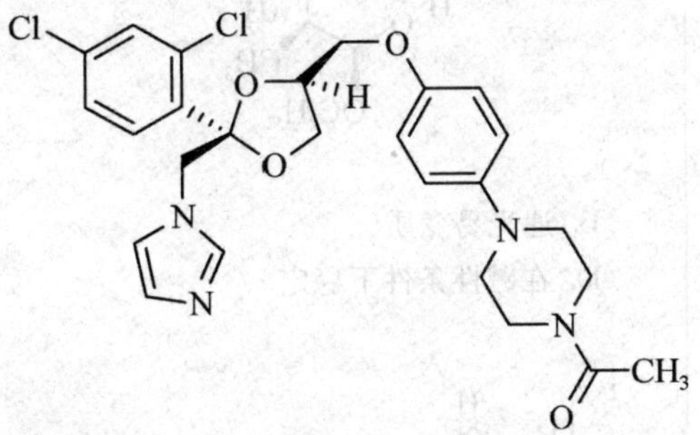

D.

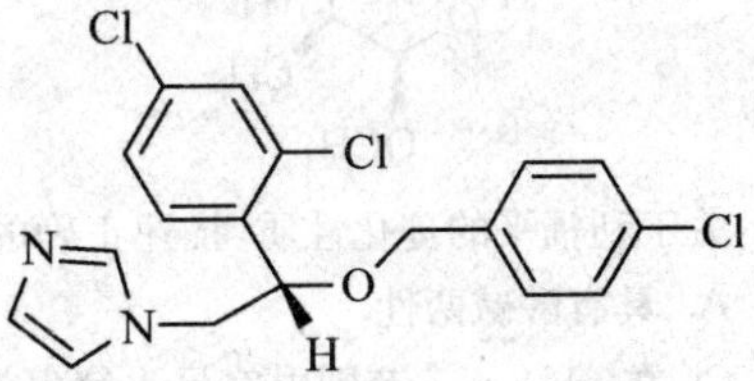

16. 具有烯丙胺结构的抗真菌药物是(　　)。

A. 特比萘芬　　B. 托萘酯　　C. 氟康唑　　D. 阿莫罗芬

17.

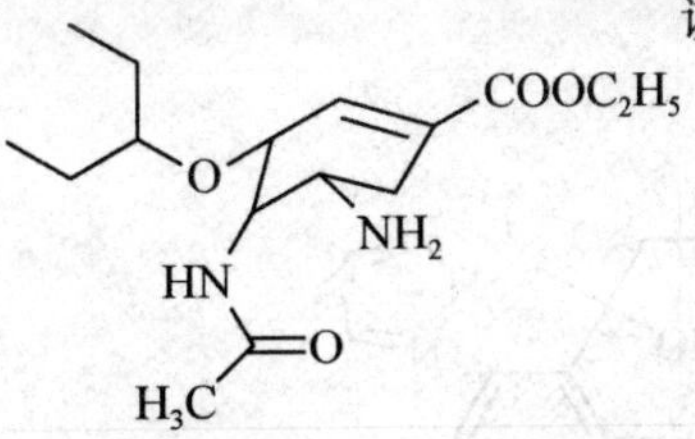

该结构药物的通用名是(　　)。

A. 扎那米韦　　B. 达菲　　C. 利巴韦林　　D. 齐多夫定

18. 下列哪一个药物是阿昔洛韦的前药(　　)?

A. 更昔洛韦　　B. 喷昔洛韦　　C. 泛昔洛韦　　D. 伐昔洛韦

19. 不具有核苷结构的抗病毒药是(　　)。

A. 阿昔洛韦　　B. 利巴韦林　　C. 拉米夫定　　D. 去羟肌苷

20. 第一个上市的 HIV 蛋白酶抑制剂是(　　)。

A. 沙奎那韦　　B. 齐多夫定　　C. 奈非那韦　　D. 奈韦拉平

21. 在肝脏中能代谢成亚砜形式的药物是(　　)。

A. 左旋咪唑　　B. 阿苯达唑　　C. 舒林酸　　D. 吡喹酮

22. 能刺激胰岛素释放而导致低血糖副作用的药物是(　　)。

A. 磷酸氯喹　　B. 青蒿素　　C. 蒿甲醚　　D. 硫酸奎宁

23. 属于 4-氨基喹啉衍生物的是(　　)。

A. 硫酸奎宁　　B. 磷酸氯喹　　C. 本芴醇　　D. 甲氟喹

24. 从天然植物黄花蒿中提取到的药物是(　　)。

A.

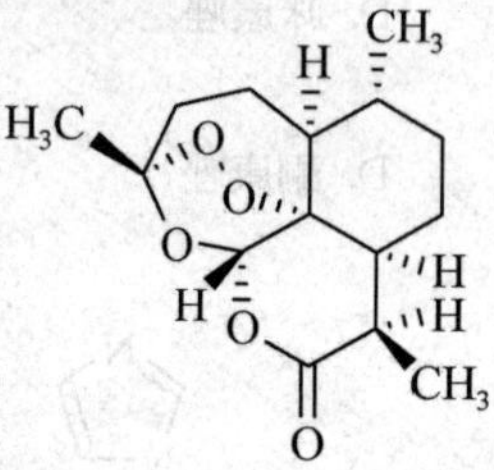

B.

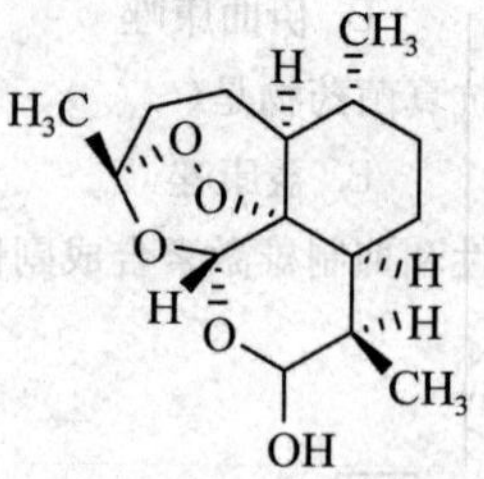

C.

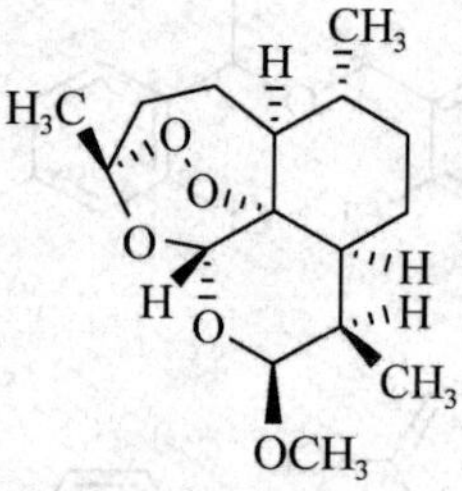

D.

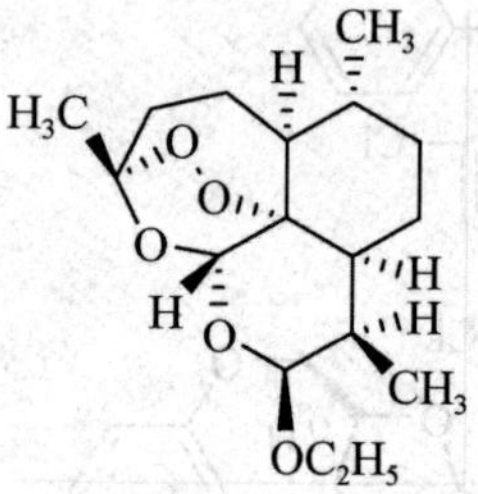

25. 关于利福平的理化性质,描述正确的是(　　)。

A. 具有酸碱两性　　B. 遇光易变质

C. 在 pH4~6.5 范围内容易水解失效　　D. 在碱性条件下稳定

B 型题

A.

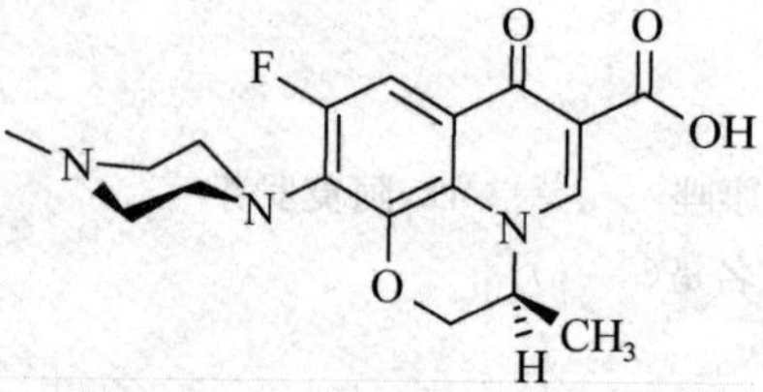

B.

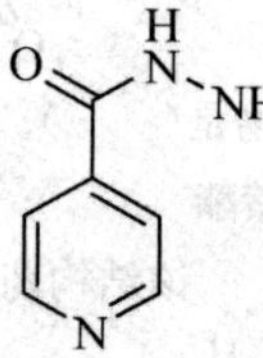

C.

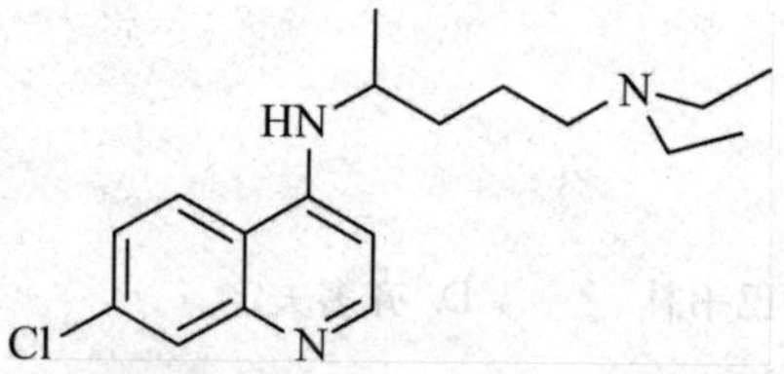

D.

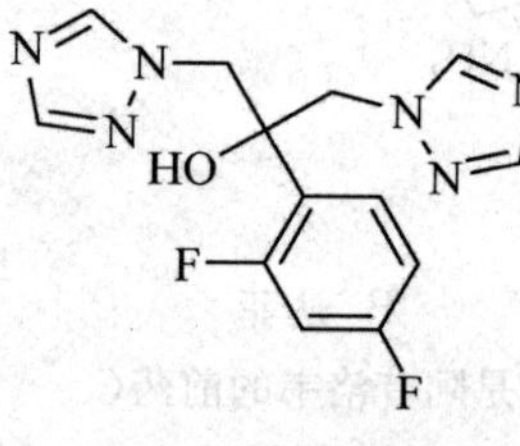

E.

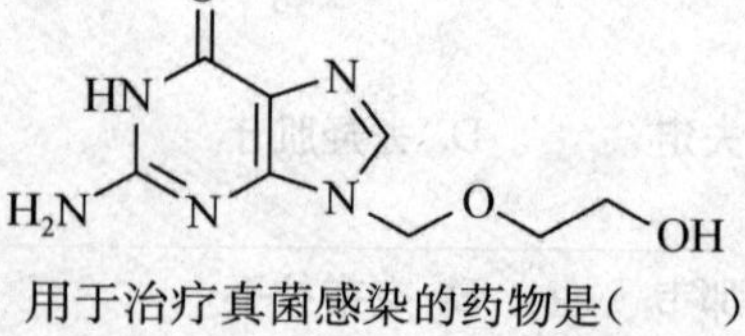

26. 用于治疗真菌感染的药物是(　　)。
27. 用于治疗病毒感染的药物是(　　)。
28. 用于治疗结核病的药物是(　　)。
29. 用于治疗疟原虫感染的药物是(　　)。
30. 用于治疗细菌感染的药物是(　　)。

A. 青蒿素　　B. 齐多夫定　　C. 磺胺甲𫫇唑　　D. 乙胺丁醇　　E. 异烟肼

31. 与血红蛋白中铁离子反应,药物生成自由基,从而产生药效的是(　　)。

32. 在体内需要三磷酸化后才能产生药效的是(　　)。
33. 代谢物在尿液中溶解度小,长期应用需与碳酸氢钠同时服用以碱化尿液的是(　　)。
34. 结构中具有 2 个手性碳原子,有左旋体、右旋体和内消旋体三种光学异构体的是(　　)。
35. 在体内被乙酰化酶代谢,不同种族的人群该酶的含量不同,需要调节给药剂量的是(　　)。

A.
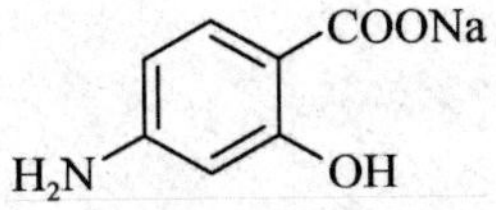
B.
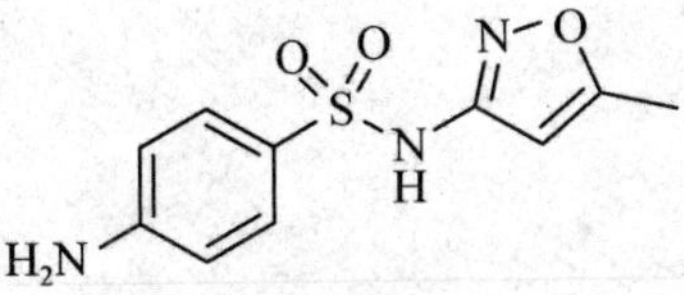
C.
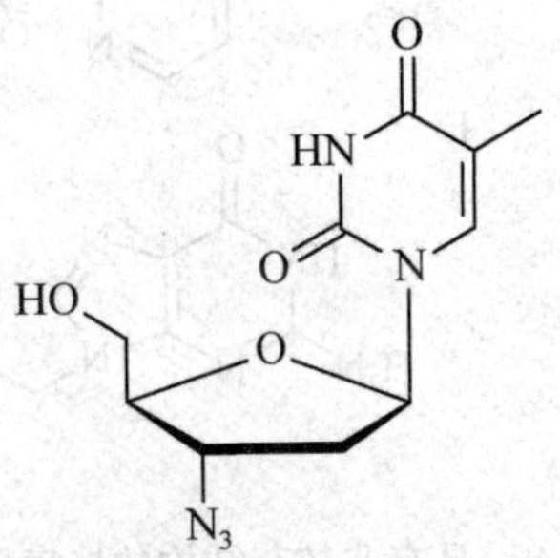

D.
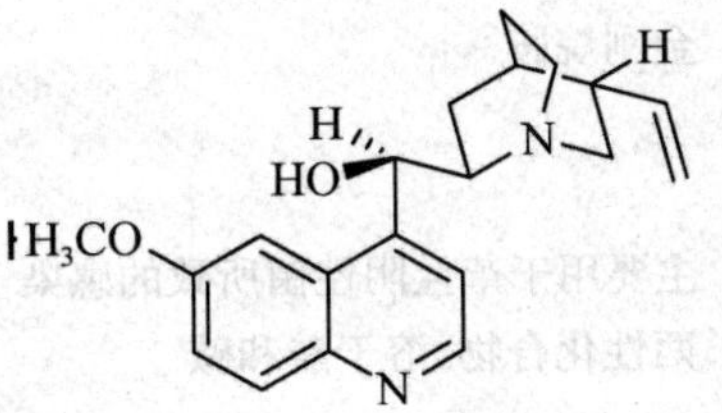
E.
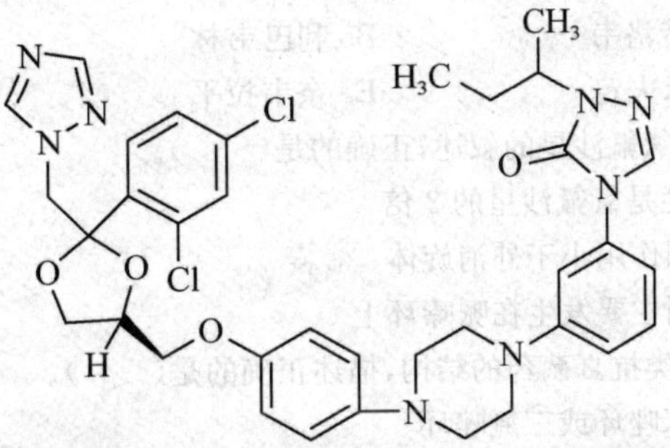

36. 体内发生羟基化代谢,代谢物活性比原药更强的是(　　)。
37. 其光学异构体是治疗心律失常药物的是(　　)。
38. 从代谢拮抗机制出发找到的药物是(　　)。
39. 同类药物有降低血糖和利尿副作用的是(　　)。
40. 在体内发生磷酸化代谢,代谢物均有显著活性的是(　　)。

A. 茚地那韦　　B. 两性霉素 B　　C. 奥司他韦　　D. 甲氧苄啶　　E. 利福平
41. 具有共轭多烯结构的药物是(　　)。
42. HIV 蛋白酶抑制剂是(　　)。
43. 磺胺类抗菌增效剂是(　　)。
44. 治疗结核病的抗生素是(　　)。
45. H5N1 禽流感首选药物是(　　)。

X 型题

46. 具有抗细菌感染作用的药物是(　　)。

A.
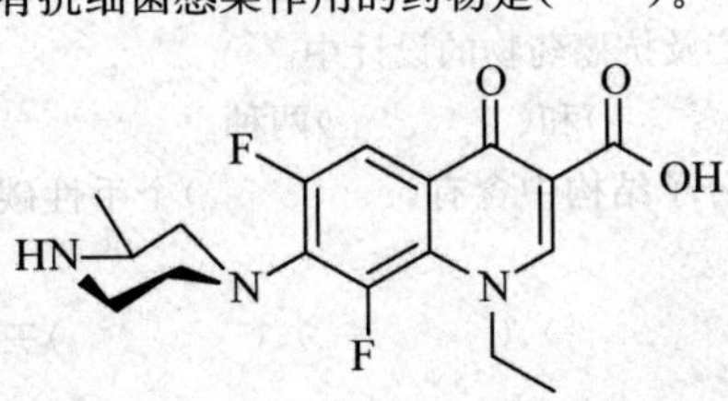
B.
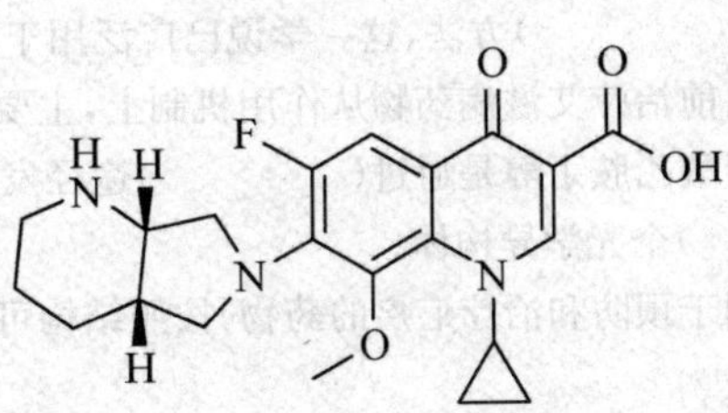

C.

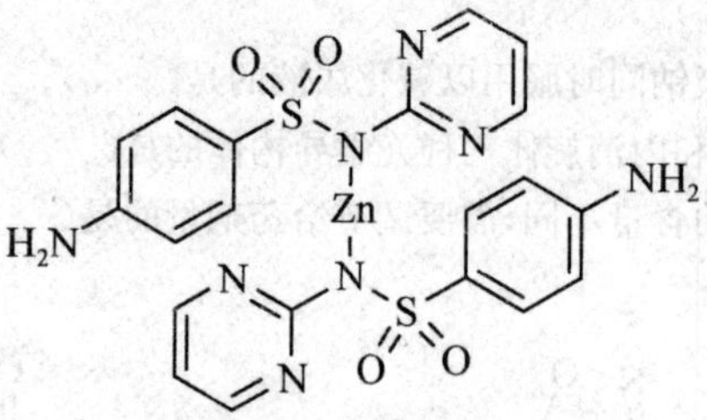

D.

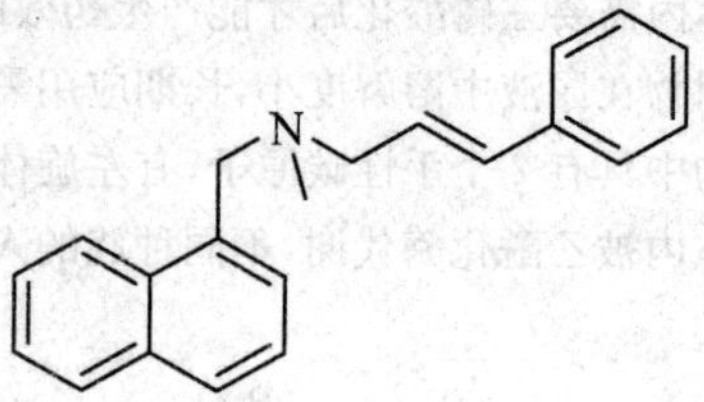

E.

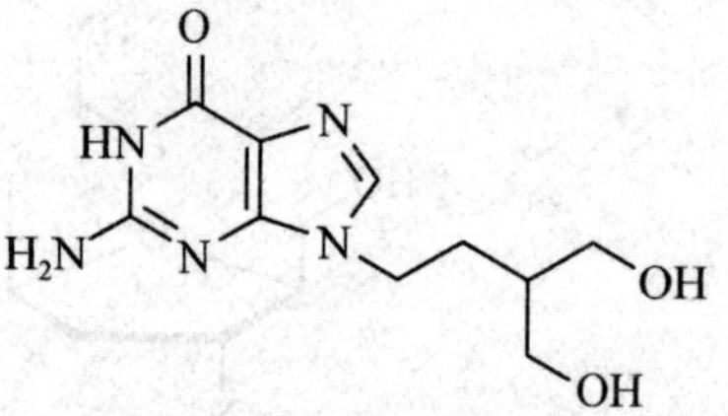

47. 具有非核苷结构的抗病毒药物是(　　)。
    A. 阿昔洛韦　　B. 利巴韦林　　C. 金刚烷胺
    D. 拉米夫定　　E. 奈韦拉平
48. 对左旋氧氟沙星的叙述,正确的是(　　)。
    A. 活性是氧氟沙星的 2 倍　　B. 主要用于革兰阴性菌所致的感染
    C. 毒副作用小于外消旋体　　D. 两性化合物,溶于酸和碱
    E. 代谢主要发生在哌嗪环上
49. 关于唑类抗真菌药的结构,描述正确的是(　　)。
    A. 含咪唑环或三氮唑环
    B. 立体异构与抗菌活性有关
    C. 氮唑上的取代基必须与氮杂环的 1 位上的 N 原子相连
    D. 苯环的 2 位有电负性取代基对抗真菌活性不利
    E. 含有二氧戊环结构活性更佳
50. 对青蒿素的构效关系描述,正确的有(　　)。
    A. 内过氧化结构是活性必需基团
    B. 疏水基团的存在对活性至关重要
    C. 10 位羰基对抗疟活性至关重要,不能被还原为羟基及进一步烃化
    D. 9 位取代基及其立体构型对活性有较大影响
    E. 只有过氧桥还不足以产生抗疟活性

二、填空题

1. 喹诺酮类药物的抗菌作用机制是抑制(　　　　)和(　　　　)酶,7 位引入哌嗪基可以增强与(　　　　)酶的亲和力。

2. 通过对磺胺类药物的作用机制研究,人们提出了(　　　　)学说,利用这一学说设计药物结构,通常都采用(　　　　)方法,这一学说已广泛用于抗菌、抗疟及抗癌药物的设计中。

3. 目前治疗艾滋病药物从作用机制上,主要包括(　　　　)和(　　　　)两种。

4. 盐酸乙胺丁醇是通过(　　　　)途径发现的,其分子结构中含有(　　　　)个手性碳原子,共有(　　　　)个光学异构体。

5. 用于预防和治疗疟疾的药物,按照结构可以分为(　　　　)、(　　　　)、(　　　　)三种。

三、写出下列英文药物的通用名，并说明它们的临床用途

1. aciclovir
2. artemisinin
3. isoniazid
4. ciprofloxacin

四、合成题

1. 以 2,4-二氯氟苯为起始原料，合成环丙沙星，并注明反应条件。
2. 以鸟嘌呤为起始原料，合成阿昔洛韦，并注明反应条件。

五、问答题

1. 从结构出发，分析异烟肼的理化性质。
2. 为什么磺胺类药物在药物化学史上的地位很重要。

参考答案

一、选择题

1. C　2. D　3. D　4. B　5. A　6. B　7. C　8. B　9. C　10. D　11. A　12. C　13. B　14. D　15. C　16. A　17. B　18. D　19. B　20. A　21. B　22. D　23. B　24. A　25. B　26. D　27. E　28. B　29. C　30. A　31. A　32. B　33. C　34. D　35. E　36. E　37. D　38. A　39. B　40. C　41. B　42. A　43. D　44. E　45. C　46. ABC　47. BCE　48. ABCDE　49. ABCE　50. ABDE

二、填空题

1. DNA 回旋酶　　拓扑异构酶　　DNA 回旋酶
2. 代谢拮抗学说　　生物电子等排体原理
3. 反转录酶抑制剂　　HIV 蛋白酶抑制剂
4. 随机筛选　　2　　3
5. 喹啉类　　青蒿素类　　嘧啶类

三、写出下列英文药物的通用名，并说明它们的临床用途

1. 阿昔洛韦　抗病毒药
2. 青蒿素　抗疟药
3. 异烟肼　抗结核病药
4. 环丙沙星　抗细菌感染药

四、合成题

1.

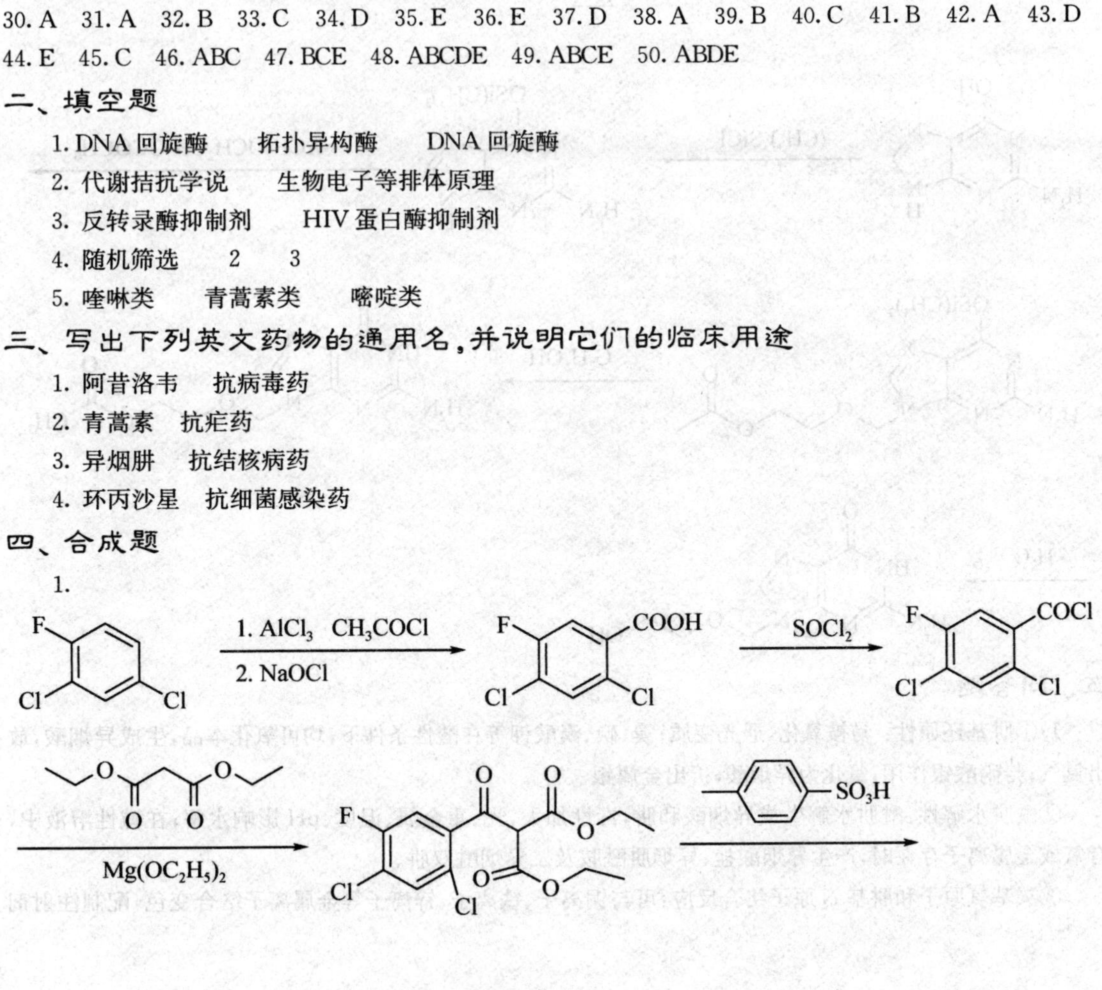

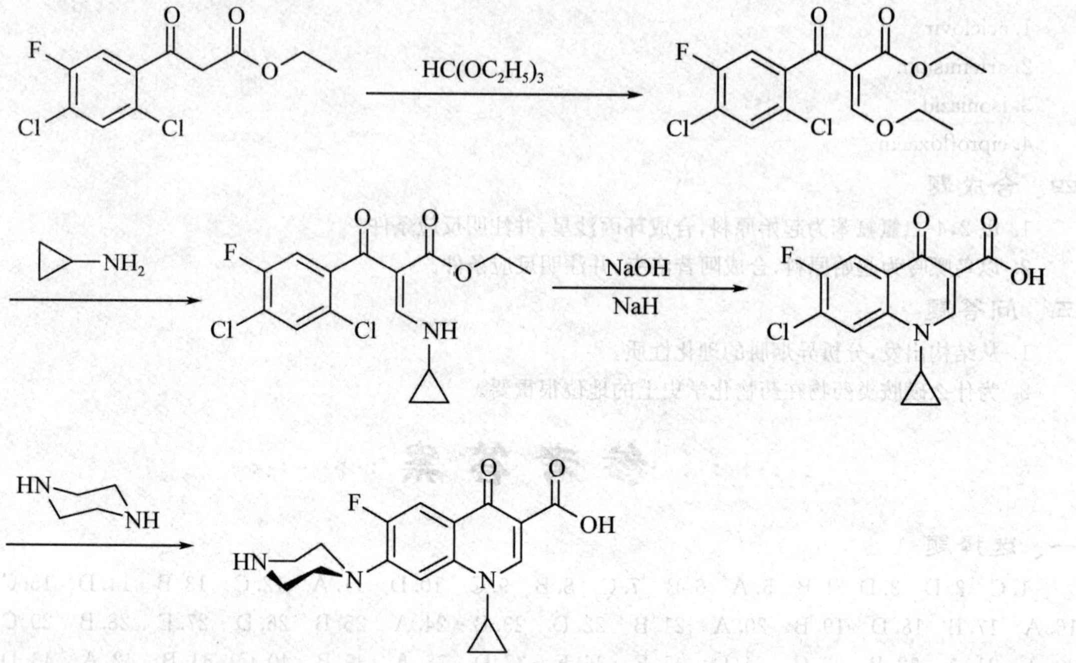

2.

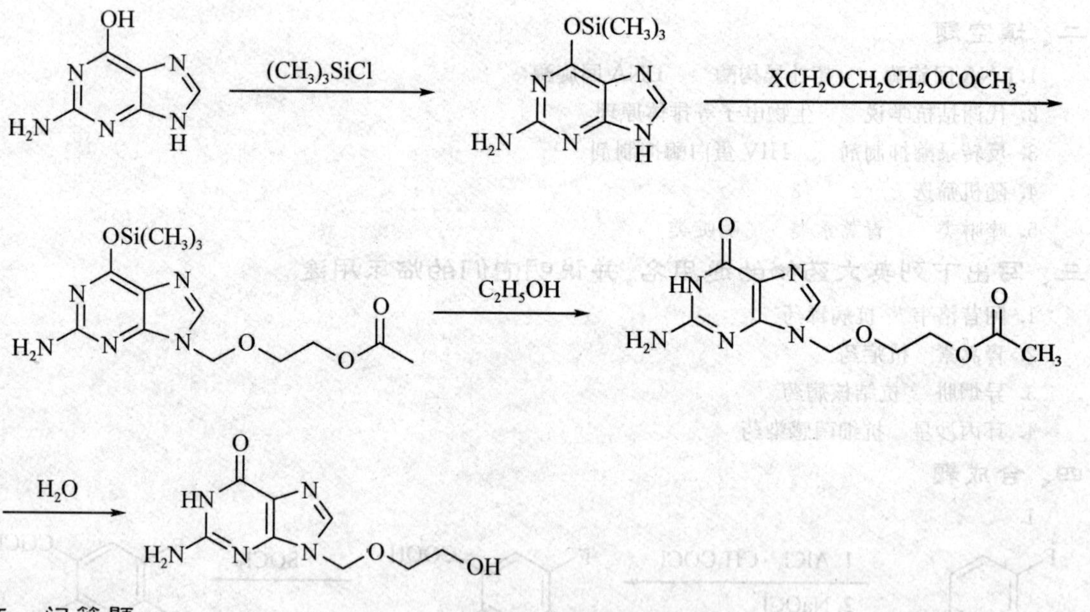

五、问答题

1. ①肼基还原性：易被氧化，遇光变质；溴、碘、溴酸钾等在酸性条件下，均可氧化本品，生成异烟酸，放出氮气；与硝酸银作用，氧化为异烟酸，析出金属银。

②酰肼水解性：酰肼水解生成异烟酸和肼，毒性加大，光、重金属、温度、pH 影响水解；在碱性溶液中，有氧或金属离子存在时，产生异烟酸盐、异烟肼酰胺及二异烟酰双肼。

③羰基氧原子和肼基 N 原子络合反应：可与铜离子、铁离子、锌离子等金属离子络合变色，配制注射剂

时，应避免与金属器皿接触；与铜离子在酸性条件下生成一分子红色螯合物，在 pH7.5 条件下生成两分子螯合物。

2.

①开创了化学治疗的新纪元，控制了死亡率极高的细菌传染病；

②开辟了从代谢拮抗寻找新药的途径；

③从其副作用中，寻找到了磺胺类利尿药和降血糖药。

第十章　降血糖药物和利尿药物

第一节　降 血 糖 药

糖尿病是一种糖、蛋白、脂肪代谢障碍性疾病，主要由胰岛素分泌不足或作用降低引起的。糖尿病主要分为胰岛素依赖性糖尿病（Ⅰ型糖尿病）和非胰岛素依赖性糖尿病（Ⅱ型糖尿病）。

治疗糖尿病药物分类：
- 胰岛素及其类似物
- 胰岛素分泌促进剂
- 胰岛素增敏剂
- α-葡萄糖苷酶抑制剂
- 二肽基肽酶-IV 抑制剂

一、胰岛素及其类似物

1. 胰岛素

(1) 是治疗糖尿病的首选药。

(2) 1965 年，胰岛素全合成在我国获得成功，标志人工合成蛋白质的时代已经开始。

(3) 动物来源的胰岛素，只有猪和牛胰岛素可用于糖尿病治疗。

(4) 基因工程方法制备人胰岛素，已成为生产胰岛素的重要手段。

2. 胰岛素类似物

(1) 天然胰岛素在高浓度下通常以二聚体或六聚体形式存在，而胰岛素只能以单体形式穿透毛细血管，多聚体需要解离才能被吸收。故解离速度是胰岛素的限速吸收步骤。

(2) 赖脯胰岛素：是人胰岛素 B28 脯氨酸与 B29 赖氨酸对换得到，单聚体、吸收快、可在注射后立即进餐。

门冬胰岛素：B28 脯氨酸换成门冬氨酸，自我聚合能力低于人胰岛素，起效快。

甘精胰岛素：人胰岛素 A21 位天冬酰胺换成甘氨酸，B30 位苏氨酸后加两个精氨酸，超长效制剂。

地特胰岛素：B29 赖氨酸的 N 上 14-碳肉豆蔻酰化，长效制剂。

二、胰岛素分泌促进剂

结构分类：
- 磺酰脲类
- 非磺酰脲类

1. 磺酰脲类药物的发展及构效关系

1942年，磺胺抗菌药磺胺异丁基噻二唑治疗伤寒时，病人出现低血糖反应

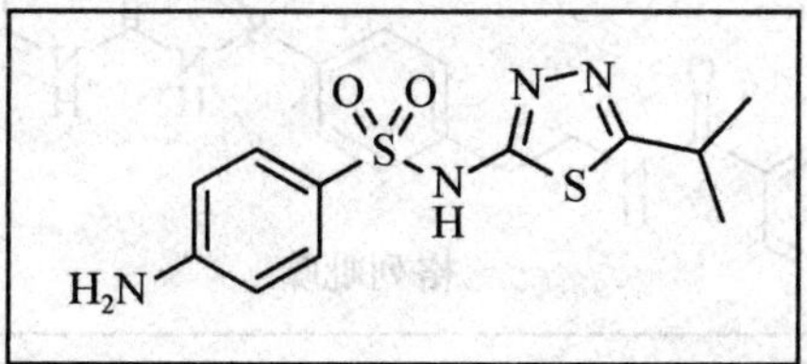

合成磺酰脲类化合物

1955年，氨苯磺丁脲首先作为降糖药使用，随后由于骨髓抑制和肝毒性而停用

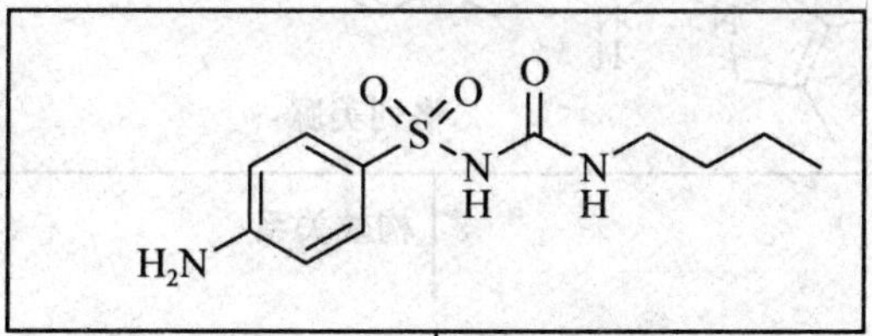

陆续合成大量磺酰脲类衍生物

第一代药物

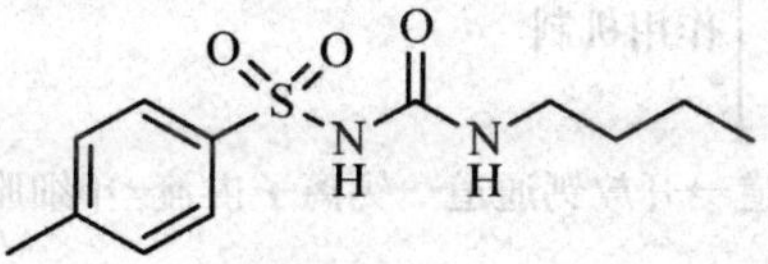

甲苯磺丁脲
（苯环对位甲基易氧化代谢，短效）

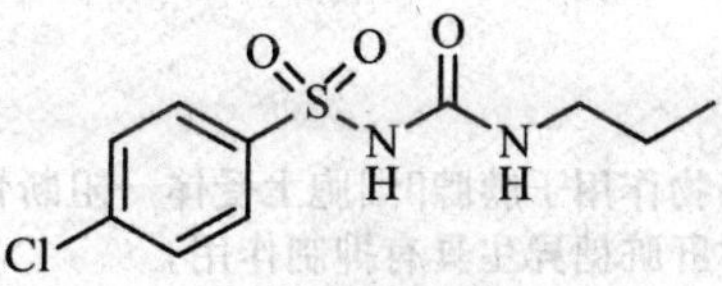

氯磺丙脲
（氯原子不易被代谢，长效）

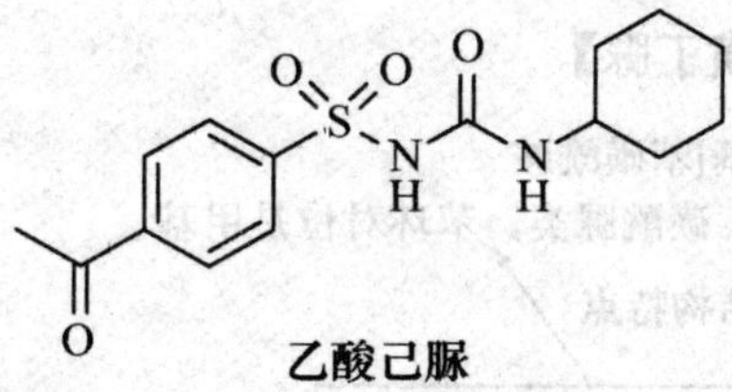

乙酸己脲

第二代药物

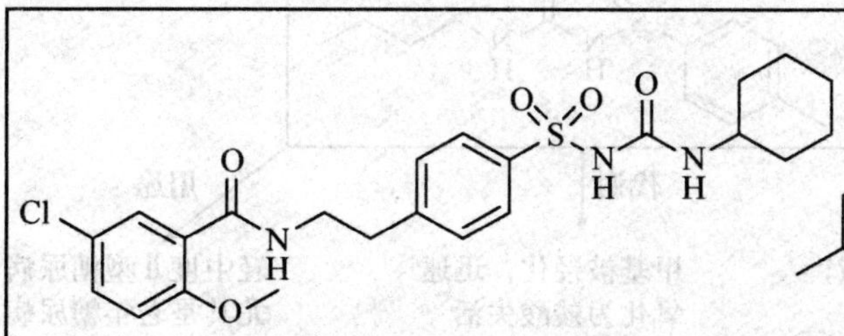

格列本脲

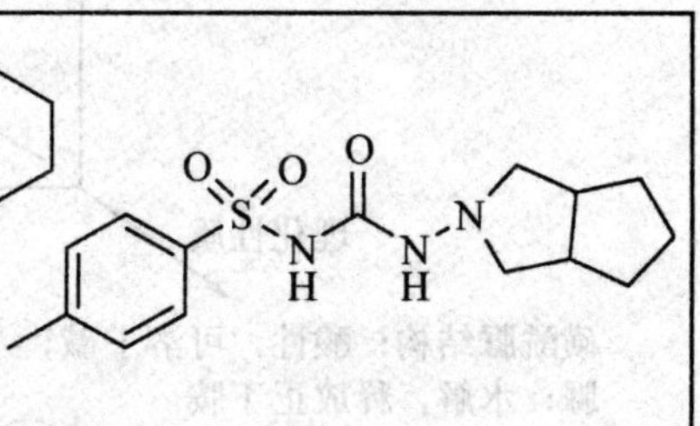

格列齐特

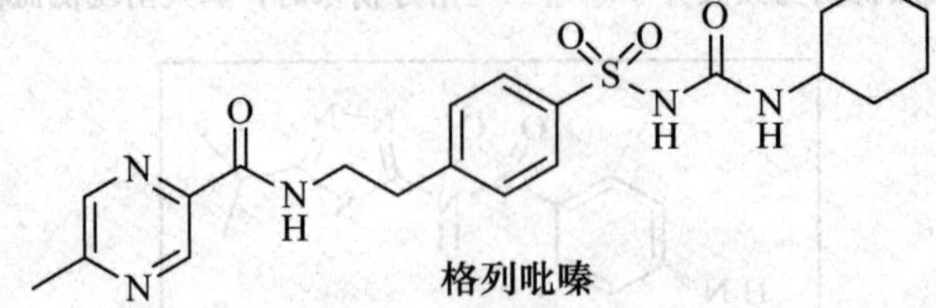

格列吡嗪

第三代药物

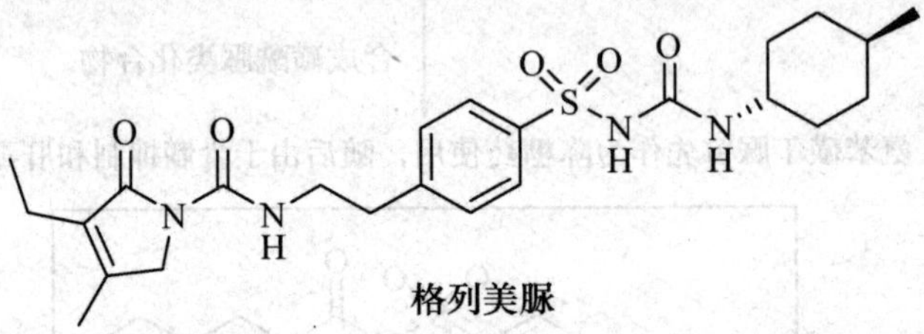

格列美脲

↓ 构效关系

(1) 脲上N原子周围的空间应该合理，脲基上的取代基应具有一定体积和亲脂性；取代基的碳原子数在3~6之间，则具有显著活性，如甲基、乙基或碳原子数超过12时则活性消失；

(2) 磺酰基芳环上取代基，通常在对位，影响药物代谢和作用时间。

↓ 作用机制

(1) 药物作用于胰腺β细胞上受体→阻断钾通道→开放钙通道→钙离子内流→β细胞分泌胰岛素；

(2) 对肝脏糖异生具有抑制作用；

(3) 增强外源性胰岛素的降血糖作用。

2. 磺酰脲类代表药物

【甲苯磺丁脲】

化学名：4-甲基-N-[(丁氨基)羰基]苯磺酰胺

结构特点：磺酰脲类，苯环对位是甲基

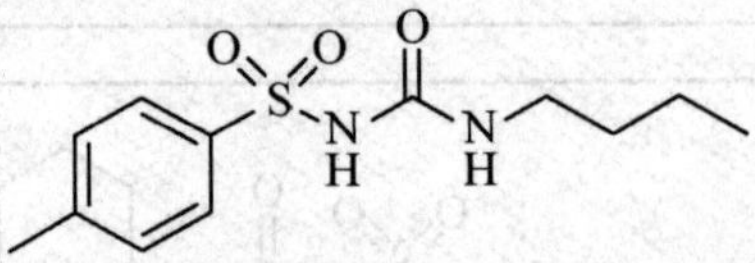

理化性质：磺酰脲结构：酸性，可溶于碱；脲：水解，释放正丁胺

代谢：甲基被羟化，迅速氧化为羧酸失活

用途：轻中度Ⅱ型糖尿病，尤其是老年糖尿病人，短效；注射剂适于用于诊断胰岛素瘤

合成路线：

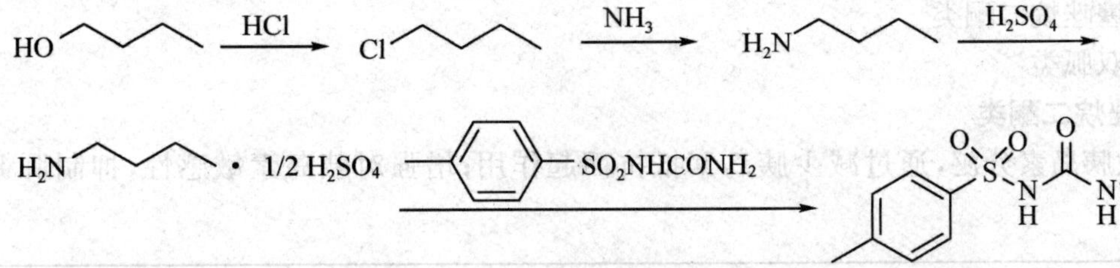

【格列苯脲】

化学名：*N*-[2-[4-[[[（环己氨基）羰基]氨基]磺酰基]苯基]乙基]-2-甲氧基-5-氯苯甲酰胺

结构特点：磺酰脲类，脲基N上连有环己基

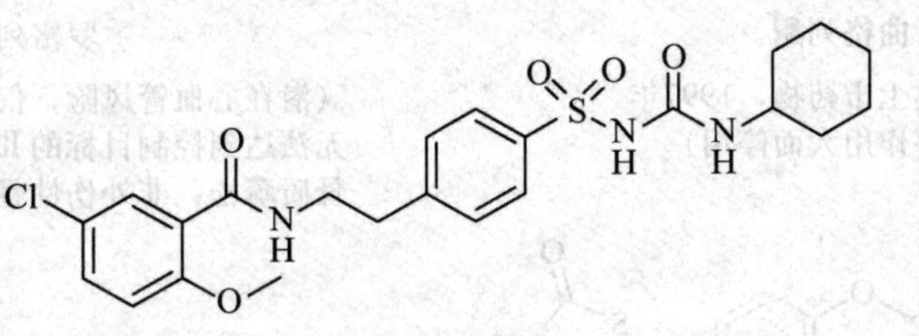

理化性质：酰脲：常温、干燥条件下稳定；潮湿条件下水解

代谢：脂环氧化生成反式-4'-羟基格列苯脲（活性是原药的15%）和顺式-3'-羟基格列苯脲

用途：强效降糖药，用于中、重度Ⅱ型糖尿病患者

3. 非磺酰脲类

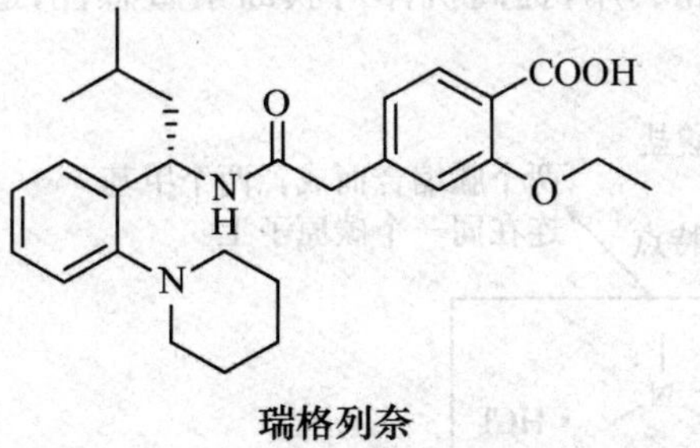

瑞格列奈

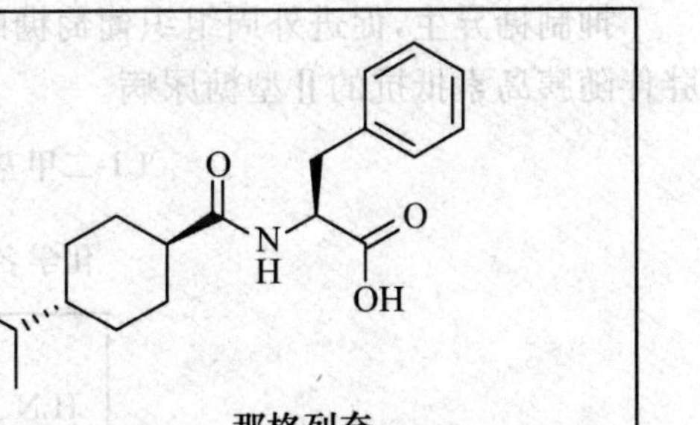

那格列奈

瑞格列奈：S（+）异构体活性强，临床用该异构体，被称为“膳食葡萄糖调节剂”，用于饮食控制、降低体重及运动锻炼不能控制的Ⅱ型糖尿病

那格列奈：单独用于饮食和运动不能控制的Ⅱ型糖尿病，也可以用于二甲双胍不能控制的Ⅱ型糖尿病，不适合对磺酰脲类疗效欠佳的Ⅱ型患者。

三、胰岛素增敏剂

分类 {噻唑烷二酮类；双胍类}

1. 噻唑烷二酮类

不刺激胰岛素分泌，通过减少胰岛素抵抗而起作用；增强对胰岛素敏感性，抑制肝糖输出。

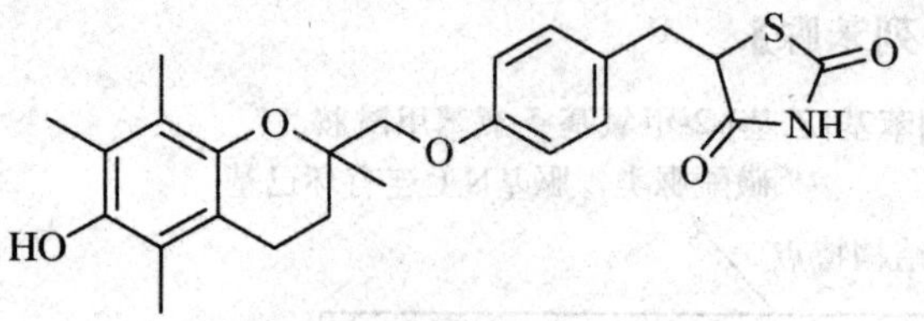

曲格列酮

（第一个该类上市药物，1997年上市，肝损害作用大而停用）

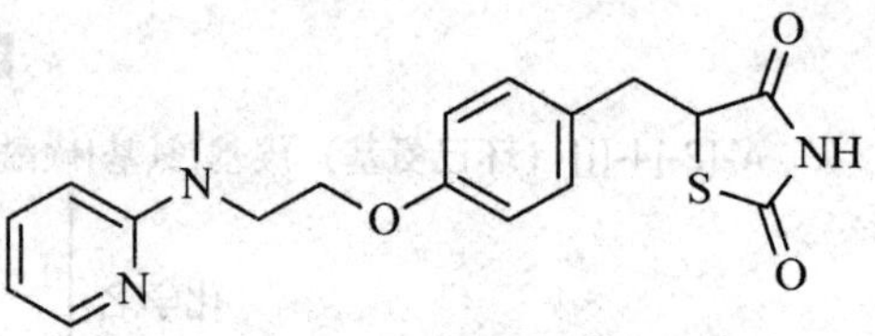

罗格列酮

（潜在心血管风险，仅适用于其他降糖药无法达到控制目标的Ⅱ型糖尿病，心脏病、骨质疏松、非外伤性骨折患者禁用）

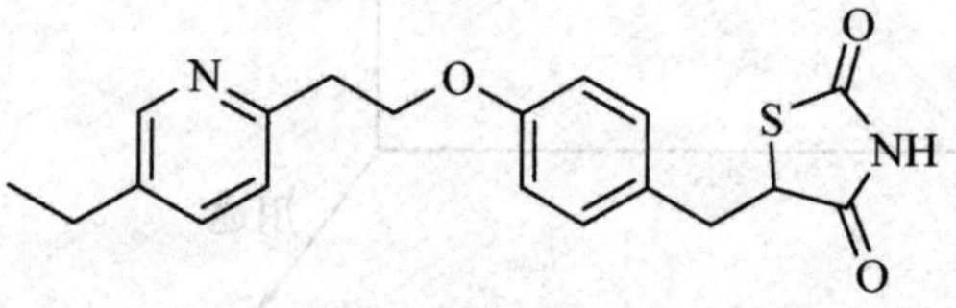

吡格列酮

（心血管风险、骨折风险、黄斑、水肿等问题）

2. 双胍类

抑制糖异生，促进外周组织葡萄糖的摄取和利用；提高机体对胰岛素敏感性；适用于肥胖伴随胰岛素抵抗的Ⅱ型糖尿病。

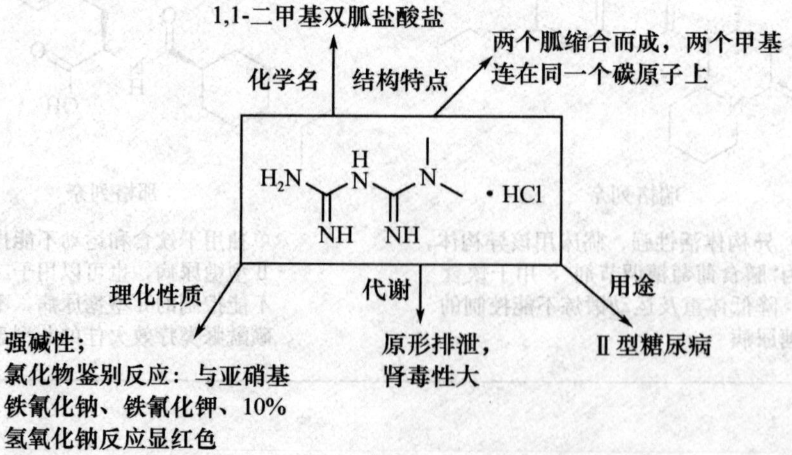

四、α-葡萄糖苷酶抑制剂

抑制小肠刷状缘上各种α-葡萄糖苷酶→减慢淀粉分解为麦芽糖和葡萄糖的速度→减缓糖的吸收，降低餐后血糖，不增加胰岛素分泌。此类降糖药主要用于单用磺酰脲类或双胍类餐后血糖控制不理想者，或单用于较轻的餐后高血糖患者。

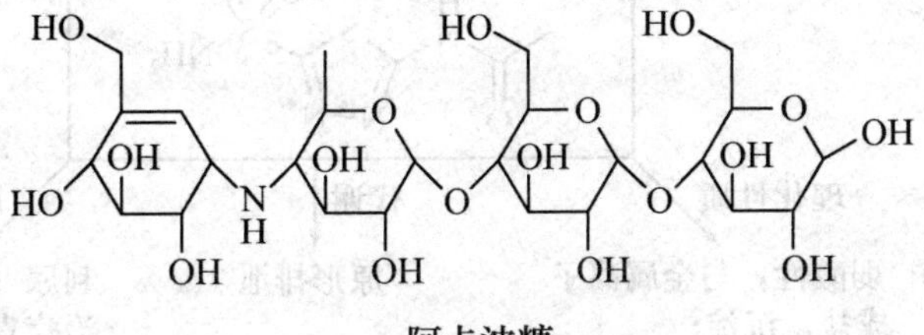

阿卡波糖

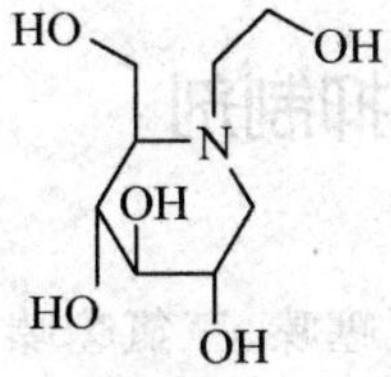

米格列醇

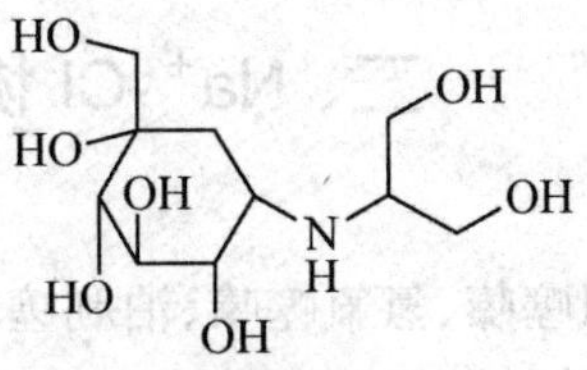

伏格列波糖

五、二肽基肽酶-IV 抑制剂

药物对该酶的抑制作用可降低其对胰高血糖素样肽和葡萄糖促胰岛素多肽的代谢失活，促进胰岛素分泌。

常用药物：西他列汀、维格列汀。

第二节　利　尿　药

分类：
- 碳酸酐酶抑制剂
- Na^+-Cl^-协转运抑制剂
- Na^+-K^+-$2Cl^-$协转运抑制剂
- 阻断肾小管上皮Na^+通道药物
- 盐皮质激素受体阻断剂

一、碳酸酐酶抑制剂

1. 常用药物

乙酰唑胺、醋甲唑胺、双氯非那胺。

2. 代表药物

【乙酰唑胺】

化学名：N-[5-（氨磺酰基）-1,3,4-噻二唑-2-基]乙酰胺

结构特点：噻二唑环，环外磺酰胺基

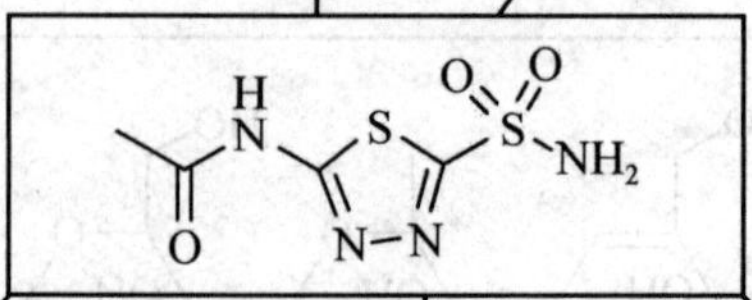

理化性质：
磺酰胺基：弱酸性，与金属离子成盐，沉淀；
酰胺：在乙醇中与硫酸反应，释放乙酸乙酯

代谢：原形排泄

用途：利尿（酸中毒）
治疗青光眼

二、Na^{+}-Cl^{-}协转运抑制剂

1. 常用药物

苯并噻嗪类(氢氯噻嗪、氢氟噻嗪、泊利噻嗪、苄氟噻嗪、三氯噻嗪、甲氯噻嗪)。非苯并噻嗪类(美托拉宗、吲达帕胺)。

2. 代表药物

【氢氯噻嗪】

化学名：6-氯-3，4-二氢-2H-1，2，4-苯并噻二嗪-7-磺酰胺-1，1-二氧化物

结构特点：苯磺酰胺类，环内和环外均有磺酰胺基

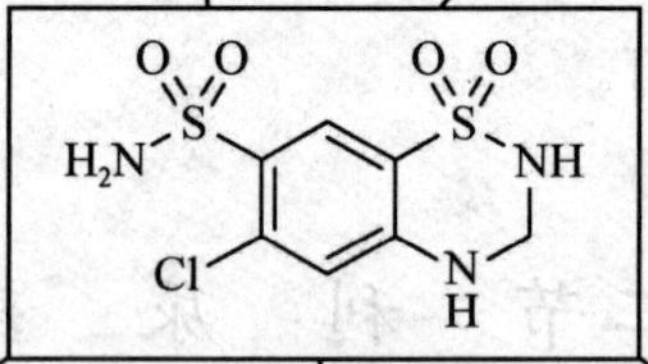

理化性质：
磺酰胺基：弱酸性，碱性下水解；
对日光、热稳定。不能强光曝晒；

代谢：原形排泄

用途：用于慢性心功能不全、原发性高血压病、尿崩症、高尿钙症及肾钙结石等。属于排利尿药，久用应服KCl或保钾利尿药（氨苯蝶啶）

合成路线：

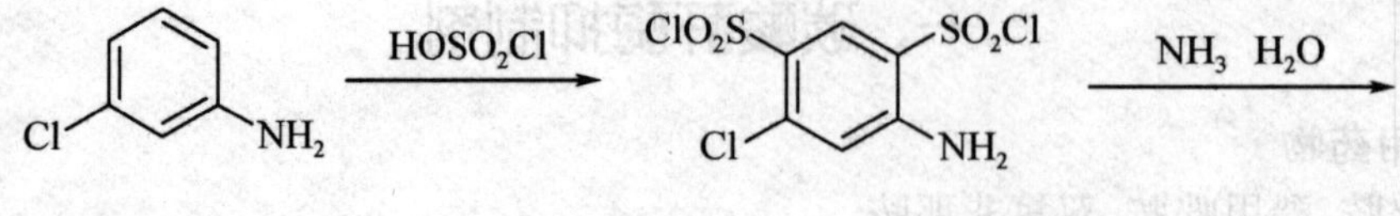

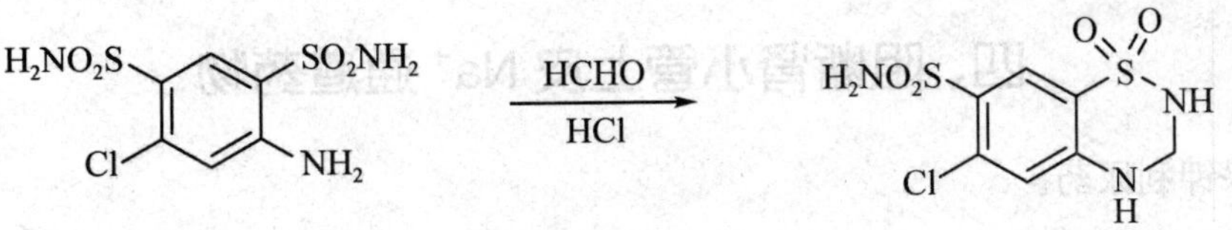

三、Na^+-K^+-$2Cl^-$协转运抑制剂

磺酰胺类：呋塞米、布美他尼、托拉塞米、阿佐塞米、希帕胺

苯氧乙酸类：依他尼酸、替尼酸

4-噻唑啉酮类

代表药物

【呋塞米】

化学名：2-[(2-呋喃甲基)氨基]-5-(氨磺酰基)-4-氯苯甲酸

结构特点：环外磺酰胺基

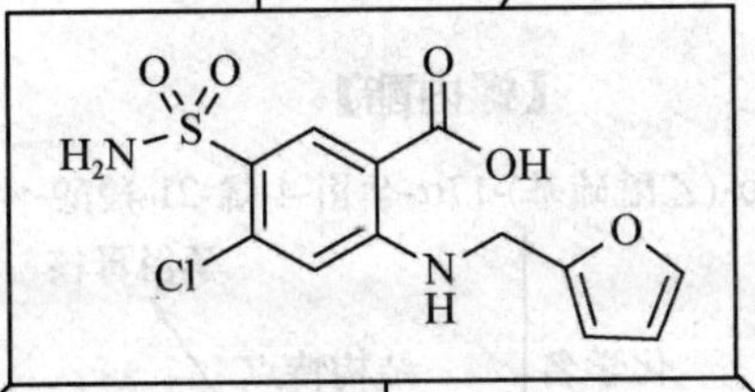

理化性质：酸性：羧基和磺酰胺基

代谢：原形排泄；*N*-脱烷基

用途：急性左心衰、肺水肿、脑水肿、高血压、慢性肾功能不全

【依他尼酸】

化学名：[2,3-二氯-4-（2-亚甲基丁酰基）苯氧基]乙酸

结构特点：苯氧乙酸类，α,β-不饱和酮

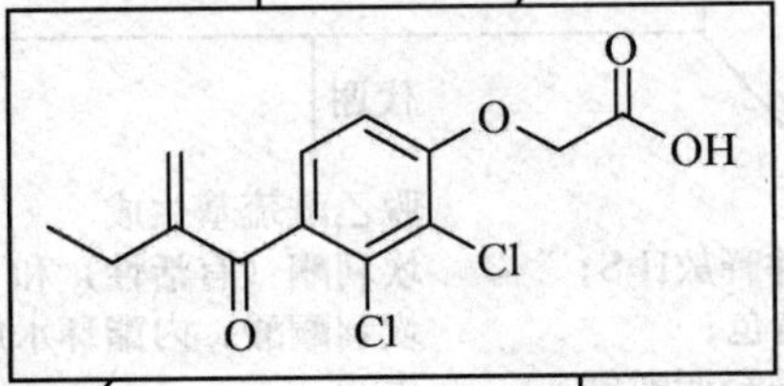

理化性质：酸性；α,β-不饱和酮：遇氢氧化钠分解产生甲醛，继而与变色酸钠显深紫色

用途：强效迅速；用于慢性充血性心力衰竭、肝硬化水肿、脑水肿、肺水肿、肾性水肿、其他药无效的严重水肿，有低血钾、药源性耳聋副作用

四、阻断肾小管上皮 Na^+ 通道药物

属于保钾利尿药。

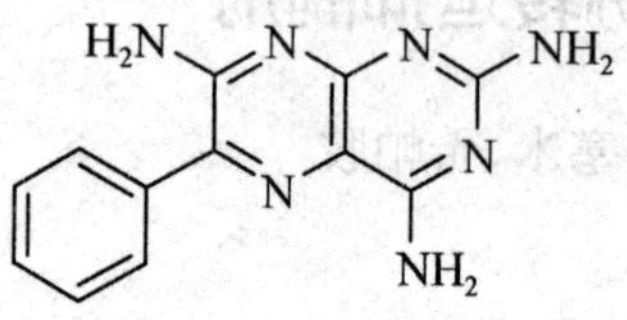

氨苯蝶啶

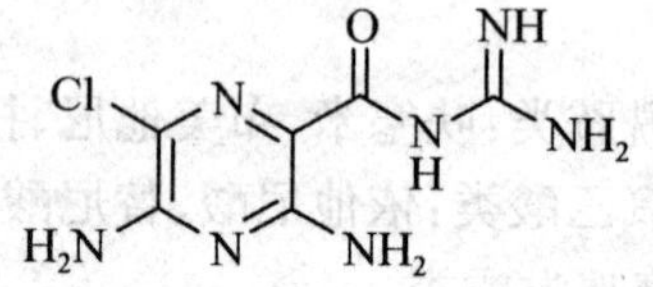

阿米洛利

五、盐皮质激素受体阻断剂

代表药物

【螺内酯】

化学名：17*β*-羟基-3-氧-7α-(乙酰硫基)-17α-孕甾-4-烯-21-羧酸-*γ*-内酯

结构特点：孕甾母核

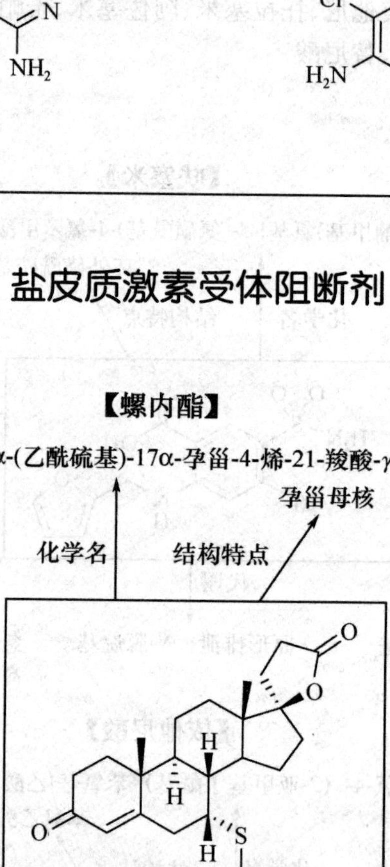

理化性质：

在空气中稳定；

甾核：被硫酸氧化，显红色并释放H_2S；与异烟肼在甲酸中显黄色；

侧链酯：在甲酸中水解，显异羟肟酸铁反应；降解产物坎利酮无此反应

代谢：脱乙酰巯基生成坎利酮（有活性）和坎利酮酸；内酯环水解失活

用途：低效，用于顽固性水肿，副作用为高血钾和抗雌激素作用

知识地图

- 降糖药
  - 胰岛素及其类似物
  - 胰岛素分泌促进剂
    - 磺酰脲类：甲苯磺丁脲*、格列苯脲*
    - 非磺酰脲类
  - 胰岛素增敏剂
    - 噻唑烷二酮类
    - 双胍类：二甲双胍*
  - α-葡萄糖苷酶抑制剂
  - 二肽基肽酶-IV抑制剂
- 磺胺类抗菌药副作用
  - → 低血糖 → 降糖药
  - → 利尿 → 利尿药
- 利尿药
  - 碳酸酐酶抑制剂：乙酰唑胺
  - Na^+-Cl^-协转运抑制剂：氢氯噻嗪*
  - Na^+-K^+-$2Cl^-$协转运抑制剂：呋塞米
  - 阻断肾小管上皮Na^+通道药物：氨苯蝶啶
  - 盐皮质激素受体阻断剂：螺内酯*

习题精选

一、选择题

A 型题

1. 格列苯脲的化学结构式是(　　)。

A.

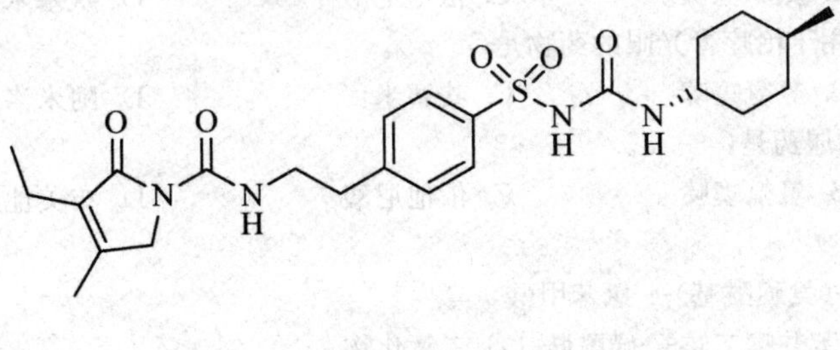

B.

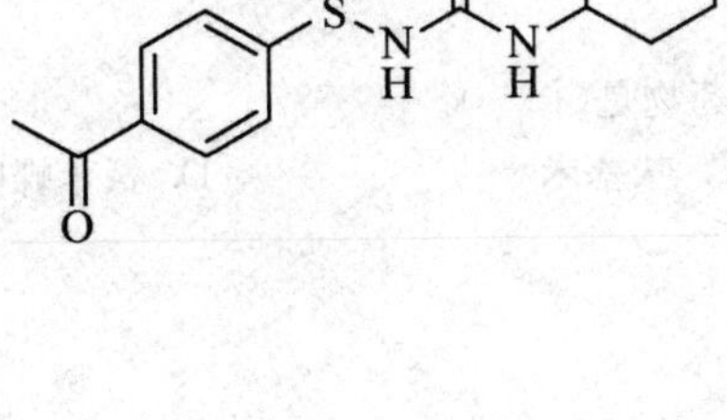

C.

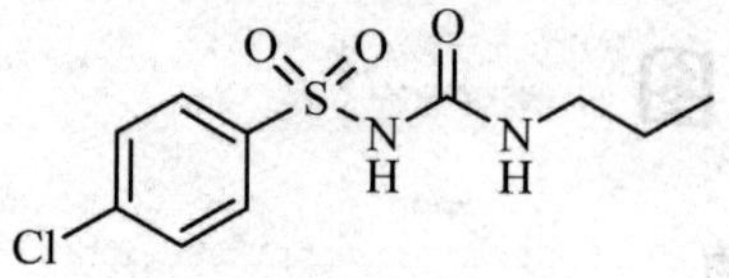

D.

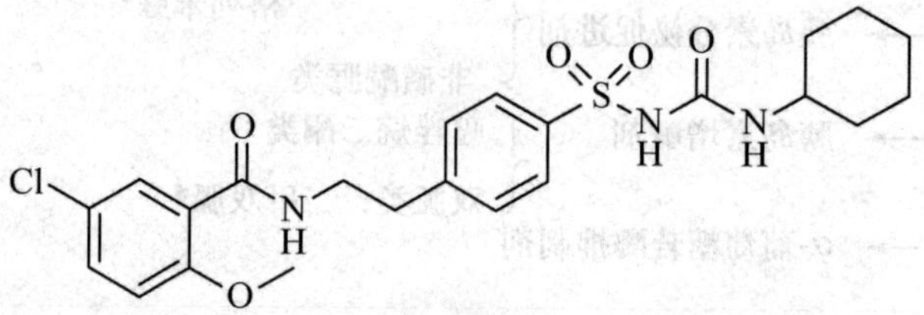

2. 某一药品在碱性溶液中加热后，会产生正丁胺臭味的是(　　)。

A. 盐酸二甲双胍　B. 阿卡波糖　C. 甲苯磺丁脲　D. 胰岛素

3. 下列胰岛素药物中，起效最快的是(　　)。

A. 门冬胰岛素　B. 甘精胰岛素　C. 地特胰岛素　D. 胰岛素

4. 属于胰岛素增敏剂的药物是(　　)。

A.

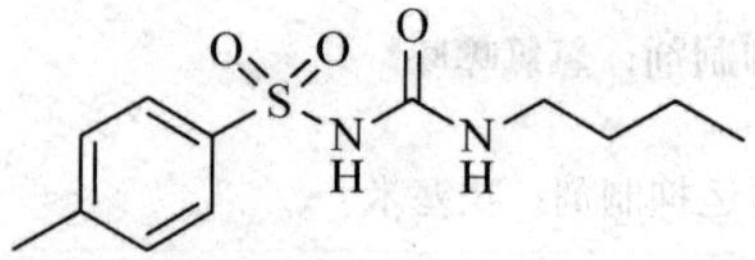

B.

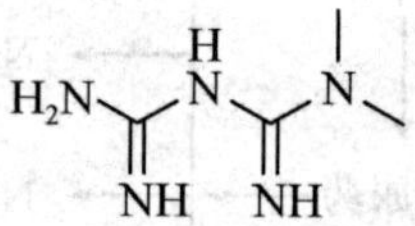

C.

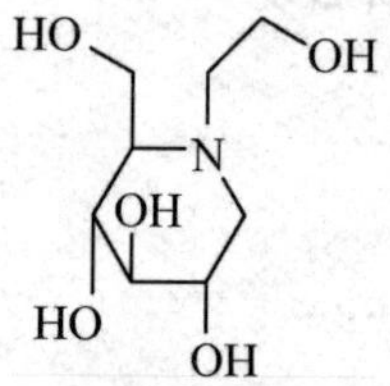

D.

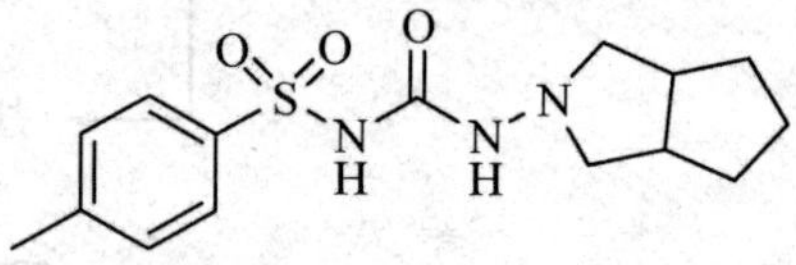

5. 具有噻唑烷二酮结构的降糖药是(　　)。

A. 曲格列酮　B. 阿卡波糖　C. 西他列汀　D. 瑞格列奈

6. 与异烟肼在甲酸容易中反应生成可溶性黄色产物的药物是(　　)。

A. 螺内酯　B. 氨苯蝶啶　C. 依他尼酸　D. 呋塞米

7. 属于碳酸酐酶抑制剂，临床用于治疗青光眼的药物是(　　)。

A. 乙酰唑胺　B. 氢氯噻嗪　C. 呋塞米　D. 阿米洛利

8. 具有 α,β-不饱和酮结构的利尿药是(　　)。

A. 醋甲唑胺　B. 氢氟噻嗪　C. 依他尼酸　D. 布美他尼

9. 呋塞米的化学名是(　　)。

A. 2-[(2-呋喃甲基)氨基]-5-(氨磺酰基)-4-氯苯甲酸

B. 6-氯-3,4-二氢-2H-1,2,4-苯并噻二嗪-7-磺酰胺-1,1-二氧化物

C. 17β-羟基-3-氧-7α-(乙酰硫基)-17α-孕甾-4-烯-21-羧酸-γ-内酯

D. [2,3-二氯-4-(2-亚甲基丁酰基)苯氧基]乙酸

10. 既具有环内磺酰胺基团，也具有环外磺酰胺基团的药物是(　　)。

A. 乙酰唑胺　B. 氢氯噻嗪　C. 呋塞米　D. 氨苯蝶啶

B 型题

A.
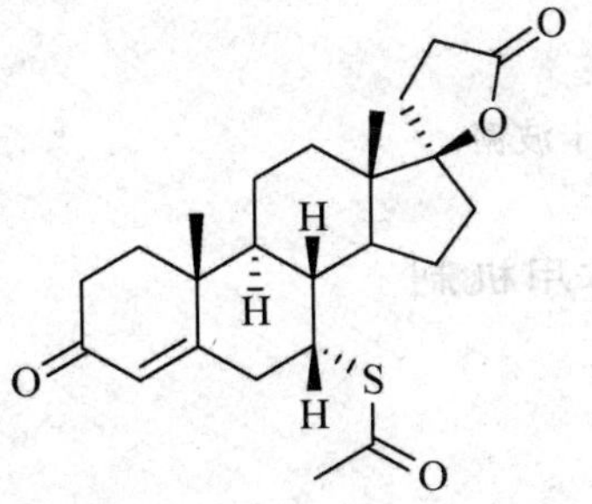

B.
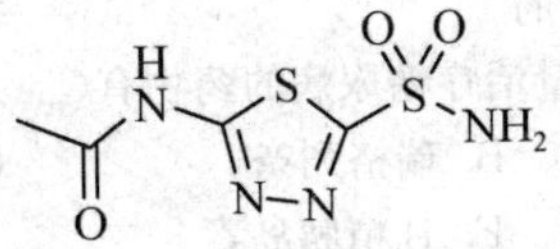

C.
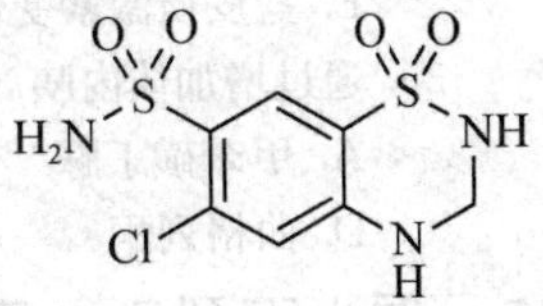

D.
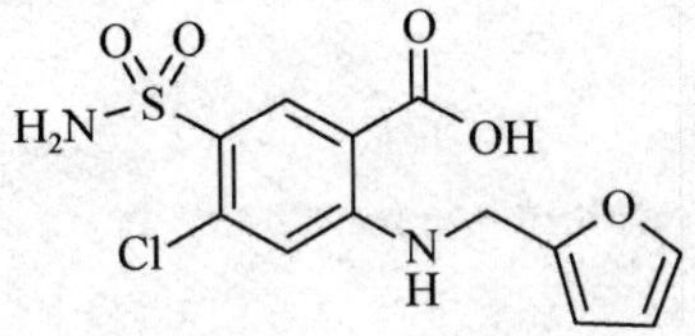

E.
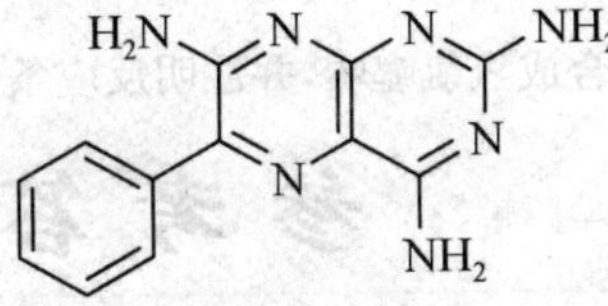

11. 长期服用会导致女性多毛症、男性性功能障碍的是（ ）。
12. 久用导致体内酸中毒，药物失活，直到体内酸碱重新平衡后才再重新具有药效的是（ ）。
13. 属于 Na^+-Cl^- 协转运抑制剂的是（ ）。
14. 属于 Na^+-K^+-$2Cl^-$ 协转运抑制剂的是（ ）。
15. 阻断肾小管上皮 Na^+ 通道的药物是（ ）。

A. 甲苯磺丁脲　B. 罗格列酮　C. 盐酸二甲双胍　D. 阿卡波糖　E. 维格列汀

16. 水溶液与硝普钠、铁氰化钾、10%氢氧化钠反应显示红色的是（ ）。
17. 属于二肽基肽酶-IV 抑制剂的药物是（ ）。
18. 从放线菌属微生物中分离得到，对 α-葡萄糖苷酶具有抑制作用的是（ ）。
19. 对心衰、缺血性心脏病、骨质疏松等病人禁用的药物是（ ）。
20. 芳环上甲基易发生强化代谢，并迅速氧化为羧酸而失活的药物是（ ）。

X 型题

21. 具有保钾副作用的利尿药有（ ）。
    A. 氨苯蝶啶　B. 螺内酯　C. 依他尼酸
    D. 氢氯噻嗪　E. 乙酰唑胺
22. 具有磺酰胺基团的药物有（ ）。
    A. 格列苯脲　B. 曲格列酮　C. 那格列奈
    D. 乙酰唑胺　E. 呋塞米
23. 关于二甲双胍的描述，正确的是（ ）。
    A. 几乎以原形经肾脏排泄，肾功能损害者禁用，老年人慎用
    B. 可以通过缓慢地提高给药剂量以及在进餐时服用药物方法来降低急性副作用
    C. 适合过度肥胖并对胰岛素耐受患者，有时会出现体重减轻的现象
    D. 直接促进胰岛素分泌
    E. 属于口服降糖药
24. 按照作用机制，利尿药包括（ ）。
    A. 碳酸酐酶抑制剂　B. Na^+-Cl^- 协转运抑制剂

C. Na^+-K^+-$2Cl^-$协转运抑制剂　　D. 阻断肾小管上皮 Na^+ 通道药物

E. 盐皮质激素受体阻断剂

25. 通过增加体内胰岛素含量治疗糖尿病的药物有(　　)。

A. 甲苯磺丁脲　　B. 瑞格列奈　　C. 阿卡波糖

D. 曲格列酮　　E. 甘精胰岛素

二、写出下列英文药物的通用名，并说明它们的作用机制

1. insulin
2. glibenclamide
3. hydrochlorothiazide

三、合成题

以间氯苯胺为起始原料，合成氢氯噻嗪，并注明反应条件。

参考答案

一、选择题

1. D　2. C　3. A　4. B　5. A　6. A　7. A　8. C　9. A　10. B　11. A　12. B　13. C　14. D　15. E　16. C　17. E　18. D　19B　20. A　21. AB　22. ADE　23. ABCE　24. ABCDE　25. ABE

二、写出下列英文药物的通用名，并说明它们的作用机制

1. 胰岛素：直接增加体内胰岛素含量，降低高血糖
2. 格列苯脲：胰岛素分泌促进剂，抑制糖异生，增强外源性胰岛素作用
3. 氢氯噻嗪：Na^+-Cl^-协转运抑制剂

三、合成题

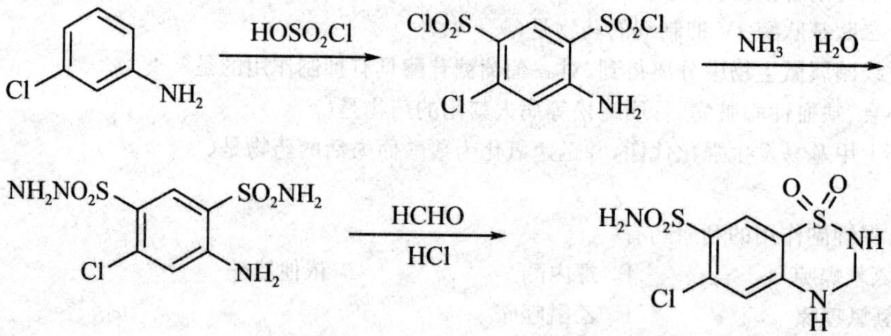

第十一章　激素类药物

激素是由内分泌腺上皮细胞直接分泌进入血液或淋巴液的化学信使物质，在维持生命、性功能、生育与发育、调节免疫以及治疗疾病方面有着明确而强大的生理作用。激素药物主要用于内分泌失调引起的疾病。本章主要介绍前列腺素、肽类激素和甾体激素。

第一节　前列腺素类药物

一、常见药物

前列地尔(PGE_1)：扩张血管、抑制血小板血栓素合成，用于心绞痛、心肌梗死、脑梗死。

地诺前列酮(PGE_2)：收缩子宫平滑肌，用于妊娠早期流产。

卡前列素($PGF_{2\alpha}$)：收缩子宫，用于抗早孕、扩宫颈及中期引产。

卡前列甲酯($PGF_{2\alpha}$酯)：收缩子宫平滑肌，用于抗早孕、扩宫颈及中期引产。

拉坦前列素(PGF_2 衍生物)：治疗青光眼。

前列环素(PGI_2)：抗血小板聚集、扩张血管，尤其是冠状动脉；用于冠心病、心绞痛、心肌梗死。

二、代表药物

【米索前列醇】

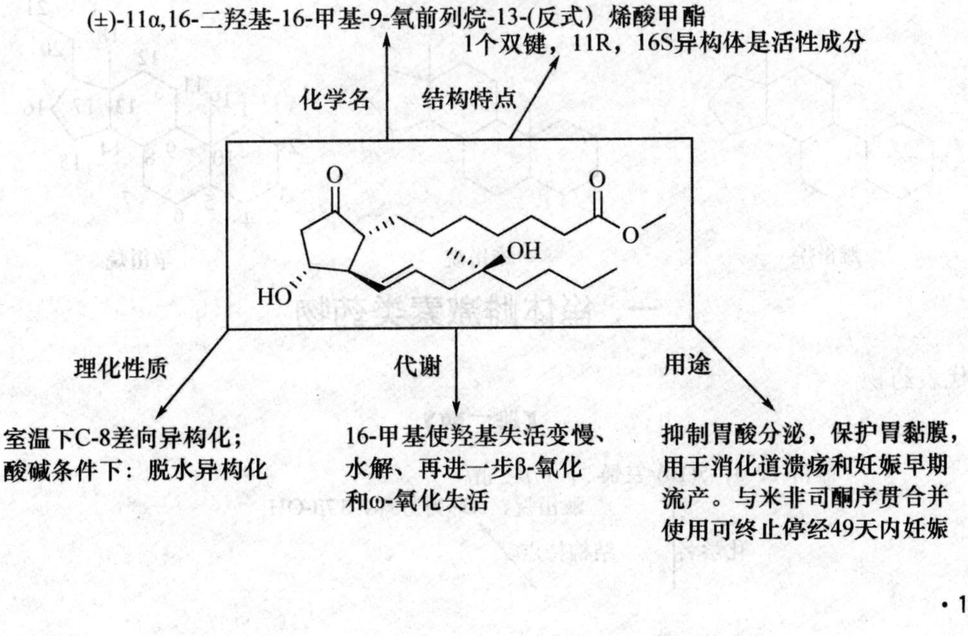

第二节　肽类激素类药物

常见肽类激素类药物：

胰岛素：用于糖尿病；与其他药物如三磷腺苷辅酶 A 合用，治疗消耗性疾病。

降钙素：用于降低血钙、骨质疏松。

绒促性素：糖蛋白，用于不孕症、功能性子宫出血、先兆性流产及男性性功能减退。

戈那瑞林（促黄体激素释放激素）：能特异性刺激垂体前叶腺体释放和合成黄体生成素，大剂量能刺激垂体促卵泡成熟激素的释放和合成。

缩宫素（催产素）：收缩子宫，促进排卵，用于引产、产后出血、子宫复原和催乳。

加压素：收缩小动脉和毛细血管，升压，用于产后出血、消化道出血和尿崩。

促皮质素：39 个氨基酸组成，刺激肾上腺皮质合成和分泌氢化可的松。

生长激素：191 个氨基酸组成，刺激生长，用于内源性生长激素分泌不足的侏儒儿童。

第三节　甾体激素类药物

按结构分类
- 雌甾烷
- 雄甾烷
- 孕甾烷

按生理功能分类
- 性激素
  - 雌激素（属于雌甾烷）
  - 雄激素（属于雄甾烷）
  - 孕激素
- 皮质激素（属于孕甾烷）
  - 糖皮质激素
  - 盐皮质激素

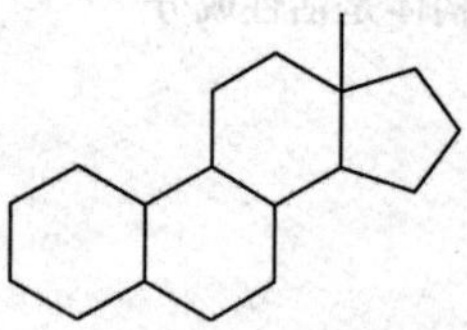

雌甾烷

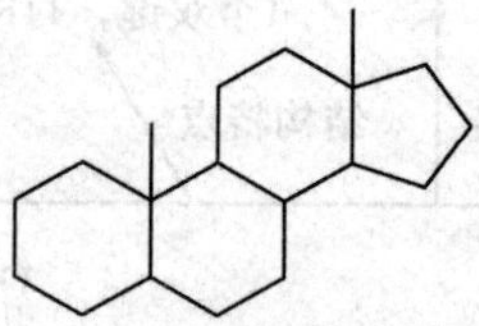

雄甾烷

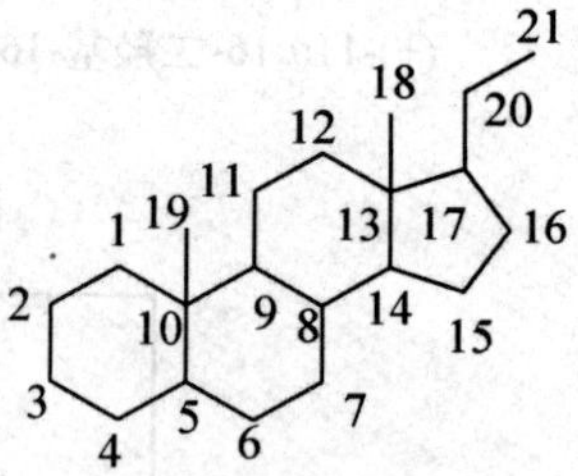

孕甾烷

一、甾体雌激素类药物

代表药物

【雌二醇】

雌甾-1，3，5(10)-三烯-3，17β-二醇

雌甾烷、A环为芳环、17β-OH

化学名　　结构特点

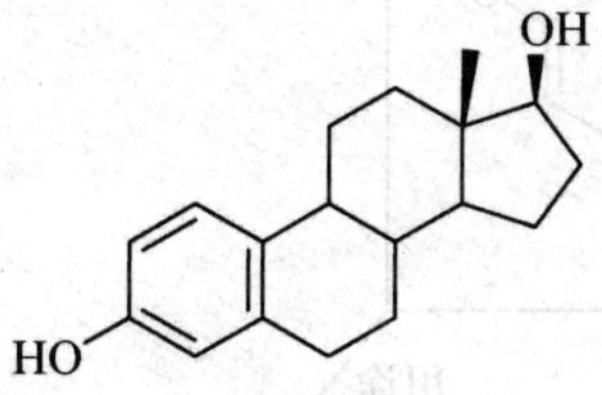

雌二醇

结构改造

- 可以口服 → 引入乙炔基：如炔雌醇
- 长效 → 成酯或醚：如炔雌醚、戊酸雌二醇、尼尔雌醇

理化性质 → 酚羟基：弱酸性

代谢 → 羟化为雌三醇，氧化为雌酮，活性降低

用途 → 治疗卵巢功能不全所引起的病症，如更年期障碍、子宫发育不全及月经失调等，口服无效

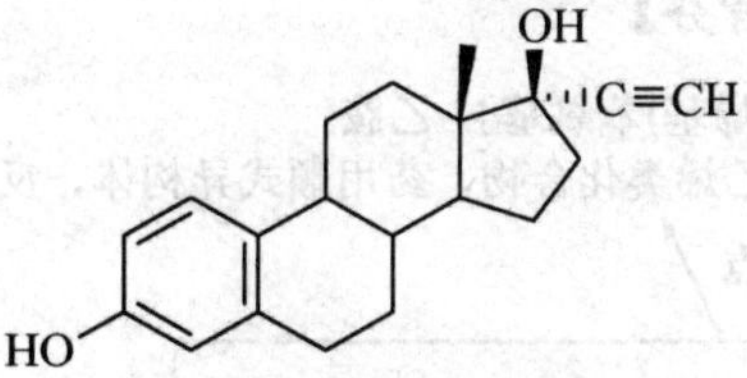

炔雌醇

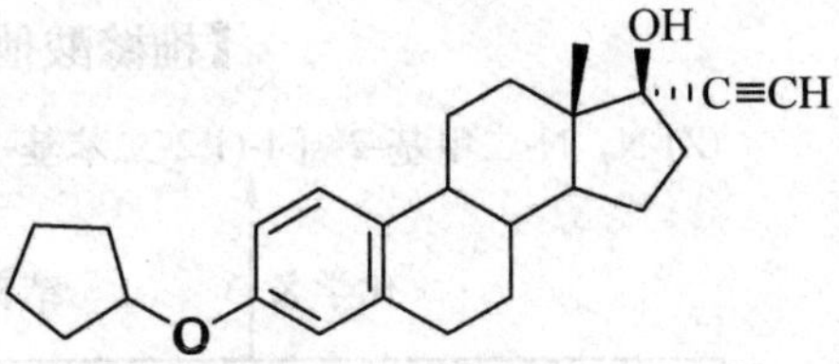

炔雌醚

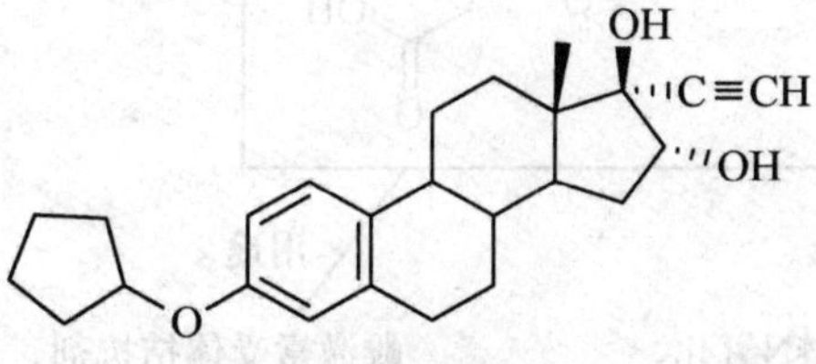

尼尔雌醇

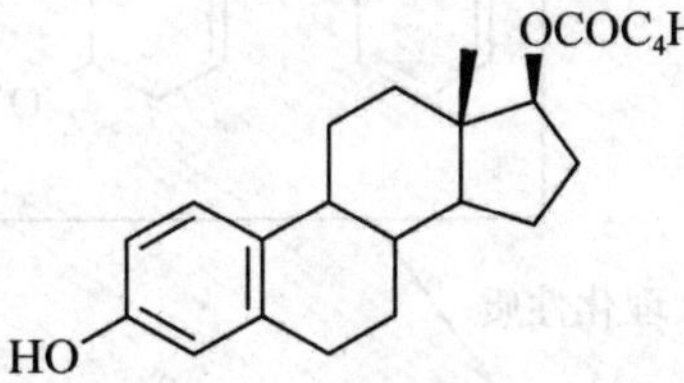

戊酸雌二醇

二、非甾体雌激素及抗雌激素类药物

1. 非甾体雌激素

代表药物

【反式己烯雌酚】

化学名 → (E)-4,4’-(1,2二乙基-1,2-亚乙烯基)双苯酚

结构特点 → 反式异构体；刚性甾体母核；个羟基距离为0.855nm，分子宽度为0.388nm

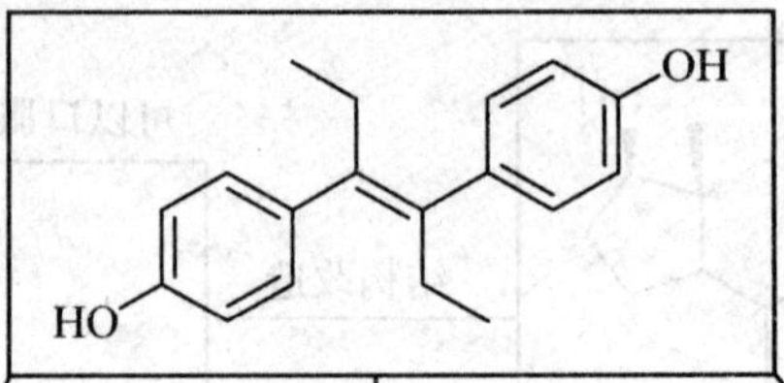

理化性质 → 酚羟基：与三氯化铁显色；溶于碱

代谢 → 代谢较慢

用途 → 前列腺癌、雌激素缺乏症

2. 抗雌激素类药物

（1）常用药物：枸橼酸他莫昔芬、托瑞米芬、艾多昔芬、米普昔芬、屈洛昔芬、雷洛昔芬、阿佐昔芬

（2）代表药物

【枸橼酸他莫昔芬】

化学名 → (Z)-N，N-二甲基-2-［4-(1,2-二苯基-1-丁烯基)苯氧基］-乙胺

结构特点 → 三苯乙烯类化合物，药用顺式异构体，反式活性差

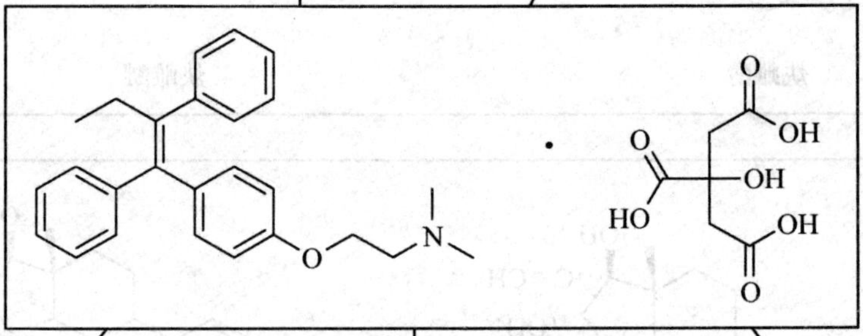

理化性质 → 对光和紫外线敏感，光解产物为E-型异构体和两种异构体环合而成的菲

代谢 → 苯环羟基化、侧链N氧化、N-脱甲基、侧链脱胺氧化；4-羟基他莫昔芬活性强于母药

用途 → 雌激素受体拮抗剂，用于不育症和乳腺癌

三、雄性激素、蛋白同化激素和抗雄激素药物

1. 雄性激素

（1）结构改造：

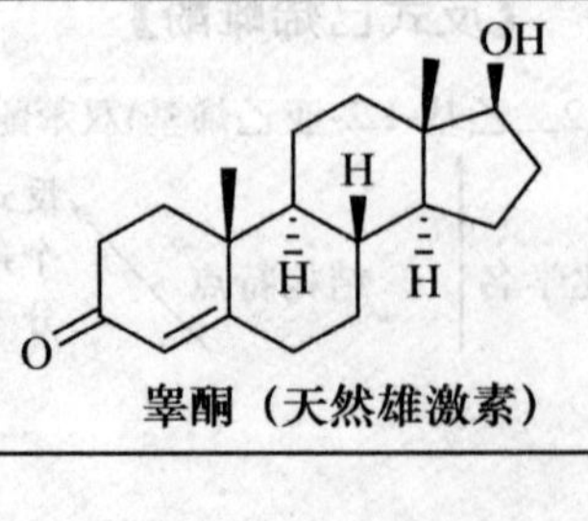

睾酮（天然雄激素）

结构改造

- 可以口服 → 引入17α甲基（甲睾酮）
- 延长药效 → 羟基成酯（丙酸睾酮）
- 增强蛋白同化作用 → 19-去甲基、A环取代、A环骈环等手段（苯丙酸诺龙、氯司替勃、司坦唑醇）

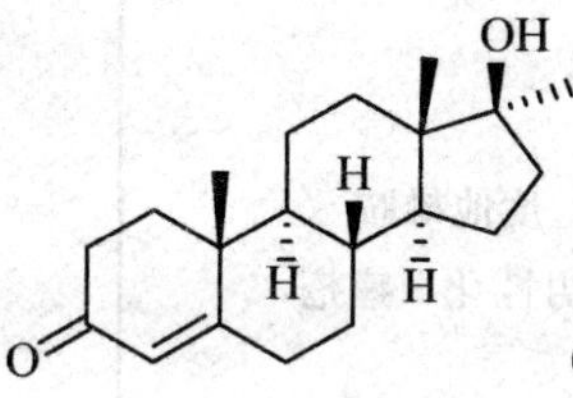

甲睾酮

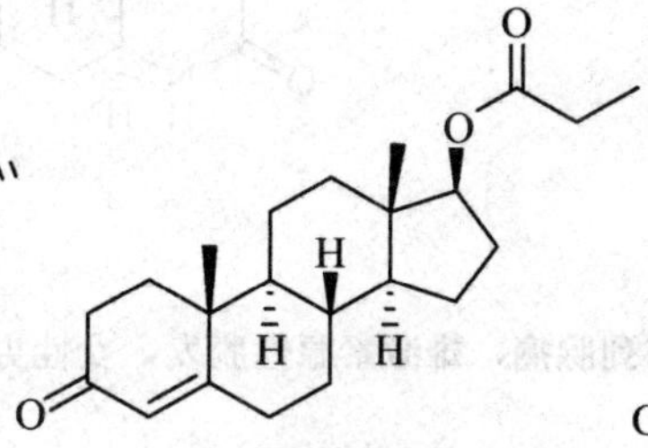

丙酸睾酮

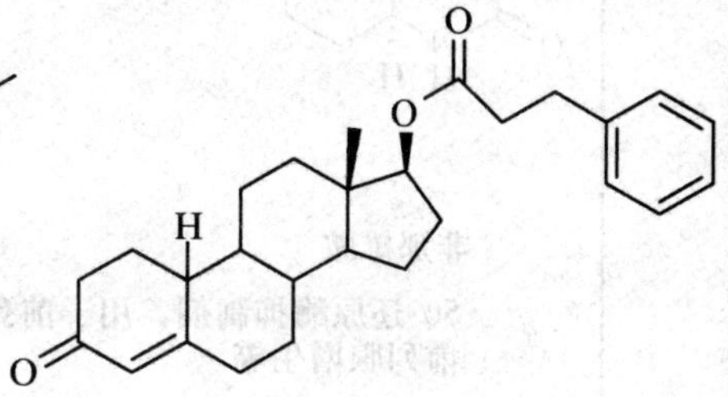

苯丙酸诺龙

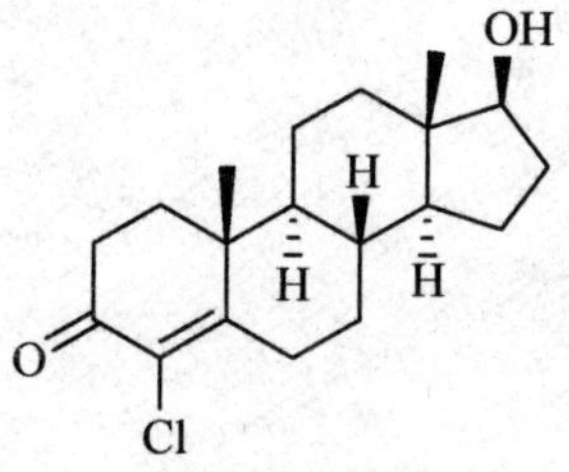

氯司替勃

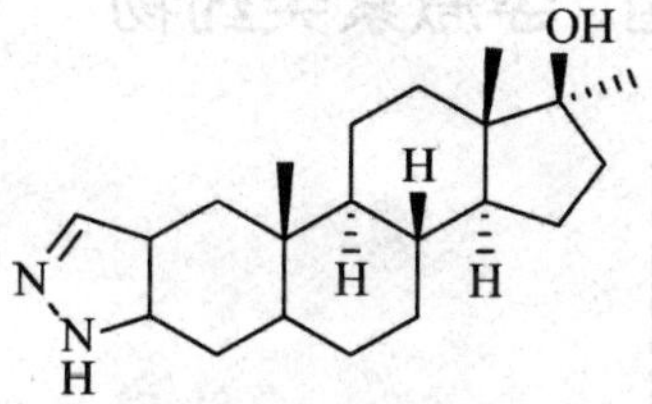

司坦唑醇

（2）代表药物

【丙酸睾酮】

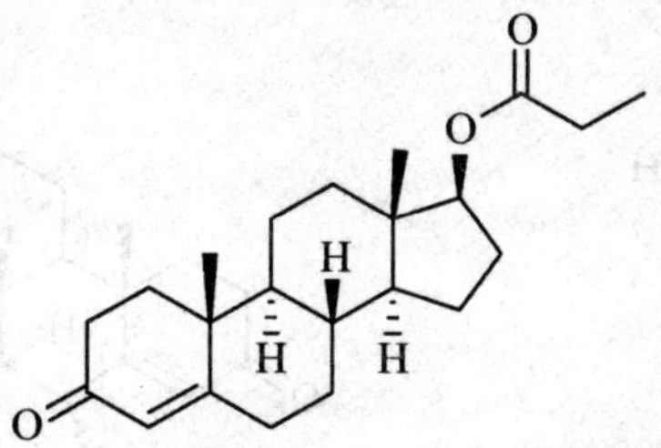

- 化学名：17*β*-羟基雄甾-4-烯-3-酮丙酸酯
- 结构特点：3-羰基、4,5-双键；两个角甲基
- 理化性质：性质相对稳定，遇光、热均不易分解
- 代谢：在5α-还原酶作用下生成活性更强的二氢睾酮；在17β-脱氢酶作用下，生成活性小的雄烯二酮和雄甾二酮
- 用途：前药，用于无睾症、隐睾症、月经过多等雌激素分泌过多疾病；绝经前后晚期癌症；子宫肌癌、卵巢癌等

（2）抗雄激素

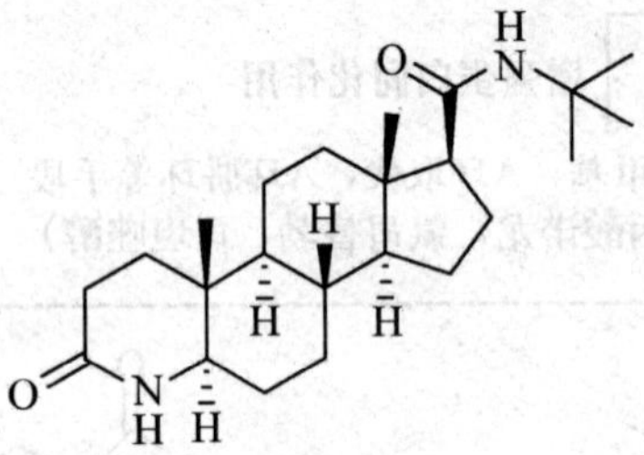

非那雄胺

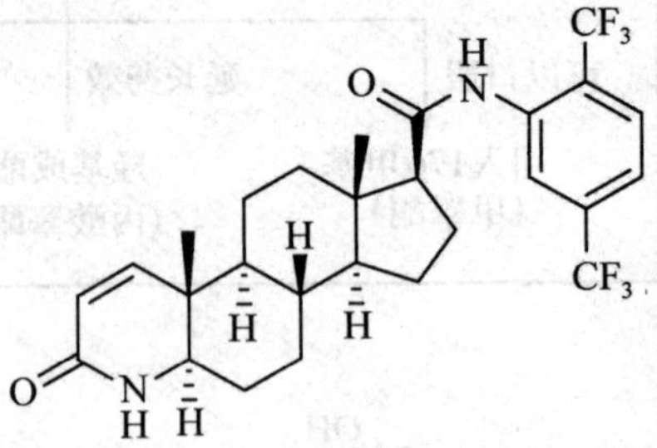

度他雄胺

5α-还原酶抑制剂，用于前列腺癌、雄激素源性脱发、女性男性化、痤疮、前列腺增生等

四、孕激素类药物

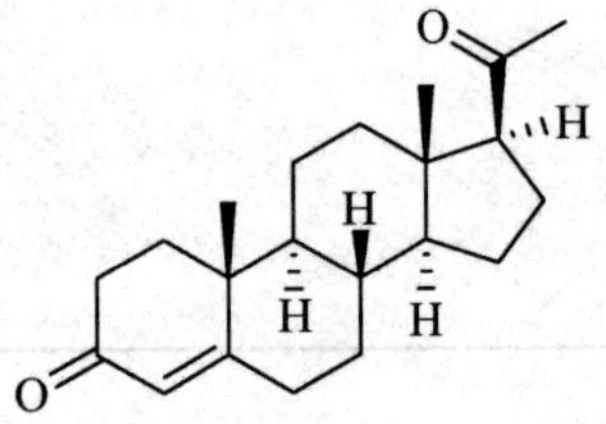

黄体酮

与雌激素共同维持女性生殖周期及女性生理特征，主要用于保护妊娠，与雌激素配伍作口服避孕药，在雌激素替补治疗中，作为低效副作用的药物

代谢主要是6位羟基化、17位氧化、3,20二酮还原，故改造主要集中在这些位置

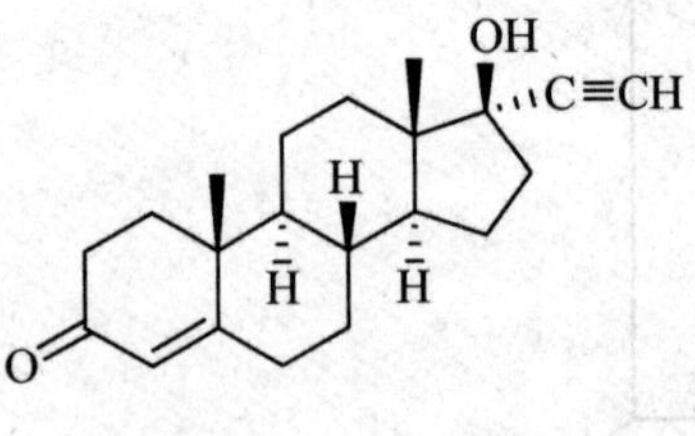

炔诺酮

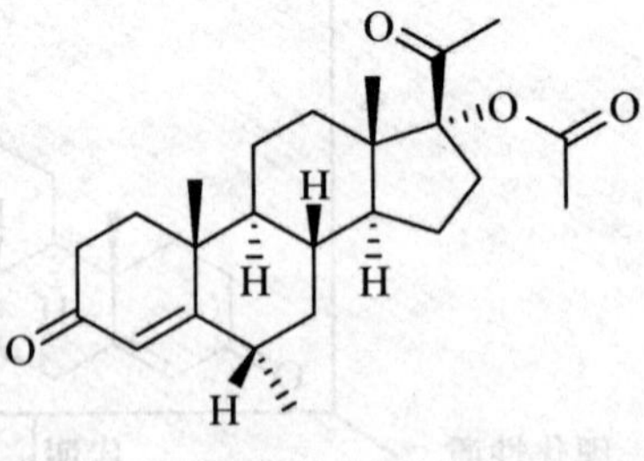

醋酸甲羟孕酮

（6α-甲基-17α-羟基孕甾-4-烯-3,20-二酮醋酸酯）

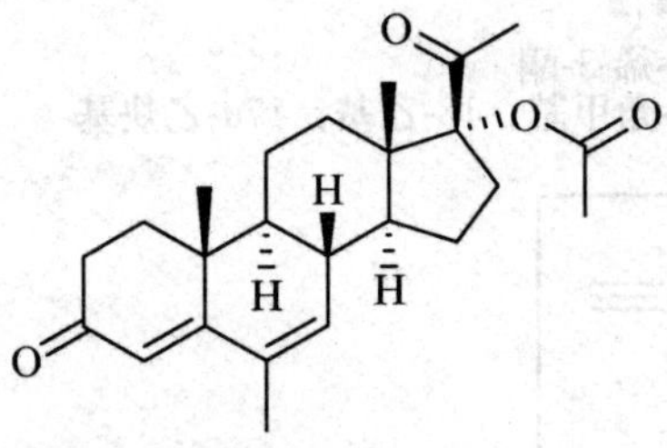

醋酸甲地孕酮

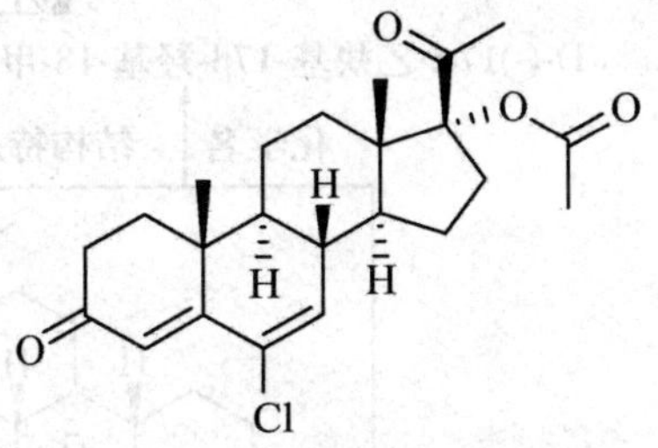

醋酸氯地孕酮

五、甾体避孕药

按药理作用分类：
- 抗排卵药
- 改变宫颈黏液的理化性质药
- 影响孕卵在输卵管中的运行药
- 抗着床及抗早孕药

1. 常见药物

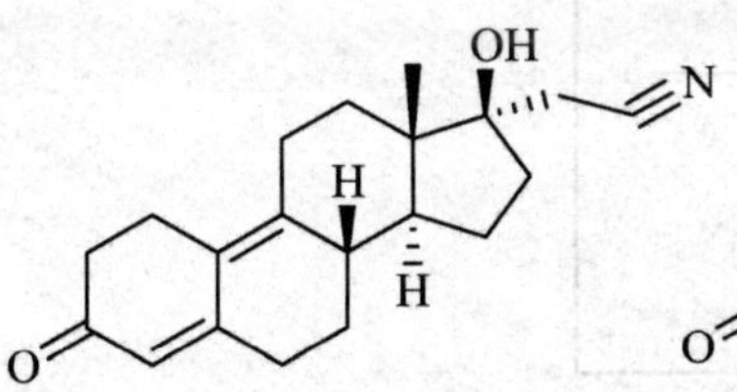

地诺孕素

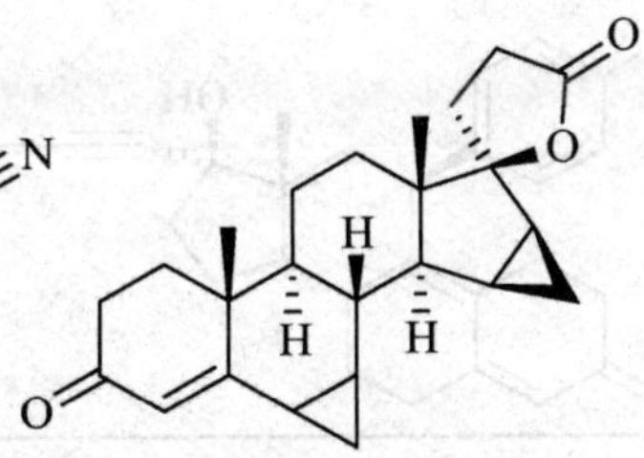

屈螺酮

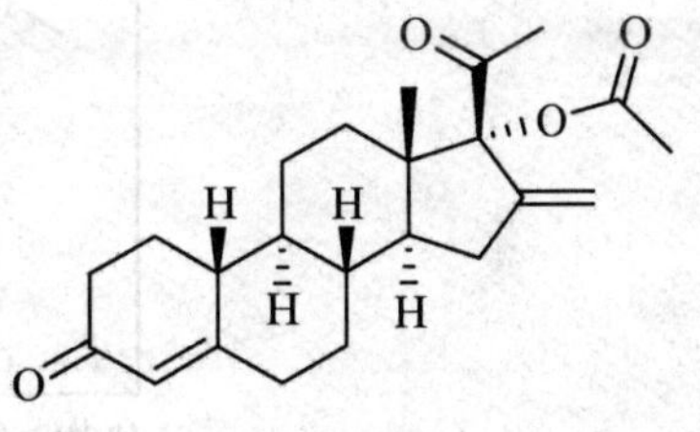

烯诺孕酮

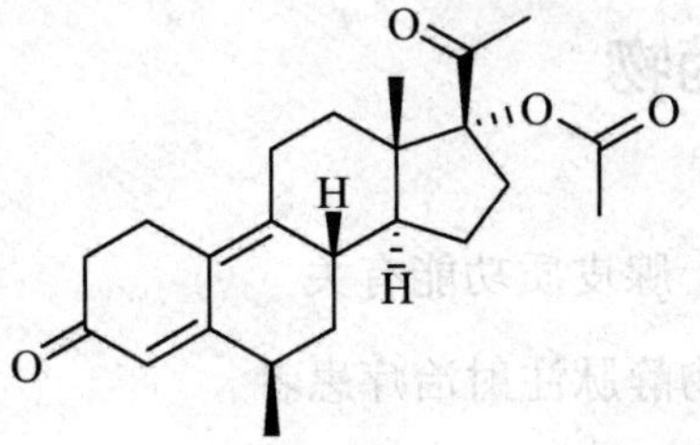

诺美孕酮

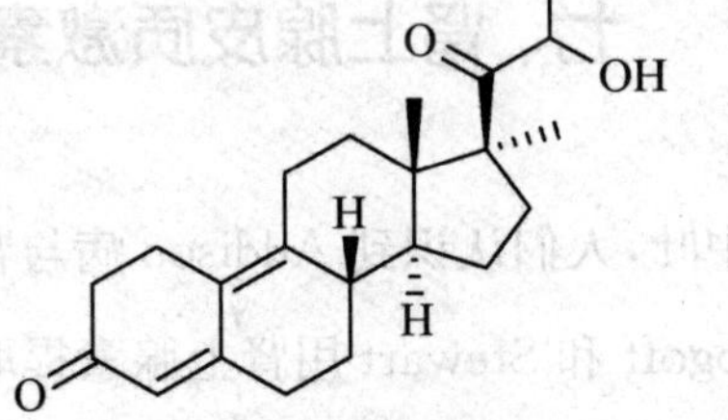

曲美孕酮

2. 代表药物

【左炔诺孕酮】

D-(-)17α-乙炔基-17β-羟基-18-甲基雌甾-4-烯-3-酮

去19-角甲基，18-乙基，17α-乙炔基

化学名　　结构特点

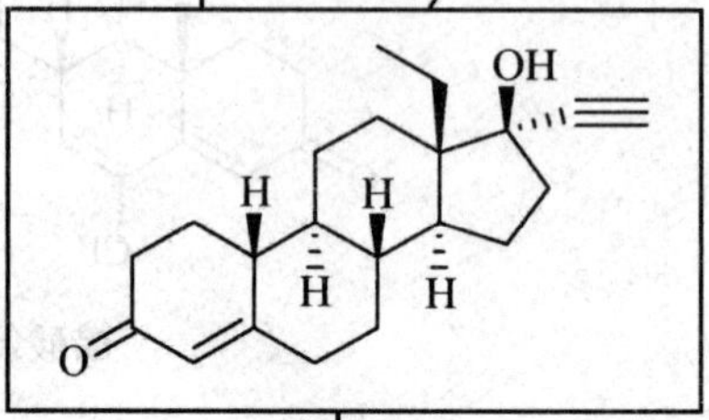

用途

药用左旋体，右旋体无效；用于女性紧急避孕

六、孕激素拮抗剂

代表药物

【米非司酮】

11β-(4-二甲氨基苯基)-17β-羟基-17α-(1-丙炔基)-雌甾-4，9-二烯-3-酮

19-去甲基，17α-丙炔基

化学名　　结构特点

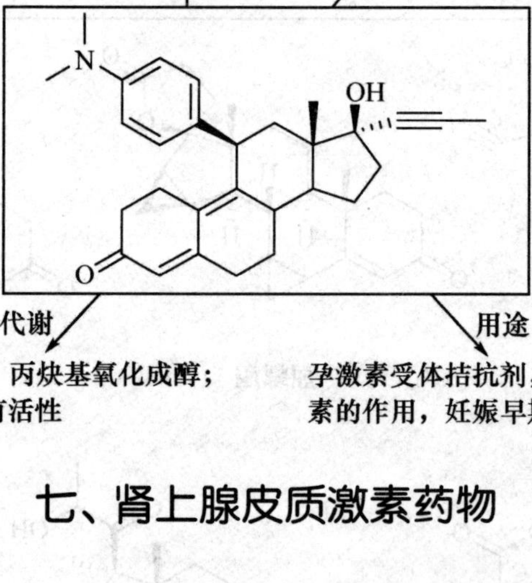

代谢　　用途

N-去甲基、N-去双甲基、丙炔基氧化成醇；其中，N-去甲基产物仍有活性

孕激素受体拮抗剂，具有抗孕激素和皮质激素的作用，妊娠早期可诱发流产

七、肾上腺皮质激素药物

1. 药物发现与发展

19 世纪中叶，人们认识到 Addison 病与肾上腺皮质功能有关

↓

1872 年，Rogoff 和 Stewart 用肾上腺素提取物静脉注射治疗患者

↓

分类：
- 从肾上腺皮质中提取出多种天然皮质激素
- 盐皮质激素：主要调节机体水、盐代谢和维持电解质平衡，只用于治疗慢性肾上腺皮质功能不全，代谢拮抗物作为利尿药(醛固酮、去氧皮质酮)
- 糖皮质激素：与糖、蛋白质、脂肪代谢和生长发育有关，具有一定的影响水、盐代谢作用，可减少钠离子排出，造成水肿(可的松、氢化可的松)

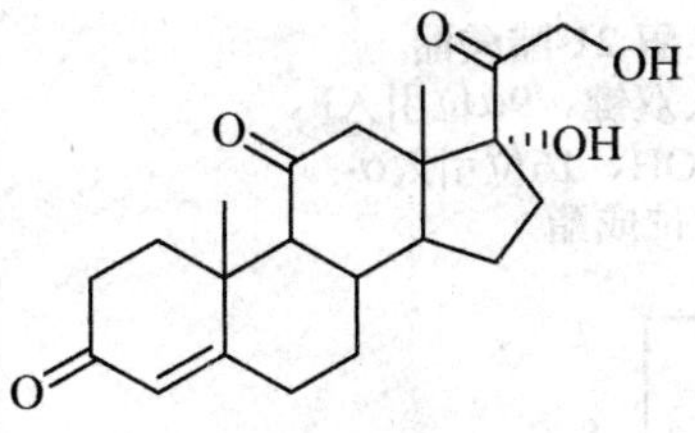

可的松

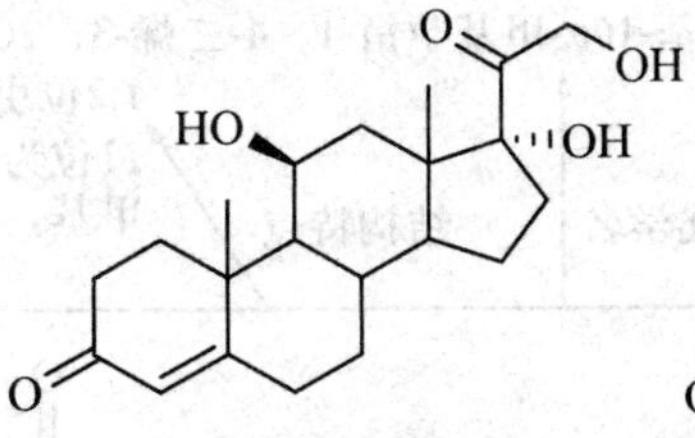

氢化可的松

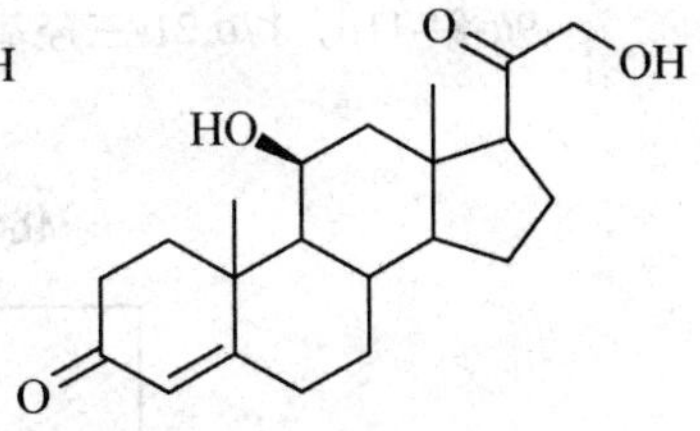

皮质酮

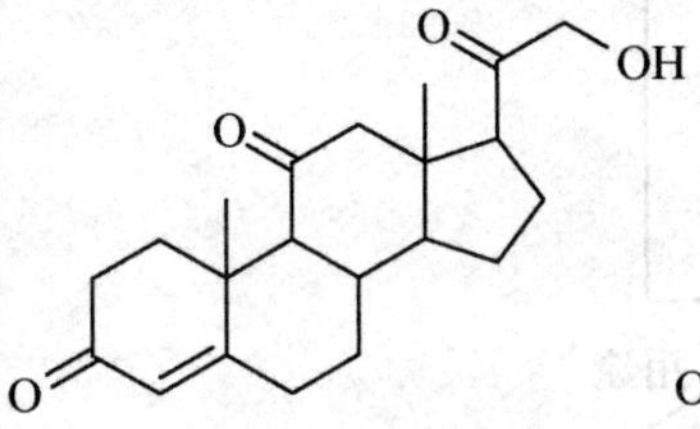

11-脱氢皮质酮

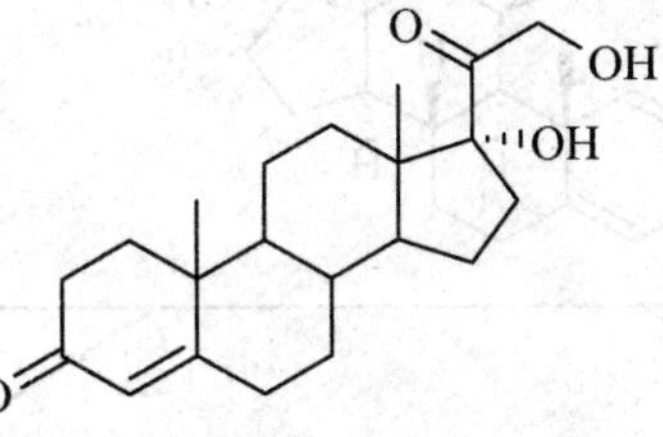

17α-羟基-11-去氧皮质酮

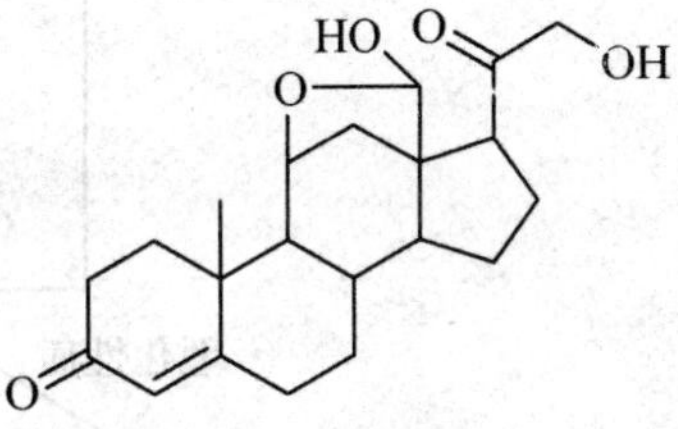

醛甾酮

结构改造及构效关系

- 1,2位双键 → 抗炎增大，钠潴留不变
- 6-F → 抗炎及钠潴留均大幅增加
- 9α-F → 抗炎增加，钠潴留增加
- 16-OH或-CH_3 → 抗炎增强，消除9α-F副作用
- 21-成酯 → 前药，延长药效

2. 代表药物

【氢化可的松】

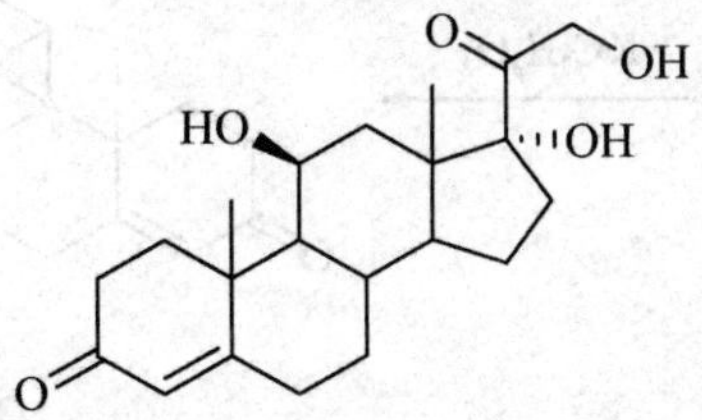

- 化学名：11β，17α，21-三羟基孕甾-4-烯-3，20-二酮
- 结构特点：11β-OH，17α-OH
- 代谢：双键还原；羰基还原，C20断裂成19个碳甾体
- 用途：关节炎、风湿病；用于免疫抑制、抗休克、危重中毒性感染

【醋酸地塞米松】

化学名：9α-氟-11β，17α,21-三羟基-16α-甲基孕甾-1，4-二烯-3，20二酮-21-醋酸酯

结构特点：1,2位引入双键、9α位引入F、11位为β-OH、16位引入α-甲基，21位成酯

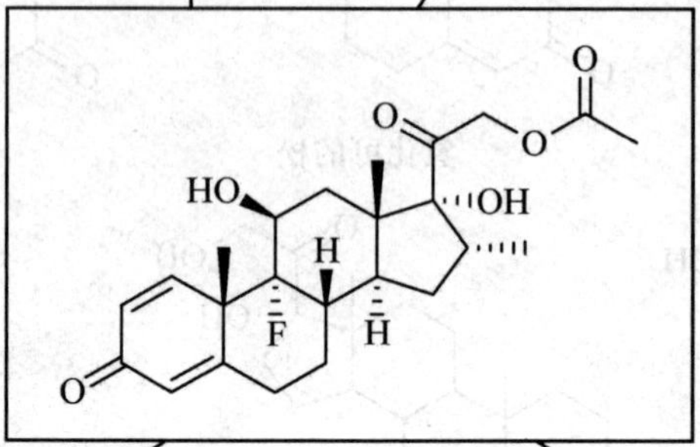

理化性质：

A环$\triangle^4$-3-酮：光催化生成B环扩环和缩环等产物；
B环：稳定；
C环：容易被空气氧化；
D环：碱性条件下，17-OH和酮基醇侧链可互变异构，
有氧和无氧状态下都很敏感。
在空气中稳定，需避光保存；
在碱性条件下，6~8分钟内会有50%的C-17α-酮羟基缺失

用途：湿疹、神经性皮炎、过敏性皮肤病、风湿性关节炎、各种皮肤病

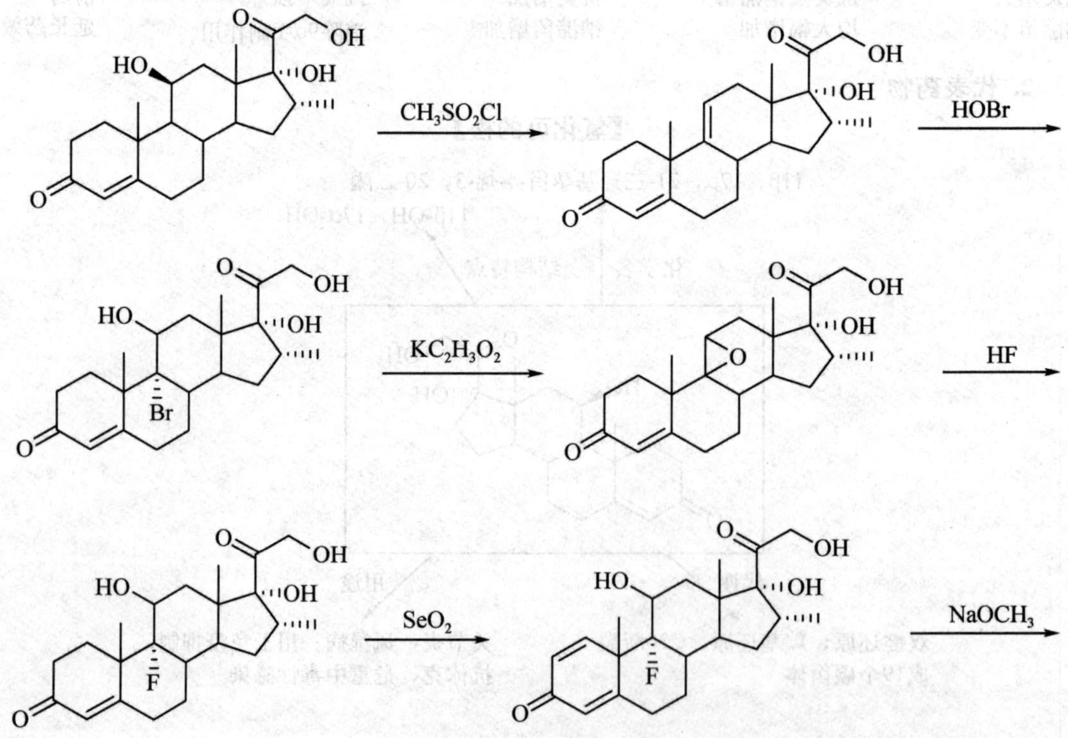

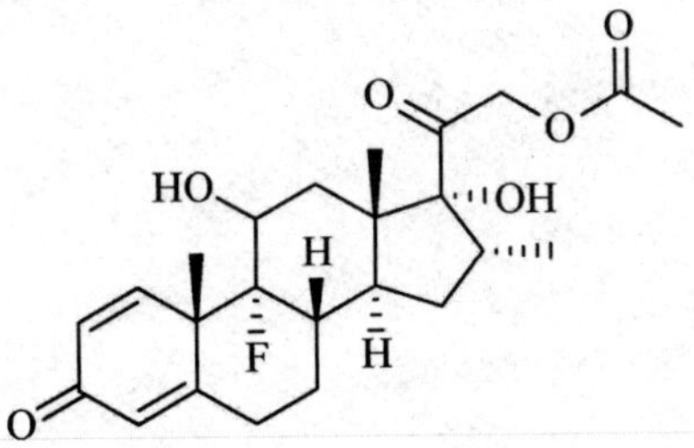

O
O
O
HO
OH
H
F
H
O

知识地图

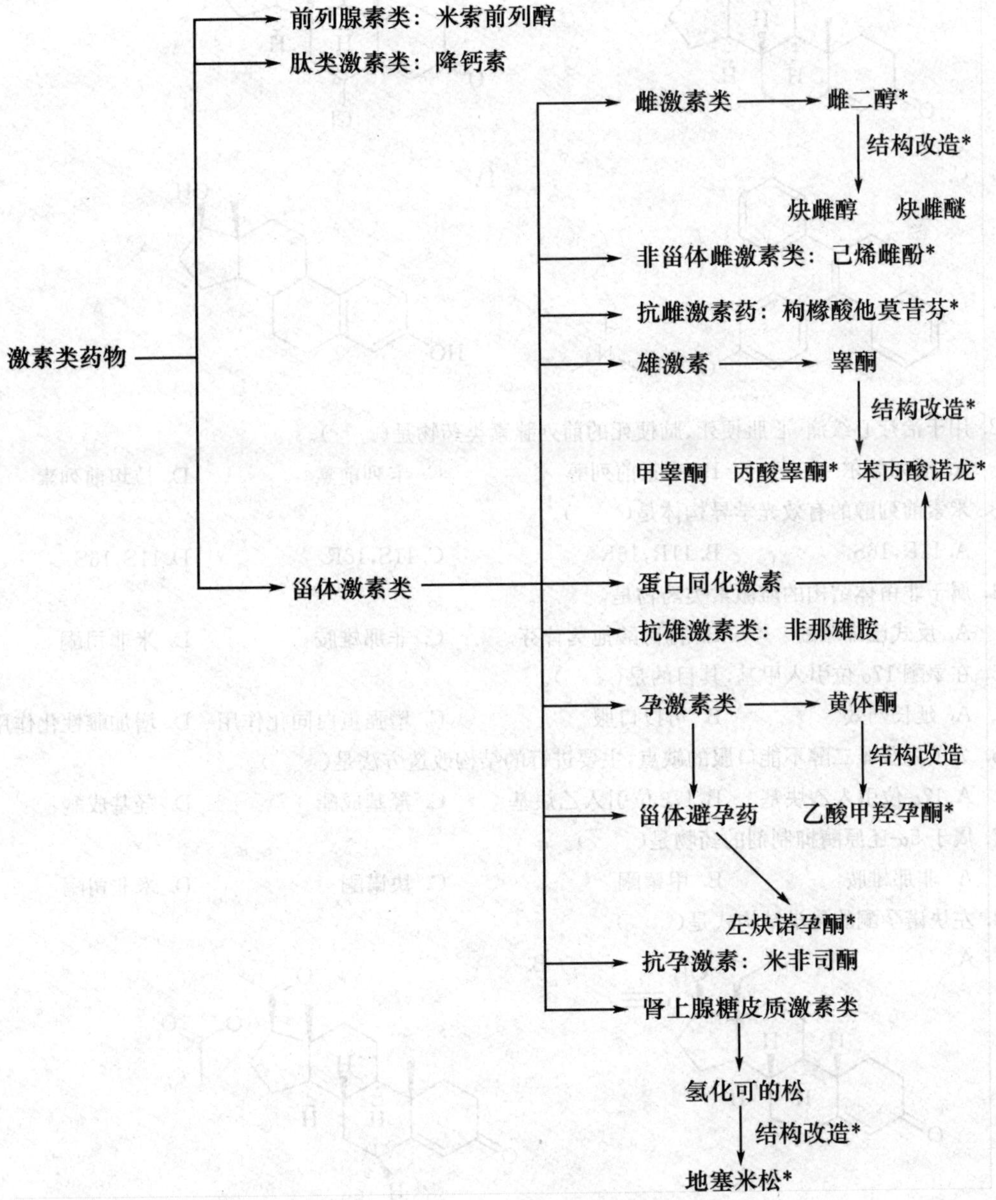

激素类药物
前列腺素类：米索前列醇
肽类激素类：降钙素
甾体激素类
雌激素类
雌二醇*
结构改造*
炔雌醇　炔雌醚
非甾体雌激素类：己烯雌酚*
抗雌激素药：枸橼酸他莫昔芬*
雄激素
睾酮
结构改造*
甲睾酮　丙酸睾酮*　苯丙酸诺龙*
蛋白同化激素
抗雄激素类：非那雄胺
孕激素类
黄体酮
结构改造
甾体避孕药
乙酸甲羟孕酮*
左炔诺孕酮*
抗孕激素：米非司酮
肾上腺糖皮质激素类
氢化可的松
结构改造*
地塞米松*

习题精选

一、选择题

A 型题

1. 适用于治疗雌激素缺乏疾病的药物是(　　)。

A.

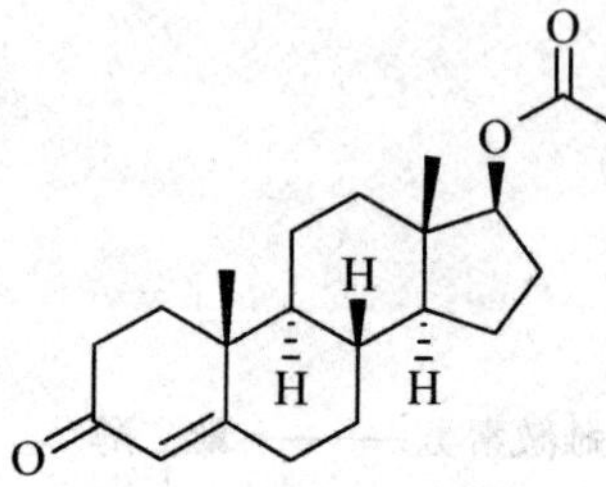

B.

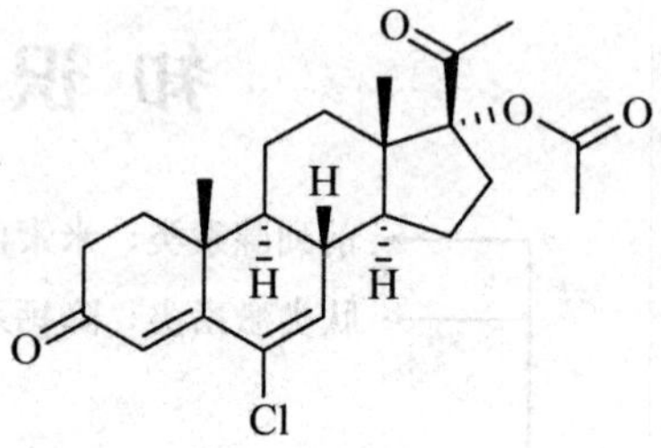

C.

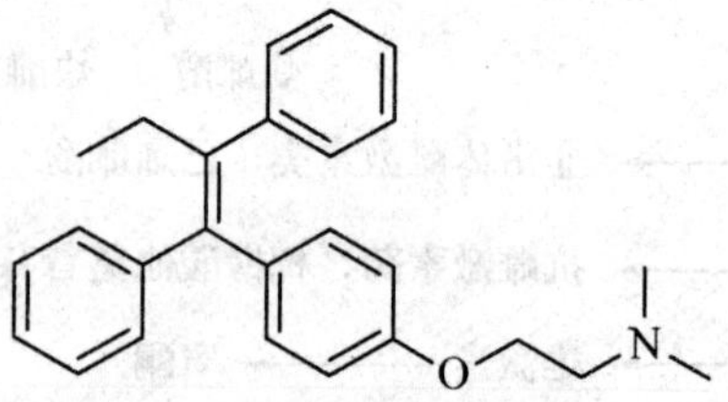

D.

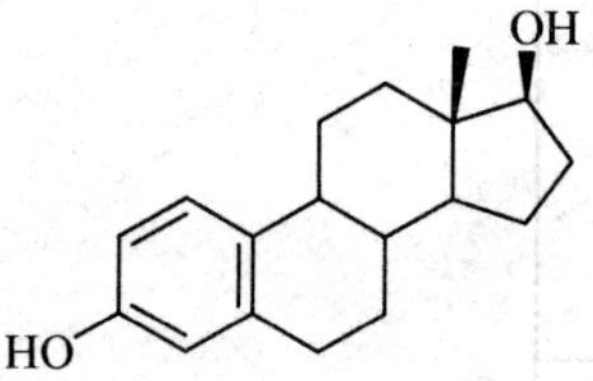

2. 用于治疗心绞痛、心肌梗死、脑梗死的前列腺素类药物是(　　)。

A. 前列第尔　B. 米索前列醇　C. 卡列前素　D. 拉坦前列素

3. 米索前列醇的有效光学异构体是(　　)。

A. 11R,16S　B. 11R,16R　C. 11S,16R　D. 11S,16S

4. 属于非甾体结构的雌激素类药物是(　　)。

A. 反式己烯雌酚　B. 枸橼酸他莫昔芬　C. 非那雄胺　D. 米非司酮

5. 在睾酮 17α 位引入甲基,其目的是(　　)。

A. 延长药效　B. 可以口服　C. 增强蛋白同化作用　D. 增加雌性化作用

6. 为了克服雌二醇不能口服的缺点,主要进行的结构改造方法是(　　)。

A. 17α 位引入乙炔基　B. 17β 位引入乙炔基　C. 羟基成酯　D. 羟基成醚

7. 属于 5α-还原酶抑制剂的药物是(　　)。

A. 非那雄胺　B. 甲睾酮　C. 炔诺酮　D. 米非司酮

8. 左炔诺孕酮的化学结构式是(　　)。

A.

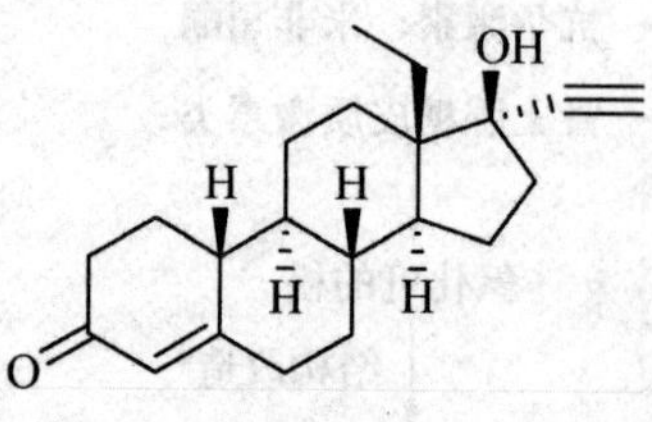

B.

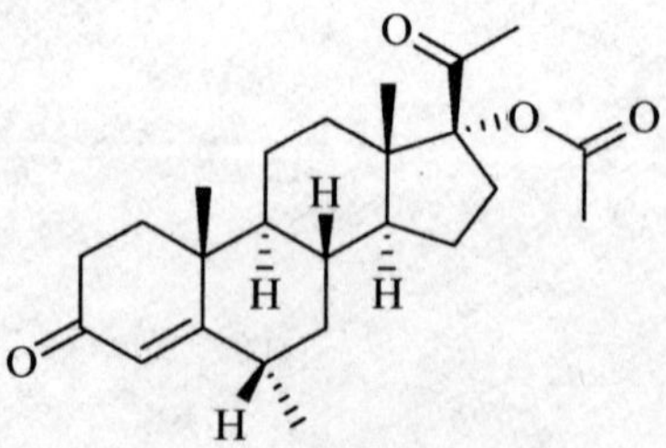

C.

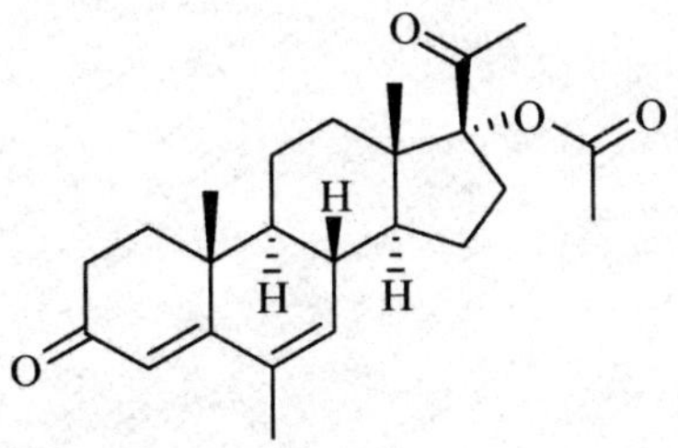

D.

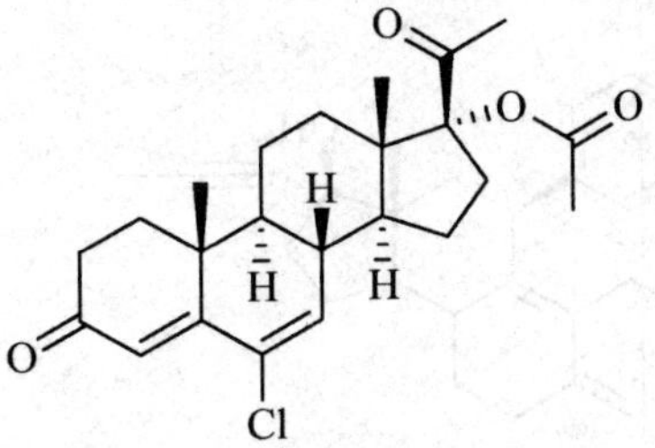

9. 对氢化可的松的结构修饰，一般在 9 位引入（ ）。

A. 双键　　B. F 原子　　C. 羟基　　D. 甲基

10. 具有蛋白同化作用的药物是（ ）。

A.

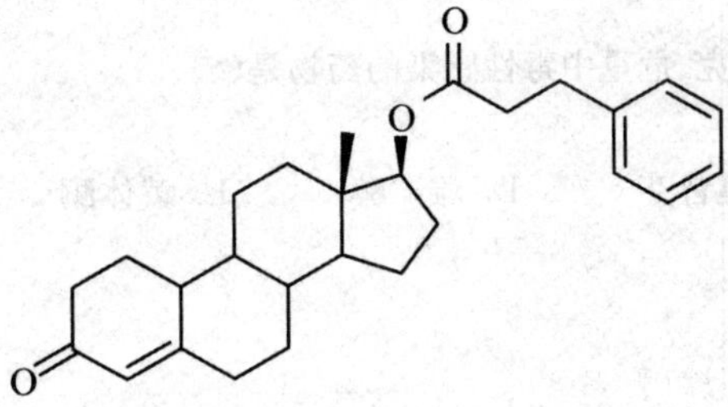

B.

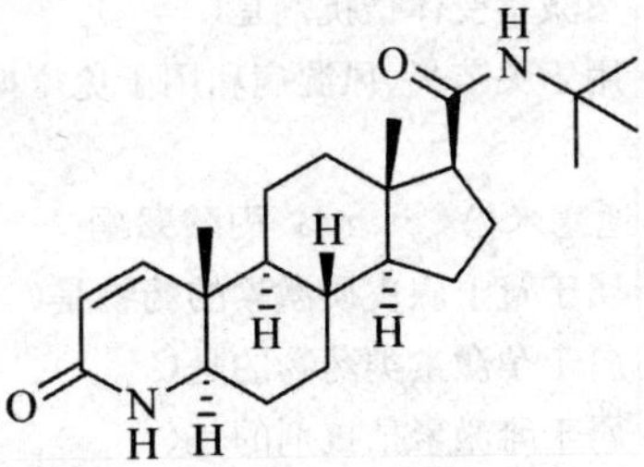

C.

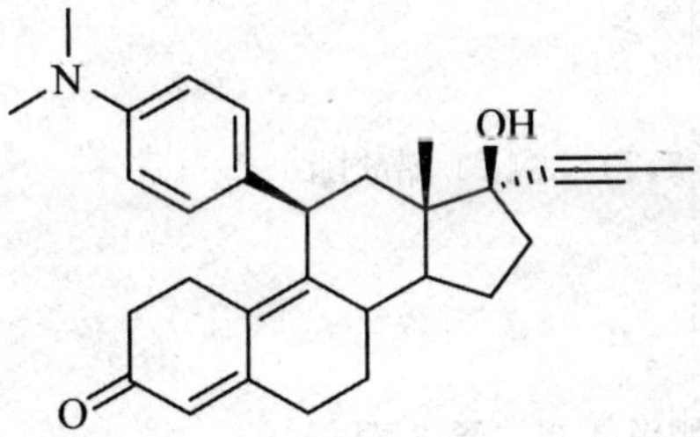

D.

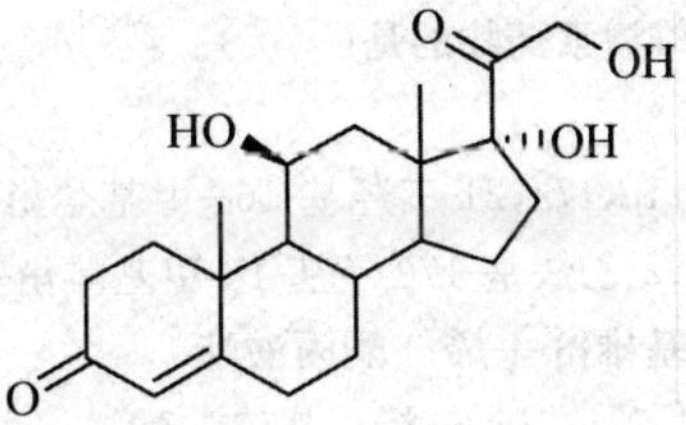

B 型题

A.

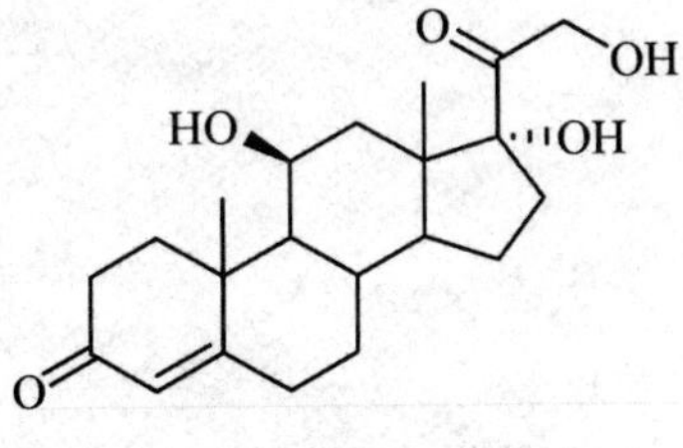

B.

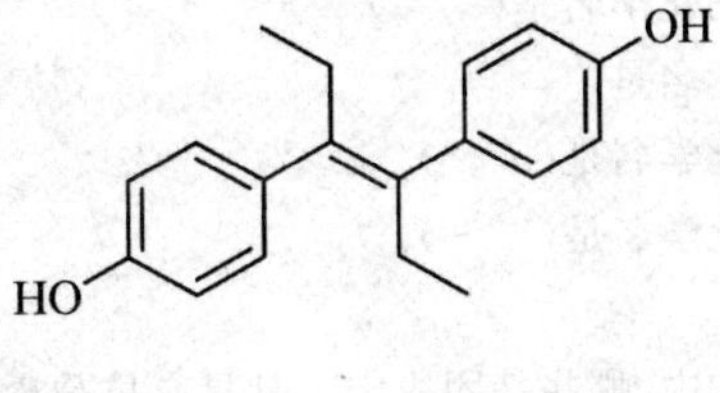

C.

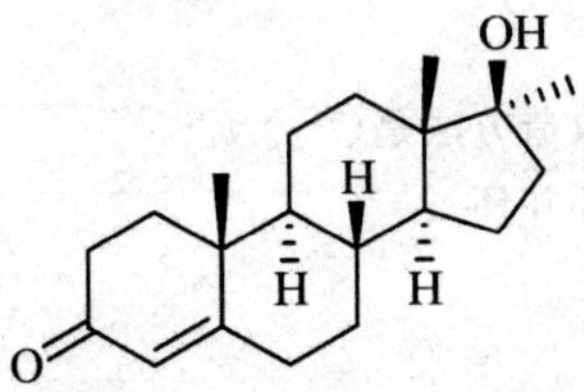

D.

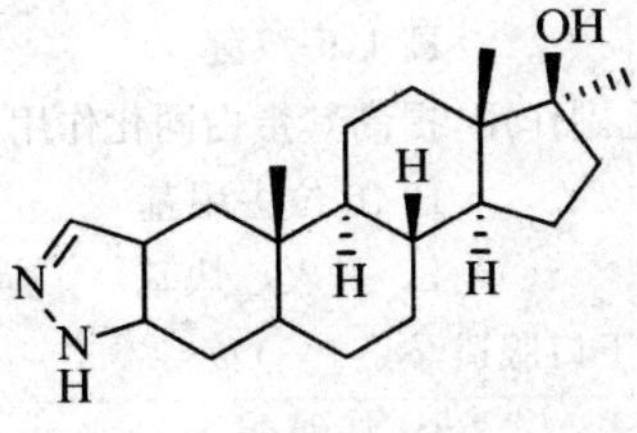

E.

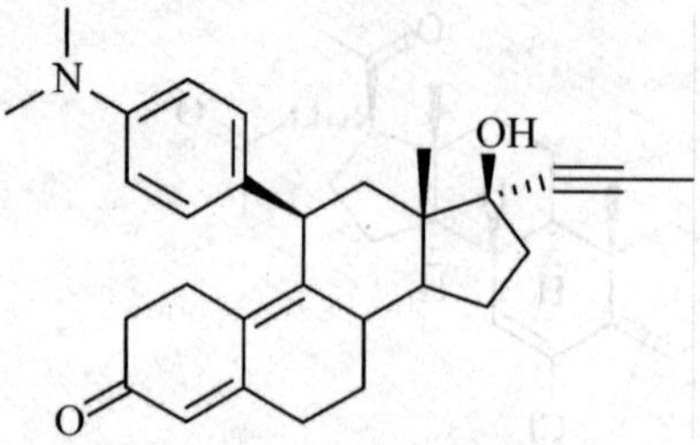

11. 可以口服，但不具有长效特征的雄激素药物是(　　)。
12. 在刚性甾体母核两端的富电子基团之间的距离是 0.855nm，分子宽度是 0.388nm 的药物是(　　)。
13. 雄性化作用降低，蛋白同化作用增强的药物是(　　)。
14. 孕激素受体拮抗剂是(　　)。
15. 用于关节炎、风湿病和用于免疫抑制、抗休克、危重中毒性感染的药物是(　　)。

A. 地塞米松　B. 丙酸睾酮　C. 他莫昔芬　D. 雌二醇　E. 黄体酮
16. 属于肾上腺皮质激素的药物是(　　)。
17. 属于孕激素类药物的是(　　)。
18. 属于雌激素拮抗剂的是(　　)。
19. 属于雌激素的药物是(　　)。
20. 属于雄激素药物的是(　　)。

A. 9α-氟-11β,17α,21-三羟基-16α-甲基孕甾-1,4-二烯-3,20 二酮-21-醋酸酯
B. D-(-)17α-乙炔基-17β 羟基-18-甲基雌甾-4-烯-3-酮
C. 17β-羟基雄甾-4-烯-3-酮丙酸酯
D. 雌甾-1,3,5(10)-三烯-3,17β-二醇
E. 11β-(4-二甲氨基苯基)-17β-羟基-17α-(1-丙炔基)-雌甾-4,9-二烯-3-酮
21. 地塞米松的化学名是(　　)。
22. 左炔诺孕酮的化学名是(　　)。
23. 雌二醇的化学名是(　　)。
24. 丙酸睾酮的化学名是(　　)。
25. 米非司酮的化学名是(　　)。

X 型题

26. 米非司酮结构中，哪些基团决定了其具有抗孕激素功能(　　)?
A. 二甲氨基苯基　B. 丙炔基　C. 9,10-双键
D. 3-羰基　E. 4,5-双键
27. 为了降低睾酮的雄性化副作用，提高其蛋白同化作用，主要的改造方法是(　　)。
A. A 环引入取代基　B. 19 位去甲基　C. A 环并环
D. 成酯　E. 引入乙炔基
28. 以下药品中，哪些可用于口服避孕(　　)?
A. 雌二醇　B. 炔雌醇　C. 黄体酮
D. 炔诺酮　E. 左炔诺孕酮
29. 黄体酮的主要代谢途径包括(　　)。

A. 6 位羟基化　　B. 16 位氧化　　C. 1,2 双键还原
D. 3-羰基还原　　E. 20-羰基还原

30. 地塞米松结构中,具有下列哪些基团或原子(　　)?
A. 1,2-双键　　B. 6-氟原子　　C. 9α-氟原子
D. 16α-甲基　　E. 17α-羟基

二、填空题

1. 甾体激素按照结构可以分为(　　　)、(　　　)、(　　　)三种。

2. 对肾上腺皮质激素药物的改造,主要集中在(　　　)、(　　　)、(　　　)、(　　　)、(　　　)等 5 个位置。

3. 对天然雌二醇进行结构改造的目的主要是(　　　)和(　　　)。

三、写出下列英文药物的通用名,并说明它们的母核结构类型

1. dexamethasone
2. estradiol
3. testosterone

四、合成题

以氢化可的松为起始原料,合成醋酸地塞米松,并注明反应条件。

五、问答题

叙述地塞米松的理化性质。

参考答案

一、选择题

1. D　2. A　3. A　4. A　5. B　6. A　7. A　8. A　9. B　10. A　11. C　12. B　13. D　14. E　15. A　16. A　17. E　18. C　19. D　20. B　21. A　22. B　23. D　24. C　25. E　26. AB　27. ABC　28. BDE　29. ABDE　30. ACDE

二、填空题

1. 雌甾烷　雄甾烷　孕甾烷
2. 1 位　6 位　9 位　16 位　21 位
3. 可以口服　延长药效

三、写出下列英文药物的通用名,并说明它们的母核结构类型

1. 地塞米松　孕甾烷
2. 雌二醇　雌甾烷
3. 睾酮　雄甾烷

四、合成题

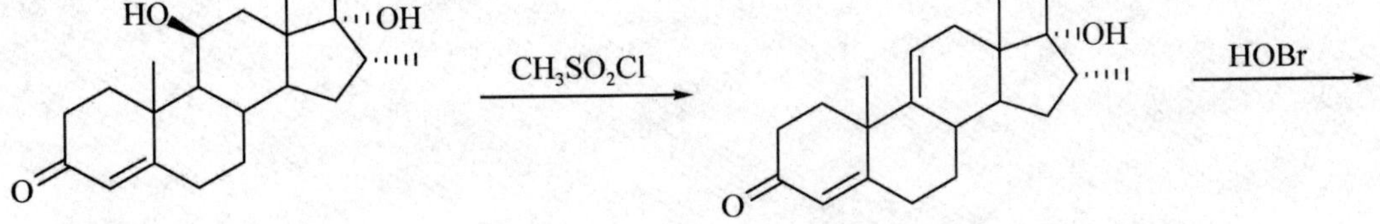

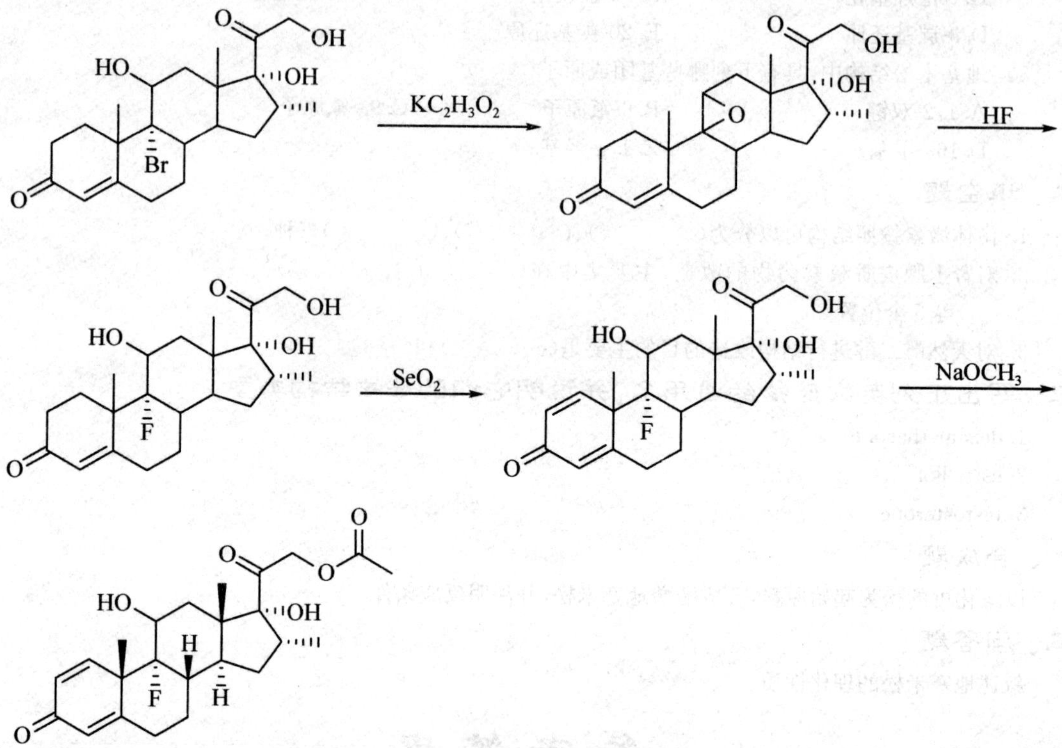

五、问答题

(1) A环$\triangle^4$-3-酮：光催化生成B环扩环和缩环等产物；

(2) B环：稳定；

(3) C环：容易被空气氧化，温度、自由基引发剂、紫外线可加速氧化；

(4) D环：碱性条件下，17-OH和酮基醇侧链可互变异构，有氧和无氧状态下就很敏感；

(5) 地塞米松固体在空气中稳定，需避光保存，其溶液在碱性条件下，6～8分钟内会有50%的C-17α-酮羟基缺失。

第十二章 维 生 素

维生素是维持人体正常代谢功能所必需的一类微量营养物质，它不是构成人体组织的原料，也不是能量来源，但它主要作用于机体的能量转移和代谢调节。人类自身不能合成或合成量很少，需从食物中获取。

按照溶解度分类{脂溶性维生素：A、D、E、K；水溶性维生素：B、C、H}

第一节 脂溶性维生素

一、维生素 A 及其类似物

1. 维生素 A 醋酸酯

化学名：(全-E-型)-3，7-二甲基-9-(2，6，6-三甲基-l-环己-l-烯基)-2，4，6，8-壬四烯-l-醇醋酸酯

结构特点：共轭多烯、全反式

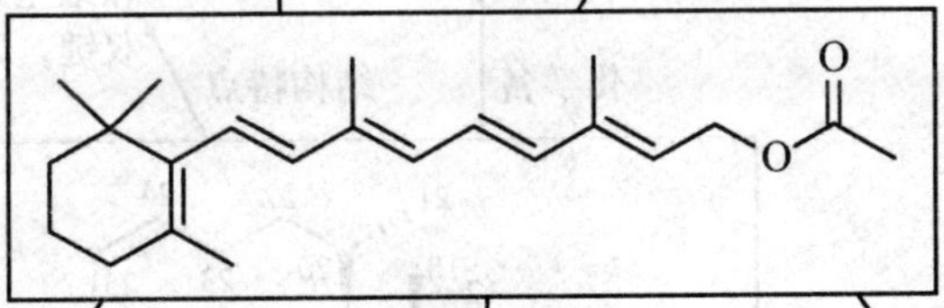

理化性质：

易氧化：最初氧化物为环氧化合物，在酸性下重排成呋喃型化合物；无氧条件下可耐热120℃

脱水反应：对酸不稳定，生成脱水维生素A

显色反应：与三氯化锑反应呈深蓝色；本身有强黄绿色荧光

代谢：水解成维生素A，氧化为视黄醛及维生素A酸

用途：夜盲症、干眼症、牙周溢脓

2. 衍生物

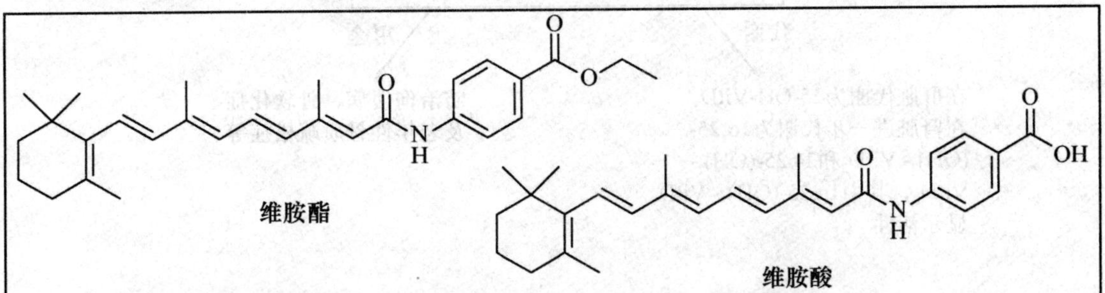

维胺酯　　维胺酸

(由我国学者合成，二者对宫颈、口腔、食道等癌变有很好的预防作用)

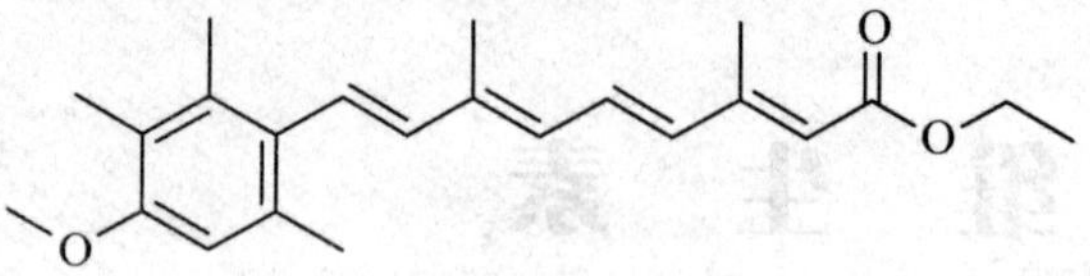

依曲替酸

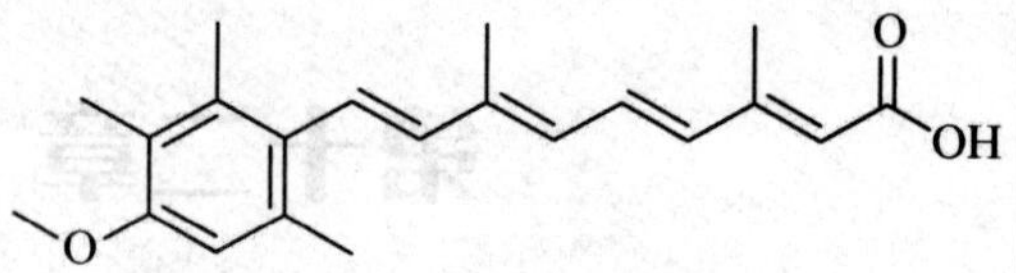

依曲替酯
（治疗银屑病）

构效关系

（1）增加环内双键数目活性下降；
（2）环内及环外双键被氢化或部分氢化活性丧失；
（3）羟基被酯化或换成醛基，活性保留，但成酸后活性仅为维生素 A 的 1/10；
（4）环外 4 个双键必须与环内双键共轭，否则活性消失；脂肪链伸长或缩短活性下降。

二、维生素 D 类

1. 维生素 D_3

化学名：9,10-开环胆甾-5,7,10(19)-三烯-3β-醇

结构特点：和维生素D_2相比，C22-23缺少双键，C24缺少甲基

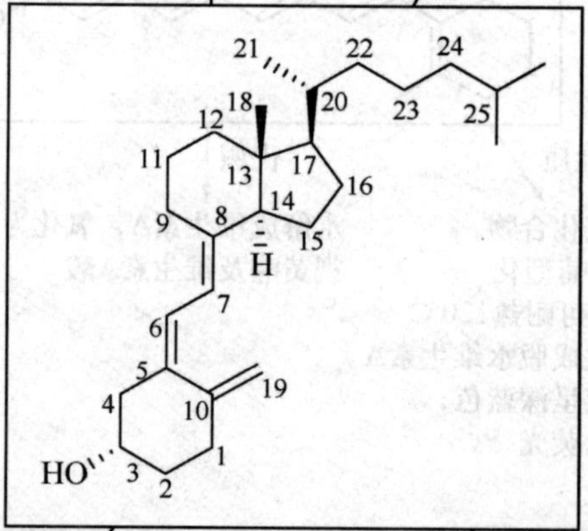

代谢：在肝脏代谢为25-OH-VitD_3，在肾脏进一步代谢为1α,25-$(OH)_2$- VitD_3和24,25-$(OH)_2$-VitD_3，其中1α,25-$(OH)_2$- VitD_3显示活性

用途：防治佝偻病、骨软化症及老年性骨质疏松症等

2. 维生素 D_2 和阿法骨化醇

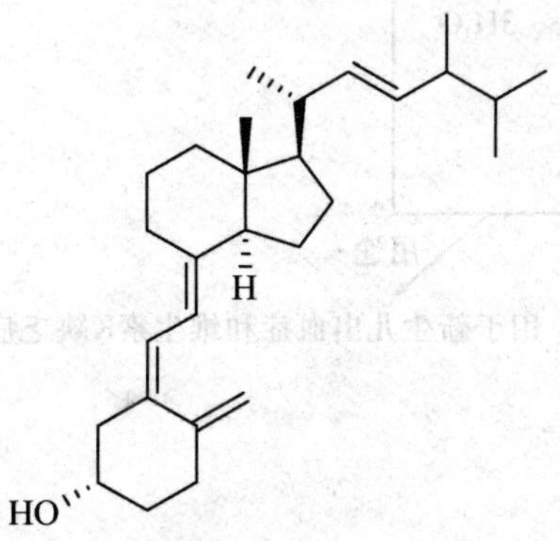

维生素D_2
(作用同维生素D_3)

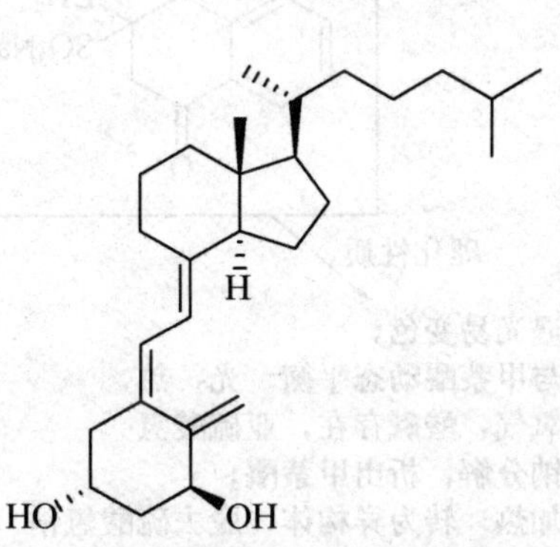

阿法骨化醇
(适合老年人和肾功能不全者)

三、维生素 E 醋酸酯

(±)-2,5,7,8-四甲基-2-(4,8,12-三甲基十三烷基)-6-苯并二氢吡喃醇醋酸酯

化学名

结构特点：苯并二氢吡喃母核，长链烃基，3个手性碳原子

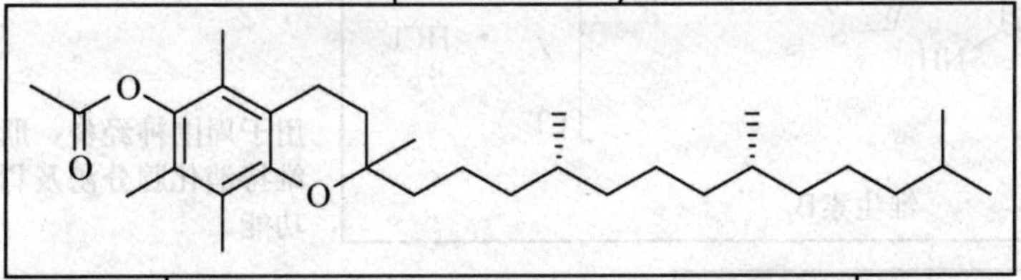

理化性质

酯：不易氧化，可以水解；
氧化：水解产物维生素E容易氧化成醌；
可被三氯化铁氧化，再与2,2'-联吡啶生成红色络合物；
侧链叔碳原子易被氧化；
与硝酸共热，显橙红色

用途

用于习惯性流产、不育症、更年期障碍、进行性肌营养不良、间歇性跛行及动脉粥样硬化；抗衰老

四、维生素 K_3

1,2,3,4-四氢-2-甲基-1,4-二氧-2-萘磺酸钠盐三水合物

化学名

结构特点：萘醌结构；磺酸钠盐

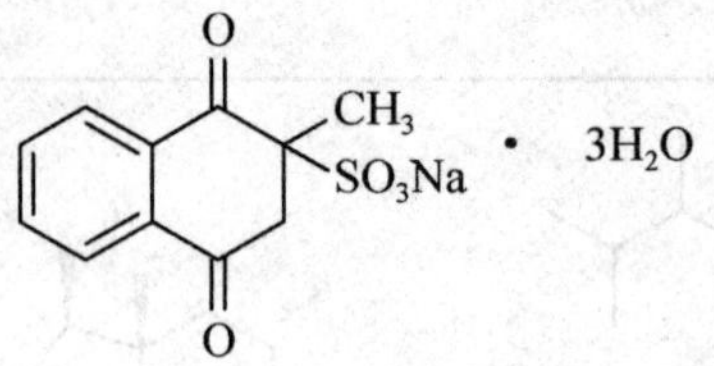

理化性质

遇光易变色；
与甲萘醌动态平衡：光、热、氧气、酸碱存在，亚硫酸氢钠分解，析出甲萘醌；
加热：转为异构体、脱去硫酸氢钠

用途

用于新生儿出血症和维生素K缺乏症

第二节　水溶性维生素

一、维生素B族

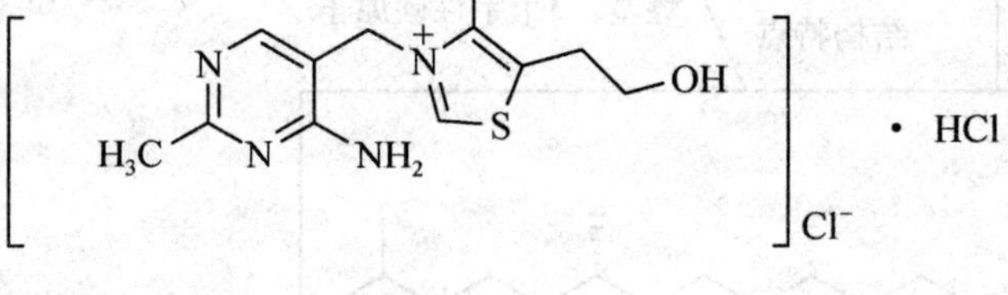

维生素B_1

用于周围神经炎、肌萎缩、下肢水肿；维持消化腺分泌及胃肠道蠕动的正常功能。

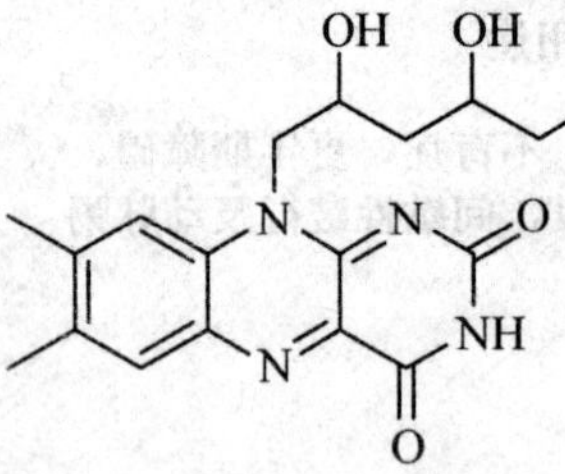

维生素B_2

参与体内氧化还原作用；参与糖、脂肪代谢，维持视觉功能，促进生长；用于口角炎、舌炎。

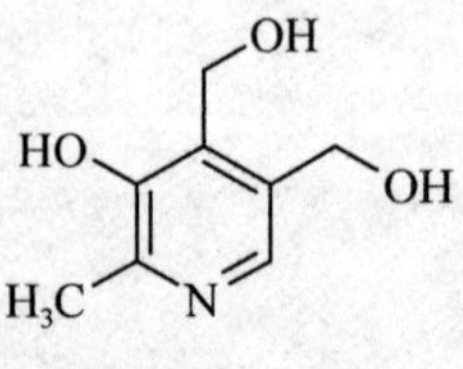

维生素B_6　吡多辛

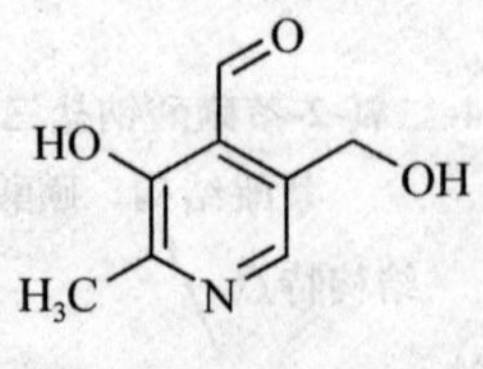

吡多醛

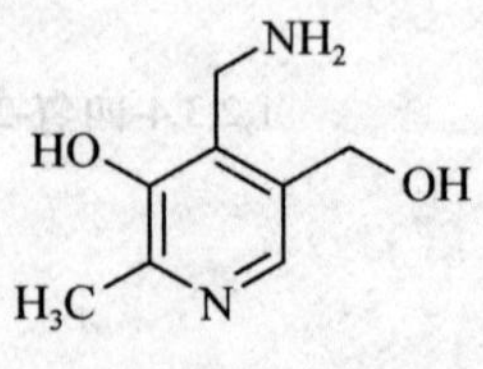

吡多胺

治疗放疗恶心呕吐、妊娠呕吐、药源性神经炎、白细胞减少等。

二、维生素C

化学名：L (+)-苏糖型-2,3,4,5,6-五羟基- 2-己烯酸-4-内酯

结构特点：连二烯醇、内酯

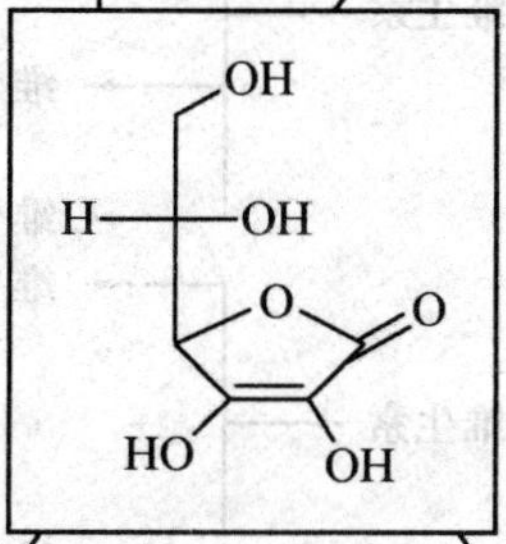

理化性质：

内酯：强碱下水解开环

连二烯醇：酸性(与弱碱成盐)

3-OH酸性>2-OH；

还原性(与O_2和氧化剂反应)；

烯醇互变；

与亚硝基铁氰化钠及氢氧化钠呈蓝色

用途：预防和治疗维生素C缺乏症、尿的酸化、高铁血红蛋白症和许多疾病

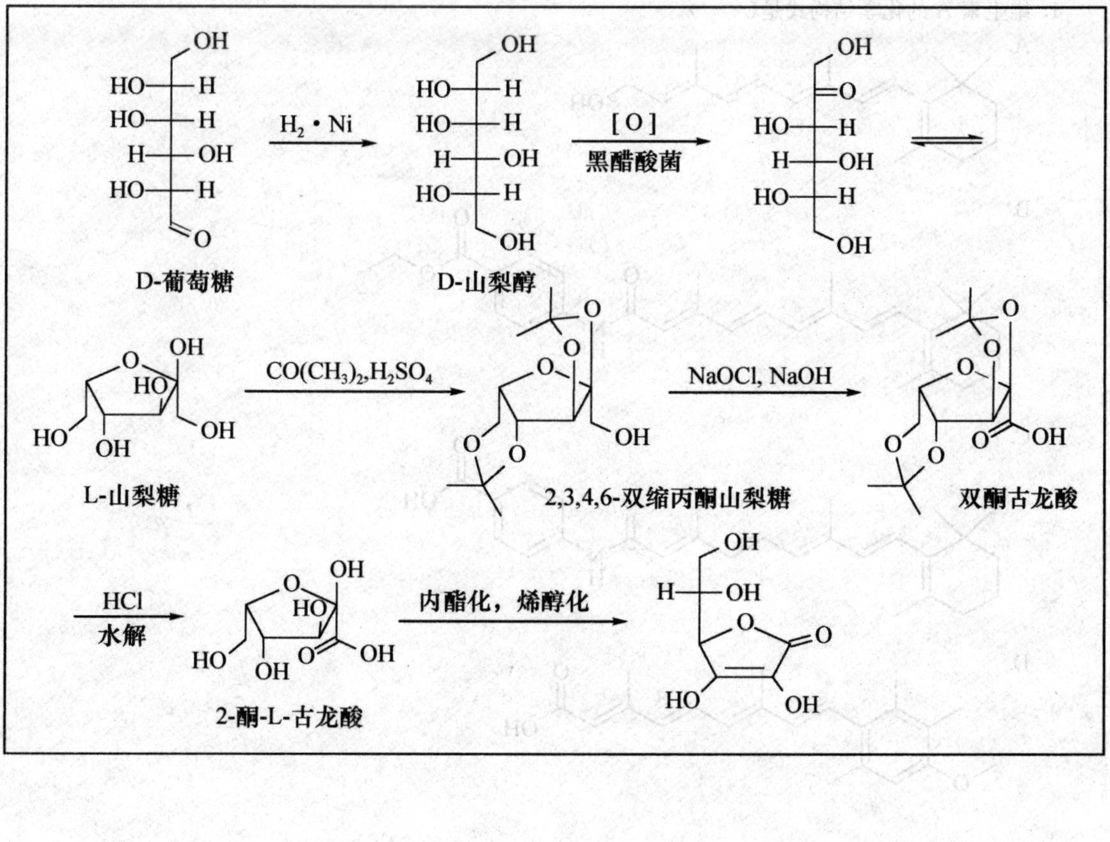

知识地图

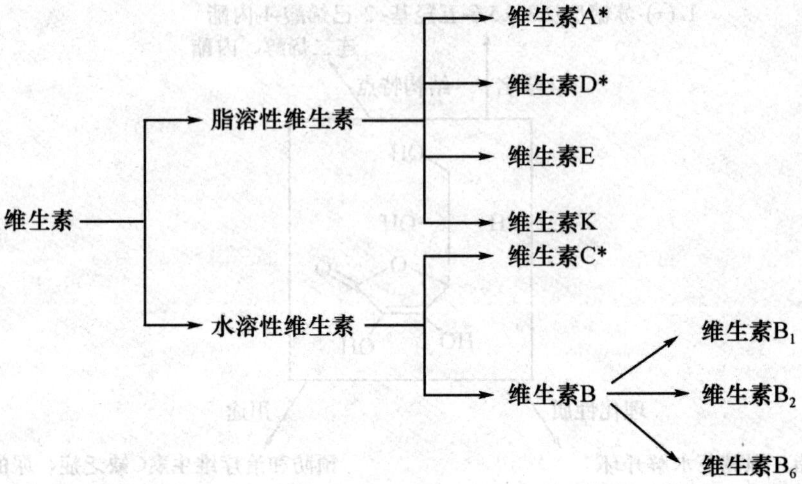

习题精选

一、选择题

A 型题

1. 维生素 A 的化学结构式是(　　)。

A.

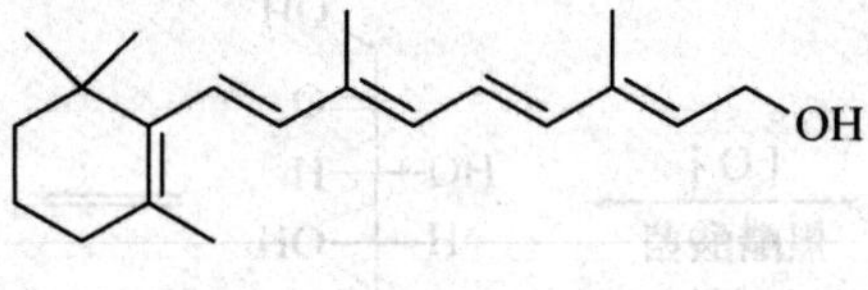

B.

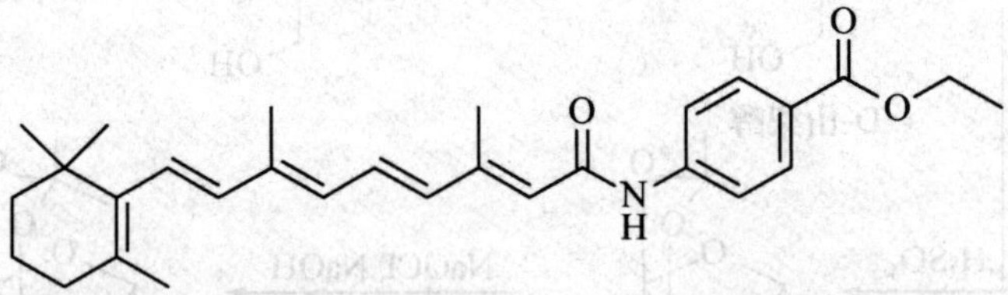

C.

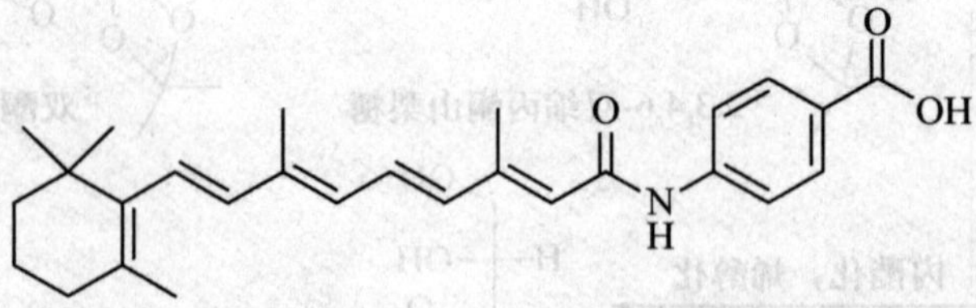

D.

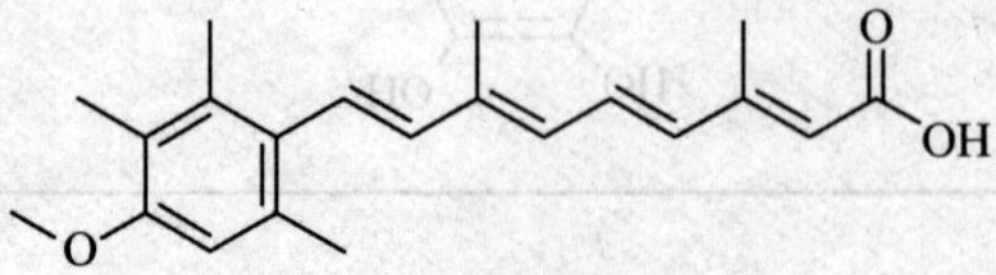

2. 该结构药物是(　　)。

A. 维生素 B_1　　B. 维生素 B_2　　C. 维生素 D_2　　D. 维生素 D_3

3. 具有苯并二氢吡喃结构的维生素是(　　)。

A. 维生素 K_3　　B. 维生素 C　　C. 维生素 E　　D. 维生素 B_6

4. 属于脂溶性维生素的是(　　)。

A.

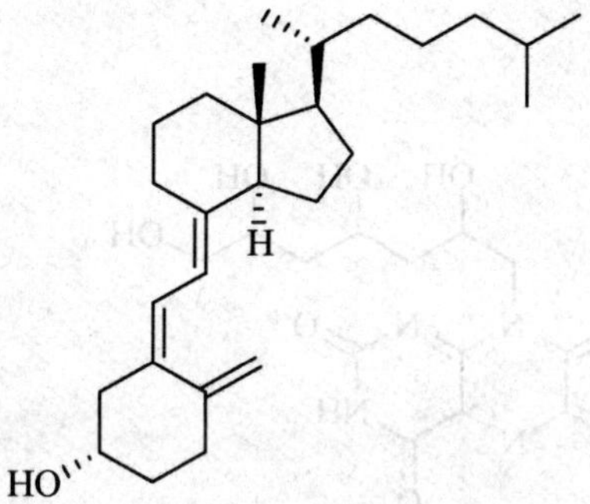

B.

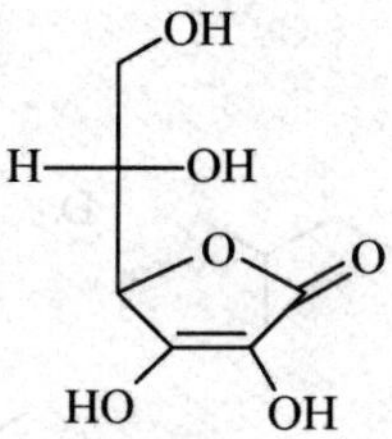

C.

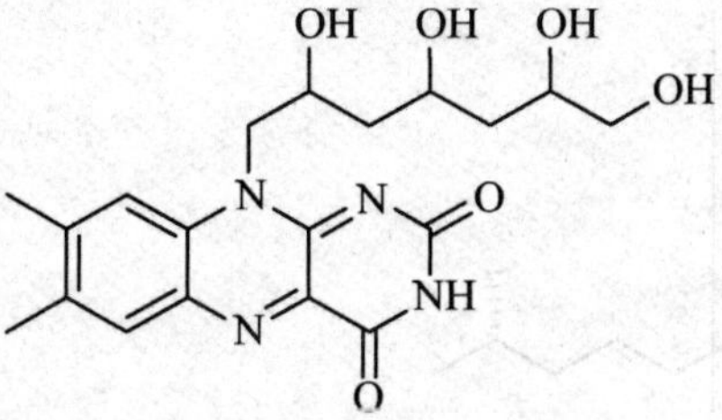

D.

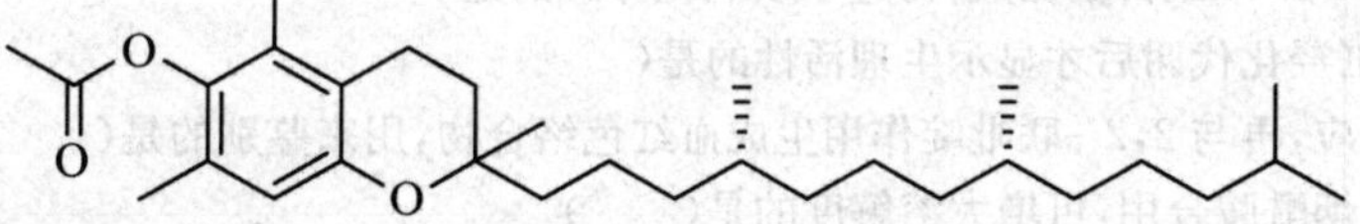

5. 具有抗凝血功能的维生素是(　　)。

A. 维生素 A　　B. 维生素 D_2　　C. 维生素 E　　D. 维生素 K_3

6. 可治疗妊娠性呕吐、放射性呕吐、异烟肼中毒、脂溢性皮炎及粗糙病的维生素是(　　)。

A. 维生素 B_1　　B. 维生素 B_2　　C. 维生素 B_6　　D. 维生素 B_{12}

7. 在氢氧化钠存在下,可开环生成巯基化合物和甲酰胺衍生物,在空气中进一步迅速氧化为双硫化合物的药物是(　　)。

A. 维生素 B_1　　B. 维生素 B_2　　C. 维生素 B_6　　D. 维生素 B_{12}

8. 可用于巨幼红细胞性贫血,尤其是妊娠及婴儿巨幼红细胞性贫血的维生素是(　　)。

A. 叶酸　　B. 维生素 C　　C. 维生素 E　　D. 维生素 K

9. 维生素 C 的化学名是(　　)。

A. L (+)-苏阿糖型-2,3,4,5,6-五羟基- 2-己烯酸-4-内酯

B. L (+)-赤藓糖型-2,3,4,5,6-五羟基- 2-己烯酸-4-内酯

C. D (-)-苏阿糖型-2,3,4,5,6-五羟基- 2-己烯酸-4-内酯

D. D (-)-赤藓糖型-2,3,4,5,6-五羟基- 2-己烯酸-4-内酯

10. 具有连二烯醇结构的药物是(　　)。

A. 维生素 D　　B. 维生素 C　　C. 维生素 E　　D. 维生素 A

B 型题

A.

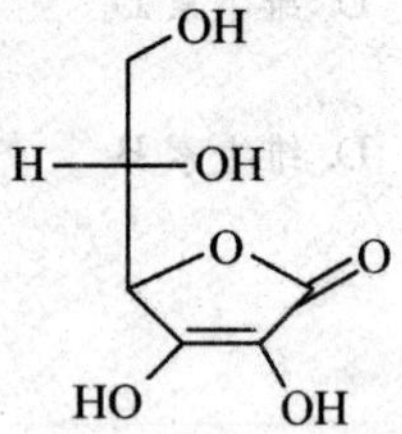

B.

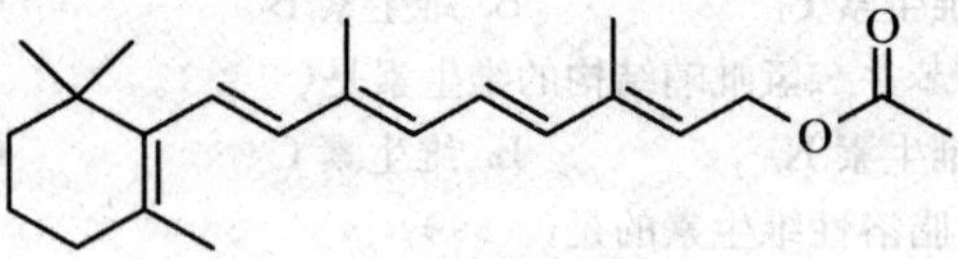

C.

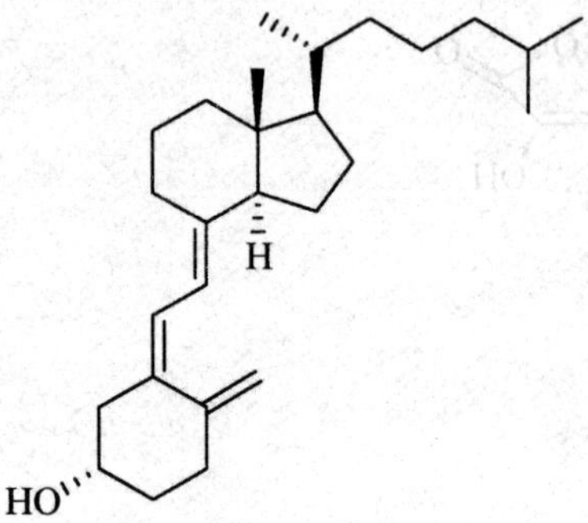

D.

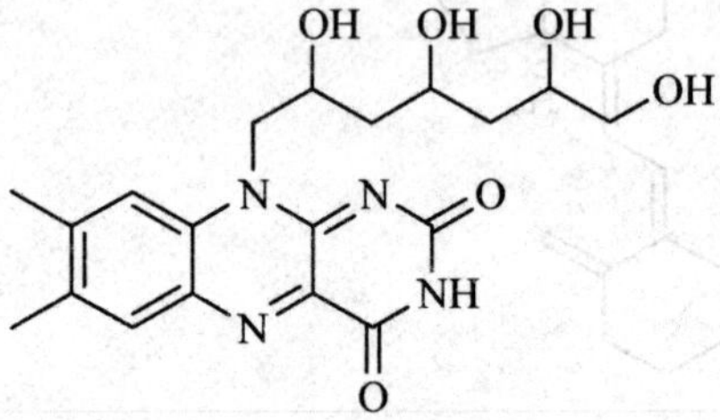

E.

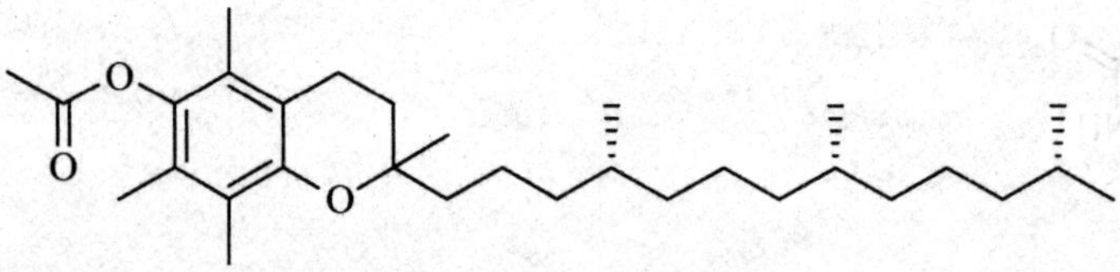

11. 在体内代谢被氧化为 2,3-二酮古洛糖酸,再进一步氧化分解的是(　　)。
12. 在体内需经肝脏、肾脏羟化代谢后才显示生理活性的是(　　)。
13. 用三价铁离子试液反应,再与 2,2'-联吡啶作用生成血红色络合物,用来鉴别的是(　　)。
14. 两性化合物,与硼砂、烟酰胺合用,可增大溶解度的是(　　)。
15. 长期储存可发生异构化,活性降低的是(　　)。

A. 维生素 B_1　B. 维生素 B_2　C. 维生素 B_6　D. 维生素 K_3　E. 维生素 D_3

16. 具有开环胆甾结构的是(　　)。
17. 具有醌型结构的是(　　)。
18. 具有噻唑环结构的是(　　)。
19. 具有异咯嗪结构的是(　　)。
20. 具有吡啶结构的是(　　)。

二、合成题

以 D-葡萄糖为起始原料,合成维生素 C,并注明反应条件。

三、问答题

叙述维生素 C 的理化性质及稳定性。

参考答案

一、选择题

1. A 2. D 3. C 4. D 5. D 6. C 7. A 8. A 9. A 10. B 11. A 12. C 13. E 14. D 15. B 16. E 17. D 18. A 19B. 20. C

二、合成题

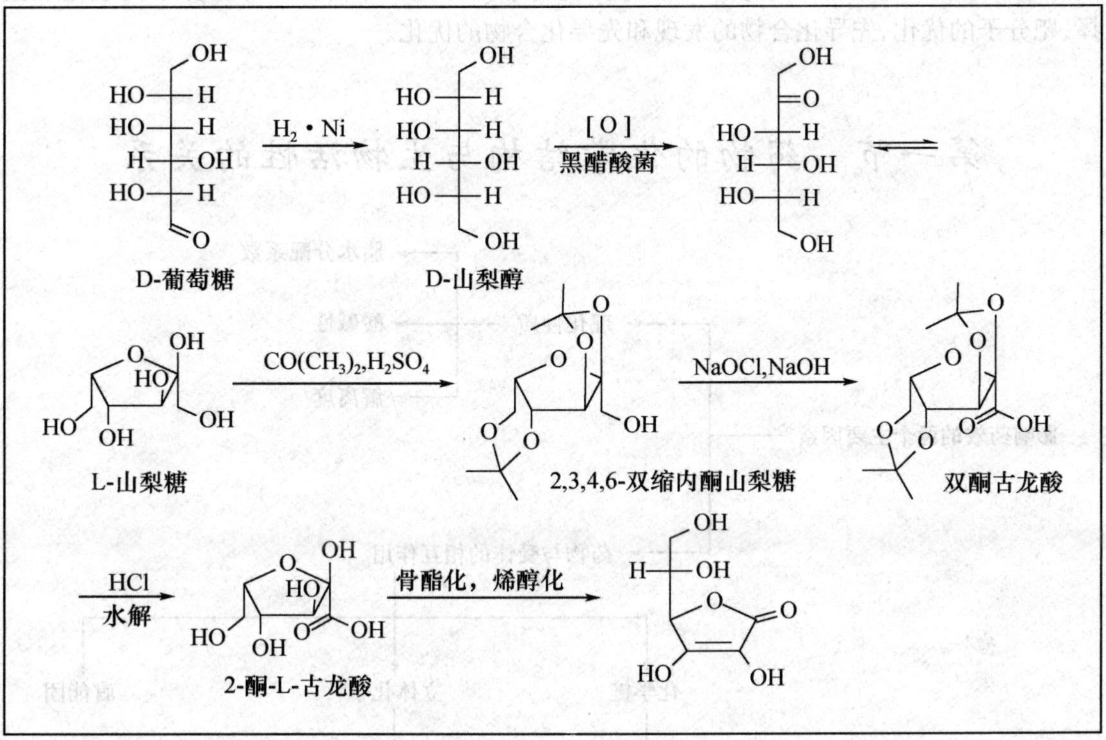

三、问答题

(1) 本品干燥固体较稳定，但遇光及湿气，渐渐变黄；

(2) 连二烯醇：

A. 烯醇互变显酸性，3位羟基酸性大于2位羟基，与碳酸钠或稀氢氧化钠可成钠盐。

B. 还原性：被空气中氧气氧化生成去氢抗坏血酸，活性相等；去氢抗坏血酸更容易被水解、氧化而失活。可被硝酸银、氯化铁、碱性酒石酸铜、碘、碘酸盐及2,6-二氯靛酚氧化为去氢抗坏血酸。

C. 鉴别反应：与碘反应终点显蓝色；与硝酸银产生黑色银沉淀；与2,6-二氯靛酚反应，使红色消失；与亚硝基铁氢化钠及氢氧化钠显蓝色。

(3) 内酯：水解性，在浓氢氧化钠溶液中水解开环，在稀氢氧化钠中则与羟基成盐。

(4) 在无氧条件下，发生脱水和水解反应，甚至进一步脱羧，生成呋喃甲醛，聚合后呈现黄色斑点。

(5) 储存措施：密闭、避光、充二氧化碳气体、溶液调成 pH5.0～6.0 范围，加稳定剂；或制成磷酸酯利于储存和制剂。

第十三章 新药设计与开发

新药设计与开发是药物化学的重要内容之一。一个新药从发现到上市主要经过两个阶段,即发现阶段和开发阶段。其中,新药发现通常又分为四个阶段——靶分子的确定和选择、靶分子的优化、先导化合物的发现和先导化合物的优化。

第一节 药物的化学结构与生物活性的关系

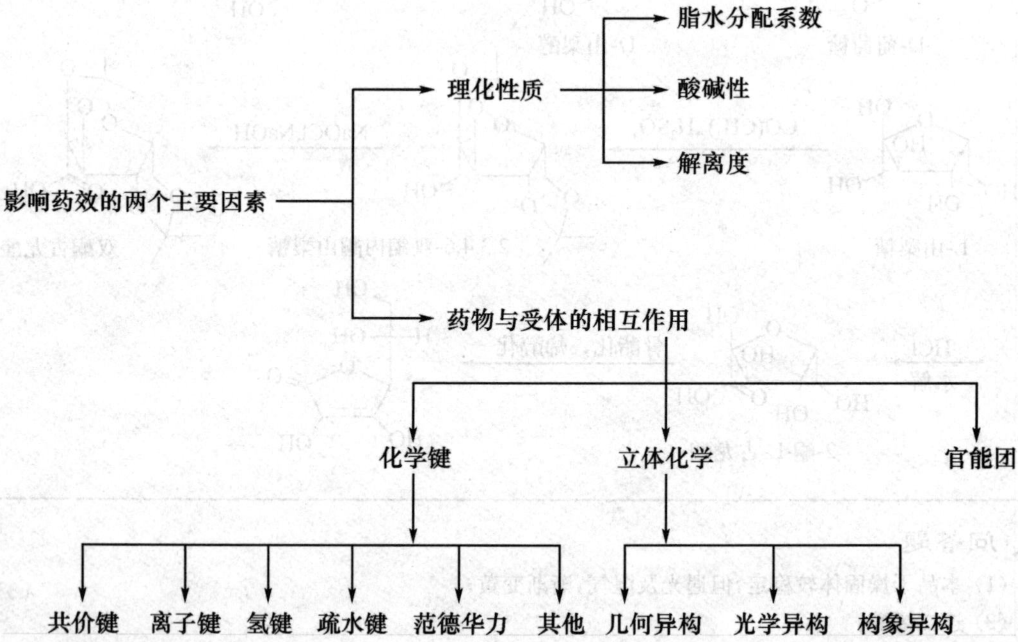

一、理化性质与生物活性

1. 脂水分配系数

$$P=C_O/C_W$$

$$\log P=\log(C_O/C_W)$$

亲脂性强,利于药物穿透各种生物膜;亲水性强,利于药物在体液间转运。一般来说,脂水分配系数应有一个适当的范围,才能显示最好的药效。

2. 酸碱性

药物的酸碱性决定了它在体内的解离度,药物在体液中转运以及在细胞液中产生药效需要以离子形式完成。所以,药物需要适宜的解离度,亦即要求药物的酸碱性合适。

二、药物-受体相互作用

按照药物在分子水平上的作用方式，新药分为：

- 非特异性结构药物：药理作用与药物结构关系较少，主要受理化性质影响，如全身麻醉药。
- 特异性结构药物：药理作用与结构密切相关，其活性取决于药物与受体的相互作用。

1. 化学键的作用

共价键：作用最强，如烷化剂抗肿瘤药与肿瘤大分子的相互作用。

离子键：药物的正（负）离子与受体的负（正）离子之间的静电引力。

氢键：电负性强的原子（O、S、N 等）上共价结合的 H 与另一带有相对负电荷的原子之间形成的作用力。

疏水键：药物亲脂性基团与受体的脂溶性基团相互作用。

范德华力：是指两个原子核之间的距离在 0.4～0.6nm 时，其中一个原子核对另一个原子核的外围电子产生吸引作用。

离子-偶极键与偶极-偶极键：偶极是指药物分子上的 N、O、S 等原子的存在，使分子中的电荷分布不均匀，形成偶极。

电荷转移复合物：是电子相对丰富的分子与电子相对缺乏的分子之间通过电荷转移而形成的复合物。

金属配合物：缺电子的金属离子与电荷密度丰富的配位体之间的作用力。

2. 立体化学的作用

几何异构体：如反式己烯雌酚

光学异构体：如左旋肾上腺素

构象：如氯丙嗪

第二节　先导化合物的发现

发现途径
- → 从天然产物中寻找：蒿甲醚（青蒿素）
- → 从现有药物中寻找
  - → 由药物副作用发现：氯丙嗪（异丙嗪）
  - → 通过代谢发现：羟布宗（保泰松）
  - → 以现有突破性药物发现：兰索拉唑（奥美拉唑）
- → 用活性内源性物质做先导物：炔雌醇（雌二醇）
- → 用组合化学和高通量筛选得到先导物
- → 利用计算机进行靶向筛选得到先导物

第三节　先导化合物的优化

优化方法：
- 生物电子等排体原理
- 前药设计
- 软药设计

一、生物电子等排体原理

1. 定义

外层电子数相等的原子、离子或基团称为电子等排体(经典电子等排体)；具有相同总数的"外层电子"外，还要在分子大小、形状(包括键角和杂化度)、构象、电子云分布、脂水分配系数、pKa、化学反应性和氢键形成能力等方面存在相似的基团或原子互称为生物电子等排体(非经典电子等排体)。

2. 经典电子等排体

一价电子等排体：卤素和 XHn 基团，X=C、N、O、S。

二价电子等排体：R-O-R'、R-NH-R'、$R\text{-}CH_2\text{-}R'$、R-Si-R'。

三价电子等排体：-N=、-CH=。

四价电子等排体：=C=、=N=、=P=。

3. 非经典电子等排体

可互相代替基团：-CH=CH-、-S-、-O-、-NH-、$-CH_2-$。

环与非环结构的互相代替。

二、前药设计

1. 前药定义

保持药物的基本结构，仅对某些官能团进行一定的化学结构改变的方法称为化学结构修饰；药物经过化学结构修饰后得到的化合物，在体内没有或很少有活性，可在生物体或人体内通过酶的作用转化为原来的药物发挥药效，原来的药物为母药，修饰后得到的化合物为前药。

2. 前药设计的目的

①增加药物的代谢稳定性。

②干扰转运特点，使药物定向靶细胞，提高作用选择性。

③消除药物的副作用或毒性及不良味觉。

④适应剂型的需要。

3. 前药修饰的方法

成盐、成酯、成酰胺、开环或闭环

三、软药设计

设计出容易代谢失活的药物，使药物在完成治疗作用后，按预先规定的代谢途径和可以控制的速率分解、失活并迅速排出体外，从而避免药物的蓄积毒性。减少药物的副作用。

例如肌松药阿曲库铵。

第四节　定量构效关系

一、Hansch 方程

用数学函数式描述同类药物的生物活性与结构之间的定量关系。

Hansch 方程：

$$\lg 1/C = -k1(\lg P)2 + k2\lg P + k3\sigma + k4Es + k5$$

或

$$\lg 1/C = -a\pi 2 + b\pi + c\sigma + dEs + k$$

Hansch 方程是 lgP 或 π 的抛物线方程。

Hansch 方程表示在 lgP0 或 π0 时，药物具有最大的活性。

QSAR 中常用的化学结构的理化参数：

①电性参数：Hammett 常数（σ）

Taft 常数（σ*）

解离常数（pKa）

②疏水性参数：分配系数（P）

疏水性常数（π）

各种色谱的保留值或 R_f 值

③立体参数：Verloop 多维立体参数

分子折射率（MR）

Taft 立体参数（Es）

④指示变量

二、三维定量构效关系

方法：分子形状分析法、距离几何方法、比较分子场分析法。

第五节　计算机辅助药物设计

(1) 是计算机辅助分子造型术和合理药物设计的总称。

(2) 所应用的方法有：分子造型术、分子作用力学方法、分子动力学方法、静电学方法、量子力学方法、计算化学方法、对接术、从头设计法、构象分子场分析方法、三维定量构效关系、药效团建模法。

(3) 计算机辅助药物设计，一方面可以根据已知的靶点构象，设计与之匹配的药物分子结构（即对接问题）；另一方面，通过试验发现受体的配体，利用配体的几何结构和化学特征，通过计算机的帮助得到受体信息，特别是得到该类药物的药效团（即确定药效团问题）。

知识地图

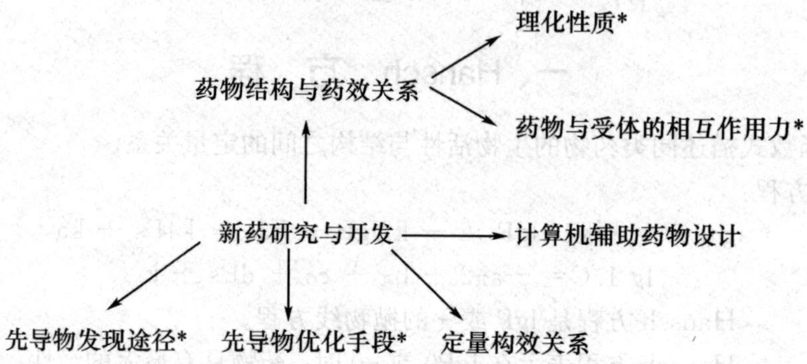

习题精选

一、选择题

A 型题

1. 药物与受体之间形成哪一种化学键会使药物的药效最强（　　）。

A. 离子键　　B. 共价键　　C. 氢键　　D. 疏水键

2. 有关脂水分配系数对药效的影响，叙述错误的是（　　）。

A. 作用于中枢神经系统的药物，脂溶性越强越好

B. 脂溶性越大，越有利于药物穿透各种生物膜

C. 任何药物的脂水分配系数都应有一个适当的范围

D. 水溶性大有利于药物在体液中转运

3. 下列药物中，通过代谢研究筛选得到的是（　　）。

A. 氯丙嗪　　B. 洛伐他汀　　C. 去甲替林　　D. 兰索拉唑

4. 在氮芥类药物的结构改造过程中，在载体部位引入含磷杂环得到环磷酰胺，这一设计思想是（　　）。

A. 改善药物的口服吸收特点　　B. 增强药物对靶点的选择性

C. 去除不良苦味　　D. 改变药物溶解性

5. 利用软药原理设计成功的药物是（　　）。

A. 阿曲库铵　　B. 卡茚西林　　C. 优奎宁　　D. 琥珀氯霉素

B 型题

A. 蒿甲醚　　B. 甲苯磺丁脲　　C. 地昔帕明　　D. 氮甲　　E. 炔诺孕酮

6. 通过对天然产物进行结构修饰得到的药物是（　　）。

7. 由药物副作用发现的新药是（　　）。

8. 通过药物的代谢产物研究得到的新药是（　　）。

9. me-too 药物是（　　）。

10. 通过对内源性活性物质的结构改造得到的药物是（　　）。

X 型题

11. 影响药物的理化性质主要包括(　　)。
    A. 水溶性　B. 酸碱性　C. 解离度
    D. 晶体结构　E. 脂溶性
12. 决定药物产生药效的因素有(　　)。
    A. 药物吸收　B. 药物分布　C. 药物代谢
    D. 药物与受体亲和力　E. 药物排泄
13. 药物与受体之间的可逆结合方式有(　　)。
    A. 共价键　B. 离子键　C. 氢键
    D. 电荷转移复合物　E. 范德华力
14. 制备前药的方法有(　　)。
    A. 成盐　B. 成酯　C. 成酰胺
    D. 关环　E. 闭环
15. 在定量构效关系研究中，Hansch 方法采用的参数包括(　　)。
    A. 疏水性参数　B. 电性参数　C. 立体参数
    D. 指示参数　E. 分子连接性指数

二、问答题

简述先导化合物的发现途径和和优化手段。

参考答案

一、选择题

1. B　2. A　3. C　4. B　5. A　6. A　7. B　8. C　9. D　10. E　11. ABCDE　12. ABCDE　13. BCDE　14. ABCDE　15. ABCD

二、问答题

发现途径：(1) 从天然产物得到；
(2) 以现有药物为先导物(包括从药物副作用和代谢产物中寻找，以现有突破性药物做先导)；
(3) 用活性内源性物质做先导物。

优化手段：(1) 采用生物电子等排体原理改造；
(2) 利用前药原理设计；
(3) 利用软药原理设计。

第十四章　药物的代谢反应

药物代谢是指在酶的作用下将药物转变成极性分子，再通过人体的正常系统排出体外。药物代谢会使药物转化为低效或无效的代谢物，或由无效结构转化为有效结构，也有可能转化为毒性物质。因此，研究药物代谢已成为药物化学的研究内容之一。

第一节　药物代谢的酶

- 细胞色素 P450 酶：属于氧化还原酶系。
- 还原酶系：包括细胞色素 P450 酶、醛-酮还原酶、谷胱甘肽氧化还原酶。
- 过氧化物酶和单加氧酶：过氧化物酶属于血红蛋白；单加氧酶包括细胞色素 P450 酶、黄素单加氧酶、多巴胺 β-羟化酶。
- 水解酶：包括酯酶、胆碱酯酶、丝氨酸内肽酯酶等。

第二节　Ⅰ相生物转化

一、氧化反应

1. 芳环药物　主要为羟化反应。

2. C-C 不饱和键　烯烃类药物先形成环氧化合物，再被转化为二羟基化合物；炔烃类药物主要生成羧酸或酰胺类代谢物。

3. 饱和碳原子　主要为羟化产物。

4. 含氮化合物　N-脱烷基、脱氨、N-氧化。

5. 含氧化合物　O-脱烷基。

6. 含硫化合物　S-脱烷基、氧化脱硫、S-氧化。

7. 醇和醛　醇转变为醛基化合物，醛基化合物再进一步代谢为羧酸衍生物。

二、还原反应

1. 羰基　还原为醇，可能会产生手性代谢物。

2. 硝基　经历亚硝基、羟基胺过程还原为氨基。

3. 偶氮基　经历氢化偶氮后转化为两个氨基。

三、脱卤素反应

氧化脱卤素是许多卤代烃的代谢途径。

四、水解反应

通常是酯、酰胺、烯胺，生成相应的羧酸和醇、羧酸和氨、羰基化合物和氨。

第三节　Ⅱ相生物转化

分类：
- 与葡萄糖醛酸结合
- 与硫酸结合
- 与氨基酸结合
- 与谷胱甘肽结合
- 乙酰化结合
- 甲基化结合

第四节　药物代谢在药物研究中的作用

- 设计和发现新药：寻找发现先导物的途径之一、指导先导物的结构修饰、指导新药研究。
- 优化药物的药动学性质：通过修饰可以缩短或延长药物作用时间、提高生物利用度、指导设计适当的剂型。
- 解释药物的作用机制。

知识地图

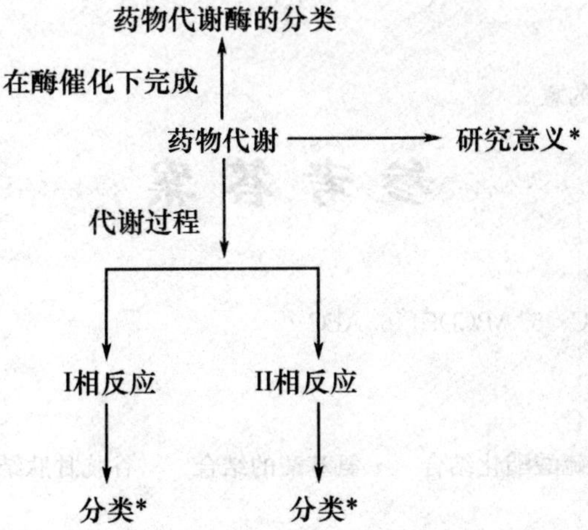

习题精选

一、选择题

A 型题

1. 关于药物结构中的芳香环羟化代谢，叙述错误的是（　　）。

A. 带有供电子基团的芳环容易在邻对位被氧化

B. 带有吸电子基的芳环羟化主要发生在间位

C. 带有强吸电子基的芳环容易被羟化

D. 若药物含有两个芳环，一般只有一个芳环容易发生氧化

2. 卡马西平的主要代谢反应发生在哪一基团上（　　）？

A. 苯环　　B. 双键　　C. 酰胺　　D. 叔胺

3. 阿苯达唑在体内代谢生成活性更强的代谢物，这一代谢途径是（　　）。

A. S-脱甲基　　B. S-氧化脱硫　　C. S-氧化　　D. S-还原

X 型题

4. 含氮化合物的氧化主要有（　　）。

A. *N*-脱烷基　　B. 脱氨氧化　　C. *N*-氧化

D. 形成环氧化合物　　E. 形成二羟基化合物

5. 药物结构中，可以发生氧化代谢的结构基团有（　　）。

A. 苯环　　B. 烯烃　　C. 饱和碳原子

D. 含氧化合物　　E. 醇和醛基

6. 发生还原代谢的基团通常有（　　）。

A. 羰基　　B. 硝基　　C. 偶氮基

D. 卤素　　E. 酯

二、填空题

1. 药物代谢包括两个过程，即（　　　　）、（　　　　）。

2. 药物第 II 相代谢即生物结合，主要有（　　　　）、（　　　　）、（　　　　）、（　　　　）、（　　　　）、（　　　　）等。

3. 药物代谢酶主要有（　　　　）、（　　　　）、（　　　　）、（　　　　）、等。

4. 药物 I 相代谢主要有（　　　　）、（　　　　）、（　　　　）、（　　　　）、等。

三、问答题

简述研究药物代谢的意义

参考答案

一、选择题

1. C　2. B　3. C　4. ABC　5. ABCDE　6. ABC

二、填空题

1. 生物转化　　生物结合

2. 葡萄糖醛酸结合　　硫酸酯化结合　　氨基酸的结合　　谷胱甘肽结合　　乙酰化结合　　甲基化结合

3. 细胞色素 P450 酶系　　还原酶系　　过氧化酶和单加氧酶　　水解酶

4. 氧化反应　还原反应　脱卤素反应　　水解反应

三、问答题

(1) 设计和发现新药：寻找发现先导物的途径之一、指导先导物的结构修饰、指导新药研究；

(2) 优化药物的药动学性质：通过修饰可以缩短或延长药物作用时间、提高生物利用度、指导设计适当的剂型；

(3) 解释药物的作用机制。

试 卷 一

一、选择题

A 型题(每题只有一个最佳答案,每题 1 分,共 20 分)

1. 氯丙嗪的化学结构式是(　　)。

A. 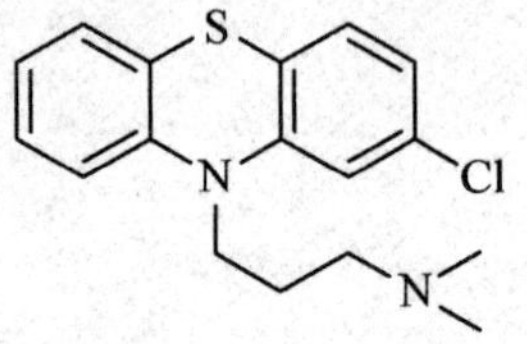

B. 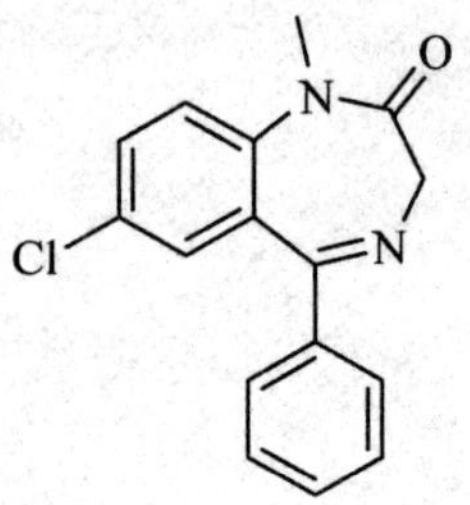

C. 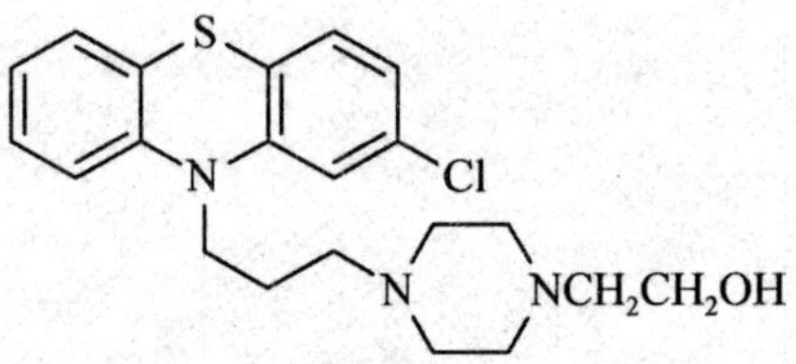

D. 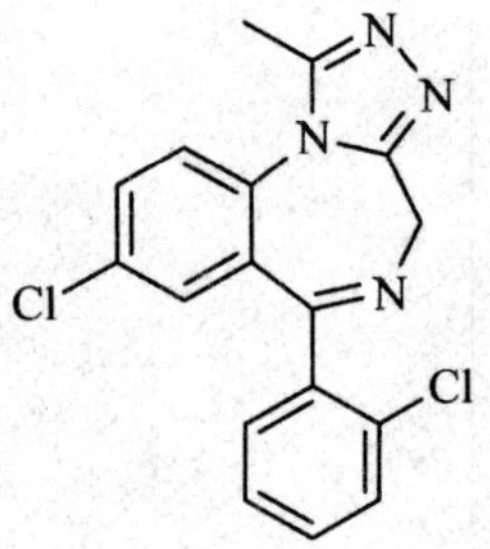

2. 关于氟西汀的描述,正确的是(　　)。

A. R 异构体活性强,临床使用外消旋体

B. 发生 N-去甲基代谢,代谢物活性与氟西汀相同,半衰期更长

C. 属于去甲肾上腺素再摄取抑制剂类抗抑郁药

D. R 异构体代谢消除慢于 S 异构体

3. 肾上腺素的化学名是(　　)。

A. (S)-4-[2-(甲氨基)-1-羟基乙基]-1,2-苯二酚

B. (R)-4-[2-(甲氨基)-1-羟基乙基]-1,2-苯二酚

C. (S)-4-[2-(氨甲基)-1-羟基乙基]-1,2-苯二酚

D. (R)-4-[2-(氨甲基)-1-羟基乙基]-1,2-苯二酚

4. 属于非镇静性 H_1 受体拮抗剂的药物是(　　)。

A. 盐酸赛庚啶　　B. 苯海拉明　　C. 氯苯那敏　　D. 氯雷他定

5. 属于苯烷胺类钙通道阻滞剂的药物是(　　)。

A. 地尔硫䓬　　B. 氨氯地平　　C. 维拉帕米　　D. 氟桂利嗪

6. 取某药品溶液 1 滴,加入 1 滴溴水混匀,当溴的橙色退去后,再加入过量氨溶液,呈翠绿色,该药品应该是(　　)。

A. 阿托品　　B. 美西律　　C. 胺碘酮　　D. 奎尼丁

7. 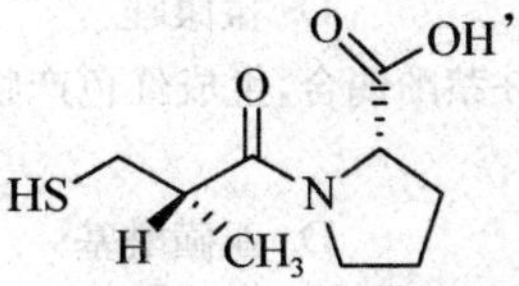，该结构药物属于(　　)。

A. 羟甲戊二酰辅酶 A 还原酶抑制剂　　B. 血管紧张素转化酶抑制剂

C. 钙离子通道阻滞剂　　D. β受体阻断剂

8. 氯吡格雷的化学结构式是(　　)。

A.

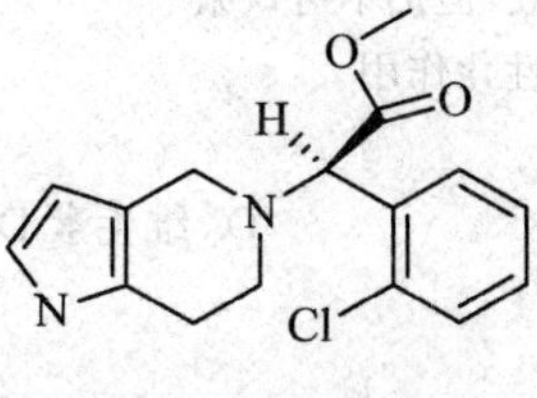

B.

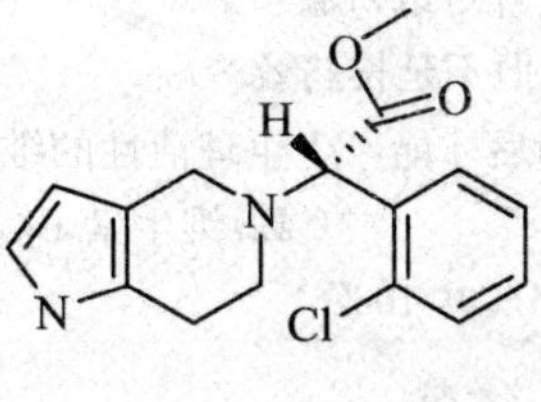

C.

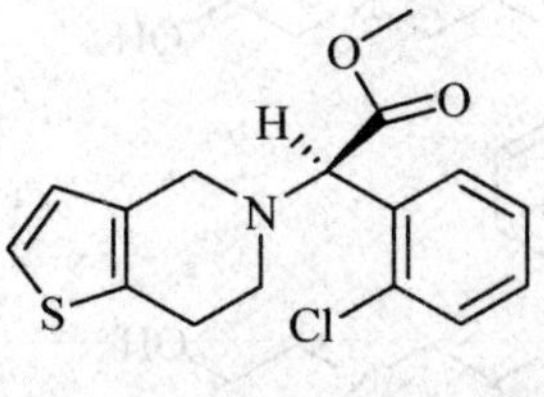

D.

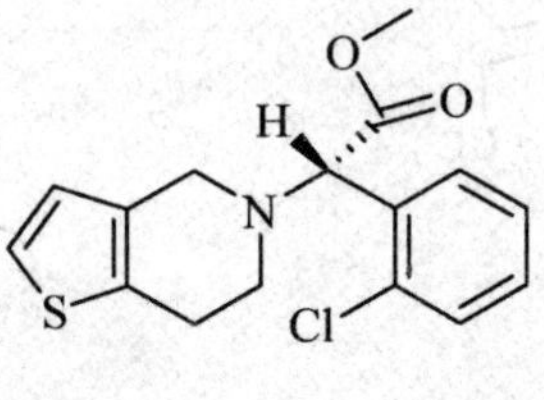

9. 根据生理病理机制，通过合理药物设计研究开发的药物是(　　)。

A. 西咪替丁　　B. 联苯双酯　　C. 多潘立酮　　D. 熊去氧胆酸

10. 解热镇痛药物的作用靶点是(　　)。

A. 阿片受体　　B. 环氧化酶　　C. DA 受体　　D. 5-HT_3 受体

11. 下列哪个药物长期或大剂量服用后，产生的代谢物可与肝脏蛋白质形成共价物，导致肝肾坏死(　　)?

A. 阿司匹林　　B. 对乙酰氨基酚　　C. 安乃近　　D. 布洛芬

12. 有关紫杉醇的叙述，描述正确的是(　　)。

A. 化学结构中具有紫杉烷二萜骨架　　B. 水溶性强

C. 通过代谢拮抗机制，抑制肿瘤细胞复制　　D. 来源广泛，也可以通过全合成大量生产

13. 通过抑制叶酸合成，从而拮抗肿瘤生长的药物是(　　)。

A. 氟尿嘧啶　　B. 阿糖胞苷　　C. 甲氨蝶呤　　D. 巯嘌呤

14. 头孢类药物的 3 位基团影响药物代谢动力学特征，下列基团中使药物动力学稳定性最差的是(　　)。

A. 氯原子　　B. 甲基　　C. 氨甲酰氧甲基　　D. 乙酰氧甲基

15. 将红霉素经贝克曼重排后扩环，再经还原、N-甲基化等反应，将氮原子引入到大环内酯骨架中得到的第一个环内含氮的大环内酯类红霉素衍生物是(　　)。

A. 阿奇霉素　　B. 罗红霉素　　C. 地红霉素　　D. 克拉霉素

16. 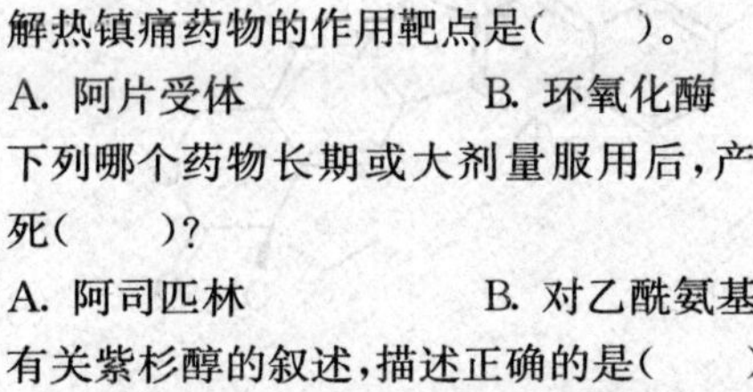该结构药物是(　　)。

A. 克霉唑　　B. 咪康唑　　C. 酮康唑　　D. 益康唑

17. 磺胺类药物在酸性条件下与亚硝酸钠反应后，再在碱性条件下与β-萘酚偶合，生成红色产物，主要是由于其结构中含有(　　)。

A. 磺酰胺基　　B. 苯环　　C. 芳伯氨基　　D. 亚磺酰基

18. 化学名 4-甲基-N-[(丁氨基)羰基]苯磺酰胺，该药主要用于治疗(　　)。

A. 高血脂　　B. 高血压　　C. 血栓　　D. 高血糖

19. 将雌二醇 3 位成环戊醚，17 位引入乙炔基，可以(　　)。

A. 延长药效，并可以口服　　B. 延长药效，但仍不可口服

C. 可以口服，但不延长药效　　D. 降低雌性化作用

20. 需经肝肾代谢后才能产生生理活性的维生素是(　　)。

A. 维生素 A　　B. 维生素 B_1　　C. 维生素 C　　D. 维生素 D

B 型题(每题 0.5 分，共 10 分)

A.

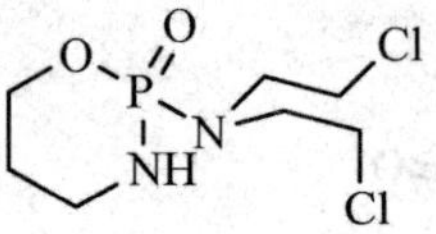

B.

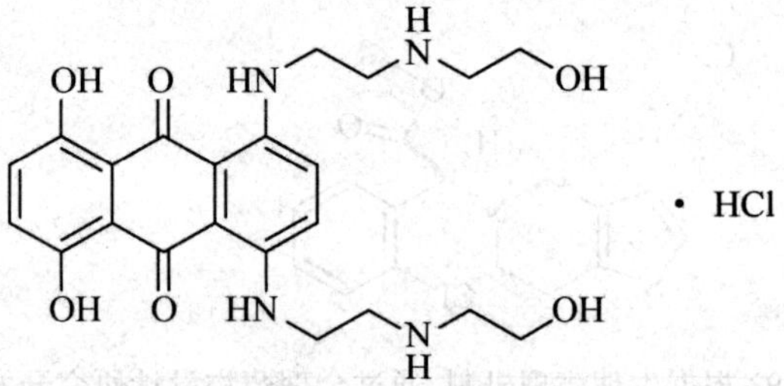

C.

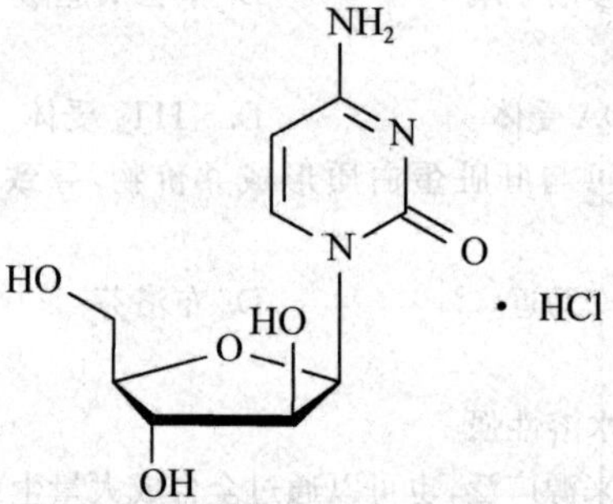

D.

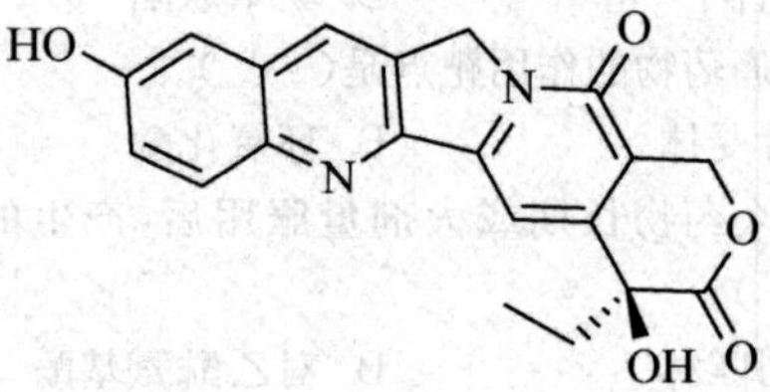

E.

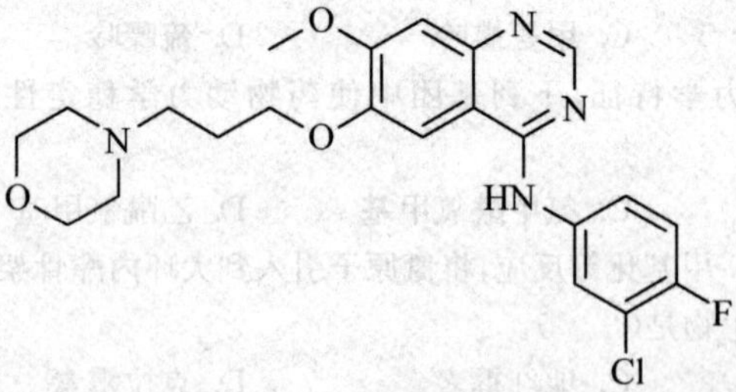

21. 抑制表皮生长因子受体和酪氨酸激酶的抗肿瘤药是(　　)。

22. 通过代谢拮抗抑制肿瘤细胞生长繁殖的抗肿瘤药是(　　)。

23. 属于细胞周期非特异性药物，能抑制 DNA 和 RNA 合成的抗肿瘤药是(　　)。

24. 为拓扑异构酶 I 抑制剂，阻断酶与 DNA 反应的最后一步，导致 DNA 断裂的抗肿瘤药是(　　)。

25. 在肿瘤细胞中形成乙撑亚胺离子过渡态，然后与 DNA 产生共价结合的抗肿瘤药物是(　　)。

A. 地西泮　　B. 普萘洛尔　　C. 布洛芬　　D. 氯霉素　　E. 阿昔洛韦

26. 具有芳氧丙醇胺结构的是(　　)。
27. 具有芳基丙酸结构的是(　　)。
28. 具有鸟嘌呤结构的是(　　)。
29. 具有苯二氮䓬结构的是(　　)。
30. 具有 2,2-二氯乙酰胺结构的是(　　)。

A. 地氯雷他定　　B. 吲哚美辛　　C. 贝诺酯　　D. 甲苯磺丁脲　　E. 克拉维酸

31. 以内源性活性物质为先导化合物设计得到的是(　　)。
32. 通过磺胺类药物的副作用发现的是(　　)。
33. 从微生物资源中开发的是(　　)。
34. 通过代谢研究寻找到的是(　　)。
35. 通过前药原理设计的药物是(　　)。

A. 1-(4-氟苯基)-4-[4-(4-氯苯基)-4-羟基-1-哌啶基]-1-丁酮
B. 1-(4-羟基-3-羟甲基苯基)-2-(叔丁氨基)乙醇
C. 1-异丙氨基-3-(1-萘氧基)-2-丙醇
D. 4-丁基-1-(4-羟基苯基)-2-苯基-3,5-吡唑烷二酮
E. N'-甲基-N-[2[[5-[(二甲氨基)甲基-2-呋喃基]甲基]硫代]乙基]-2-硝基-1,1 乙烯二胺

36. 雷尼替丁的化学名是(　　)。
37. 普萘洛尔的化学名是(　　)。
38. 羟布宗的化学名是(　　)。
39. 沙丁胺醇的化学名是(　　)。
40. 氟哌啶醇的化学名是(　　)。

X 型题(每题 2 分,共 10 分)

41. 下列药物中,以受体为作用靶点的包括(　　)。
A. 西咪替丁　　B. 洛伐他汀　　C. 麻黄碱
D. 阿托品　　E. 氧氟沙星

42. 关于维生素 C 的叙述,正确的有(　　)。
A. 具有共轭多烯结构　　B. 具有内酯结构,在强碱性条件下发生水解开环
C. 可以发生烯醇互变　　D. 具有还原性,可以被氧气和氧化剂等氧化
E. 2 位羟基酸性大于 3 位羟基

43. 药物在体内的 I 相代谢反应包括(　　)。
A. 氧化反应　　B. 甲基化结合　　C. 脱卤素反应
D. 水解反应　　E. 乙酰化结合

44. 具有抗病毒作用的药物有(　　)。

A.

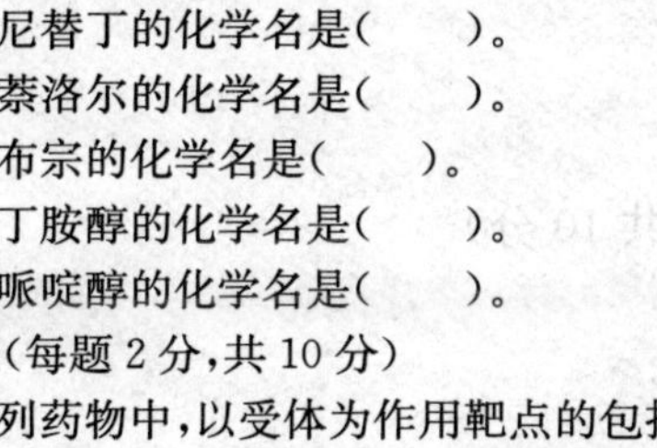

B.

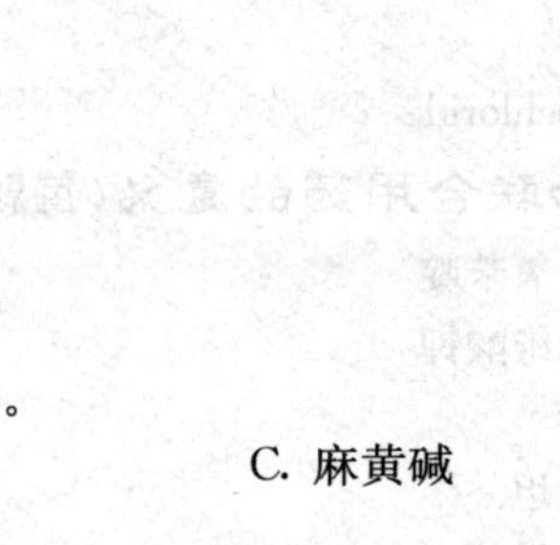

C.

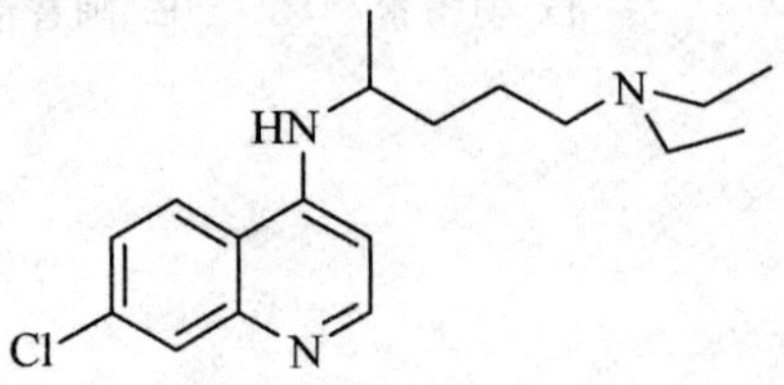

$\cdot\ 2\,H_3PO_4$

D.

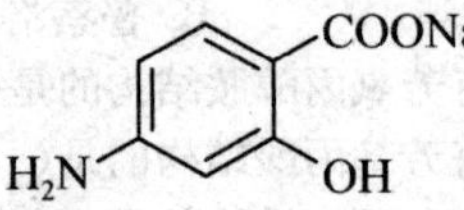

E.

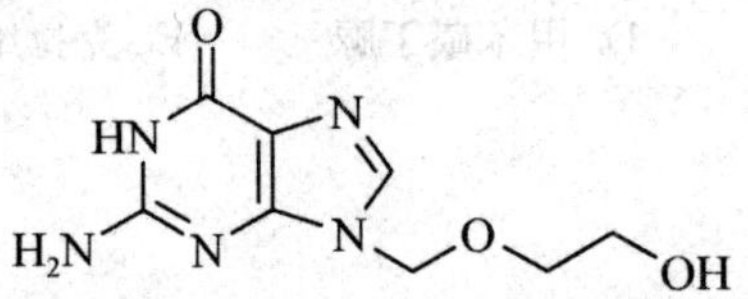

45. H_2 受体拮抗剂的结构类型包括(　　)。

A. 咪唑类　　B. 呋喃类　　C. 噻唑类

D. 哌啶甲苯醚类　　E. 苯并咪唑类

二、写出下列药物的结构式,并说明它们的作用机制(每题 3 分,共 15 分)

1. nifedipine
2. benzylpenicillin sodium
3. ciprofloxacin hydrochloride
4. fluorouracil
5. methadone hydrochloride

三、简述下列药物联合用药的意义(每题 2 分,共 10 分)

1. 磺胺甲噁唑与甲氧苄啶
2. 阿莫西林与克拉维酸钾
3. 异烟肼与链霉素
4. 卡托普利与氯沙坦
5. 氢氯噻嗪与氨苯蝶啶

四、写出下列药物的合成路线,并注明反应条件(每题 5 分,15 分)

1. 马来酸氯苯那敏
2. 奥美拉唑
3. 氟康唑

五、问答题(每题 5 分,共 20 分)

1. 解释硝酸甘油容易产生耐受性的机制,针对耐受性,对患者如何调整给药方案?
2. 解释研究药物代谢在药物化学中的意义。
3. 简述普鲁卡因发现的过程(着重解释结构改造的思路)。
4. 根据结构分析异烟肼的理化性质。

参考答案

一、选择题

1. A　2. B　3. B　4. D　5. C　6. D　7. B　8. D　9. A　10. B　11. B　12. A　13. C　14. D　15. A　16. B　17. C　18. D　19. A　20. D　21. E　22. C　23. B　24. D　25. A　26. B　27. C　28. E　29. A

30. D　31. B　32. D　33. E　34. A　35. C　36. E　37. C　38. D　39. B　40. A　41. ACD　42. BCD
43. ACD　44. ABE　45. ABCD

二、写出下列药物的结构式，并说明它们的作用机制

1.

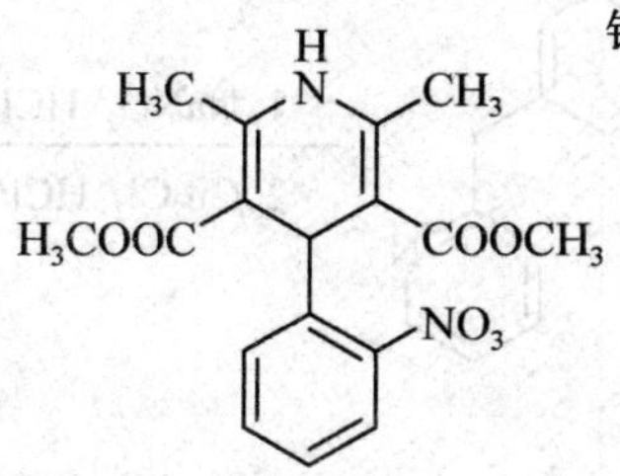

钙通道阻滞剂

2.

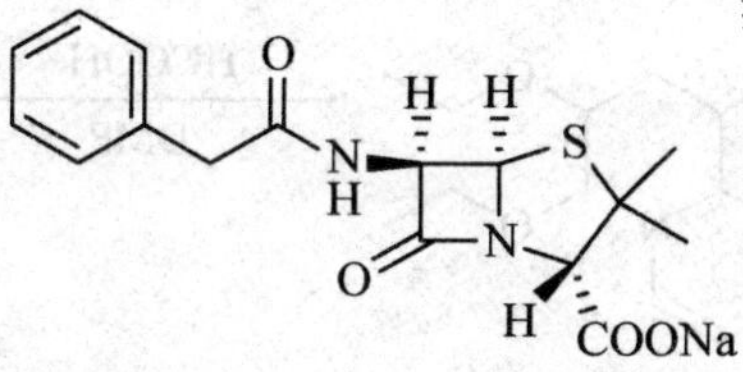

抑制粘肽转肽酶，抑制细菌细胞壁合成

3.

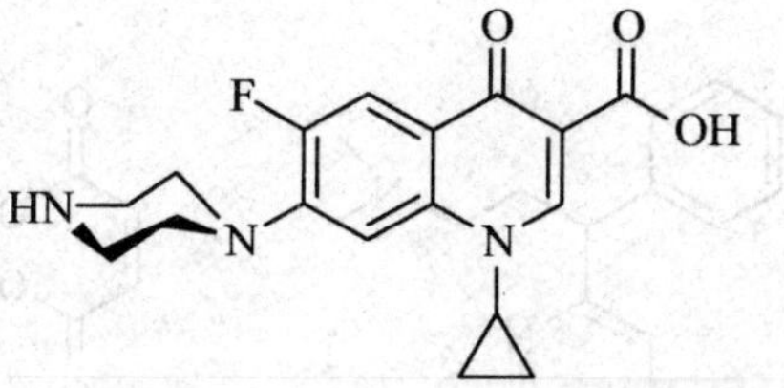

· HCl · H_2O

抑制 DNA 回旋酶和拓扑异构酶

4.

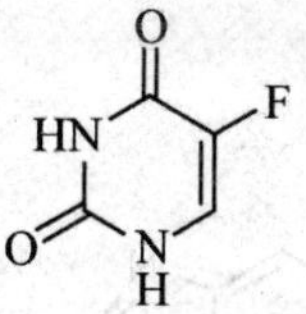

代谢拮抗，干扰肿瘤细胞 DNA 复制

5.

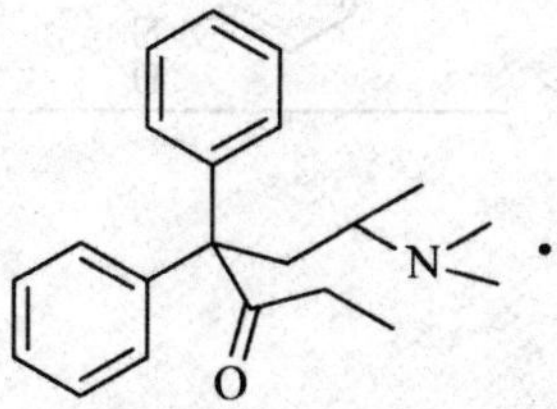

· HCl

大脑阿片受体激动剂

三、简述下列药物联合用药的意义

1. 磺胺甲噁唑抑制二氢叶酸合成酶，甲氧苄啶抑制二氢叶酸还原酶。与磺胺药物合用，甲氧苄啶起到抗菌增效的作用。

2. 克拉维酸钾抑制 β-内酰胺酶，从而可以避免阿莫西林被分解破坏失效，起到增强药效作用。

3. 均为抗结核药。结核杆菌耐药性强，为避免或者缓解耐药性的出现，常联合用药，降低每一种药物剂量，减缓耐药性的发生。

4. 卡托普利是血管紧张素转化酶抑制剂，氯沙坦是血管紧张素Ⅱ受体拮抗剂，两者都是通过对血管紧张素 II 的功能抑制来发挥降压作用，合并用药起到协同增效作用。

5. 氢氯噻嗪是保钾利尿药，氨苯蝶啶是排钾利尿药，两者合用，可以保持钾离子平衡，互相抵消副作用。

四、合成题

1. 马来酸氯苯那敏

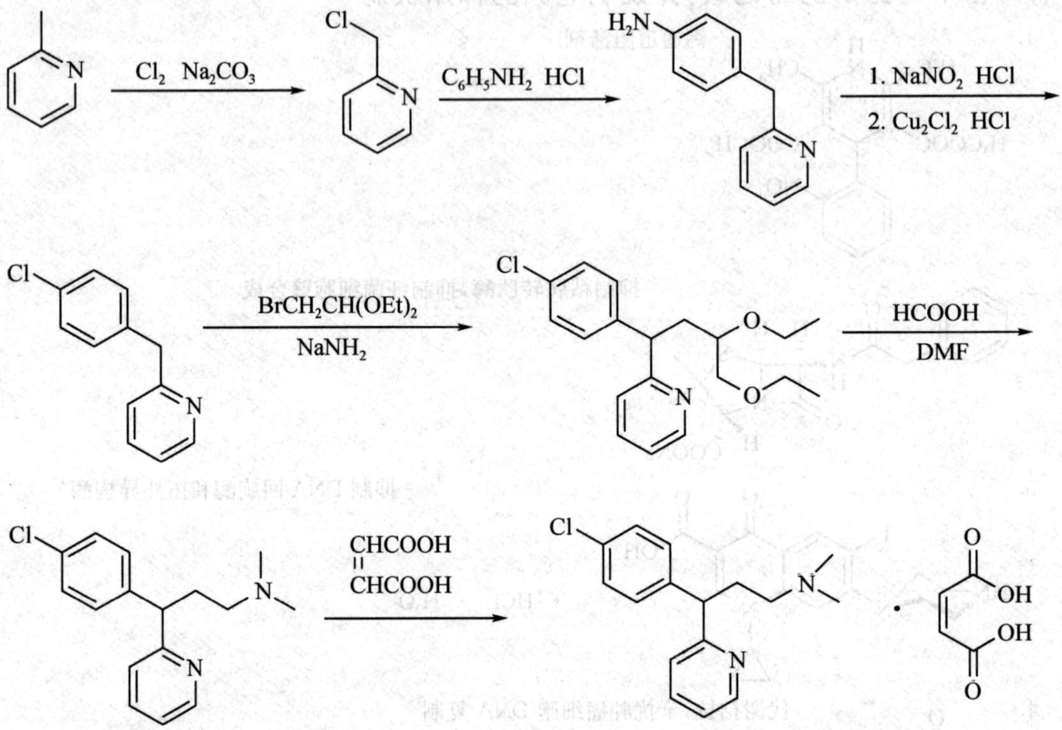

2. 奥美拉唑

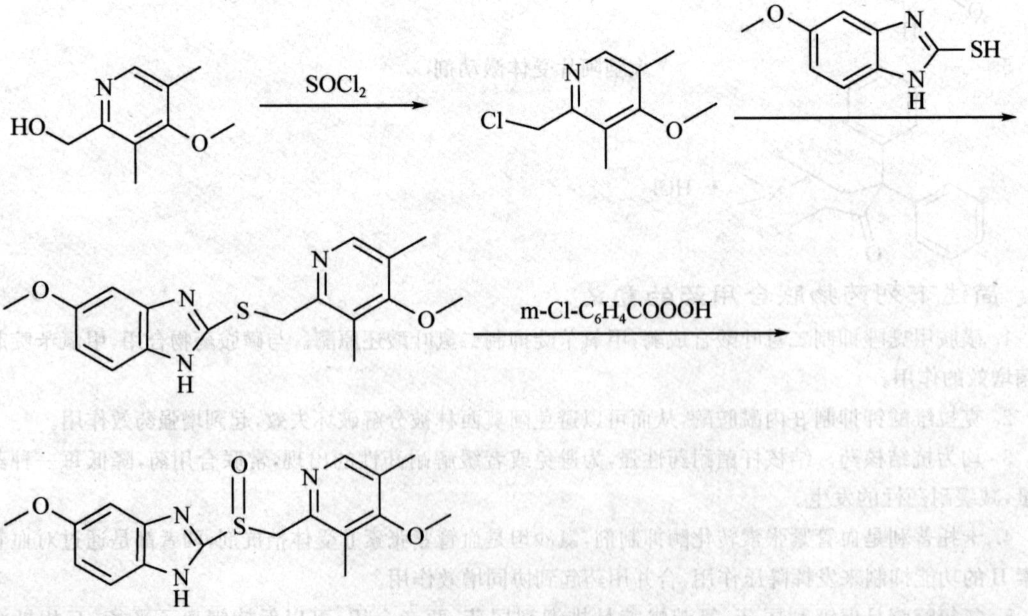

3. 氟康唑

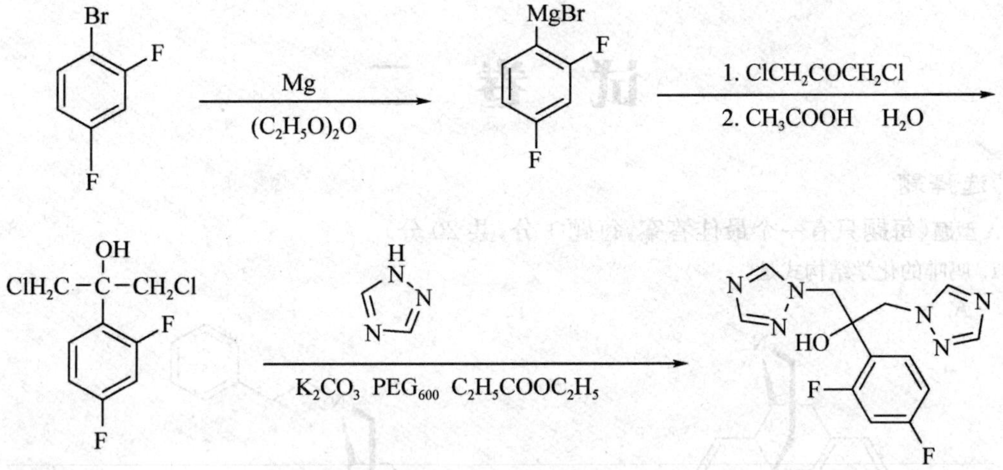

五、问答题

1. 解释硝酸甘油容易产生耐受性的机制，针对耐受性，对患者如何调整给药方案？

硝酸酯类药物在体内需要被巯基还原成亚硝基酯类化合物才能产生扩血管作用。长期应用，会导致体内含巯基酶活性降低，无法还原硝酸甘油而不产生药效。

解决办法：可以停药一段时间，让酶恢复活性；同时服用含有巯基的药物；直接服用亚硝酸酯类药物。

2. 解释研究药物代谢在药物化学中的意义。

(1) 设计和发现新药：寻找发现先导物的途径之一、指导先导物的结构修饰、指导新药研究。

(2) 优化药物的药动学性质：通过修饰可以缩短或延长药物作用时间、提高生物利用度、指导设计适当的剂型。

(3) 解释药物的作用机制。

3. 简述普鲁卡因发现的过程（着重解释结构改造的思路）。

首先人们从植物中提取到可卡因，发现有局麻作用，但副作用明显；

分析可卡因结构，发现拆分为爱康宁、甲醇、苯甲酸后均无活性，表明至少要两部分结构在一起才有活性；

去掉甲酰氧甲基，仍有活性，说明甲酰氧甲基对药效影响小；

用其他酸代谢苯甲酸成酯，活性均降低，说明苯甲酸酯的重要性；

打开爱康宁桥环，仍有活性，说明桥形结构非必需；

随后合成大量苯甲酸酯药物，为了提高水溶性，在醇部分引入氨基，发现了第一个该类药物普鲁卡因。

4. 根据结构分析异烟肼的理化性质。

①肼基还原性：易被氧化，遇光变质；溴、碘、溴酸钾等在酸性条件下，均可氧化本品，生成异烟酸，放出氮气；与硝酸银作用，氧化为异烟酸，析出金属银。

②酰肼水解性：酰肼水解生成异烟酸和肼，毒性加大，光、重金属、温度、pH 影响水解；在碱性溶液中，有氧或金属离子存在时，产生异烟酸盐、异烟肼酰胺及二异烟酰双肼。

③羰基氧原子和肼基 N 原子络合反应：可与铜离子、铁离子、锌离子等金属离子络合变色，配制注射剂时，应避免与金属器皿接触；与铜离子在酸性条件下生成一分子红色螯合物，在 pH7.5 条件下生成两分子螯合物。

试 卷 二

一、选择题

A 型题(每题只有一个最佳答案,每题 1 分,共 20 分)

1. 吗啡的化学结构式是(　　)。

A.

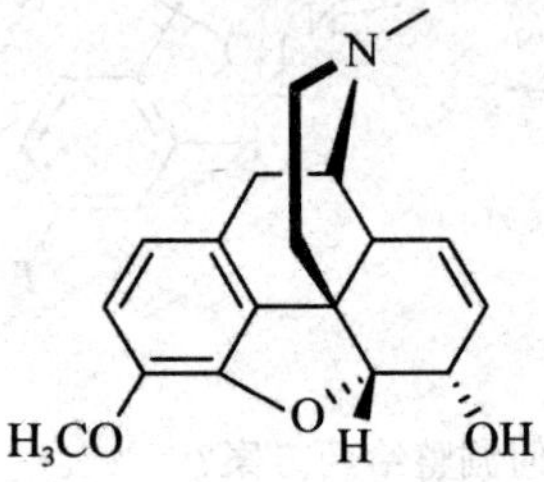

B.

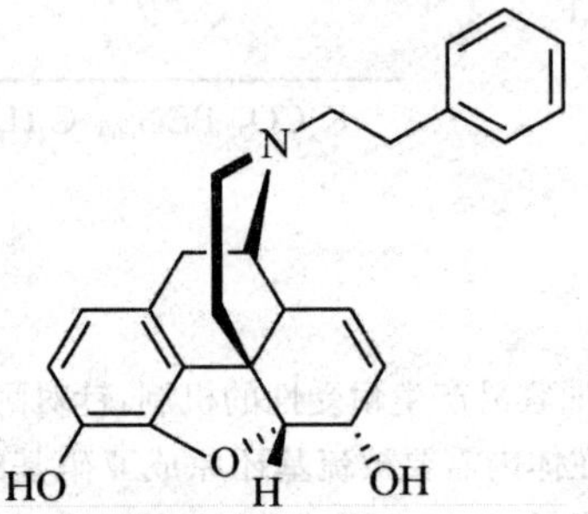

C.

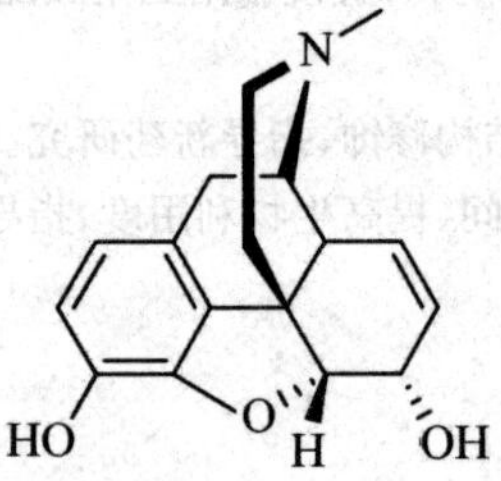

D.

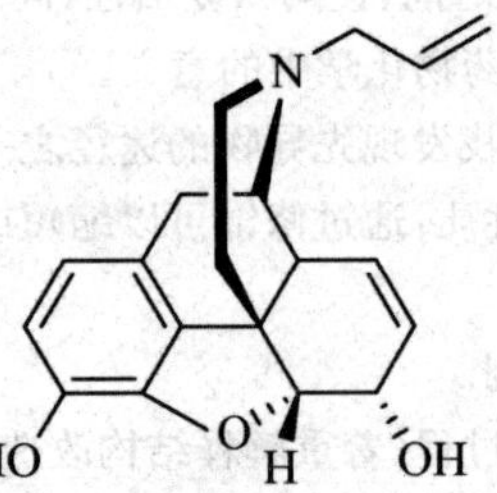

2. 给患者注射某一药物后,患者在强光照射下发生光化毒反应,那么注射的药物最有可能是(　　)。

A. 地西泮　　B. 氯丙嗪　　C. 丙米嗪　　D. 苯妥英钠

3. 盐酸普鲁卡因的化学名是(　　)。

A. 4-丁基氨基苯甲酸-2-(二甲氨基)乙酯盐酸盐

B. 1-(4-丁氧苯基)-3-(1-哌啶基)-1-丙酮盐酸盐

C. N-(2,6-二甲基苯基)-2-(二乙氨基)乙酰胺盐酸盐一水合物

D. 4-氨基苯甲酸-2-(二乙氨基)乙酯盐酸盐

4. 属于噻唑类 H_2 受体拮抗剂的药物是(　　)。

A. 西咪替丁　　B. 雷尼替丁　　C. 法莫替丁　　D. 罗沙替丁

5. 兼对 α 和 β 受体均产生阻滞作用的药物是(　　)。

A. 普萘洛尔　　B. 美托洛尔　　C. 纳多洛尔　　D. 拉贝洛尔

6. 作用于血管紧张素Ⅱ受体的拮抗剂是(　　)。

A. 卡托普利　　B. 硝苯地平　　C. 胺碘酮　　D. 氯沙坦

7. 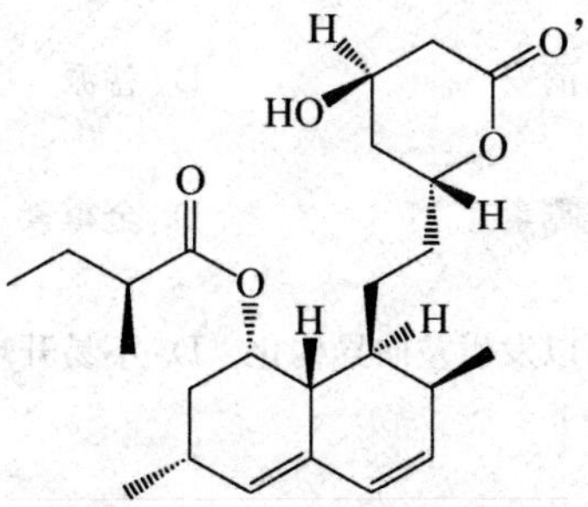，该结构药物属于(　　)。

A. 羟甲戊二酰辅酶 A 还原酶抑制剂　　B. 血管紧张素转化酶抑制剂

C. 钙离子通道阻滞剂　　D. β受体阻断剂

8. 奥美拉唑的化学结构式是(　　)。

A. 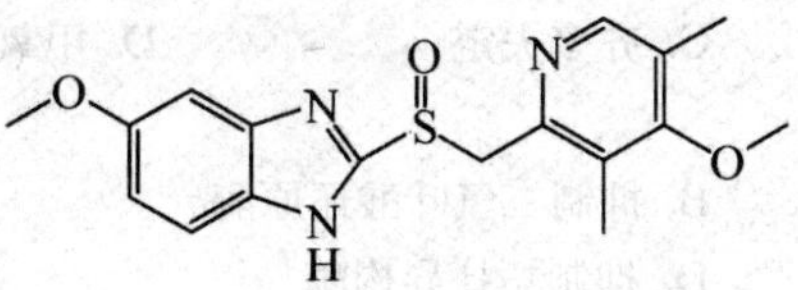

B. 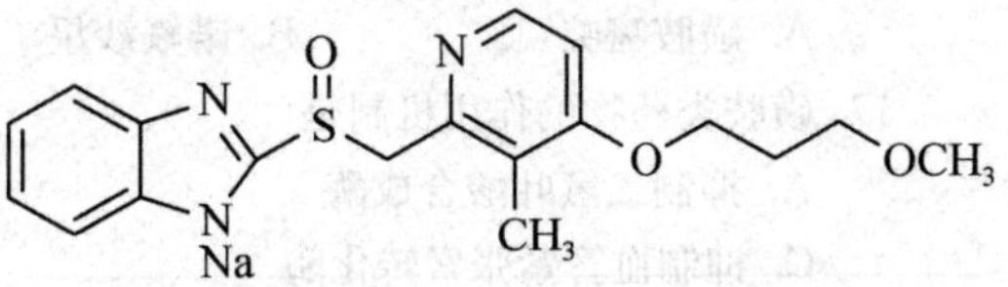

C. 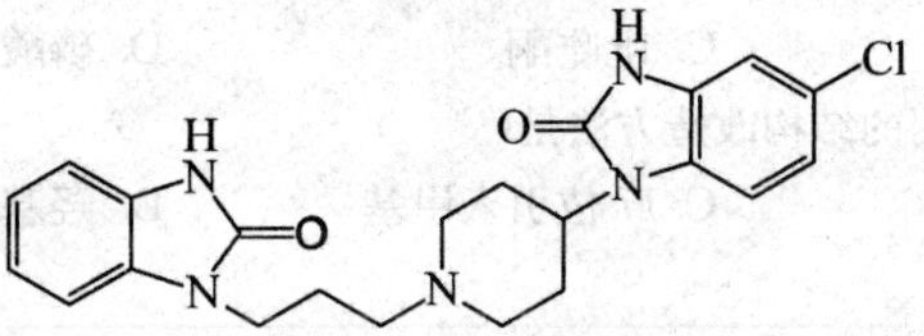

D. 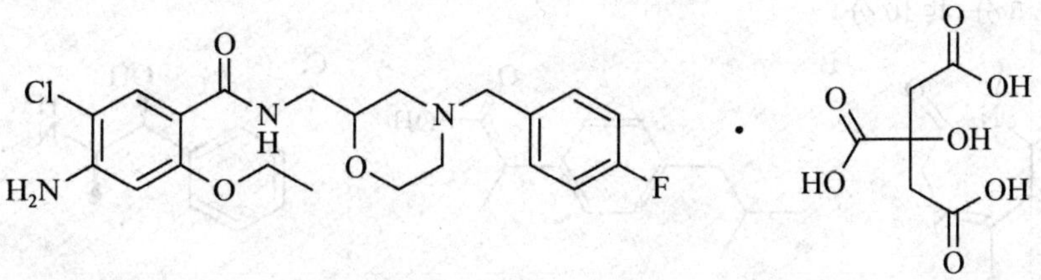

9. 属于多巴胺 D_2 受体拮抗剂的药物是(　　)。

A. 雷尼替丁　　B. 联苯双酯　　C. 多潘立酮　　D. 莫沙必利

10. 关于吲哚美辛的描述，错误的是(　　)。

A. 3 位羧基是药效团　　B. 酰胺键在强碱条件下可以水解

C. 主要代谢途径是 *O*-去甲基　　D. 是 5-HT 受体拮抗剂

11. 代谢拮抗学说是在哪一类药物的作用机制研究下提出的(　　)?

A. 利巴韦林抗病毒药　　B. 氟尿嘧啶抗肿瘤药

C. 乙胺嘧啶抗疟药　　D. 磺胺类抗菌药

12. 有关环磷酰胺的叙述，描述正确的是(　　)。

A. 氮芥结构决定了其具有较好的药代动力学特征

B. 杂环结构决定了其具有抗肿瘤药理作用

C. 分子中引入磷酰胺，目的是为了增强药物的脂溶性

D. 前药，进入体内水解生成有活性的代谢物

13. 采用生物电子等排体原理设计出的药物是(　　)。

A. 氟尿嘧啶　　B. 氮甲　　C. 白消安　　D. 替派

14. 属于大环内酯类的抗生素是(　　)。

A. 罗红霉素　　B. 甲砜霉素　　C. 链霉素　　D. 金霉素

15. 关于四环素的理化性质,叙述错误的是(　　)。

A. 酸碱两性　　B. 可以与金属离子络合　　C. 可以发生差向异构化　　D. 不易开环

16. 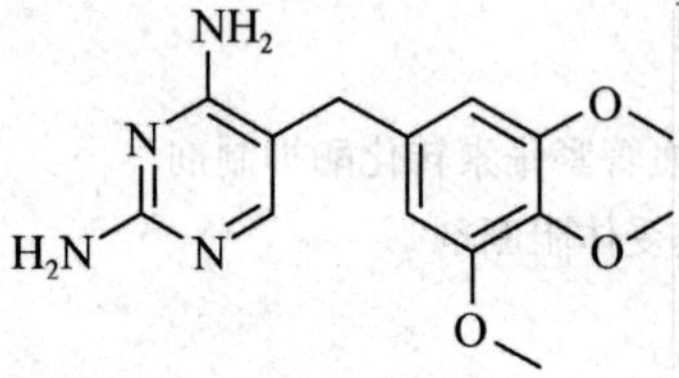 该结构药物是(　　)。

A. 磺胺嘧啶　　B. 诺氟沙星　　C. 齐多夫定　　D. 甲氧苄啶

17. 磺胺类药物的作用机制是(　　)。

A. 抑制二氢叶酸合成酶　　B. 抑制二氢叶酸还原酶

C. 抑制血管紧张素转化酶　　D. 抑制拓扑异构酶

18. 具有过氧化物倍半萜内酯结构的药物是(　　)。

A. 青蒿素　　B. 阿苯达唑　　C. 吡喹酮　　D. 磷酸氯喹

19. 为了提高睾丸素的口服生物利用度,所采用的结构改造方法是(　　)。

A. A 环芳构化　　B. 6 位引入 F　　C. 17 位引入甲基　　D. 羟基成酯

20. 具有噻唑环的维生素是(　　)。

A. 维生素 A　　B. 维生素 B_1　　C. 维生素 C　　D. 维生素 D

B 型题(每题 0.5 分,共 10 分)

A. 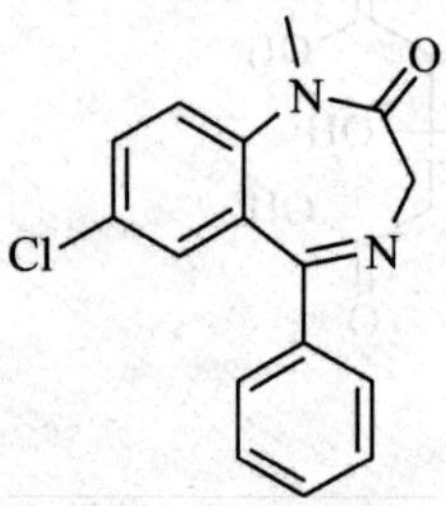

B. 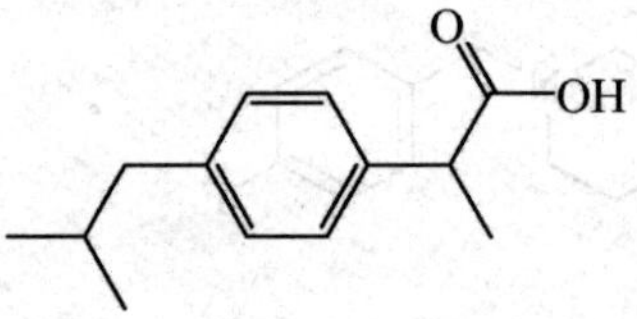

C. 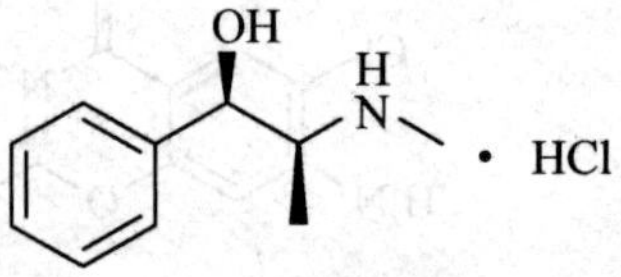

D. 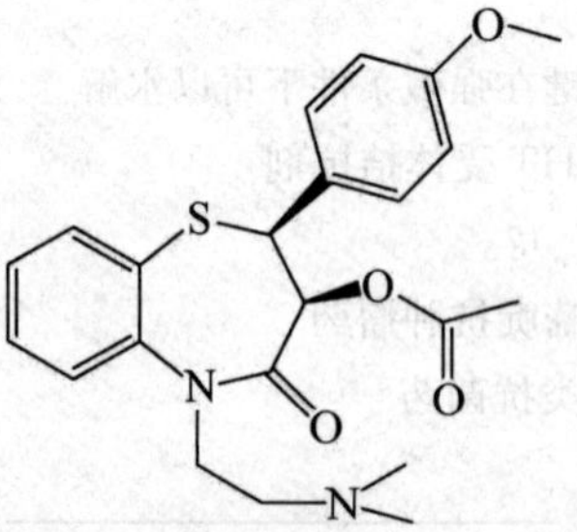

E. 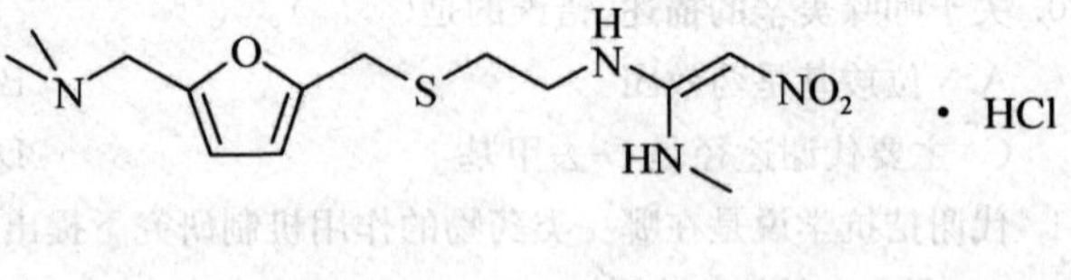

21. H_2 受体拮抗剂是(　　)。

22. 环氧化酶抑制剂是(　　)。

23. 拟肾上腺素药物是(　　)。

24. 钙通道阻滞剂是(　　)。
25. 作用于苯二氮䓬受体的是(　　)。

A. 美沙酮　　B. 硝苯地平　　C. 白消安　　D. 维生素 A　　E. 氧氟沙星
26. 虽具有羰基,但不被异丙醇铝还原的药物是(　　)。
27. 光照下可以发生芳构化而失效的是(　　)。
28. 在碱性条件下水解、脱水,产生四氢呋喃特臭味的是(　　)。
29. 与金属离子可以络合,导致体内金属离子流失、药效降低的是(　　)。
30. 储存过程中可能会发生异构化,变成反式无效异构体的是(　　)。

A. 利巴韦林　　B. 昂丹司琼　　C. 唑吡坦　　D. 羟布宗　　E. 氯吡格雷
31. 具有三氮唑环的是(　　)。
32. 具有咔唑酮环的是(　　)。
33. 具有咪唑并吡啶环的是(　　)。
34. 具有吡唑酮环的是(　　)。
35. 具有噻吩并吡啶环的是(　　)。

A. 盐酸氮芥　　B. 巯嘌呤　　C. 盐酸米托蒽醌　　D. 长春碱　　E. 伊马替尼
36. 属于烷化剂的是(　　)。
37. 属于抗代谢药物的是(　　)。
38. 属于抗生素来源的是(　　)。
39. 属于植物来源的是(　　)。
40. 针对新靶点设计的药物是(　　)。

X 型题(每题 2 分,共 10 分)

41. 下列药物中,属于前药的包括(　　)。
A. 氟奋乃静庚酸酯　　B. 氯雷他定　　C. 卡莫氟
D. 洛伐他汀　　E. 氧氟沙星
42. 关于普鲁卡因的叙述,正确的有(　　)。
A. 具有重氮偶合反应　　B. 可以发生水解反应
C. 能与生物碱沉淀剂发生反应　　D. 用于表面麻醉
E. 叔胺的引入增大了药物的水溶性
43. 药物在体内的Ⅱ相代谢反应包括(　　)。
A. 氧化反应　　B. 甲基化结合　　C. 脱卤反应
D. 氨基酸结合　　E. 乙酰化结合
44. 具有抗细菌感染作用的药物有(　　)。
A.
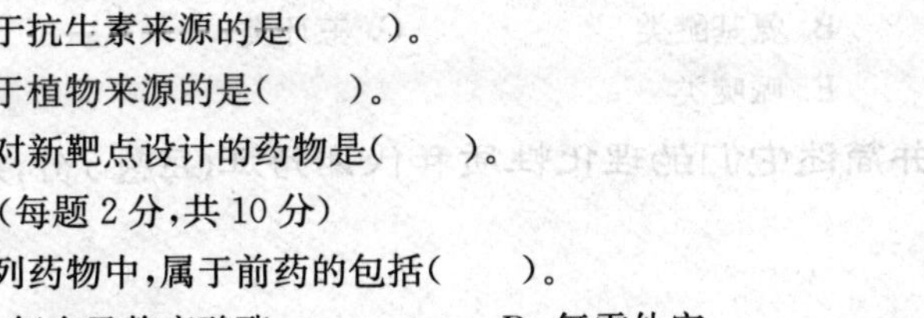

B.

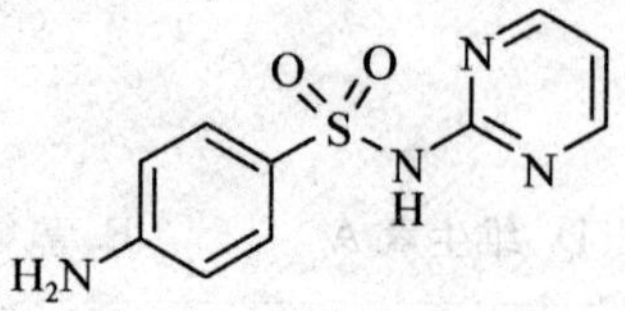

C.

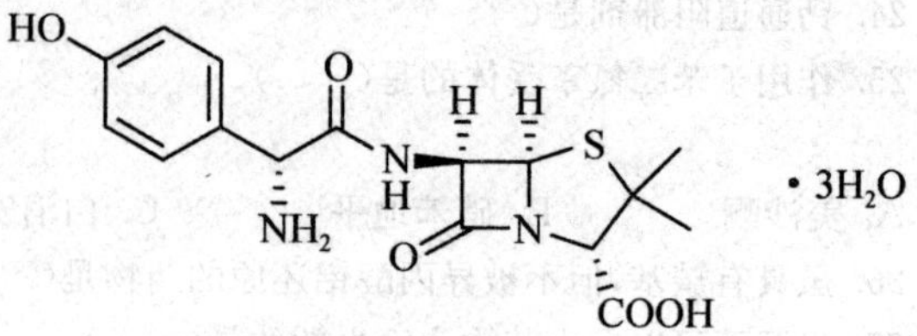

D.

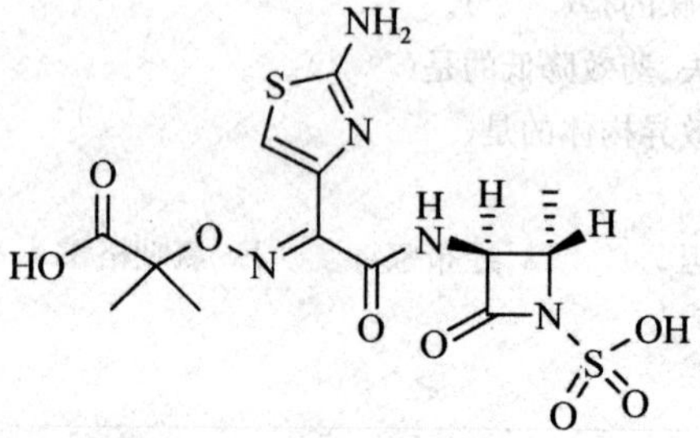

E.

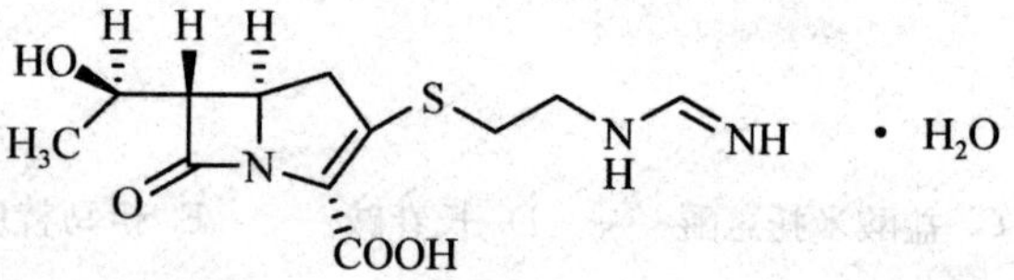

45. H_1 受体拮抗剂的结构类型包括（　　）。

A. 乙二胺类　　B. 氨基醚类　　C. 三环类

D. 哌嗪类　　E. 哌啶类

二、写出下列药物的结构式，并简述它们的理化性质和代谢特征（每题 5 分，共 15 分）

1. morphine hydrochloride
2. amiodarone hydrochloride
3. ibuprofen

三、填空题（每空 1 分，共 10 分）

1. 影响药效的主要理化性质包括（　　　　）、（　　　　）、（　　　　）。
2. 曲格列酮、瑞格列奈、阿卡波糖三个降糖药中，属于胰岛素促分泌剂的是（　　　　）；属于胰岛素增敏剂的是（　　　　）；属于 α-葡萄糖苷酶抑制剂的是（　　　　）。
3. 药物的命名有（　　　　）、（　　　　）、（　　　　）三种，其中，INN 是指（　　　　）。

四、写出下列药物的合成路线，并注明反应条件（每题 5 分，15 分）

1. 地西泮
2. 环磷酰胺
3. 美沙酮

五、问答题（每题 5 分，共 20 分）

1. 解释前药目的。
2. 简述青霉素的结构改造目的和方法。
3. 简述硝苯地平的构效关系。
4. 举例说明药物靶点类型。

参考答案

一、选择题

1.C 2.B 3D 4.C 5.D 6.D 7.A 8.A 9.C 10.D 11.D 12.D 13.A 14.A 15.D 16.D 17.A 18.A 19.C 20.B 21.E 22.B 23.C 24.D 25.A 26.A 27.B 28.C 29.E 30.D 31.A 32.B 33.C 34.D 35.E 36.A 37.B 38.C 39.D 40.E 41.ACD 42.ABCE 43.BDE 44.ABCDE 45.ABCDE

二、写出下列药物的结构式，并简述它们的理化性质和代谢特征

1. 盐酸吗啡

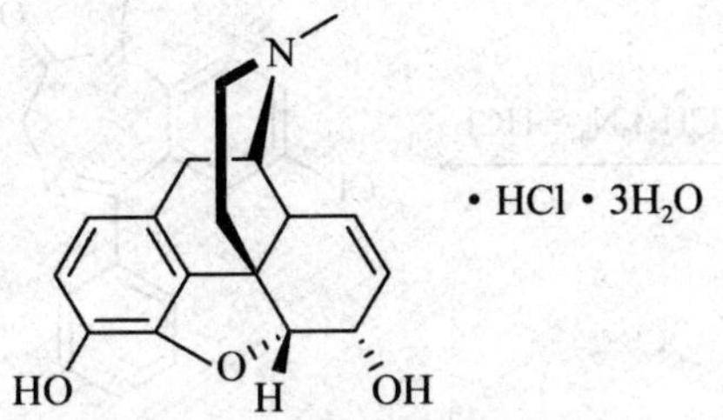

理化性质:(1)酸碱两性;(2)还原性,被氧化为伪吗啡和N-氧化吗啡;

(3)脱水重排,生成阿扑吗啡;(4)生物碱显色和沉淀反应

代谢:N-去甲基、首过效应明显。

2. 盐酸胺碘酮

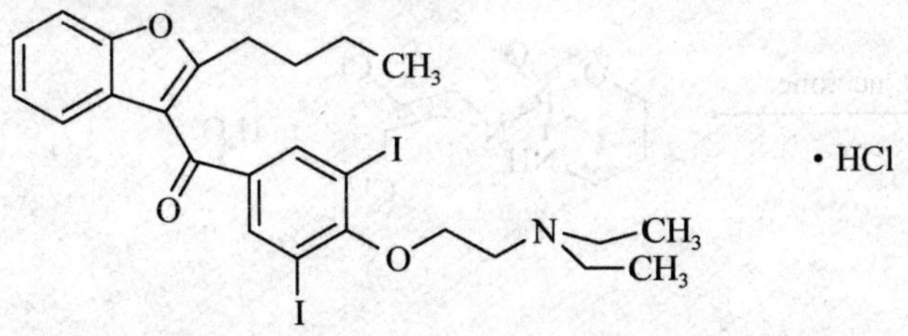

理化性质:羰基与2,4-二硝基苯肼生成棕色沉淀;碘代物:加热产生紫色碘蒸气

代谢:N-脱乙基代谢物(有活性)

3. 布洛芬

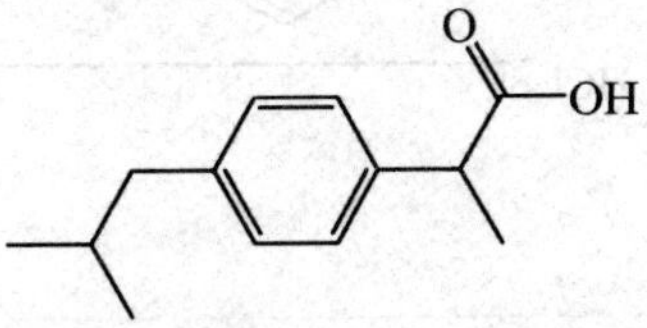

理化性质:酸性,溶于碱

代谢:ω-1和ω-3氧化

三、填空题

1. 酸碱性、解离度、脂水分配系数
2. 曲格列酮、瑞格列奈、阿卡波糖

3. 化学名、通用名、商品名，通用名

四、写出下列药物的合成路线，并注明反应条件

1. 地西泮

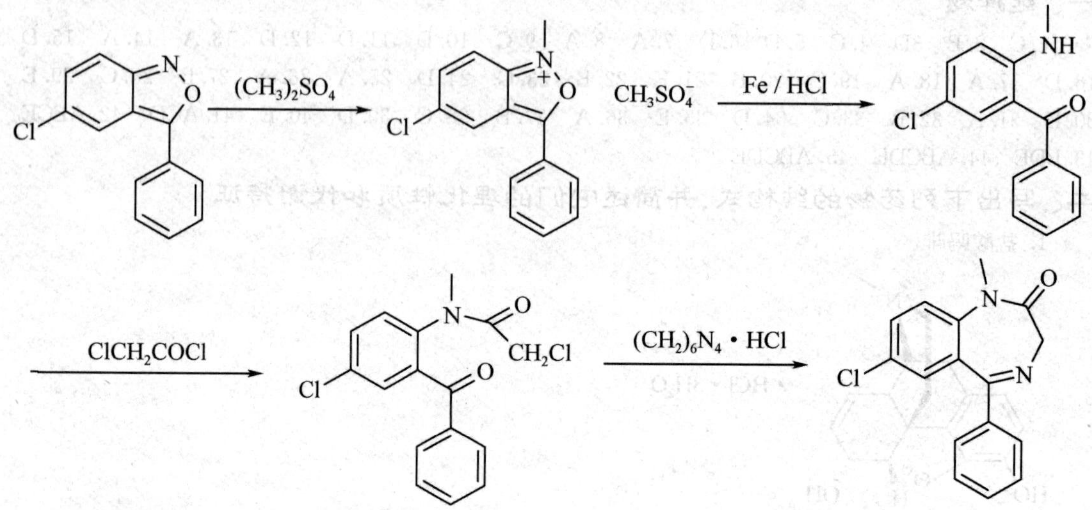

2. 环磷酰胺

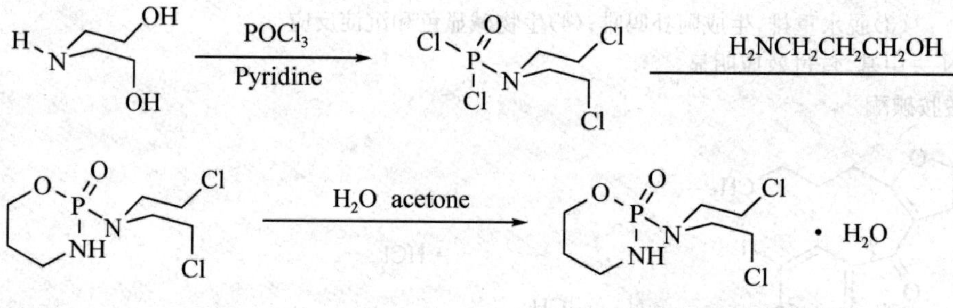

3. 美沙酮

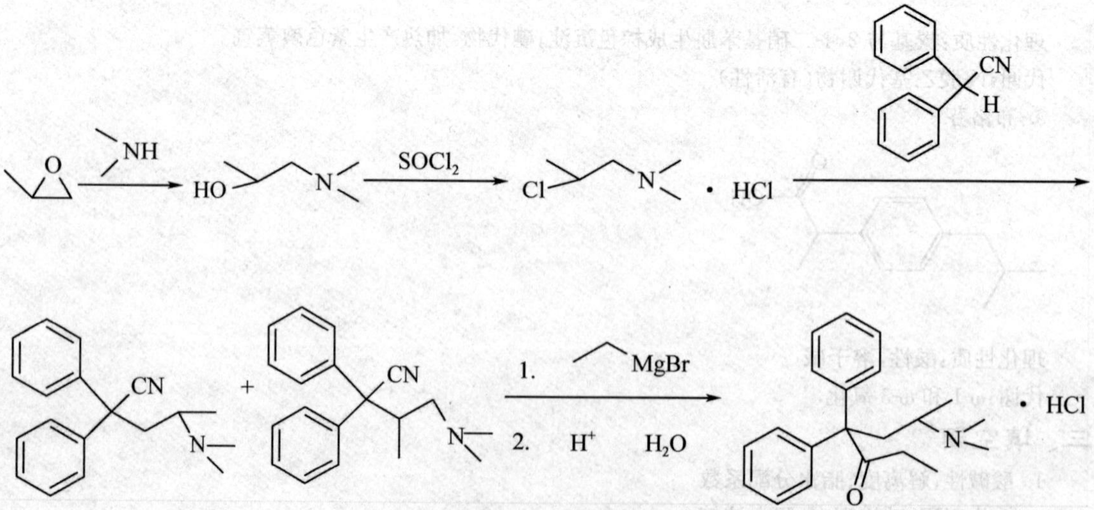

五、问答题(每题5分,共20分)

1. 解释前药目的。

(1) 增加药物的代谢稳定性;

(2) 干扰转运特点,使药物定向靶细胞,提高作用选择性;

(3) 消除药物的副作用或毒性及不良味觉;

(4) 适应剂型的需要。

2. 简述青霉素的结构改造目的和方法。

(1) 可以口服:6位侧链引入氧原子、叠氮基团;

(2) 耐药性:增大6位取代基空间位阻;

(3) 扩大抗菌谱:6位侧链引入氨基、磺酸基、羧基等。

3. 简述硝苯地平的构效关系。

(1) 二氢吡啶环为活性必需,变成吡啶环或六氢吡啶环活性消失;

(2) 3位酯基为活性必须基团,若为乙酰基或氰基活性降低,若为硝基,则激活钙通道;

(3) 4位苯环的邻间位有吸电子基团时活性较佳,对位取代则活性下降;

(4) 4位一般为苯环或取代苯环,作用强于氢取代、甲基取代和环烷基取代化合物;

(5) 3,5位取代酯基不同,为手性中心,酯基大小对活性影响不大,但不对称酯基影响作用部位。

4. 举例说明药物靶点类型。

受体:如普萘洛尔是β受体拮抗剂;

酶:如卡托普利是血管紧张素转化酶抑制剂;

离子通道:如胺碘酮是钾通道阻滞剂;

核酸:如烷化剂抗肿瘤药直接作用于DNA。